新型中药饮片专科临床应用

何清湖　邓奕辉　主编

全国百佳图书出版单位
中国中医药出版社
·北京·

U0668739

图书在版编目（CIP）数据

新型中药饮片专科临床应用 / 何清湖，邓奕辉主编.

北京：中国中医药出版社，2025.9.

ISBN 978-7-5132-9773-8

Ⅰ . R283.3

中国国家版本馆 CIP 数据核字第 20253TD264 号

中国中医药出版社出版

北京经济技术开发区科创十三街 31 号院二区 8 号楼

邮政编码　100176

传真　010-64405721

保定市中画美凯印刷有限公司印刷

各地新华书店经销

开本 889×1194　1/16　印张 31.75　字数 867 千字

2025 年 9 月第 1 版　2025 年 9 月第 1 次印刷

书号　ISBN 978-7-5132-9773-8

定价　129.00 元

网址　www.cptcm.com

服 务 热 线　010-64405510

购 书 热 线　010-89535836

维 权 打 假　010-64405753

微信服务号　**zgzyycbs**

微商城网址　**https://kdt.im/LIdUGr**

官 方 微 博　**http://e.weibo.com/cptcm**

天猫旗舰店网址　**https://zgzyycbs.tmall.com**

如有印装质量问题请与本社出版部联系（010-64405510）

《新型中药饮片专科临床应用》

编 委 会

主　　编　何清湖　邓奕辉

副 主 编　雷　磊　刘建和　张　涤　曾普华　刘露梅

编　　委（以姓氏笔画为序）

学术秘书　刘露梅　胡宗仁

编写说明

中医专科专病建设，是当前继承、发扬中医药特色和优势，并勇于创新的一项有深远意义的工作，也是发展中医药事业的一项长期重要任务。《健康中国行动2023年工作要点》强调专科专病建设，提出针对新冠病毒感染、心血管病、脑病、肿瘤、神志病、肺病、内分泌疾病、康复类疾病等中医诊疗具有优势的专科专病，开展国家中医优势专科建设，提升专科临床疗效。2024年《政府工作报告》明确提出"促进中医药传承创新，加强中医优势专科建设"，可见专科专病建设一直是中医药传承创新工作的重要内容。在专科专病建设过程中，应坚持守正创新，这就要求我们在传承的过程中与时俱进，适应新时代发展的需求。

随着当代科学技术的发展和应用，以及人们对中医药的重视，传统中药饮片发生了巨大的变化，产生了中药袋泡剂、小包装中药饮片、超微粉中药、纳米中药、中药配方颗粒、定量压制饮片、流动性饮片等新型中药饮片。与传统中药饮片相比，新型中药饮片使用更加便捷，质量均一，疗效稳定，越来越受到临床医师和患者的欢迎。特别是中药配方颗粒国家标准的发布，使其在中医药临床实践中关注度越来越高，临床使用率逐年增加，这就对临床医生提出了新的考验：新型中药饮片在临床中该如何灵活使用？

专科专病的建设要与时俱进，必然会面对新型中药饮片的临床使用问题。然而，目前尚无系统针对专科专病建设指导新型中药饮片使用的专著，故本书的编写对于专科专病建设具有一定的促进作用。

本书主要有如下特点：

1.本书按照临床专科分类，介绍常见专科疾病的理法方药，着重介绍新型中药饮片在临证实践中的配伍使用，详细标注新型中药饮片的用法、用量，以提高本书的临床参考价值。

2.本书在编写过程中以常见专科疾病为纲，聚焦优势病种，详细介绍呼吸科、心血管科、消化科、血液科、泌尿科、内分泌科与风湿免疫科、神经科、皮肤性病科、外科、妇科、男科、儿科、眼科、耳鼻喉科、骨伤科、肿瘤科常见专科专病新型中药饮片的使用，在体现中医辨证论治思维的同时，将新型中药饮片的使用融入临床辨治中，能简洁明了地指导临床医师在常见专科专病中规范使用新型中药饮片。

3.本书不仅介绍了对常见专科专病临床行之有效的新型中药饮片，也搜集整理了一些效验方及其他疗法，作为对常规治疗的补充。

　　本书的编写得到多位中医药专家的指导和帮助，在此表示衷心的感谢！同时也要感谢湖南春光九汇现代中药有限公司对本书编写的大力支持！本书是对专科专病建设过程中如何规范使用新型中药饮片的首次尝试，由于资料有限、时间仓促等原因，本书难免有不尽如人意之处，恳请广大读者提出宝贵意见，以便再版时修订完善。期待在专科专病建设过程中，新型中药饮片的使用能越来越规范。

何清湖

2025 年 4 月

第一章　绪　论

第一节　中医专科建设概述

《2024年国务院政府工作报告》指出："促进中医药传承创新，加强中医优势专科建设。"这是政府工作报告中首次提出"加强中医优势专科建设"，为提升中医药服务能力指明了方向，中医药振兴发展将出现新气象、新格局，迎来发展新篇章。

一、中医专科概念

中医专科是组成中医院的基础单元，是中医临床实践的主要载体；中医专科建设是中医院建设的重要组成部分，高水平的中医专科建设，是医院在当前激烈的医疗竞争中的生存之本。专科建设有别于学科建设，专科建设更贴近临床，专科建设的内涵是医疗质量建设、人才团队建设、科学研究建设、基础设施建设等，为学科建设提供了基底，与学科建设紧密相连。中医专科建设，应对临床、科研、教学起到一定的引领、示范效应，落脚于优选学术方向、提升学术水平、提高临床疗效、加强中医人才团队培养等，并引入相关竞争机制。

二、中医专科建设

中医专科的建设具有悠久的历史，中华人民共和国成立后，随着中医院的建立，中医专科特色优势得到了发挥，摸索出了一些建设经验，卫生、中医行政主管部门及时总结经验，把中医专科建设作为发展中医事业的重点来抓，引导中医专科建设走上健康发展的道路。

中医专科的建设历程大致可分为两个阶段。第一阶段为挖掘整理阶段，体现一个"广"字。这个阶段主要是指中华人民共和国成立后至20世纪80年代末。1984年与1987年，卫生部、国家中医药管理局分别召开了全国中医院专科建设座谈会和全国中医专科医院工作会议，印发了《关于加强中医专科建设的通知》，鼓励各级中医院加强中医专科建设，注意挖掘整理中医专科诊疗经验，有力地推动了专科建设工作的开展。第二阶段为探索经验阶段，强调了一个"深"字。从20世纪90年代初开始，国家中医药管理局明确提出，中医专科建设是中医医疗机构内涵建设的重要内容。中医院分级管理、示范中医院建设等项目，在推进过程中突出了加强重点中医专科建设的内容，并对重点专科的规模、人才、技术水平、特色疗法与专方专药、中医药治疗率等各方面提出了具体要求，逐步将中医专科建设引向深入。特别是1991年国家中医药管理局启动了全国中医专科（专病）医疗中心、急症医疗中心、中药制剂与剂改基地建设项目，各地中医行政主管部门也都建设了一批重点中医专科，积累了中医专科建设的经验，促进了中医专科学术与技术水平的提高。

三、中医优势专科内涵建设

根据国家中医药管理局中医优势专科建设项目，主要从以下几个方面来加强中医优势专科内涵建设。一是坚持以中医药服务为主的定位，确定优势病种和主攻方向，积极总结临床经验和疗效，不断优化诊疗方案，鼓励设置专病门诊，拓展中药药事服务能力，提高中医临床疗效。二是提升综合服务能力，及时跟踪现代科学技术和现代医学进展，发挥多学科联合诊疗优势，加强急诊科、重症医学学科建设，完善检验、影像、病理等支撑科室建设，提高重大疾病诊疗能力。三是优化中医护理服务，加强护理人员中医药知识和技能培训，提升辨证施护水平，鼓励开展中医护理门诊试点。四是加强人才队伍建设，强化中医医师配备，加大中青年骨干及优秀传承人才培养力度，积极开展"学经典、用经典"活动，深化名老中医药专家学术思想和临床诊疗经验的活态传承。五是提高临床科研能力，支持围绕临床问题开展循证医学研究，开展中医医疗技术创新，研发医疗机构中药制剂、中药新药和新型中医诊疗设备。积极探索建立与高等院校、科研机构、医药企业的合作机制。

通过这些建设，可以进一步提高中医药的临床疗效和影响力，为人民群众提供更加优质的医疗服务。

第二节 中医专病建设概述

2007 年，国家中医药管理局启动了"十一五"建设计划，旨在促进中医医院专科专病建设，明确要求各级中医医院加强自身特色专病建设，并对确定的专病建设项目进行财政支持。随后，国家不断加强对中医专科专病建设的支持，旨在建设优质高效的中医药服务体系，提高中医院临床医疗水平。中医专科建设应结合自身特色，重点打造优势病种，带动整个专科的良性发展。因此，中医专病建设重点在于中医优势病种建设。

一、中医优势病种的概念

"中医优势病种"从 2001 年开始正式提出，一般多基于管理层面或专家认知层面进行定义，但目前仍缺乏明确、严谨、可操作性强的标准。结合文献资料，主要概括为以下几点：①指中医疗效确切，并能被广泛认可的某种疾病或疾病的某一阶段。②发病率较高、严重危害人民健康的，传统中医药对其有完善认识体系的，中医药在该病或该病的某一阶段、某一环节方面疗效突出的，并且利益相关者认可该病种采用中医药治疗的一类病症。③西医无有效治疗方法或确切疗效；西医疗法或药物不良反应较多；西医没有良策的疑难病或重大疾病。以上疾病中医有良好的临床基础，突出疗效或特定优势的病种。④中医相关科室或医院住院人数较多、临床治愈率较高，或住院费用相对较低的病种。⑤依据既往文献研究情况，疾病研究频率较高的病种。

《说文解字》中解释："优，饶也。从人，尤声，一曰倡也。于求切。"可见，"优"有充足、出众等多重含义。因此，中医优势病种的界定应结合实际临床疗效、应用范围、安全性、卫生经济成本、人文社会效应等多方面综合考量。

二、中医优势病种的定位

1. 定位原则

（1）有效性：主要指中医治疗疗效突出，中医参与有效提高了该疾病的临床疗效，或优于西医治疗，或解决了西医难以解决的临床问题，可涵盖临床常见病、危重病及疑难病等范畴，针对各病种现阶段所提倡的主（次）要结局指标进行评价，如缓解临床症状、体征，改善生物学指标，缩短治疗周期等。

（2）安全性：主要涵盖两方面，一是在治疗某一疾病或其某一阶段的过程中，中医药治疗的不良反应发生情况明显低于其他西医治疗措施；二是在某一西医治疗过程中，中医治疗能够明显改善其相关的不良反应，达到减毒增效的作用，如抗肿瘤治疗引起的恶心呕吐、腹泻、手足综合征等严重不良反应，联合中医治疗可得到明显缓解。

（3）经济性：主要从卫生经济学出发，在中西医治疗有效性和安全性相似的前提下，使用传统治疗可有效降低经济成本，能够突出"简便验廉"的特色。

（4）社会性：中西医治疗均会取得良好的临床疗效，但受对疾病的传统观念或大众认知影响，某一疾病人群或其家属会优先选择或推荐中医治疗，如某些功能失调性疾病、慢性病、原因不明或病因病理复杂的病变。

（5）普遍性：某些疾病患病率高，接受中医治疗的人群基数大，并且中医治疗具有一定的临床基础及特色。

（6）地域性：某些疾病的发病具有鲜明的地域特点；受地域内某一知名专家的专业影响力，某些疗法具有一定的地域特色，为该区域的优势治疗病种，如条件允许，可逐渐推广至全国。

2. 定位标准

（1）中医的病、症、证：如从中医疾病角度出发，需要充分考虑该病的中医病因病机、辨证分型、症状体征、理法方药、鉴别诊断及对应的西医疾病或阶段。可参照国家中医药管理局颁布的《中医病证分类与代码》进行规范。

（2）西医的病（或疾病的某一阶段）：从西医疾病角度出发，可结合国际疾病分类 ICD-11/ICD-10 编码规范化管理，明确疾病名称、诊断与分类标准，以及对应的中医诊断。需要特别注意的是，要结合中医诊疗实际，细化疾病分类、分期，立足于某一疾病、某一阶段或某一分型。

三、中医优势病种建设的意义

1. 提振中医药自信心

中医优势病种的提出是中医药自信的一种表现，通过与西医治疗的比较，凸显其优势，能够让社会广泛接受中医，进而促使中医迅速传播，从而自然而然地树立中医的威望，提振中医的自信。

2. 助推中医药的发展

因为中医药学是一个瑰宝，所以需要挖掘、实践、弘扬，尤其是其精华部分。在人力、物力不充足的情况下，围绕中医优势病种进行研发，可使资源效益最大化。中医优势病种代表了中医的理法方药，围绕中医优势病种来挖掘中医诊治疾病的规律，具有重大意义，能更清晰、充分地说明中医药能够治疗哪些重大疾病、疑难杂症、常见病、多发病。

3. 助推"健康中国行动"的实施

医学的主旨是服务人类健康。习近平总书记指出"没有全民健康，就没有全面小康"，"健康中国"任重而道远。中医对优势病种的诊治是有效的、安全的、经济的，在政策导向下，符合优势病种范畴的疾病，采用中医药诊治，如此使得健康问题得到了解决，安全得到了保障，资金得到了节约，进而有利于实现医患和谐、社会安定、国泰民安。

第三节　新型中药饮片及其在专科专病中的应用

随着当代科学技术的发展和应用，以及人们对中医药的重视，传统中药饮片发生了巨大的变化，产生了中药袋泡剂、小包装中药饮片、超微中药、纳米中药、中药配方颗粒、定量压制饮片、流动性饮片等新型中药饮片。与传统中药饮片相比，新型中药饮片使用更加便捷、质量均一、疗效稳定，越来越受到临床医师和患者的欢迎。特别是中药配方颗粒国家标准的发布，使其在中医药临床实践中的关注度越来越高，临床使用率逐年增加。

一、新型中药饮片概述

饮片是指药材根据临床需要，经过一定的炮制处理而形成的供配方用的中药，或可直接用于中医临床的中药。传统中药饮片存在称不准、分不匀、复核难、养护难、浪费大、粉尘大、携带不便、微生物超标等弊端。为了规避上述问题，诸多新型中药饮片的研究与应用随着科技的发展日趋成熟，这不仅极大地丰富了传统饮片的内涵，也给临床和患者提供了多样的选择。

1. 定量小包装饮片

定量小包装饮片是指将加工炮制合格的中药饮片，根据临床常用剂量用适宜的包装材料分装成不同规格的小包装。随着《小包装中药饮片医疗机构应用指南》与《国家中医药管理局办公室关于推广使用小包装中药饮片的通知》的发布，小包装饮片的发展进入了快车道。

小包装有诸多优点，如可减少调剂误差，提高工作效率；为定量包装，保证调剂剂量准确；包装与外界隔绝，降低污染、霉变、生虫情形的发生，同时避免粉尘产生，减少损耗，以及减轻调剂工作人员的劳动强度；包装上有详细的品名、规格等信息，便于患者识别，保证了患者的知情权，并且对医疗机构调配过程起到监督作用。

2. 中药超微饮片

中药超微饮片是通过现代超微粉碎技术将传统中药饮片加工至 D90 < 45μm（300 目以上）的粉体，再经过不添加成型技术制成的 30 ～ 100 目的均匀干燥颗粒状饮片。

饮片经过现代超微粉碎技术处理，改善了传统中药饮片不同部位有效成分含量不均的问题。中药超微饮片可节省 50% ～ 80% 的药材，并且有效成分溶出完全而快速，药材利用率大幅提高。对于贵重破壁饮片，可直接冲服，其难溶于水的脂溶性成分都可以被充分利用。针对矿物类、动物类等不宜用提取工艺处理的产品，使用超微粉碎技术能更好地发挥药性。此外，中药超微饮片完全保留中药饮片成分，未改变传统饮片的四气、五味、归经和功能主治，是中药饮片粉末应用的延伸。既可冲服，也可加水煎煮后服用。

3. 中药配方颗粒

中药配方颗粒也叫"免煎颗粒",是指以中药饮片为原料,依靠现代生产技术与工艺制作而成的一种提取物、辅料或药材细粉的颗粒状制剂。2021年发布的《国家药监局 国家中医药局 国家卫生健康委 国家医保局关于结束中药配方颗粒试点工作的公告》,将中药配方颗粒纳入中药饮片管理范畴。

中药配方颗粒用开水溶化后可直接服用,不必进行煎煮,并且包装体积小巧,便于携带。其调配效率是传统中药饮片的4倍,调配误差几乎为零,这使得现代化、智能化中药房的建立成为现实。中药配方颗粒尤适用于儿科患者,因单剂服用量小,可以保证患儿服用足够的药量,确保治疗效果。

4. 流动性饮片

中药流动性饮片是指在中医药理论指导下,运用系统工程原理,使用现代科学技术,选用道地药材进行净选、闷润、切片、炮制、制粒、干燥、定量包装、灭菌、质检、成品包装,使之成为统一规格、统一质量标准的新型饮片。

饮片颗粒大小较均匀、密度均匀、流动性好,便于分装和工业化大生产;调配速度快,质量稳定可控。

5. 压制饮片

在不改变饮片外观性状及其内在质量、不添加任何辅料的情况下,采用物理压制技术将饮片制成一定形状,用一定包装材料封装,由药师直接调配无须称量的一种饮片。

压制饮片体积大幅缩小,便于运输、仓储、调剂、机械化包装,减少包装材料的用量;解决含挥发性成分药材的贮存问题,使药材质地紧密,表面积减小,降低挥发性成分的散失速度;形状一致,外观精美;适用于花类、全草、叶类等密度小、流动性极差、质地疏松的中药饮片。

6. 中药颗粒饮片

中药颗粒饮片是指应用现代制备工艺将传统中药饮片的切制规格转变为具有一定粒径的颗粒或粗粉,经干燥灭菌,然后按不同规格包装,供临床调配入药,是一种介于传统中药饮片和中药煮散之间的饮片形态。

中药颗粒饮片单味药定量包装,装量稳定;调配快速,降低药师调剂的劳动强度;干燥灭菌后,降低微生物负载,利于贮存;颗粒表面积大,利于有效成分的溶出。

7. 纳米中药

纳米中药是指应用纳米技术制造的、粒径小于100nm的中药有效成分、有效部位、原药及其复方制剂。1998年国内学者提出了"纳米中药"的概念,随后纳米技术在中药领域的研究越来越受到重视。

中药原有的药效加强,甚至产生新的疗效;提高中药生物利用度;降低中药本身的不良反应;增强中药靶向性,产生缓控释效果。

近年来,国家高度重视中医药产业,作为中药产业链最重要一环的中药饮片迎来空前利好,以中药配方颗粒为代表的新型饮片备受关注,在专科专病建设中占据一席之地。目前在医疗机构广泛应用的有定量小包装饮片和配方颗粒饮片,其中配方颗粒使用量持续高速增长,可以看出新型饮片的发展潜力和生命力。

二、新型中药饮片在专科专病中的应用

长期以来,医院中药饮片管理沿袭传统的药库、药斗储存,药房药柜分装,配方戥子秤称量,多味饮片纸袋或塑料袋混装模式,存在配方环境卫生差、中药品种易混淆、称量误差大、分剂量不均匀

等问题。中药复方是中医理论的载体，也是中医临床治疗的主要形式和手段，是专科专病建设中不可或缺的重要环节。新型中药饮片使用便捷、质量均一、疗效稳定，可弥补传统饮片的不足，在临床中的使用越来越普遍。专科专病建设要与时俱进，必然会引入新型中药饮片的使用，以提高中医药医疗服务水平。由于临床应用较多的为定量小包装饮片、中药超微饮片及中药配方颗粒，并且中药配方颗粒目前发展较成熟，有相应的国家标准及政策要求，故本部分内容主要介绍中药配方颗粒在专科专病中的应用。

1. 定量小包装饮片

定量小包装饮片的使用，有效解决了传统中药饮片配方方法存在的"称不准、分不匀、效率低、复核难、浪费大、卫生差"等问题，实现了变"戥药"配方为"数包"配方，提高了效率，节省了患者的取药时间；饮片包装前，已经过微波干燥灭菌处理，并采用电子秤称量，使其符合药品卫生标准且剂量准确；由于裸露的饮片被包材屏蔽，有利于饮片的保管、养护与量化管理，避免戥称时的"漏撒"与"串斗"，也改善了工作环境。

绝大部分患者对中药饮片小包装持积极态度，认为这改变了以往药味难辨认、难复核、患者知晓率低的状况，使患者可以知情消费、透明消费。但是，在临床应用过程中，中医处方剂量受限。如张仲景的小承气汤、厚朴三物汤、厚朴大黄汤三张处方均以大黄、厚朴、枳实组成，不同之处为各药用量有别，而三方主治疾病亦不相同；又如单味黄连，量小可健胃，量大则清热泻火，过量则反而伤胃等。中医的辨证论治与对症下药，结合病情、患者体质，以及老人、婴儿、孕妇等不同人群，其药物剂量有差别。但是，厂家小包装基本用量规格为 3g、6g、9g、15g、30g，这就使得中医处方受定量规格的限制。这种受限的定量方式同中医临床需要灵活剂量形成了矛盾，这也导致定量小包装饮片临床使用受限。

此外，煎药拆包是患者主要反馈的中药饮片小包装问题，对于患者，尤其是手脚不利索的老年人而言，拆包是最麻烦的。由于包装好的中药饮片体积一般比同量中药饮片大一倍，这就增加了饮片的占用空间。

2. 中药超微饮片

中药超微饮片保持了传统饮片随症加减、灵活配方的特色，克服了传统中药饮片使用不方便与质量不稳定等不足，具有使用方便、质量可控、节省药材等优势。此外，中药超微饮片可根据不同中药材采用不同的温度进行粉碎，既可以采用干法粉碎，也可以采用湿法粉碎，应用范围广。如具有挥发性成分的中药材、芳香类药材，可在低温下进行超微粉碎，能最大限度地保留药物的活性成分。

通过将传统中药剂型（散剂、丸剂等）超微粉碎，增加口服制剂的溶出和吸收，提高药物的治疗效果。从目前的报道来看，国内已经对四百多种常用的单味中药采用超微粉碎技术制成了中药超微饮片，并对其质量建立了标准，应用比较成熟。此外，中药超微饮片在用药量方面为传统饮片剂量的 1/2～1/3，降低了临床药材的使用量，在一定程度上提高了中药的利用率，有利于中药资源的可持续发展。目前，中药超微饮片已经在临床上推广运用二十余年，广泛用于心脑血管系统、呼吸系统、消化系统、神经系统等病变，各临床研究报道均表明中药超微复方与传统汤剂的临床疗效相当。

3. 中药配方颗粒

（1）中药配方颗粒概况：中药配方颗粒作为新型中药饮片，在医院中的使用占比越来越大。研究人员通过调查问卷的方式了解患者对散装中药饮片、中药配方颗粒、小包装中药饮片 3 种不同中药类型的接受程度及对于不同中药类型使用体验的满意程度，结果发现其对中药配方颗粒的接受程度最高

（占比 48.99%），其次为散装中药饮片（占比 34.90%）；效果方面按照满意度由高到低排列分别为中药配方颗粒、散装中药饮片、小包装中药饮片。中药配方颗粒在使用上要比中药饮片更为方便，并且口感要优于中药饮片，因此，近年来在临床上应用范围更广。

中药配方颗粒中缺乏"诸药同煎"的过程，因此，对中药配方颗粒药效争论最大的就是单煎药效与合煎药效是否相同。一种观点认为，在现代工艺的加持下，中药配方颗粒可以充分发挥药物的有效成分，如中药饮片与中药配方颗粒对盗汗患者都有一定疗效，但以中药配方颗粒疗效较佳。另一种观点认为，传统中药饮片具有成本低廉、疗效明显的特点，如传统中药饮片对风热感冒具有较好的疗效，可使患者尽早减轻发热症状。但也有研究认为中药饮片与中药配方颗粒两者之间没有显著差别，如以独活寄生汤为研究对象，其中药饮片与中药配方颗粒疗效大致相同。

中药配方颗粒的疗效会受到药材的提取、配制等因素的影响，可按需选用适当的煎煮方法，如薄荷疏肝解郁时无须后下，而清热、利咽时，可选择后下；大黄凉血解毒、清热泻火时，无须后下，而大黄泻下攻积时可选择后下。可见，有些药物先煎、后下药效各不相同。但中药配方颗粒的提取和配制过程相同，无先煎、后下之分，必然会影响到药效。

（2）中药配方颗粒的临床应用：中药配方颗粒源于中药饮片，原料为中药饮片，保留了中药炮制过程，沿袭了传统饮片的四气五味；临床应用体现了中医传统辨证论治、组方用药的特点，毫无疑问，中药配方颗粒是传统饮片的现代传承。2021 年 2 月，国家药品监督管理局等四部委在《关于结束中药配方颗粒试点工作的公告》中提出将中药配方颗粒纳入中药饮片的管理范畴，医保参照饮片管理。2021 年 12 月，《国家医疗保障局 国家中医药管理局关于医保支持中医药传承创新发展的指导意见》中提出将适宜的中药和中医医疗服务项目纳入医保支付范围。2022 年 8 月，国家医疗保障局办公室发布《医保中药配方颗粒统一编码规则和方法》。至此，中药配方颗粒医保支付相关政策逐步完善，这为中药配方颗粒在临床的推广应用提供了保障。

中药配方颗粒是传统中药饮片用药形式的创新，是传统饮片的"补充"，是在临床应用上给医生和患者多一种选择。中药配方颗粒保留了传统饮片的性味、归经和功效，在临床上能够随证配伍使用，符合中医理论中辨证施治、临证加减的配伍原则。在对医院患者的调查结果中，65.7% 的患者会因为中药配方颗粒的服用及携带方便而优先选择此种剂型，34.3% 的患者则因为费用高或对中药配方颗粒的认知度低而选用传统饮片，而医生也会因为平时的习惯等影响他们对中药配方颗粒的看法。

作为传统饮片的补充，中药配方颗粒的临床应用应与其定位相匹配。除了补充传统饮片在便利性方面的局限，还可以探讨因饮片不适合而应用受限的场景，如中药配方颗粒可否和中成药组合应用？临床中医师在处方中成药的基础上，根据病症适当添配中药配方颗粒，既可充分利用中成药固定组方、工艺灵活、技术领先的优势，又可以满足灵活用药的需求。特别是经典名方中药制剂大部分为颗粒剂，与中药配方颗粒组合用药，既能发挥现代中药方便快捷的优势，总体保留合煎的整体优势，又能体现中医临床辨证论治、灵活用药的特点。

随着中药配方颗粒试点的展开，针对中药饮片应用中的现实问题，其他各种中药饮片新的用药形式也在各地纷纷以"试点"形式出现。如采用粉碎的颗粒饮片（小颗粒饮片）、破壁饮片或超微中药等，着重解决传统饮片流动性、均一性差的问题；采用提取的"全成分"配方颗粒，着重解决配方颗粒与传统饮片化学成分一致性问题；通过"粉碎＋整合"的流动性饮片、定量压制饮片，着重解决传统饮片质量均一性差、运输不便的问题；还有特殊工艺的纳米中药、发酵饮片等，纷纷探索各自的发展道路。大部分新型中药饮片仍处于起步阶段，未获得身份，也难以获得广泛应用。

中医专科水平是衡量中医药医、教、研等综合能力的重要标志之一，对于持续提高中医临床疗效、提升服务能力、增强核心竞争力具有举足轻重的作用。《中共中央 国务院关于促进中医药传承创新发展的意见》提出："加强中医优势专科建设，做优做强骨伤、肛肠、儿科、皮科、妇科、针灸、推拿，以及心脑血管病、肾病、周围血管病等专科专病，及时总结形成诊疗方案，巩固扩大优势，带动特色发展。"围绕"专病、专家、专药"，打造一批具有较强核心竞争力和社会影响力的品牌专科。新型中药饮片作为传统中药饮片的继承和发展，在"专药"发展中可发挥重要作用，助力中医优势专科专病建设。

第二章　呼吸科专病

第一节　急性上呼吸道感染

急性上呼吸道感染简称上感，是由各种病毒和（或）细菌引起的主要侵犯鼻、咽或喉部的急性炎症的总称。本病以病毒感染多见，占70%～80%，可发生在任何年龄段，尤以幼儿和老年人多见，是5岁以下患儿死亡的主要原因之一。广义的急性上呼吸道感染主要包括普通感冒、急性病毒性咽炎和喉炎、疱疹性咽峡炎、咽结膜炎、急性扁桃体炎等。

本病属于中医学"感冒""外感发热""风温肺热"等范畴。

一、诊断标准

1. 症状及体征

（1）普通感冒：主要表现为鼻部症状，如打喷嚏、鼻塞、流涕，也可以表现为咳嗽、咽干、咽痒或咽痛、鼻后滴漏感。严重者有发热、轻度畏寒和头痛等。体检可见鼻腔黏膜充血、水肿、有分泌物，咽部可为轻度充血。

（2）急性病毒性咽炎和喉炎：主要表现为咽痒、咽痛、声音嘶哑、讲话困难，可伴有发热、咳嗽，咳嗽时咽痛加重。体检可见咽喉部充血、水肿，局部淋巴结轻度肿大或触痛，有时可闻及喉部的喘息声。

（3）疱疹性咽峡炎：表现为明显咽痛、发热。查体可见咽部充血，软腭、悬雍垂、咽及扁桃体表面有灰白色疱疹及浅表溃疡，周围伴红晕。

（4）咽结膜炎：表现为发热、咽痛、畏光、流泪、咽及结膜明显充血。

（5）急性扁桃体炎：起病急，咽痛明显，伴发热、畏寒，体温可达39℃以上。查体可发现咽部明显充血，扁桃体肿大和充血，表面有黄色脓性分泌物，有时伴有颌下淋巴结肿大、压痛，而肺部查体无异常体征。

2. 辅助检查

血常规；需要时可用鼻拭子、咽拭子、血清学诊断等方法确定病毒类型；细菌培养可判断细菌类型，并做药物敏感试验以指导临床用药。

3. 鉴别诊断

上感需与初期表现为感冒样症状的其他疾病相鉴别，如过敏性鼻炎、流行性感冒、急性传染病前驱症状（麻疹、流行性出血热、流行性脑脊髓膜炎、脊髓灰质炎、伤寒、斑疹伤寒）。

二、病因病机

本病病位在肺卫，基本病机是邪犯肺卫，卫表不和。外邪侵袭人体之后是否发病，与卫气之强弱和感邪之轻重有关。

风为六淫之首，流动于四时之中，故本病常以风邪为先导。但在不同的季节，每与当令之气相合伤人，临床以风寒、风热、暑湿三证最为常见。若感受风寒之邪，则皮毛闭塞，邪郁于肺，肺气失宣；感受风热、暑湿，则皮毛疏泄不畅，邪热犯肺，肺失清肃。平素体质虚弱者，卫表不固，则更易感受外邪，内外相引而发病。如阳气虚者，感邪多从寒化且易感受风寒之邪；阴血虚者，感邪多从热化、燥化且易感受燥热之邪。

三、辨证论治

本病邪在肺卫，辨证属表、属实，应区别风寒、风热和暑湿兼夹之证，因势利导，从表而解。同时要注意虚体感冒的特殊性，当解表与扶正并施。

1. 风寒束表证

【证候】**主症**：恶寒重，发热轻，无汗，头痛，肢体酸楚，甚则疼痛。**次症**：鼻塞声重，打喷嚏，时流清涕，咽痒，咳嗽，痰白稀薄。**舌脉**：舌苔薄白，脉浮或浮紧。

【治法】辛温解表，宣肺散寒。

【代表方】荆防达表汤、荆防败毒散。

【推荐方药】荆芥 12g，防风 12g，川芎 9g，羌活 10g，独活 10g，柴胡 12g，紫苏叶 6g，前胡 12g，枳壳 10g，茯苓 12g，桔梗 12g，甘草 6g。

2. 风热犯表证

【证候】**主症**：身热较著，微恶风，汗泄不畅，咽燥，或咽喉红肿疼痛，鼻塞，流黄浊涕。**次症**：头胀痛，咳嗽，痰黏或黄，口渴欲饮。**舌脉**：舌尖红，舌苔薄白而干或薄黄，脉浮数。

【治法】辛凉解表，疏风清热。

【代表方】银翘散。

【推荐方药】金银花 15g，连翘 15g，芦根 20g，牛蒡子 10g，荆芥 10g，淡竹叶 10g，甘草 6g，薄荷 6g（后下），牛膝 15g，苍耳子 10g，桔梗 12g。

3. 暑湿伤表证

【证候】**主症**：微恶风，汗少，肢体酸重或疼痛，头昏重胀痛，咳嗽痰黏，鼻流浊涕。**次症**：心烦口渴，渴不欲饮，胸闷脘痞，呕吐泄泻。**舌脉**：舌苔白腻或黄腻，脉濡数。

【治法】清暑祛湿解表。

【代表方】新加香薷饮。

【推荐方药】香薷 10g，白扁豆花 10g，厚朴 12g，金银花、连翘各 15g，青蒿 9g（后下），广藿香 12g，滑石 30g（先煎），芦根 15g，甘草 6g。

4. 体虚感冒

（1）气虚外感证

【证候】**主症**：恶寒较甚，或并发热，鼻塞，流涕，气短，乏力，自汗，咳嗽咳痰，咳痰无力。**次症**：平素神疲体弱，或易感冒。**舌脉**：舌淡苔薄白，脉浮无力。

【治法】益气解表，调和营卫。

【代表方】参苏饮。

【推荐方药】党参 15g，紫苏叶 10g，前胡 12g，法半夏 10g，茯苓 12g，桔梗 10g，陈皮 6g，枳壳 12g，葛根 20g，大枣 5 枚，生姜 3 片，炙甘草 3g。

（2）阴虚外感证

【证候】**主症**：身热，微恶风寒，无汗或微汗，或盗汗，干咳少痰。**次症**：头昏，心烦，口干，甚则口渴。**舌脉**：舌红少苔，脉细数。

【治法】滋阴解表。

【代表方】加减葳蕤汤。

【推荐方药】玉竹 12g，葱白 6g，桔梗 12g，桑叶 12g，沙参 12g，杏仁 10g，白薇 6g，淡豆豉 10g，薄荷 6g（后下），大枣 3 枚，炙甘草 3g。

（3）阳虚外感证

【证候】**主症**：恶寒重，发热轻，头身疼痛，无汗，四肢不温。**次症**：面色㿠白，语声低微。**舌脉**：舌苔白，脉沉细无力。

【治法】助阳解表。

【代表方】再造散、麻黄附子细辛汤。

【推荐方药】黄芪 15g，党参 20g，桂枝 9g，甘草 3g，熟附子 3g（先煎），细辛 5g，羌活 10g，防风 10g，川芎 10g，生姜 3 片。

四、良方举隅

1. 李建保（成都中医药大学附属医院）良方——银柴合剂

川银花 12g，连翘 12g，醋北柴胡 10g，酒黄芩 10g，薄荷 10g（后下），炒牛蒡子 6g，荆芥 6g，桔梗 6g，石膏 6g（先煎），芦根 10g，淡竹叶 6g，甘草 6g。

功用：辛凉解表，清里退热。用于小儿急性上呼吸道感染风热证。

2. 许建邦（乌拉特前旗蒙中医医院）良方——沧桑饮

苍耳子 15g，桑叶 12g，菊花 12g，薄荷 10g（后下），桔梗 10g，连翘 18g，黄芩 15g，杏仁（打碎）10g，芦根 18g，炙甘草 6g，白芷 15g，前胡 12g，射干 12g，川贝母（打碎）15g，板蓝根 30g，辛夷 15g（包煎）。

功用：疏风解表，清热利咽。用于外感风寒夹热或外感风热，咽痛甚者。

五、其他疗法

1. 中药药浴

取防风、紫苏叶、生姜、青蒿、麻黄、桂枝、川芎，上述药物研成粗粉，装袋备用。洗浴药液控制在 39℃左右，每日 1 次，每次 30 分钟。适用于小儿风寒感冒。

2. 穴位敷贴

白芥子、栀子、桃仁各 20g，吴茱萸、樟脑各 10g，研末和匀，与鸡蛋清、面粉调成饼状，分别贴于双侧涌泉穴，用干净医用纱布包扎，再用热水袋加热片刻，一日后取下，如无效，续贴一次。适用于感冒咳嗽较甚者。

3. 中药灌肠

钩藤、蝉蜕、僵蚕、厚朴、枳实各 12g，大黄 6g（后下），上方加水煎 30 分钟，取汁 100mL 真空包装，体温升高时予以保留灌肠，每日 2 次，连用 3 日。适用于急性上呼吸道感染风热犯肺证。

六、预防调摄

生活上应起居有常，加强体育锻炼，气候突变时适时增减衣服，注意防寒保暖。注意个人卫生，保持室内通风，空气清新，阳光充足。感冒患者应适当休息，多饮温开水，饮食以清淡为主，忌食肥甘厚味和辛辣之品，忌饮酒。平素容易感冒者，可坚持每日按摩迎香穴，适当服用调理、防治方药。流行季节，室内可用食醋熏蒸法进行空气消毒，尽量少去人口密集的公共场所，防止交叉感染。

第二节　气管支气管炎

气管支气管炎临床表现以咳嗽、咳痰为主要症状，根据起病缓急和病程长短分为急性气管支气管炎和慢性支气管炎。急性气管支气管炎是由各种因素引起的气管、支气管黏膜的急性炎症，常发生于寒冷季节或气温突然变冷时，体质虚弱者易感，持续时间一般不超过 3 周。慢性支气管炎简称"慢支"，是气管、支气管黏膜及其周围组织的慢性非特异性炎症，每年发病持续 3 个月或更长时间，连续 2 年或 2 年以上，并排除具有咳嗽、咳痰、喘息症状的其他疾病。据统计，慢性支气管炎的全球成人发病率为 3.4% ～ 22.0%，并且随着年龄增长而增加。

本病属于中医学"咳嗽"范畴。

一、诊断标准

1. 症状

（1）急性气管支气管炎：通常起病较迅速，以咳嗽、咳痰为主要表现，伴有气管支气管痉挛时，可有不同程度的胸闷、喘息，可延续 2 ～ 3 周。

（2）慢性支气管炎：一般以清晨咳嗽、咳痰为主，多为白色黏液或浆液泡沫状痰，喘息明显者可能伴发支气管哮喘，每年发病持续 3 个月，连续 2 年或 2 年以上，并排除其他可以引起类似症状的慢性疾病。上述症状可因呼吸道感染而急性加重。

2. 体征

可在背部或双肺底闻及干湿啰音，咳嗽后可减少或消失。如伴发支气管哮喘，可闻及广泛哮鸣音并伴呼气期延长。

3. 辅助检查

血常规检查；痰培养；X 线检查多表现为肺纹理增粗；肺功能检查中当使用支气管扩张剂后第一秒用力呼气容积（FEV_1）与用力肺活量（FVC）的比值＜ 0.7 提示已发展为慢性阻塞性肺疾病。

4. 鉴别诊断

应与流行性感冒、支气管肺炎、支气管哮喘、肺脓肿、支气管扩张、肺结核、支气管肺癌等可有类似的咳嗽、咳痰表现的疾病相鉴别。

二、病因病机

本病的基本病机为邪犯于肺，肺失宣降，肺气上逆。病位在肺，涉及肝、脾、肾等多个脏腑。

1. 外感咳嗽

为六淫外邪犯肺，肺气壅遏不畅所致。因于风寒者，肺气失于宣降，津液凝滞；因于风热者，肺气不清，热蒸液聚为痰；因于风燥者，燥邪灼津生痰，肺气失于润降，则发为咳嗽。

2. 内伤咳嗽

因肺的自身病变或他脏功能失调内阻于肺所致。如嗜好烟酒，过食辛辣、肥甘，脾失健运，痰浊内生，上干于肺致咳。若痰湿蕴肺，遇外感引触，痰从热化，则易耗伤肺阴。或由情志刺激，肝失条达，气郁化火，火气循经上逆犯肺，引起咳嗽。或肺脏自病迁延不愈，肺脏虚弱，阴伤气耗，肺的主气及宣降功能失常，而致气逆为咳。病久及肾，以致肺虚不能主气，肾虚不能纳气，由咳致喘。

三、辨证论治

本病首辨外感与内伤。外感咳嗽多为实证，治当宣通肺气，疏散外邪为主。内伤咳嗽多为邪实正虚，可伴见其他脏腑病症，治疗当调理脏腑，扶正祛邪，分清虚实主次。

1. 外感咳嗽

（1）风寒袭肺证

【证候】**主症**：咳嗽声重，气急，咽痒，咳白稀痰。**次症**：鼻塞，流清涕，头痛，肢体酸痛，恶寒发热，无汗。**舌脉**：舌苔薄白，脉浮或浮紧。

【治法】疏风散寒，宣肺止咳。

【代表方】三拗汤、止嗽散。

【推荐方药】麻黄 10g，杏仁 12g，甘草 6g，紫菀 15g，款冬花 12g，荆芥 10g，桔梗 10g，白前 12g，陈皮 6g，百部 15g。

（2）风热犯肺证

【证候】**主症**：咳嗽频剧，气粗或咳声嘶哑，喉燥咽痛，咳痰不爽，痰黏稠或色黄。**次症**：常伴有鼻流黄涕，口渴，头痛，恶风，身热。**舌脉**：舌红，苔薄黄，脉浮数或浮滑。

【治法】疏风清热，宣肺止咳。

【代表方】桑菊饮。

【推荐方药】桑叶 15g，菊花 15g，桔梗 10g，连翘 15g，杏仁 12g，甘草 6g，薄荷 6g（后下），芦根 20g。

（3）燥热犯肺证

【证候】**主症**：干咳无痰，或痰少而黏，或痰中带有血丝，咽喉干痛，口鼻干燥。**次症**：初起或伴有少许恶寒，身热头痛。**舌脉**：舌尖红，苔薄白，或薄黄而干，脉浮或浮数。

【治法】疏风清热，润肺止咳。

【代表方】桑杏汤、清燥润肺汤。

【推荐方药】桑叶 15g，杏仁 12g，浙贝母 15g，南沙参 15g，栀子 12g，淡豆豉 12g，梨皮 15g，前胡 10g，芦根 15g，天花粉 15g。

（4）凉燥伤肺证

【证候】**主症**：干咳少痰或无痰，咽痒，咽干鼻燥。**次症**：兼有恶寒发热，头痛无汗。**舌脉**：舌苔薄白而干，脉浮数。

【治法】温润清肺，止咳化痰。

【代表方】杏苏散。

【推荐方药】紫苏叶 12g，杏仁 12g，前胡 12g，紫菀 15g，款冬花 15g，百部 15g，甘草 6g。

2. 内伤咳嗽

（1）痰湿蕴肺证

【证候】**主症**：咳嗽反复发作，咳声重浊，因痰而嗽，痰出则咳缓，痰多色白，黏腻或稠厚成块，每于晨起或食后咳甚痰多。**次症**：胸闷脘痞，食欲缺乏，乏力，大便时溏。**舌脉**：舌白腻，脉濡滑。

【治法】燥湿化痰，理气止咳。

【代表方】二陈平胃散、三子养亲汤。

【推荐方药】陈皮 6g，法半夏 12g，茯苓 15g，苍术 12g，厚朴 12g，莱菔子 15g，紫苏子 12g，白芥子 12g，瓜蒌皮 12g。

（2）痰热郁肺证

【证候】**主症**：咳嗽气粗，喉中可闻及痰声，痰多黄稠，咳吐不爽，或有热腥味，或夹有血丝。**次症**：胸胁胀满，咳时引痛，常伴有面赤，或有身热，口干欲饮。**舌脉**：舌红，苔薄黄腻，脉滑数。

【治法】清热化痰，肃肺止咳。

【代表方】清金化痰汤。

【推荐方药】桑白皮 6g，黄芩 9g，栀子 12g，知母 10g，浙贝母 10g，瓜蒌皮 10g，桔梗 10g，茯苓 15g，甘草 6g，陈皮 15g，麦冬 15g。

（3）肝火犯肺证

【证候】**主症**：上气咳逆阵作，咳时面红目赤，引胸胁作痛，痰少质黏。**次症**：咽干口苦，症状可随情绪波动而增减。**舌脉**：舌红，苔薄黄少津，脉弦数。

【治法】清肺泻肝，化痰止咳。

【代表方】黛蛤散、泻白散。

【推荐方药】青黛 6g（包煎），蛤壳 15g（先煎），桑白皮 15g，地骨皮 15g，甘草 6g，粳米 15g，黄芩 15g，牡丹皮 10g，枇杷叶 10g。

（4）肺阴亏虚证

【证候】**主症**：干咳，咳声短促，痰少质黏色白，或痰中带血丝。**次症**：声音嘶哑，口干咽燥，午后潮热，颧红盗汗，日渐消瘦，神疲乏力。**舌脉**：舌红少苔，脉细数。

【治法】养阴清肺，润肺止咳。

【代表方】沙参麦冬汤。

【推荐方药】沙参 15g，麦冬 15g，白扁豆 30g，桑叶 15g，玉竹 15g，甘草 6g，天花粉 30g。

四、良方举隅

1. 张洪春（中日友好医院）良方——固本止咳方

黄芪 20g，淫羊藿 10g，麸炒白术 10g，蜜百部 9g，黄芩 10g，赤芍 10g，防风 5g。

功用：润肺健脾，益气止咳。用于慢性支气管炎缓解期。

2. 刘祖贻（湖南省中医药研究院）良方——清热化痰汤

黄芪 30g，麻黄 5g，连翘 15g，重楼 12g，矮地茶 15g，前胡 9g，蝉蜕 7g，桔梗 12g，甘草 7g，神曲 15g。

功用：宣肺清热，止咳化痰。用于慢性支气管炎急性加重期痰热蕴肺证。

五、其他疗法

1. 穴位敷贴

麻黄、甘草、五味子、朱砂各等份，烘干，共研为细末，过筛，用适酒调膏贴定喘、肺俞、天突等穴，外盖大小适中的灸片、纱布，用胶布固定，24 小时换药 1 次，10 次为 1 个疗程，每个疗程间隔 1 周。适用于痰喘咳嗽、发热、夜不得眠者。

2. 温药熨疗

丁香、决明子、广藿香、胡椒、粗盐，按重量 1:1:1:0.6:2.5 的比例混合装布袋中备用。使用前将药熨包预热至 40℃左右，来回熨烫患者双肺区，以大椎、肺俞、膻中为主，每次 15 分钟，每日 1 次，7 日为 1 个疗程。适用于支气管炎痰湿蕴肺证。

3. 中药洗浴

选用鱼腥草、麻黄、细辛、石膏、白芍、五味子、茯苓、淫羊藿、法半夏、橘红、枳壳、桔梗、桂枝、杏仁、干姜、当归、甘草。全身浸泡洗浴，每日 1 ~ 2 次，每次 20 分钟，连用 7 日。适用于小儿急性支气管炎风热犯肺证。

六、预防调摄

1. 预防

该病应注意气候的变化，做到防寒保暖；饮食不宜肥甘厚腻，或辛辣过咸，戒除烟酒等不良嗜好；适当进行体育锻炼以增强体质。

2. 调摄

咳嗽痰多患者应鼓励其将痰排出。咳而无力者，可翻身拍背以助痰排出。内伤咳嗽多呈慢性反复发作，病程较长，应当注意起居有度，合理饮食，根据病情适当选用雪梨、山药、百合等作为食疗调护。

第三节　支气管哮喘

哮喘一般即指支气管哮喘，是由多种细胞及细胞组分参与的慢性气道炎症性疾病，临床表现为反复发作的喘息、气急，伴或不伴胸闷或咳嗽等症状，同时伴有气道高反应性和可变的气流受限，随着病程延长可导致气道结构改变，即气道重塑。哮喘是一种异质性疾病，具有不同的临床表现。流行病学调查显示，我国 20 岁及以上人群的哮喘患病率为 4.2%，其中 26.2% 的哮喘患者已经存在气流受限（吸入支气管扩张剂后 $FEV_1/FVC < 0.7$）。

符合上述症状和体征，同时具备气流受限客观检查中的任意一条，并除外其他疾病所引起的喘息、气急、胸闷和咳嗽，可以诊断为哮喘。临床上根据症状和体征可分为典型哮喘、咳嗽变异性哮喘、胸闷变异性哮喘、隐匿性哮喘四种类型。根据病情缓急可分为急性发作期、慢性持续期和临床缓解期。

本病属于中医学"哮病"范畴。

一、诊断标准

1. 症状及体征

（1）反复发作喘息、气急、胸闷或咳嗽，夜间及晨间多发，常与接触变应原、冷空气、理化刺激，以及病毒性上呼吸道感染、运动等有关。

（2）发作时双肺可闻及散在或弥漫性哮鸣音，呼气相延长。

（3）上述症状和体征可经治疗缓解或自行缓解。

2. 可变气流受限的客观检查

①支气管舒张试验阳性。②支气管激发试验阳性。③平均每日 PEF（呼吸流量峰值）昼夜变异率 > 10%，或 PEF 周变异率 > 20%。

3. 其他辅助检查

痰嗜酸性粒细胞计数；胸部 X 线或 CT 检查；特异性变应原检查；动脉血气分析；呼出气—氧化氮检测等。

4. 鉴别诊断

本病应注意与左心功能不全、慢性阻塞性肺疾病、上呼吸道阻塞性病变等常见疾病相鉴别，此外还应与肺嗜酸性肉芽肿性多血管炎、变应性支气管肺曲霉病等疾病相鉴别，以上这些疾病在临床上都可以表现有哮喘样症状。

二、病因病机

哮病多因脏腑失调，痰伏于肺，形成"夙根"，每由外感、饮食、情志、劳倦等诱因引起发作，发作时的病理变化为伏痰遇感引触，痰气相搏，肺气宣降失常，引动积痰，而致痰鸣如吼，气息喘促。本病病位主要在肺，同时与肝、脾、肾密切相关。

1. 发作期

发作时痰阻气闭，若病因于寒，素体阳虚，痰从寒化，属寒痰为患，则发为寒哮；病因于热，素体阳盛，痰从热化，属痰热为患，则发为热哮；如痰热内郁，风寒外束引起发作者，可以表现外寒内热的寒包热哮；痰浊伏肺，肺气壅实，风邪触发者，则表现为风痰哮；反复发作，正气耗伤，或素体肺肾不足者，可表现为虚哮；若哮病大发作，或发作呈持续状态，邪实与正虚错综互见，肺肾两虚而痰浊又复壅盛，严重者因肺不能治理调节心血的运行，命门之火不能上济于心，则心阳同时受累，甚至发生哮致脱危候。

2. 缓解期

若长期反复发作，寒痰伤及脾肾之阳，痰热耗灼肺肾之阴，可从实转虚，表现为肺、脾、肾脏气虚弱之候。肺虚不能主气，气不化津，则痰浊内蕴，肃降无权，并因卫外不固，更易受外邪侵袭而诱发。脾虚失运，积湿成痰，上贮于肺，则肺气升降失常。肾虚精气亏乏，摄纳失常，则阳虚水泛为痰，或阴虚火灼津为痰，上干于肺，加重肺气升降失常。

三、辨证论治

哮病以"发时治标，平时治本"为基本治疗原则，根据其发作期和缓解期分别采取攻邪治标和扶正治本的治法。

1. 发作期

（1）寒哮

【证候】**主症：**呼吸急促，喉中哮鸣音，胸膈满闷如塞，咳嗽，痰稀薄色白。**次症：**面色晦滞带青，口不渴或渴喜热饮，形寒畏冷，小便清长，初期多兼恶寒、发热、头痛等表证。**舌脉：**舌苔白滑，脉弦紧或浮紧。

【治法】宣肺散寒，化痰平喘。

【代表方】射干麻黄汤、小青龙汤。

【推荐方药】麻黄 9g，法半夏 9g，细辛 3g，五味子 9g，生姜 12g，紫菀 9g，款冬花 9g，射干 9g，白芍 15g，炙甘草 8g，大枣 3g。

（2）热哮

【证候】**主症：**气粗息涌，咳呛阵作，喉中哮鸣，痰色黄稠，咳出困难。**次症：**发热头痛，汗出，口干口苦，大便秘结，小便黄。**舌脉：**舌质红，苔黄腻，脉滑数或弦滑。

【治法】清热宣肺，化痰定喘。

【代表方】定喘汤。

【推荐方药】麻黄 8g，黄芩 15g，桑白皮 15g，杏仁 12g，蒲公英 15g，瓜蒌皮 12g，法半夏 12g，款冬花 12g，紫苏子 12g，白果 9g，甘草 6g。

（3）寒包热哮

【证候】**主症：**喉中鸣息有声，胸膈烦闷，呼吸急促，喘咳气逆，痰黏色黄或黄白相间，恶寒发热，身痛，无汗。**次症：**烦躁，口干欲饮，大便偏干。**舌脉：**舌苔白腻罩黄，舌尖边红，脉弦紧。

【治法】解表散寒，清热化痰。

【代表方】小青龙汤加石膏汤、厚朴麻黄汤。

【推荐方药】麻黄 9g，白芍 9g，桂枝 9g，细辛 9g，甘草 9g，干姜 9g，五味子 9g，法半夏 9g，石膏 6g（先煎）。

（4）风痰哮

【证候】**主症：**喉中痰涎壅盛，声如拽锯，或鸣声如吹笛哨，喘急胸满，但坐不得卧，咳痰黏腻难出，或为白色泡沫样痰。**次症：**无明显寒热倾向，面色青暗，起病多急，常倏忽来去，发前自觉鼻、咽、眼、耳发痒，打喷嚏，鼻塞，流涕。**舌脉：**舌苔厚浊，脉滑实。

【治法】祛风涤痰，降气平喘。

【代表方】三子养亲汤。

【推荐方药】白芥子 9g，紫苏子 9g，莱菔子 9g，麻黄 9g，僵蚕 9g，厚朴 9g，法半夏 12g，杏仁 12g，陈皮 12g，茯苓 12g。

（5）虚哮

【证候】**主症：**喉中哮鸣如鼾，声低，气短息促，动则喘甚，口唇、爪甲青紫，发作频繁，咳痰无力，痰涎清稀，或质黏起沫。**次症：**口不渴，或咽干口渴，形寒肢冷或烦热。**舌脉：**舌质淡或偏红，或紫暗，脉沉细或细数。

【治法】补肺纳肾，降气化痰。

【代表方】平喘固本汤。

【推荐方药】党参 15g，五味子 6g，冬虫夏草 6g，胡桃肉 12g，磁石 18g（先煎），沉香 15g（后下），坎炁 15g，紫苏子 15g，款冬花 12g，法半夏 12g，橘红 6g。

（6）哮喘脱证

【证候】**主症**：哮病反复久发，喘息鼻扇，张口抬肩，气短息促，神志昏蒙。**次症**：面青，四肢厥冷，汗出如油。**舌脉**：舌质青暗，苔腻或滑，脉细数不清，或浮大无根。

【治法】补肺纳肾，扶正固脱。

【代表方】回阳救急汤、生脉饮。

【推荐方药】熟附子 9g（先煎），干姜 6g，人参 6g，炙甘草 6g，白术 6g，肉桂 3g，陈皮 6g，五味子 3g，茯苓 9g，麦冬 9g。

2. 缓解期

（1）肺虚证

【证候】**主症**：喘促气短，语声低微，面色㿠白，自汗畏风，咳痰清稀色白。**次症**：多因气候变化而诱发，发前喷嚏频作，鼻塞，流清涕。**舌脉**：舌淡苔白，脉细弱或虚大。

【治法】补肺益气。

【代表方】玉屏风散。

【推荐方药】防风 15g，黄芪 30g，白术 30g，麻黄根 9g，牡蛎 15g（先煎）。

（2）脾虚证

【证候】**主症**：倦怠无力，食少便溏，面色萎黄，咳嗽气短，痰多而黏。**次症**：胸脘满闷，恶心纳呆，大便溏。**舌脉**：舌质淡，苔白腻，脉细弱。

【治法】健脾益气。

【代表方】六君子汤。

【推荐方药】党参 30g，茯苓 12g，白术 12g，陈皮 6g，法半夏 12g，炙甘草 6g，山药 12g，薏苡仁 12g。

（3）肾虚证

【证候】**主症**：平素息促气短，动则为甚，呼多吸少，咳痰质黏起沫。**次症**：脑转耳鸣，腰膝酸软，或五心烦热，颧红，口干，或微寒肢冷，面色苍白。**舌脉**：舌红少苔，或舌淡胖苔白，脉细数或沉细。

【治法】补肾纳气。

【代表方】金匮肾气丸、七味都气丸。

【推荐方药】熟地黄 15g，山茱萸 12g，山药 12g，泽泻 9g，茯苓 9g，牡丹皮 9g，桂枝 6g，炮附子 6g（先煎）。

四、良方举隅

1. 王烈（长春中医药大学附属医院）良方——十君子汤

当归 6g，川芎 6g，白芍 9g，熟地黄 9g，人参 3g，白术 9g，茯苓 9g，甘草 3g，橘红 9g，清半夏

6g（剂量为 4 岁儿童 1 日用量）。

功用：补益肺脾，理气化痰，活血祛瘀。适用于儿童哮喘慢性持续期。

2. 范伏元（湖南中医药大学第一附属医院）良方——疏风宣肺汤

荆芥 10g，防风 10g，桔梗 10g，紫菀 10g，杏仁 10g，川贝母 10g，百部 10g，法半夏 10g，前胡 10g，橘红 6g，薄荷 6g（后下），牛蒡子 10g，蜜炙麻黄 5g，枳壳 10g。

功用：息风化痰平喘。适用于哮喘急性期风痰袭肺证。

五、其他疗法

1. 穴位贴敷

生麻黄 5g，炙麻黄 5g，杏仁 10g，白芥子 10g，鱼腥草 30g，蝉蜕 10g，地龙 10g，蜂房 6g，桑白皮 10g，女贞子 12g，黄芪 15g，防风 6g，党参 10g，茯苓 10g，白术 10g，淫羊藿 15g，甘草 6g。上述药物研为细末后加入生姜汁调成糊状，取一次性医用敷料敷于肺俞、中府、定喘、膻中、神阙、天突。肺脾气虚者加用脾俞、足三里；肺肾两虚者加用肾俞、关元。每次敷贴时间 3 ～ 5 小时，每周 2次，1 个月为 1 个疗程。适用于儿童慢性持续期支气管哮喘。

2. 中药药浴

将肉桂、白术、防风、紫苏叶、艾叶、麻黄等药材研为粗末，每袋 200g，首先将其放置在水中煎煮 30 分钟，取汁，放入浴盆内，加入适当温水，直至能够浸泡全身，每次 1 袋，每周 6 次。适用于支气管哮喘缓解期。

3. 中药雾化

中药煎剂 50mL 通过氧动力雾化吸入（冷哮用三拗汤：生麻黄 10g，杏仁 10g，甘草 5g；热哮用麻杏石甘汤：生麻黄 10g，杏仁 10g，生石膏 30g，甘草 5g。分别水煎两次，再浓煎并反复过滤、沉淀，取液 50mL 装瓶备用），每日 2 次，治疗 1 周。适用于支气管哮喘急性发作期。

六、预防调摄

本病患者平素注意保暖，避免因冷空气刺激而诱发。饮食宜清淡，忌肥甘油腻、辛辣，避免海腥发物。避免烟尘异味。保持心情舒畅，避免不良情绪的影响。根据身体情况，做适当的体育锻炼，逐步增强体质。平时可常服玉屏风散、金匮肾气丸等扶正固本药物，以调护正气，提高抗病能力。

第四节　支气管扩张症

支气管扩张症（简称"支扩"）是由各种原因引起的支气管异常和持久性扩张，导致反复发生的化脓性感染的气道慢性炎症。临床表现为慢性咳嗽、大量咳痰和（或）间断咯血，伴或不伴气促和呼吸衰竭等轻重不等的症状。该病为常见病，研究显示，40 岁以上人群中支气管扩张症患病率为 1.2% 且患病率随着年龄增长而升高。该病病程长，病变不可逆转，由于反复感染，特别是广泛性支气管扩张可严重损害患者的肺组织和功能，严重影响患者的劳动能力和生活质量，造成沉重的社会经济负担。

本病属于中医学"肺痈""咯血"等范畴。

一、诊断标准

1. 症状及体征

主要症状为慢性咳嗽、反复咯血、黏液脓性或脓性痰。气道内有较多分泌物时，查体可闻及湿啰音和干啰音；伴有慢性缺氧的患者可出现杵状指。

2. 辅助检查

（1）肺部高分辨率CT（HRCT）扫描：①直接征象，支气管与伴行肺动脉内径比（B/A）＞1，从中心到外周支气管没有逐渐变细，距胸膜1cm或接近纵隔胸膜范围内可见支气管影。②间接征象，支气管壁增厚，黏液嵌塞，呼气相CT发现"马赛克"征或"气体陷闭"。③其他征象，支气管呈柱状或囊状改变，"双轨征"或"串珠"状改变，"印戒征""蜂窝"或"卷发"状改变。④特征性征象，变应性支气管肺曲霉病（ABPA）表现为以双上叶为主的中心性支扩伴黏液栓嵌顿；结核性支扩常以上叶为主；弥漫性泛细支气管炎则表现为以边缘模糊的小叶中心性结节、树芽征、细支气管扩张、弥漫性分布或基底部分布为主。

（2）实验室检查：血常规；总IgE；曲霉特异性IgE；痰培养；肺功能检测；皮肤点刺试验用于鉴别ABPA、混合型肺曲霉病；免疫球蛋白IgG、IgA、IgM用于鉴别免疫缺陷、结缔组织病等；血清蛋白电泳区分多克隆还是单克隆，以排除血液系统恶性肿瘤。

3. 鉴别诊断

出现慢性咳嗽、咳痰者需要与慢性阻塞性肺疾病、肺结核、慢性肺脓肿等相鉴别。典型的支扩患者肺功能检查出现不完全可逆的气流受限时，不能诊断为慢性阻塞性肺疾病。反复咯血需要与支气管肺癌、结核病及循环系统疾病等进行鉴别。

二、病因病机

本病以肺虚为本，痰湿、火热、瘀血是主要的病理因素。病位在肺，与肝、脾、胃、肾有关。

1. 正气不足

禀赋不足，素体常见肺气虚、肺阴虚或肺气阴两虚。子病及母，肺脾同病。久病伤阴，肺体阴亏，累及于肾，肺肾两虚。

2. 痰浊为患

肺脾俱虚，运化和输布津液功能失司，痰浊内生，上注于肺。或命门火衰，不能温运脾阳、助肺行津，水失其制，上泛而成痰湿。

3. 热邪作祟

风热入侵，或痰浊壅盛，郁久化热，痰热内阻于肺。痰热灼津，津亏液少，阴津亏虚，甚则虚火内生，阴虚阳亢。

4. 瘀血阻滞

痰热及痰浊郁久阻滞气机致气滞血瘀；或痰热和虚火灼伤血络致血溢成瘀。或久病耗气，肺、脾、肾三脏俱虚，无力统血，血溢脉外而成瘀。

5. 他病及肺

肝火犯肺，引动内伏之痰湿，致肺气上逆；饮食不节，嗜食辛辣之品，肺胃积热，引动伏痰，痰热郁肺。

三、辨证论治

支扩之病机主要在于虚、痰、热、瘀；病位涉及肺、脾、胃、肝、肾。治疗应权衡标本主次，辨证施治。

1. 痰热壅肺证

【证候】**主症**：咳嗽，痰质稠色黄，或脓痰，或痰中带血。**次症**：胸闷，发热，口渴，大便秘结。**舌脉**：舌质红，苔黄腻，脉滑数。

【治法】清热化痰。

【代表方】千金苇茎汤。

【推荐方药】芦根30g，薏苡仁15g，桃仁9g，冬瓜子24g，鱼腥草12g，蒲公英12g，黄芩12g，桔梗12g。

2. 痰湿阻肺证

【证候】**主症**：咳痰，色白。**次症**：食少纳呆，胸闷痞满，周身沉重。**舌脉**：舌淡苔白腻，脉滑或弦滑。

【治法】燥湿化痰，理气止咳。

【代表方】二陈平胃散。

【推荐方药】法半夏12g，陈皮12g，苍术12g，厚朴9g，茯苓12g，甘草3g，莱菔子9g，白前12g。

3. 肝火犯肺证

【证候】**主症**：气逆咳嗽，咳引胸胁，少量白黏痰。**次症**：口苦咽干，心烦易怒，咳嗽多由情绪诱发。**舌脉**：舌红，苔薄白或薄黄，脉弦细。

【治法】清肝宁肺。

【代表方】泻白散、黛蛤散。

【推荐方药】青黛6g（包煎），蛤壳15g（先煎），桑白皮15g，地骨皮15g，甘草6g，粳米15g，黄芩15g，牡丹皮9g，枇杷叶9g，栀子9g。

4. 肺脾气虚证

【证候】**主症**：咳痰色白质稀，气短，动则加甚，自汗，易感冒。**次症**：食少纳呆，神疲乏力，痞满腹胀，便溏。**舌脉**：舌体胖大或有齿痕，脉沉细弱或沉缓。

【治法】健脾益气，化痰止咳。

【代表方】六君子汤合三子养亲汤。

【推荐方药】党参30g，茯苓12g，白术12g，陈皮6g，法半夏12g，白芥子9g，紫苏子9g，莱菔子9g，炙甘草6g，山药12g，薏苡仁12g。

5. 气阴两虚证

【证候】**主症**：干咳，或咳嗽少痰，或痰黏难咳。**次症**：神疲乏力，动则加重，自汗或盗汗，手足心热，易感冒，口干口渴。**舌脉**：舌淡白，或舌红；脉沉细，或细弱，或细数。

【治法】养阴益气，清泻虚热。

【代表方】沙参清肺汤。

【推荐方药】北沙参10g，黄芪10g，太子参10g，合欢皮10g，白及10g，甘草6g，桔梗10g，薏苡仁 15g，冬瓜子 30g。

6. 肺肾气虚证

【证候】**主症：** 咳嗽咳痰，痰质黏。**次症：** 脑转耳鸣，腰酸腿软，不耐劳累，畏寒肢冷，面色苍白。**舌脉：** 舌体胖大，舌淡苔白，脉沉细。

【治法】补肺益肾。

【代表方】金水六君煎。

【推荐方药】当归 9g，熟地黄 12g，陈皮 9g，法半夏 9g，茯苓 12g，炙甘草 6g，生姜 6g。

7. 阴虚火旺证

【证候】**主症：** 干咳，或咳嗽少痰。**次症：** 低热盗汗，口干舌燥，五心烦热。**舌脉：** 舌红少苔，脉细数。

【治法】滋阴降火，润肺化痰。

【代表方】百合固金汤。

【推荐方药】熟地黄 12g，生地黄 12g，当归 12g，贝母 9g，麦冬 9g，百合 9g，桔梗 9g，玄参 9g，白芍 6g，甘草 6g。

8. 兼证——络伤咯血证

【证候】**主症：** 咯血、血色鲜红或暗红。**次症：** 痰中带血。**舌脉：** 舌质暗红，苔薄黄微腻，脉弦数。

【治法】凉血止血。

【代表方】咳血方。

【推荐方药】诃子 6g，瓜蒌子 9g，海浮石 9g，栀子 9g，侧柏叶 9g，白茅根 12g，蒲黄 12g（包煎）。

四、良方举隅

1. 洪广祥（国医大师，江西中医药大学）良方——消痈去腐生肌汤

黄芪 30g，党参 30g，白术 15g，炙甘草 10g，当归 10g，升麻 10g，柴胡 10g，陈皮 10g，薏苡仁 30g，熟附子 10g（先煎），败酱草 15g，生大黄 10g，牡丹皮 10g，桃仁 10g，桔梗 30g，合欢皮 30g。

功用：消痈排脓，补脾益肺。适用于支气管扩张缓解期。

2. 金朝晖（湖南中医药大学第一附属医院）良方——蒌芩清肺化痰汤

瓜蒌皮 10g，黄芩 10g，桑白皮 10g，法半夏 10g，浙贝母 10g，化橘红 6g，竹茹 10g，桔梗 6g，百部 10g，枳实 10g，鱼腥草 10g，茯苓 10g，红景天 10g，麦冬 10g，甘草 3g。

功用：清泄肺热，化痰止咳。适用于支气管扩张合并感染。

五、其他疗法

1. 穴位贴敷

吴茱萸、川牛膝、白及，将其碾压成细末，加入醋和蜂蜜调制成膏剂，用一次性医用敷料取适量药膏贴于涌泉穴及孔最穴。每日 1 次，每次敷贴时间 3 小时左右，治疗 1 周。适用于支气管扩张伴咯血。

2. 中药离子导入

桃仁、红花、丹参、当归、虎杖、生地黄、熟地黄、南沙参、北沙参。上述药物煎煮取汁 200mL，将药液适量浸渍于药物垫上包裹两个铅板电极，放置听诊双肺湿啰音最强的部位，用弹力绷带压住固定，调整中频脉冲电治疗仪电流至患者能耐受为度，每次 20 分钟，每日 2 次。2 周为 1 个疗程。适用于支气管扩张症。

3. 足浴

取黄芪 30g，白芥子 15g，艾叶 15g，当归 15g，甘草 10g，干姜 10g，川椒 10g，肉桂 5g，共研成粉后装入清洁布袋，置于 40℃温水中，双足浸泡于药液中，每日 1 次，每次 30 分钟，30 日为 1 个疗程。适用于稳定期支气管扩张症（肺脾气虚型）。

六、预防调摄

支气管患者应戒烟，避免吸入刺激性气体；注意避风寒，积极防治呼吸道感染；增强体质，提高抗病能力；避免进食辛辣刺激之品，可食用百合、雪梨、罗汉果等清肺润肺之品；咯血者应慎防血块阻塞气道或气随血脱的危象。

第五节　慢性阻塞性肺疾病

慢性阻塞性肺疾病（以下简称"慢阻肺"）是一种常见的、可预防和可治疗的慢性气道炎症性疾病，其特征是持续存在的气流受限和相应的呼吸系统症状。慢阻肺是一种严重危害人类健康的常见病和多发病，其患病率和死亡率较高，在 40 岁以上人群中，慢阻肺的全球患病率为 11.7%，我国的患病率为 13.6%。目前，慢阻肺已成为全球第三大死亡原因，每年约有 300 万人死于慢阻肺。

按照目前国内外相关诊疗指南，慢阻肺根据症状的缓急、轻重分为稳定期和急性加重期。临床患者按照气流受限严重程度进行肺功能评估，以 FEV_1 占预计值的百分比为分级标准（即 GOLD 分级），可分为 1 ~ 4 级；根据患者临床症状严重程度及过去一年急性加重情况分为 A、B、C、D 4 组。

本病属于中医学"肺胀""咳嗽""痰饮""喘证"等范畴。

一、诊断标准

1. 症状

（1）主要临床表现：慢性咳嗽、咳痰和呼吸困难。早期慢阻肺患者可以没有明显的症状，随病情进展日益显著；咳嗽、咳痰症状通常在疾病早期出现，而后期则以呼吸困难为主要表现。

（2）症状特征及演变：①慢性咳嗽是慢阻肺常见的症状。咳嗽症状出现缓慢，迁延多年，以晨起和夜间阵咳为著。②咳痰多为咳嗽的伴随症状，痰液常为白色黏液浆液性，常于早晨起床时剧烈阵咳，咳出较多黏液浆液性痰后症状缓解；急性加重时痰液可变为黏液脓性而不易咳出。③气短或呼吸困难早期仅在劳力时出现，之后逐渐加重，以致日常活动甚至休息时也感到呼吸困难；活动后呼吸困难是慢阻肺的"标志性症状"。④部分患者有明显的胸闷和喘息，此非慢阻肺特异性症状，常见于重症或急性加重患者。

2. 体征

慢阻肺的早期体征可不明显，随着疾病进展，胸部体检可见以下体征。

（1）视诊及触诊：胸廓前后径增大、剑突下胸骨下角（腹上角）增宽；呼吸变浅、呼吸频率增快、呼气时相延长、辅助呼吸肌（如斜角肌和胸锁乳突肌）参加呼吸运动，重症患者可见胸腹呼吸矛盾运动，部分患者在呼吸困难加重时采用缩唇呼吸方式和（或）前倾体位；合并低氧血症时可见患者黏膜和皮肤发绀；触诊可有剑突下心脏抬举感等。

（2）叩诊：胸部叩诊可呈过清音，心浊音界缩小，肺肝界降低，均系肺过度充气所致。

（3）听诊：双肺呼吸音减低，呼气延长，可闻及干啰音或哮鸣音和（或）湿啰音；心音遥远，剑突下心音较清晰响亮。

此外，合并肺心病时患者可见下肢水肿、腹水和肝脏肿大并压痛等体征；合并肺性脑病时偶可引出神经系统病理体征。

3. 辅助检查

（1）肺功能检查：肺功能检查是目前检测气流受限公认的客观指标，是慢阻肺诊断的"金标准"。吸入支气管舒张剂后 $FEV_1/FVC < 70\%$ 是判断存在持续气流受限、诊断慢阻肺的肺功能标准。

（2）胸部影像学检查：①胸部 X 线检查。慢阻肺早期 X 线胸片可无明显变化，随后可出现肺纹理增多和紊乱等非特征性改变。②胸部 CT 检查。高分辨率 CT 有助于慢阻肺的早期诊断和表型评估。③脉搏氧饱和度（SpO_2）监测和动脉血气分析。④心电图和超声心动图检查。

4. 鉴别诊断

慢阻肺应与哮喘、支气管扩张症、充血性心力衰竭、肺结核和弥漫性泛细支气管炎等疾病进行鉴别。应注意当哮喘发生气道重塑时，可导致气流受限的可逆性减少，须全面分析患者的临床资料才能做出正确的判断。此外还要明确，慢阻肺和哮喘这两种疾病亦可同时存在于同一患者。

二、病因病机

本病多由慢性咳喘病症逐渐加重演变而成，发病缓慢。正气虚损，瘀痰内阻是慢阻肺的基本病机，虚、痰、瘀贯穿疾病始终。痰浊、瘀血是主要的病理产物，也是重要的致病因素。病位主要在肺、脾、肾，涉及心、肝、大肠等脏腑。

1. 脏腑功能失调

主要与肺、脾、肾关系密切。由于咳嗽、咳痰经久不愈，气喘反复发作，致使肺脏虚损，肺虚则气失所主，以致气短、喘促加重。子盗母气，脾脏受累，运化失职，以致痰饮内生，病久及肾而使肾虚，肾不纳气。《类证治裁》云："肺为气之主，肾为气之根，肺主出气，肾主纳气，阴阳相交，呼吸乃和。"肾虚则根本不固，摄纳无权，吸入之气不能摄纳于肾，则气逆于肺，呼多吸少，气不得续，气短不足以息，动则喘促尤甚。

2. 六淫邪气侵袭

肺居上焦，与皮毛相合，开窍于鼻，且肺为娇脏，易受邪侵。脏腑功能失调，卫外不固，外感六淫之邪更易侵袭肺卫，导致宣降失和，肺气不利，引动伏痰，则易发生咳嗽、喘促等症。

综上所述，本病以本虚为主，复感外邪则虚中夹实。正虚早期以气虚为主，病程日久，肺、脾、肾虚损更趋严重，逐渐气阴两虚，而阴损及阳，阴阳两虚，终致虚脱。

三、辨证论治

1. 稳定期

（1）肺气虚证

【证候】**主症**：喉有鼾声，咳声低弱。**次症**：痰吐稀薄，自汗畏风，极易感冒。**舌脉**：舌质淡红，脉软弱。

【治法】补肺益气。

【代表方】玉屏风散加减，喘憋较重者合用补肺汤加减。

【推荐方药】黄芪60g，人参30g，桑白皮30g，白术20g，防风20g，熟地黄20g，桂枝15g，茯苓10g，当归10g，甘草10g，红花6g，桃仁6g，枳壳6g，紫菀6g，丹参6g。

（2）肺脾气虚证

【证候】**主症**：咳嗽或喘息、气短，动则加重。**次症**：神疲、乏力或自汗，动则加重，畏风，易感冒，纳呆或食少，胃脘胀满，或腹胀，或便溏。**舌脉**：舌体胖大，或有齿痕，舌苔薄白，或白腻；脉沉细，或沉缓，或细弱。

【治法】补肺健脾，降气化痰。

【代表方】六君子汤合黄芪补中汤。

【推荐方药】人参10g，白术10g，茯苓10g，炙甘草6g，半夏6g，黄芪10g，苍术15g，陈皮15g，泽泻5g，猪苓5g。

（3）肺肾两虚证

【证候】**主症**：呼吸浅短难续，咳声低怯，胸满短气。**次症**：甚则张口抬肩，倚息不能平卧，咳嗽，痰如白沫，咳吐不利，心悸，形寒汗出，面色晦暗。**舌脉**：舌淡或暗紫，苔白润，脉沉细无力。

【治法】补肺纳肾，纳气平喘。

【代表方】人参补肺饮。

【推荐方药】人参10g，麦冬6g，五味子6g，天冬10g，薏苡仁15g，黄芪15g，百合10g，炙甘草6g。

2. 急性加重期

（1）风寒袭肺证

【证候】**主症**：咳声重浊，喘息，呼吸气促。**次症**：胸部胀闷，咳痰稀薄色白，常伴鼻塞、流清涕、头痛、肢体酸楚、恶寒发热、无汗等表症。**舌脉**：舌苔薄白，脉浮或浮紧。

【治法】疏风散寒，宣肺止咳。

【代表方】三拗汤合止嗽散加减。

【推荐方药】麻黄6g，杏仁10g，桔梗10g，前胡10g，紫菀10g，百部10g，款冬花10g，枇杷叶10g，甘草6g，陈皮6g，荆芥6g，紫苏子10g。

（2）外寒内饮证

【证候】**主症**：咳嗽，喘息气急。**次症**：痰多，痰白稀薄有泡沫，胸闷，不能平卧，恶寒，痰易咳出，喉中痰鸣，无汗，肢体酸痛，鼻塞，流清涕。**舌脉**：舌苔白滑，脉弦、紧或浮。

【治法】疏风散寒，温肺化饮。

【代表方】小青龙汤合半夏厚朴汤加减。

【推荐方药】麻黄9g，白芍9g，细辛3g，干姜3g，炙甘草6g，桂枝6g，五味子3g，半夏18g，厚朴15g，茯苓15g，生姜12g，紫苏叶9g。

（3）痰湿蕴肺证

【证候】**主症**：咳嗽反复发作，尤以晨起咳甚，咳声重浊，或喘而胸满闷塞，甚则胸盈仰息。**次症**：痰多，痰黏腻或稠厚成块，色白或带灰色，胸闷气憋，痰出则咳缓、憋闷减轻。常伴体倦、脘痞腹胀，大便时溏。**舌脉**：舌苔白腻，脉濡滑。

【治法】燥湿化痰，理气止咳。

【代表方】半夏厚朴汤合三子养亲汤加减。

【推荐方药】半夏18g，厚朴15g，茯苓15g，生姜12g，紫苏叶9g，紫苏子9g，白芥子9g，莱菔子9g。

（4）痰热壅肺证

【证候】**主症**：咳嗽气息急促，或喉中有痰声，或喘咳气涌。**次症**：胸部胀痛，痰多黏稠，或为黄痰，咳吐不爽，或痰有热腥味，或咳吐血痰，胸胁胀满，或咳引胸痛，面赤，或有身热，口干欲饮。**舌脉**：舌苔薄黄腻，舌质红，脉滑数。

【治法】清热肃肺，化痰止咳。

【代表方】清金化痰汤加减。

【推荐方药】黄芩12g，山栀子12g，知母15g，桑白皮15g，瓜蒌子15g，贝母9g，麦冬9g，橘红9g，茯苓9g，桔梗9g，甘草3g。

（5）痰蒙神窍证

【证候】**主症**：喘息气促，喉中痰鸣，神志恍惚、嗜睡、昏迷、谵妄。**次症**：肢体瘈疭，甚则抽搐。**舌脉**：舌质暗红或绛紫，舌苔白腻或黄，脉滑数。

【治法】豁痰开窍。

【代表方】涤痰汤加减。

【推荐方药】胆南星12g，半夏12g，枳实6g，茯苓9g，橘红9g，石菖蒲10g，人参9g，竹茹10g，甘草6g。

四、良方举隅

1. 董建华（北京中医药大学东直门医院）良方——加味麦味地黄汤

麦冬10g，五味子10g，山茱萸10g，紫石英15g，熟地黄10g，山药10g，牡丹皮10g，茯苓10g，泽泻10g，肉桂3～6g。每日1剂，文火久煎，分2次温服。

功用：补肾纳气平喘。用于老年性咳喘。

2. 曹利平（陕西省中医医院）良方——自拟清金化痰汤

枳壳10g，桔梗10g，陈皮10g，法半夏9g，茯苓10g，黄芩10g，桑白皮10g，浙贝母15g，海螵蛸15g，款冬花10g，杏仁10g，炒麦芽30g，甘草6g。每日1剂，水煎，分2次温服。

功用：清化痰热，培补脾胃。用于肺中有痰热而脾胃虚弱的中老年慢阻肺患者。

五、其他疗法

1. 传统穴位贴敷

以温阳益气、通经活络、开窍活血、宣肺止咳定喘类药物为首选，常用药物有细辛、白芥子、甘遂、延胡索等。贴敷穴位以肺俞、定喘、肾俞、天突、大椎、膻中等为主。肺气虚可配太渊、足三里；肺脾气虚配太渊、脾俞；肺肾气虚配气海、关元。刺激性小的药物，可每隔1～3日换药1次，每次贴敷4～6小时；刺激性大的药物，每次贴敷时间为数分钟至数小时不等。两次贴敷间隔10日。贴敷1个月，共3次为1个疗程。

2. 三伏贴

此为夏季三伏天在人体特定穴位上贴敷药物，用以治疗和预防疾病的一种外治法。药物组成以白芥子、延胡索、甘遂、细辛、生姜等为基本处方，配伍加减常用药物有人工麝香、麻黄、肉桂、小茴香等。贴敷部位以肺俞为基本穴位，主要配伍穴位有膻中、大椎、定喘、膏肓，可辨证选用心俞、膈俞、肾俞、脾俞等穴位。

3. 益肺灸

此为在督脉上依次铺以中药粉、桑皮纸、生姜泥、艾绒，进行灸疗的一种集药物外治、艾灸等综合作用的方法。灸粉药物组成包括麝香、白芍、丁香、肉桂、白芥子等，具有温通经络、运行气血、温宣肺络、温肾壮阳等功效。施灸部位取督脉大椎穴至腰俞穴。

六、预防调摄

1. 预防

预防本病的关键，是重视对原发病的治疗。一旦罹患咳嗽、哮病、喘证、肺痨等肺系疾病，应积极治疗，以免迁延不愈，发展为本病。加强体育锻炼，平时常服扶正固本方药，有助于提高抗病能力。既病之后，宜适寒温，预防感冒，避免接触烟尘，以免诱发或加重本病。如因外感诱发，应立即治疗，以免加重病情。

2. 调摄

患者应根据体质情况调整饮食，注意饮食卫生，少食咸甜、肥腻、辛辣食品，慎起居，适劳逸，节恼怒。加强个人劳动保护，避免及消除烟雾、粉尘和刺激性气体对呼吸道的影响。可有目的地进行上下肢功能锻炼，如哑铃操、步行、慢跑、骑自行车，以及打太极拳等传统功法锻炼，以提高运动耐量。同时患者应正确面对此疾病，保持乐观开朗的情绪，避免忧思恼怒对人体的不利影响。

第三章 心血管科专病

第一节 冠心病心绞痛

心绞痛是冠状动脉粥样硬化性心脏病最常见的临床表现，是冠状动脉供血不足，心肌急剧的、暂时的缺血所引起的临床综合征，主要表现为胸骨后或心前区疼痛，常放射至左臂内侧或咽喉、颈项，兼见胸闷、呼吸不畅、汗出等症。并可进展为急性心肌梗死，病死率极高。

本病多属于中医学"胸痹""心痛"范畴。

一、诊断标准

1. 症状

冠心病心绞痛发作的典型表现是突然发生的位于胸骨体上段或中段之后的闷胀性、压榨性或窒息性疼痛，也可以波及大部分心前区，并放射到左肩、左上肢前内侧，达无名指和小指，偶可伴有濒死的恐惧感，往往迫使患者即刻停止活动，重者可伴出汗。疼痛历时 3 ~ 5 分钟，一般不超过半小时；休息或含服硝酸甘油片，疼痛在数分钟内消失。常在体力劳累、情绪激动、受寒、饱食、吸烟时发生。不典型的心绞痛，疼痛可位于胸骨下段、左心前区或上腹部，放射至颈部、下颌、左侧肩胛部或右前胸，疼痛可很轻或仅有左前胸不适发闷感。

2. 体征

平时一般无异常体征。心绞痛发作时常见心率增快、血压升高、表情焦虑、皮肤发冷或出汗，有时听诊可闻及第四或第三心音奔马律。可有暂时性心尖部收缩期杂音，是乳头肌缺血以致功能失调导致二尖瓣关闭不全所致。

3. 辅助检查

血糖、血脂检查可了解冠心病的危险因素；血清心肌损伤标志物包括心肌肌钙蛋白 I 或 T（TnI 或 TnT）、肌酸激酶（CK）及同工酶（CK-MB），可与急性冠脉综合征（ACS）相鉴别；查血常规注意有无贫血；必要时检查甲状腺功能。心电图检查包括静息心电图、连续心电图监测及运动负荷试验，这些是发现心肌缺血、诊断心绞痛最常用的检查方法。CT 血管成像、冠状动脉造影等是冠心病诊断的"金标准"。

4. 鉴别诊断

本病应和以下疾病进行鉴别。

（1）真心痛：症见胸痛剧烈，甚则心痛彻背、背痛彻心，休息或服药后不能缓解，常伴有汗出、肢冷、面白、唇紫、手足青至节、脉微或结代等。本病相较于真心痛疼痛程度较轻，持续时间较短。

（2）胃脘痛：疼痛部位在上腹胃脘部，局部可有压痛，以胀痛、灼痛为主，持续时间较长，并多伴有反酸、嗳气、恶心、呕吐、纳呆、泄泻等脾胃病症状，而本病以胸闷、胸痛为主症。

（3）悬饮：症见胁下胀满，咳嗽或唾涎时两胁引痛，甚则转身及呼吸时均牵引作痛，或兼干呕、短气等，与本病的疼痛部位不同。

二、病因病机

本病多因寒邪内侵、饮食失调、情志失节、劳倦内伤及年迈体虚，导致心脉痹阻而发。本病病位在心，涉及肝、脾、肾等脏，以"阳微阴弦"为基本病机。其临床主要表现为本虚标实、虚实夹杂。本虚为气、血、阴、阳亏虚，心脉失养；标实为寒凝、气滞、血瘀、痰浊等痹阻胸阳、阻滞心脉，并且二者可相兼为病。

1. 寒邪内侵

寒邪侵袭，胸阳被遏，气滞血凝，发为本病。《素问·调经论》曰："寒气积于胸中而不泻，不泻则温气去，寒独留，则血凝泣，凝则脉不通。"《诸病源候论·心痛病诸候》："心痛者，风冷邪气乘于心也。"素体胸阳不足，阴寒之邪乘虚侵袭，亦成胸痹心痛。

2. 饮食失调

恣食肥甘厚味，或嗜烟酒，以致脾胃受伤，运化失健，聚湿生痰，上犯心胸清旷之区，胸阳不展，气机不畅，心脉闭阻，而成胸痹心痛。如痰浊留恋日久，痰阻血瘀，亦成本病。

3. 情志失节

忧思伤脾，脾运失健，痰浊内生；郁怒伤肝，肝郁气滞，甚则气郁化火。痰阻气滞，胸阳不运，心脉痹阻，不通则痛。如《杂病源流犀烛·心病源流》曰："总之，七情之由作心痛。"七情失调可致气血耗逆，心脉失畅，痹阻不通而发心痛。

4. 劳逸失调

劳倦伤脾，运化失职，气血生化乏源，无以濡养心脉，拘急而痛。或积劳伤阳，心肾阳微，鼓动无力，阴寒内侵，血行涩滞，而发胸痹心痛。

5. 年迈体虚

中老年人，肾气自半，精血渐衰。如肾阳虚衰，不能鼓舞五脏之阳，可致心气不足或心阳不振，血脉失于温运，或阴寒痰饮乘于阳位，痹阻心脉，发为胸痹心痛；若肾阴亏虚，不能濡养五脏之阴，心脉失于濡养，拘急而痛。

三、辨证论治

1. 心血瘀阻证

【证候】主症：心胸疼痛，如刺如绞，痛有定处，入夜为甚，甚则心痛彻背、背痛彻心，或痛引肩背。次症：伴有胸闷，日久不愈，可因暴怒、劳累而加重。舌脉：舌质紫暗，有瘀斑，苔薄，脉弦涩。

【治法】活血化瘀，通络止痛。

【代表方】冠心2号方加减。

【推荐方药】川芎10g，赤芍10g，红花10g，降香10g（后下），郁金10g，丹参30g。

2. 气滞血瘀证

【证候】主症：胸闷胸痛，时痛时止，窜行左右。次症：疼痛多与情绪有关，伴有胁胀，喜叹息。

舌脉：舌暗或紫暗，苔白，脉弦。

【治法】行气活血，通络止痛。

【代表方】血府逐瘀汤加减。

【推荐方药】桃仁 12g，红花 9g，当归 9g，生地黄 9g，牛膝 9g，川芎 5g，桔梗 5g，赤芍 6g，枳壳 6g，甘草 3g，北柴胡 3g。

3. 痰浊闭阻证

【证候】**主症**：胸闷重而心痛微。**次症**：痰多气短，肢体沉重，形体肥胖，遇阴雨天而易发作或加重，伴有倦怠乏力，纳呆便溏，咯吐痰涎。**舌脉**：舌体胖大且边有齿痕，苔浊腻或白滑，脉滑。

【治法】通阳泄浊，豁痰开结。

【代表方】瓜蒌薤白半夏汤加减。

【推荐方药】瓜蒌 12g，薤白 9g，半夏 9g，胆南星（姜制）9g，竹茹 5g，人参 3g，茯苓（去皮）6g，甘草 3g，石菖蒲 3g，陈皮 6g，麸炒枳实 6g。

4. 寒凝心脉证

【证候】**主症**：猝然心痛如绞，心痛彻背，喘不得卧。**次症**：多因气候骤冷或骤感风寒而发病或加重，伴形寒，甚则手足不温，冷汗自出，胸闷气短，心悸，面色苍白。**舌脉**：舌苔薄白，脉沉紧或沉细。

【治法】温经散寒，活血通痹。

【代表方】宽胸丸。

【推荐方药】荜茇 3g，高良姜 6g，细辛 3g，檀香 6g，延胡索 10g，冰片 0.3g。

5. 气虚血瘀证

【证候】**主症**：胸痛、胸闷，动则尤甚，休息时减轻。**次症**：乏力气短，心悸汗出。**舌脉**：舌体胖有齿痕，舌质暗有瘀斑或瘀点，苔薄白，脉弦或结代。

【治法】益气活血，补虚止痛。

【代表方】八珍汤加减。

【推荐方药】党参 20g，白术 10g，茯苓 20g，甘草 10g，当归 10g，生地黄 15 ～ 20g，赤芍 15g，川芎 10g，桃仁 10g，红花 10g，丹参 30g。

6. 气阴两虚证

【证候】**主症**：心胸隐痛，时作时休。**次症**：心悸气短，动则益甚，伴倦怠乏力，声息低微，面色㿠白，易汗出。**舌脉**：舌质淡红，舌体胖且边有齿痕，苔薄白，脉虚细缓或结代。

【治法】益气养阴，活血通络。

【代表方】生脉散加减。

【推荐方药】党参 20g，麦冬 10g，五味子 2 ～ 6g，黄芪 20g，炒白术 10g，茯苓 15g，甘草 6 ～ 10g。

7. 心肾阴虚证

【证候】**主症**：心痛憋闷。**次症**：心悸盗汗，虚烦不寐，腰酸膝软，头晕耳鸣，口干便秘。**舌脉**：舌红少津，苔薄或剥，脉细数或促。

【治法】滋阴清热，养心和络。

【代表方】左归饮加减。

【推荐方药】熟地黄 30g，山药 15g，枸杞子 10g，炙甘草 6g，茯苓 10g，山茱萸 12g。

8. 心肾阳虚证

【证候】**主症**：心悸而痛，胸闷气短，动则更甚。**次症**：自汗，面色㿠白，神倦怯寒，四肢欠温或肿胀。**舌脉**：舌质淡胖，边有齿痕，苔白或腻，脉沉细迟。

【治法】补益阳气，温振心阳。

【代表方】参附汤合右归饮加减。

【推荐方药】生晒参 10g，炮附子 3 ～ 9g（先煎），肉桂 1 ～ 5g，熟地黄 9 ～ 15g，山茱萸 3g，山药 6g，枸杞子 6g，杜仲 6g。

四、良方举隅

1. 谭日强（原湖南中医学院）良方——冠心通络丸

丹参 20g，旋覆花、杏仁、茯苓、茜草、干地龙、薤白、法半夏、山楂炭、五灵脂各 10g，生蒲黄 15g，陈皮、建菖蒲、远志肉各 5g，琥珀末、甘草各 3g。

功用：化痰祛瘀，活血通络。用于痰瘀兼夹之冠心病。

2. 王行宽（湖南中医药大学第一附属医院）良方——心痛灵Ⅰ号方

人参 10g，川芎 8g，姜黄 10g，白芥子 4g，公丁香 3g，九香虫 5g，熊胆粉 1g。

功用：补气豁痰，化瘀通络。用于胸痹心痛。

3. 王行宽（湖南中医药大学第一附属医院）良方——心痛灵Ⅱ号方

人参 10g，川芎 8g，郁金 10g，柴胡 10g，丹参 10g，白芥子 4g，九香虫 5g。

功用：补气豁痰，疏肝化瘀。用于胸痹心痛。

4. 黄政德（湖南中医药大学）良方——加味丹参饮

丹参 15g，檀香 9g，川芎 10g，赤芍 10g，当归 10g，红花 5g，生地黄 10g。

功用：益气活血。用于胸痹心痛属痰瘀互阻证。

五、其他疗法

1. 穴位敷贴

常用药有檀香、苏合香、冰片、丹参、红花、乳香、没药等，将其制成贴膏。选取内关、心俞、厥阴俞、膻中等穴，每日贴敷 1 次，每次持续 8 小时，2 周为 1 个疗程。

2. 传统功法

传统功法包括太极拳、八段锦等，可以帮助患者恢复生理、心理和社会功能状态，提高患者生活质量。

六、预防调摄

1. 情志调护

保持心情舒畅、情绪稳定，避免过于激动或过度喜怒忧思。

2. 饮食调护

饮食宜清淡、限盐、富有营养、易消化，多进食蔬菜、水果，限制高盐、高脂等食物的摄入，避免寒凉、刺激性食物。

3. 起居调护

生活起居要有规律，保证充足的睡眠，劳逸结合，注意保暖，避免寒冷刺激。

4. 戒烟限酒

彻底戒烟，并避免二手烟环境，严格控制酒精的摄入。

5. 运动康复

病情稳定后要坚持适度、适量的有氧运动，如行走、慢跑、骑自行车、游泳、打太极拳，以及在器械上完成的行走、踏车、划船等，每次运动 20 ～ 40 分钟。运动频率为每周 3 ～ 5 次，运动强度为最大运动强度的 50% ～ 80%。采用靶心率法来评估运动强度，目标运动强度为在静息心率的基础上增加 20 ～ 30 次 / 分。

第二节　高血压

高血压是以体循环动脉压升高为主要表现，伴或不伴有多种心血管危险因素的临床心血管综合征。高血压是多种心脑血管疾病的重要病因和危险因素，影响心、脑、肾等重要脏器的结构和功能，最终导致器官功能衰竭。

根据血压升高水平，可将高血压病分为 1 ～ 3 级；根据血压水平、心血管危险因素、靶器官损害、临床并发症和糖尿病进行心血管风险评估，分为低危、中危、高危和很高危 4 个层次。

本病多属于中医学"眩晕""头痛"范畴。

一、诊断标准

1. 血压测量

高血压定义：在未使用降压药物的情况下，非同日 3 次测量诊室血压，收缩压 ≥ 140mmHg 和（或）舒张压 ≥ 90mmHg。患者既往有高血压史，目前正在使用降压药物，血压虽然低于 140/90mmHg，仍应诊断为高血压。动态血压监测（ABPM）的高血压诊断标准：平均收缩压 / 舒张压 24h ≥ 130/80mmHg；白天 ≥ 135/85mmHg；夜间 ≥ 120/70mmHg。家庭血压监测（HBPM）的高血压诊断标准为 ≥ 135/85mmHg，与诊室血压测量（OBPM）的 140/90mmHg 相对应。

2. 体征

测量血压，测量脉率，测量 BMI、腰围及臀围；观察有无库欣面容、神经纤维瘤性皮肤斑、甲状腺功能亢进性突眼征或下肢水肿；听诊颈动脉、胸主动脉、腹部动脉和股动脉有无杂音；触诊甲状腺，进行全面的心肺检查，检查腹部有无肾脏增大（多囊肾）或肿块，检查四肢动脉搏动和神经系统体征。

3. 辅助检查

基本检查项目包括血生化（钾、钠、空腹血糖、血脂、尿酸和肌酐）、血常规、尿液分析（尿蛋白、尿糖和尿沉渣镜检）、心电图等。推荐项目包括超声心动图、颈动脉超声、口服葡萄糖耐量试验、糖化血红蛋白、血高敏 C 反应蛋白、尿白蛋白 - 肌酐比值、尿蛋白定量、眼底、胸部 X 线片、脉搏波传导速度（PWV）及踝肱指数（ABI）等。

4. 分类与分层

（1）根据血压升高水平，将高血压分为 1 级、2 级和 3 级（表 3-1）。

表 3-1　高血压分类

分类	SBP（收缩压 mmHg）	DBP（舒张压 mmHg）
正常血压	＜ 120 和	＜ 80
正常高值	120 ～ 139 和（或）	80 ～ 89
1 级高血压（轻度）	140 ～ 159 和（或）	90 ～ 99
2 级高血压（中度）	160 ～ 179 和（或）	100 ～ 109
3 级高血压（重度）	≥ 180 和（或）	≥ 110
单纯收缩期高血压	≥ 140 和	＜ 90

（2）根据血压水平、心血管危险因素、靶器官损害、临床并发症和糖尿病进行心血管风险分层，分为低危、中危、高危和很高危 4 个层次（表 3-2）。

表 3-2　高血压分层

其他心血管危险因素和疾病史	血压（mmHg）			
	SBP130 ～ 139 和（或）DBP85 ～ 89	SBP140 ～ 159 和（或）DBP90 ～ 99	SBP160 ～ 179 和（或）DBP100 ～ 109	SBP ≥ 180 和（或）DBP ≥ 110
无		低危	中危	高危
1 ～ 2 个其他危险因素	低危	中危	中 / 高危	很高危
≥ 3 个其他危险因素，靶器官损害，或慢性肾脏病（CKD）3 期，无并发症的糖尿病	中 / 高危	高危	高危	很高危
临床并发症，或 CKD ≥ 4 期，有并发症的糖尿病	高 / 很高危	很高危	很高危	很高危

二、病因病机

本病多因情志内伤、饮食劳倦及病后体虚，导致气血、肾精亏虚，脑髓失养；或肝阳、痰火上逆，扰动清窍所致。病位主要在头窍，病变脏腑以肝为主，涉及脾、肾。病性有虚、实两端。因肝阳上亢、痰浊中阻、瘀血阻络所致者属实；气血亏虚、髓海空虚、肝肾不足所致者属虚。虚实可相兼或相互转化，但以虚者居多。若中年以上，肝阳亢逆，化风上扰，往往有中风、晕厥之变。

1. 肝火亢盛

素体阳盛，加之恼怒过度，肝阳上亢，阳升风动，发为眩晕；或因长期忧郁过度，气郁化火，使肝阴暗耗，阳亢风动，上扰清空，发为本病。

2. 痰湿内阻

饮食不节，损伤脾胃，气血生化乏源，清窍失养；或嗜酒肥甘，饥饱劳倦，脾胃健运失司，聚湿生痰，痰湿中阻，清阳不升，浊阴不降，引起本病。

3. 瘀血内阻

头部外伤，或久病迁延不愈，久病入络，气滞血瘀，痹阻清窍，发为本病。

4. 阴虚阳亢

肾阴素亏，肝失所养，以致阴虚阳亢，均可发为本病。

5. 肾精不足

先天禀赋不足，房劳过度，使肾精亏损，年老肾亏，髓海不足，不能充脑，发为本病。

三、辨证论治

1. 肝阳上亢证

【证候】**主症**：眩晕耳鸣，头痛头胀，劳累及情绪激动后加重。**次症**：颜面潮红，甚则面红如醉，脑中烘热，肢麻震颤，目赤，口苦，失眠多梦，急躁易怒。**舌脉**：舌红，苔薄黄，脉弦数，或寸脉独旺，或脉弦长，直过寸口。

【治法】平肝潜阳，补益肝肾。

【代表方】天麻钩藤饮。

【推荐方药】天麻9g，牛膝12g，钩藤12g（后下），石决明18g（先煎），山栀子9g，杜仲9g，黄芩9g，益母草9g，桑寄生9g，首乌藤9g，朱茯神9g。

2. 肝火亢盛证

【证候】**主症**：眩晕头痛，急躁易怒，面红目赤。**次症**：口干口苦，便秘溲赤。**舌脉**：舌红苔黄，脉弦数。

【治法】清肝泻火，疏肝凉肝。

【代表方】龙胆泻肝汤加减。

【推荐方药】酒龙胆6g，酒黄芩9g，炒栀子9g，泽泻12g，木通9g，车前子9g（包煎），酒当归8g，生地黄20g，柴胡10g，生甘草6g。

3. 痰饮内停证

【证候】**主症**：眩晕，头重昏沉，头不清爽，如有物裹，头痛。**次症**：视物旋转，容易胸闷、心悸，胃脘痞闷，恶心呕吐，食少，多寐，下肢酸软无力，下肢轻度水肿，按之凹陷，小便不利，大便或溏或秘。**舌脉**：舌淡，苔白腻，脉濡滑。

【治法】化痰息风，健脾祛湿。

【代表方】半夏白术天麻汤加减。

【推荐方药】半夏10g，天麻10g，茯苓10g，橘红10g，白术12g，甘草6g。

4. 瘀血内阻证

【证候】**主症**：头痛，痛处固定不移，如针刺感，肢体麻木。**次症**：眩晕，健忘，心悸，失眠。**舌脉**：舌紫暗或有瘀点、瘀斑，苔薄白，脉弦涩。

【治法】活血化瘀，行气止痛。

【代表方】血府逐瘀汤加减。

【推荐方药】桃红12g，红花9g，当归9g，生地黄9g，川芎4.5g，赤芍6g，牛膝9g，桔梗4.5g，柴胡3g，枳壳6g，甘草6g。

5. 肾阴亏虚证

【证候】**主症**：眩晕，视力减退，两目干涩。**次症**：健忘，口干，耳鸣，神疲乏力，五心烦热，盗汗，失眠，腰膝酸软无力，遗精。**舌脉**：舌质红，少苔，脉细数。

【治法】滋补肝肾，养阴填精。

【代表方】六味地黄丸加减。

【推荐方药】熟地黄 24g，山茱萸 12g，山药 12g，泽泻 9g，牡丹皮 9g，茯苓 9g。

四、良方举隅

1. 周次清（山东中医药大学）良方——八味降压汤

制何首乌 15g，白芍 12g，当归 9g，川芎 5g，炒杜仲 18g，黄芪 30g，黄柏 30g。每日 1 剂，两煎混合取 250 ～ 300mL，分 3 次服，饭后 2 小时温服。

功用：益气养血，滋阴泻火。用于以气血亏虚所致头痛、眩晕、神疲乏力、耳鸣心悸等症为主要表现的原发性高血压、肾性高血压及围绝经期综合征、心脏神经症等。

2. 王乐善（原辽宁中医学院附属医院）良方——调络饮

桑寄生 15g，生地黄 15g，牡丹皮 15g，黄芩 15g，菊花 15g，夏枯草 30g，杜仲 15g，牛膝 15g，桑枝 15g，桂枝 15g，石决明 30g（先煎），甘草 15g。每日 1 剂，水煎分服。

功用：调和脉络，降压清眩。用于缓进型高血压，症见头晕目眩，甚则头胀头痛，每因烦劳恼怒而加剧，脉象弦数有力，严重时手足麻木。

3. 郭士魁（原中国中医研究院西苑医院）良方——清肝汤

葛根 12g，钩藤 12g（后下），白薇 12g，黄芩 12g，茺蔚子 12g，蒺藜 12g，桑寄生 12g，磁石 30g（先煎），牛膝 12g，泽泻 12g，川芎 12g，野菊花 12g。每日 1 剂，水煎分服。

功用：清肝平阳。用于高血压、颈椎病、梅尼埃病证属肝阳上亢、阴虚阳亢之眩晕。

五、其他疗法

1. 中药足浴

可选用吴茱萸 20g、肉桂 20g、川牛膝 20g 等，制成煎剂，用时加热至 50℃左右，浸泡双足，两足相互搓动，每次浴足 20 ～ 30 分钟，长期坚持具有一定的辅助降压作用。

2. 中药代茶饮

一些具有平肝潜阳、补益肝肾之功用且作用平和的中药可作为辅助降压的保健方法，代茶饮用，如可选鬼针草、菊花、枸杞子、决明子、生山楂、麦冬、罗布麻叶等适量泡茶。

六、预防调摄

1. 生活方式干预

在任何时候对任何高血压患者（包括正常高值者和需要药物治疗的高血压患者）都是合理、有效的治疗，其目的是降低血压、控制其他危险因素和临床情况。主要措施包括减少钠盐摄入，每人每日食盐摄入量逐步降至＜ 6g，增加钾的摄入；合理膳食，平衡膳食；控制体重，使 BMI ＜ 24kg/m²；腰围男性＜ 90cm，女性＜ 85cm；不吸烟，避免被动吸烟；不饮或限制饮酒；增加运动，中等强度；每周 4 ～ 7 次；每次持续 30 ～ 60 分钟；减轻精神压力，保持心理平衡。

2. 在中医学"治未病"理论指导下的预防调摄

本病的预防调摄包括"未病先防"和"既病防变"这两方面，其对高血压患者降低血压、保护靶器官、提高远期生存率、延缓疾病进展具有重要作用。具体方法包括避风寒，预防外感疾病；调情志，避免情绪波动；慎起居，生活规律；劳逸结合，坚持适当活动；合理饮食，低盐低脂饮食；保持大便通畅等。

第三节　血脂异常和动脉粥样硬化

脂肪代谢或运输异常使血浆中一种或几种脂质高于正常者，称为高脂血症。动脉硬化是指一种非炎症性、退行性和增殖性疾病，导致管壁增厚变硬、弹性消失和管腔变小。动脉粥样硬化是动脉硬化中最主要的类型，病变常累及大中动脉，多呈偏心性分布，如发展到足以阻塞动脉腔，则此动脉所供应的组织或器官将缺血或坏死。

血脂异常是以动脉粥样硬化为病变基础的心脑血管病发病的独立危险因素。血脂异常患者罹患心脑血管疾病的风险明显增加，高脂血症是动脉粥样硬化的易患因素，脂质浸润是动脉粥样硬化的基础。

本病多属于中医学"脉痹""瘀证""痰证"等范畴。

一、诊断标准

1. 症状

（1）无症状表现：血脂异常可在相当长的时间里无任何症状。

（2）临床分期：根据动脉粥样硬化临床症状及发展过程，可分为以下四期。

①无症状期或隐匿期：其过程长短不一，包括从较早的病理变化开始，直到动脉粥样硬化已经形成，可无器官或组织受累的临床症状。

②缺血期：症状由于血管狭窄、器官缺血而产生。

③坏死期：由于血管内血栓形成或管腔闭塞而产生器官组织坏死的临床症状。

④硬化期：长期缺血，器官组织硬化（纤维化）和萎缩而引起的症状。

（3）临床症状：本病早期可无明显临床表现，当血管狭窄时，可产生器官缺血的症状。根据涉及的血管范围，临床表现差异很大。①脑动脉粥样硬化脑缺血可引起眩晕、晕厥等症状，脑动脉血栓形成或破裂时引起脑血管意外。②颈动脉粥样硬化可能出现一侧肢体感觉运动异常、一过性黑蒙及短暂性脑缺血发作等症状。③主动脉粥样硬化狭窄明显时，可能会出现胸痛、腹痛、下肢动脉闭塞的症状。④冠状动脉粥样硬化可引起心绞痛、心肌梗死、心肌纤维化等。⑤肠系膜动脉粥样硬化血栓形成时有剧烈腹痛、腹胀和发热。肠壁坏死时可引起便血、麻痹性肠梗阻和休克等症状。⑥肾动脉粥样硬化可引起肾萎缩或顽固性高血压，可出现肾动脉血栓形成。⑦外周动脉粥样硬化大多数患者无症状，但也有许多人间歇性跛行。当血流严重减少，会发生严重的肢体缺血，从而导致休息时疼痛或组织溃疡（坏疽）。

2. 体征

（1）高脂血症：可见黄色瘤、角膜环及高脂血症眼底改变。

（2）主动脉粥样硬化：大多数无特异性症状。叩诊时可发现胸骨柄后主动脉浊音区增宽。主动脉瓣区可听到第二心音亢进，带有金属音调及收缩期杂音。收缩期血压升高，脉压增加。

（3）冠状动脉粥样硬化：可引起心绞痛、心肌梗死及心肌纤维化等。

（4）脑动脉粥样硬化：脑缺血可引起眩晕、头痛，甚者可出现昏厥等症状。脑动脉血栓形成或破裂出血时引起脑血管意外。

（5）肾动脉粥样硬化：临床上并不多见，可引起肾性高血压。

（6）肠系膜动脉粥样硬化：可有消化不良的临床体征。

（7）四肢动脉粥样硬化：以下肢较为多见，尤其是腿部动脉，由于血供障碍而引起的下肢发凉、麻木和间歇性跛行。

3. 辅助检查

血脂异常的检查包括血清外观检查、血脂测定和眼底检查。动脉硬化的检查大致可分为侵入性检查，如数字减影血管造影、血管内超声和光学相干断层成像；非侵入性检查，如血液标志物、四肢血压监测、心电图、胸部 X 线、超声心动图（经胸和经食管）、经颅多普勒超声、其他部位超声检查（双下肢动脉、颈动脉和肾动脉等）、内皮依赖性血管舒张功能检测、CT 血管成像和高分辨率磁共振、心脏同位素显像、运动试验、脉搏波传导速度和踝肱指数等一系列诊断技术。

4. 鉴别诊断

冠状动脉粥样硬化引起的心绞痛、心肌梗死，需与肋间神经痛、神经症、其他原因引起的心绞痛（如严重的主动脉瓣狭窄或关闭不全，风湿性冠状动脉炎、梅毒性主动脉炎引起的冠状动脉口狭窄或闭塞）等疾病相鉴别。脑动脉粥样硬化需与血管性头痛、神经衰弱等疾病相鉴别。

二、病因病机

中医学认为本病的病因病机十分复杂，其发生、发展与五脏六腑相关。病因多为先天禀赋、七情、劳倦、饮食等因素，导致气血阴阳之不足，形成痰浊、血瘀、寒凝、气滞、热毒等病理因素。痰、湿、瘀、热、毒等既为病理产物又为致病因素，邪气阻滞脉络，胶着脉管，结聚成块，聚而不散，久病入络，脉络瘀塞，络息成积，最终导致脉络癥积，使气血阴阳更虚，加重脉络受损，加速疾病进程。本病的病机大致可分为虚实两个方面：虚主要指气虚、血虚、阴虚、阳虚；实为瘀血、痰浊、毒邪、湿热。本病往往因虚致实，因实而愈虚，形成虚实错杂之象，邪气伏留于脉络，导致脉络癥积，阻碍气血。

1. 脾胃湿热

脾胃功能失调，气机不畅，津液不布，水湿内生，积而成浊，郁结体内，日久化热，蕴热入血为毒，气血津液耗损严重，郁阻脉络，久而成疾。

2. 肝肾失调

肝主疏泄，具有调畅气机和运化水谷精微的作用，肝气畅达则气机通利，血气冲和，百病不生；肝失疏泄则气血瘀滞，致脾之运化功能失调，影响水液代谢，导致痰瘀内生，筋脉不舒。

3. 痰浊血瘀

脾气虚弱，不能很好地运化津液，造成输布障碍或阻遏脉道成痰，痰饮日久而生瘀，瘀血无法濡养筋脉，反倒阻滞全身或局部的血液运行，阻滞脉道，则膏脂亦随之凝滞，进而发病。

4. 久病体虚

年老体虚，久病失养，脾肾阳气不足，不得温化痰饮，日久生痰。

三、辨证论治

1. 痰瘀互结证

【证候】**主症**：形体肥胖，面色晦暗，局部刺痛。**次症**：肢体麻木、痿废，胸闷、多痰，心悸。

如痰瘀化热、久而蕴毒者表现为胸部烧灼感、心烦易怒、头晕、少寐、大便干结。**舌脉**：舌紫暗或有瘀斑、瘀点，苔黄，或厚腻，或少津。脉弦滑。

【治法】活血化痰，理气止痛。

【代表方】瓜蒌薤白半夏汤合桃红四物汤加减。

【推荐方药】瓜蒌10g，薤白10g，半夏6g，生地黄15g，当归10g，赤芍10g，川芎10g，桃仁6g，红花6g。

2. 痰热互结证

【证候】**主症**：形体肥胖，面色晦暗，胸闷胀痛。**次症**：或有头晕，身困乏力，夜寐鼾声阵作，或肢体麻木，口干或口臭，大便干结，或黏滞不爽，小便黄或浊。**舌脉**：舌苔黄腻，脉滑数。

【治法】清热燥湿，化痰通络。

【代表方】小陷胸汤合黄连温胆汤加减。

【推荐方药】瓜蒌10g，黄连6g，半夏10g，茯苓15g，陈皮6g，枳实10g，竹茹10g，枳壳12g，石菖蒲12g，郁金10g。

3. 气阴两虚证

【证候】**主症**：形体消瘦，面色少华，胸痛隐隐。**次症**：神疲乏力，头晕，肢体麻木，口干少饮，大便无力或干结。**舌脉**：舌质红或淡，苔少，脉细弱。

【治法】益气养阴，活血通脉。

【代表方】生脉散合人参养荣汤加减。

【推荐方药】人参10g，麦冬15g，五味子6g，当归10g，黄芪30g，白术10g，茯苓15g，肉桂6g，熟地黄15g，制远志10g，陈皮6g，白芍10g，甘草6g。

4. 气滞血瘀证

【证候】**主症**：局部胀闷，走窜疼痛，甚则刺痛拒按。**次症**：或有肿块坚硬，局部青紫肿胀；或有情志抑郁，急躁易怒；或面色紫暗，皮肤青筋暴露。**舌脉**：舌质紫暗，或见瘀斑，脉涩。

【治法】疏肝理气，活血通络。

【代表方】血府逐瘀汤加减。

【推荐方药】当归15g，生地黄15g，桃仁6g，红花6g，赤芍10g，川芎10g，柴胡10g，桔梗10g，枳壳10g，牛膝10g。若猝然心痛发作，可含服复方丹参滴丸、速效救心丸等。

四、良方举隅

1. 张志远（山东中医药大学）良方——五魁汤

黄芪50g，丹参30g，川芎20g，山楂10g，三七粉5g（冲服）。每日1剂，水煎，分3次服。

功用：行气活血，化瘀散结。用于冠状动脉粥样硬化性心脏病之胸闷、憋气、堵塞、疼痛四症。

2. 邓铁涛（广州中医药大学）良方——邓氏参芪汤

黄芪30g，太子参30g，丹参15g，赤芍12g，归尾6g，牛膝15g，威灵仙9g，桃仁9g，红花6g，土鳖虫6g。水煎服，每日1剂。

功用：益气活血，祛瘀通脉。用于股动脉硬化，症见下肢疼痛，不耐站立行走，足跗阳脉微弱，甚至无脉。

3. 任继学（长春中医药大学附属医院）良方——益脑健心丹

生槐米 25g，茵陈 15g，葛根 25g，蒲黄 15g（包煎），茯神 15g，麦冬 15g，天冬 15g，茶树根 25g，丹参 15g，当归 15g，川芎 15g，淡菜 15g。水煎服。

功用：补阴培阳，活络散结。用于动脉粥样硬化中期。

五、其他疗法

能防治动脉粥样硬化的中药有人参、丹参、三七、山楂、昆布、银杏叶、桑寄生、葛根、绞股蓝等，食物有香菇、大蒜、绿豆等，可用于食疗。如山楂适用于高脂血症、膏粱厚味食积难消者。桑寄生每次 20～30g，沸水泡茶，每日 2～3 次，适用于高脂血症、动脉粥样硬化、血压偏高者。

六、预防调摄

1. 劳逸结合与精神调节

避免精神紧张、烦恼焦虑，生活要有规律，学会经常用脑，又要避免用脑过度。

2. 合理饮食

预防动脉粥样硬化，最主要的饮食原则是限制脂肪摄入量。摄入动物脂肪不宜过多，应少食肥肉、奶油及其他富含饱和脂肪酸的食品，从而降低动脉粥样硬化及冠心病的发病率。保证足够的维生素及钾、钙的摄入，限盐饮食及少量饮酒均有利于预防动脉粥样硬化的发生。

3. 体力活动

积极参加力所能及的体育锻炼和体力活动，可帮助改善血液循环增强体质，并防止肥胖。

4. 早期采取治疗措施

对于有高血压、冠心病和糖尿病家族史的患者，注意血压及血脂的动态变化，力争在早期采取治疗措施。

第四节　心律失常

心律失常是指心脏激动的起源部位、频率、节律、传导速度和传导顺序等异常。正常情况下，心脏实现泵血功能、推动血液循环需要心脏不断规律、协调地进行收缩和舒张交替活动，而这些机械活动均由心脏的电活动激发。心脏的电活动起源于窦房结，以一定的顺序和速率传导到右、左心房，然后到达房室结，再沿房室束及左右束支、浦肯野纤维网传导激动心室肌，使得心房和心室顺序收缩和舒张，形成一次心搏，周而复始，故为正常节律。心律失常可为病理性，多为器质性心脏病及全身性疾病的并发症，甚至为致死原因；亦可为生理性，见于青少年或交感神经兴奋时。心律失常是否需要及时治疗，取决于心律失常的临床意义，应严格把握指征。因此，评价心律失常的临床意义十分重要。

按发生机制，心律失常可分为冲动形成异常和冲动传导异常两大类；按起源部位，心律失常可分为窦性、房性、房室交界性和室性心律失常。临床上，常见分类方式是按照心律失常发生时心率的快慢，将其分为快速型心律失常和缓慢型心律失常两大类。

本病属于中医学"心悸"范畴。

一、诊断标准

1. 症状及体征

（1）快速型心律失常

①窦性心动过速：窦性心动过速临床上一般无症状，如果心率＞120次/分，患者多感到心悸，有时可有胸闷等。按压颈动脉窦可以使患者心率逐渐变慢，停止按压后其心率又逐渐加快。

②期前收缩：轻者可无症状，或有心悸、心跳停顿感、头晕甚至晕厥等，严重者可引起心绞痛与低血压，部分患者可因频繁发作导致严重焦虑、失眠等表现，长期发作可严重影响患者生活质量。听诊可发现心律不规则，期前收缩后有较长的代偿间歇。期前收缩的患者第一心音多增强，第二心音多减弱或消失。期前收缩呈二联律或三联律时，可听到每两次或三次心搏后有长间歇。

③阵发性室上性心动过速：典型折返性心动过速表现为发作呈突发突止，时间长短不一，多由一个室上性期前收缩诱发。发作时症状可有心悸、焦虑、紧张、乏力、眩晕、晕厥、心绞痛，甚至心衰、休克等，轻重取决于心室率、发作持续时间和病因。听诊心尖部第一心音强度恒定，心律绝对规则。

④阵发性室性心动过速：室速临床症状的轻重与发作时的心室率、持续时间、基础心脏病和心功能情况有关。非持续性室速（发作时间＜30秒，能自行终止）通常无症状；持续性室速（发作时间＞30秒，需药物或电复律始能终止）常有低血压、少尿、晕厥、气促、心绞痛等症状，严重者可引起休克、阿–斯综合征、急性心力衰竭，甚至猝死。体格检查示患者精神紧张，神情淡漠，甚至昏迷；听诊心律轻度不规则，可有第一、第二心音分裂。兴奋迷走神经的措施大多不能终止室性心动过速发作。

⑤心房扑动：房扑有不稳定倾向，可自行恢复为窦性心律，或进展为心房颤动，临床表现取决于发病时心室率的快慢及是否伴有器质性心脏病，心室率在正常范围时，可无明显自觉症状；心室率过快时，常出现心悸、头晕、胸闷、乏力、呼吸困难等，严重者，特别是老年患者，或有基础心脏病患者可诱发心绞痛及心力衰竭。可见快速的颈静脉扑动。当房室传导比例发生变化时，第一心音强度亦随之变化。有时能听到心房音。

⑥心房颤动：房颤患者的临床表现呈现多样性，可有症状，也可无症状，有无症状取决于心室率的快慢、心功能状况、房颤持续时间及患者感知症状的敏感性等。部分房颤患者无任何症状，仅在体检时或偶然出现房颤的严重并发症（如卒中、栓塞或心力衰竭）时才被发现。大多数患者感觉有心悸，伴原有症状加重，如呼吸困难、胸痛、疲乏、头晕和黑蒙、心力衰竭甚至肺水肿等。晕厥并不常见，但却是一种严重的并发症，常提示存在窦房结障碍及房室传导功能异常，或由房颤转律过程中血栓形成后脱落或过长间隙所致。

⑦心室扑动与心室颤动：表现为意识丧失、抽搐、呼吸停顿甚至死亡，脉搏、心音消失，血压亦测不到。

（2）缓慢型心律失常

①病态窦房结综合征：临床表现主要取决于心率，通常心率不低于50次/分不引起症状。如心率小于50次/分，或出现大于3秒的长间歇，可出现如一过性晕厥、头晕、黑蒙等；严重者可出现心绞痛、心力衰竭、短暂意识障碍或晕厥，甚至猝死。如有房性心动过速发作易引发胸痛或气急、胸闷等症状。

②房室传导阻滞：一度房室传导阻滞患者通常无任何自觉症状。听诊时，因PR间期延长，第一心音强度减弱。二度房室传导阻滞患者症状轻重差异大，多数患者可无明显自觉症状，或仅有心悸、

心搏脱落感，但高度房室传导阻滞患者可反复发生晕厥，甚至猝死。二度Ⅰ型房室传导阻滞第一心音强度逐渐减弱并有心搏脱漏。二度Ⅱ型房室传导阻滞亦有间歇性心搏脱漏，但第一心音强度恒定。三度房室传导阻滞症状的轻重程度取决于心室率的快慢与原发病及伴随病变，症状包括疲倦、乏力、头晕、晕厥、心绞痛、心力衰竭。房室传导阻滞因心室率过慢导致脑缺血，患者可出现暂时性意识丧失，甚至抽搐，称为阿－斯综合征，严重者可致猝死。三度房室传导阻滞因房室分离，第一心音强度经常变化，第二心音可呈正常或反常分裂，间或听到响亮亢进的第一心音（大炮音）。

2. 辅助检查

（1）心电图：是诊断心律失常最重要的无创检查手段。最好是记录12导联同步心电图，至少应包括较长的Ⅱ或V_1导联记录，这有助于疑难、复杂心律失常的准确诊断。

（2）动态心电图：是连续记录患者全部时间内（多为24小时）心律失常的心电图，可发现普通心电图不易捕捉到的心律失常，并可了解其与日常生活或工作的关系等。

（3）运动负荷试验：患者在运动时出现心悸等症状，可做运动负荷试验协助诊断。但正常人进行运动负荷试验亦可发生室性期前收缩，并且此对心律失常的诊断不如动态心电图敏感。

（4）食管心电生理检查：食管心电生理检查能清晰地识别心房与心室电活动，有助于鉴别室上性与室性心动过速。应用电刺激诱发与终止心动过速，可协助诊断和评估疗效。

（5）心脏电生理检查：心脏电生理检查是一种创伤性检查，能记录到心电图不能显示的房室束，测试正常房室传导系统和心房、心室的电生理性能如传导性和不应期等，显示房室活动间关系，确定心律失常性质及起源部位，临床上用于诊断异常和复杂性心电现象，并根据检查的结果指导进一步的消融治疗。有创性电生理检查已被公认为大多数快速型心律失常诊断的"金标准"，适用于心电图无法确诊的任何心律失常。

心律失常发作间歇期的体检应着重于评价有无高血压、冠心病、心脏瓣膜病、心肌病等器质性心脏病。常规心电图、超声心动图、运动负荷试验、心血管造影等检查有助于确诊或排除器质性心脏病。

二、病因病机

心悸的发生多因体虚劳倦、七情所伤、感受外邪及药食不当等，以致气血阴阳亏损，心神失养，心神不安，或痰、饮、火、瘀阻滞心脉，扰乱心神。本病的病位在心，与肝、脾、肾、肺等密切相关，基本病机不外乎气血阴阳亏虚，心失所养，或邪扰心神，心神不宁。

1. 体虚劳倦

禀赋不足，素体虚弱，或久病伤正，耗损心之气阴，或劳倦太过伤脾，生化之源不足，气血阴阳亏损，脏腑功能失调，致心神失养，发为心悸。

2. 七情所伤

平素心虚胆怯，突遇惊恐，忤犯心神，心神动摇，不能自主而发心悸。长期忧思不解，心气郁结，阴血暗耗，不能养心而心悸，或化火生痰，痰火扰心，心神失宁而心悸。此外，大怒伤肝，大恐伤肾，怒则气逆，恐则精却，阴虚于下，火逆于上，扰乱心神，亦可发为惊悸。

3. 感受外邪

风、寒、湿三气杂至，合而为痹。痹证日久，复感外邪，内舍于心，痹阻心脉，心血运行受阻，发为心悸。或风、寒、湿热之邪，由血脉内侵于心，耗伤心气心阴，亦可引起心悸。温病、疫毒均可耗伤营阴，心失所养，或邪毒内扰心神，如春温、风温、暑温等病，往往伴见心悸。

4. 药食不当

嗜食醇酒厚味、煎炸炙煿，蕴热化火生痰，痰火上扰心神则为悸。或因药物过量，或毒性较剧，耗伤心气，损伤心阴，引起心悸。中药如附子、乌头、雄黄、麻黄等，西药如洋地黄、奎尼丁、阿托品、肾上腺素等过量或使用不当，补液过快或过多等，均可引起心悸。

三、辨证论治

1. 心虚胆怯证

【证候】**主症**：心悸不宁，善惊易恐，坐卧不安。**次症**：不寐多梦而易惊醒，恶闻声响，食少纳呆。**舌脉**：舌苔薄白，脉细数或细弦。

【治法】镇静定志，养心安神。

【代表方】安神定志丸。

【推荐方药】远志6g，石菖蒲5g，茯神15g，茯苓15g，朱砂0.2g（冲服），龙齿25g（先煎），党参9g。

2. 心血不足证

【证候】**主症**：心悸气短，头晕目眩，失眠健忘，面色无华，倦怠乏力，纳呆食少。**舌脉**：舌淡红，脉细弱。

【治法】补血养心，益气安神。

【代表方】归脾汤。

【推荐方药】白术、茯神、黄芪、龙眼肉、酸枣仁各18g，人参、木香各9g，甘草6g，当归、远志各3g。

3. 阴虚火旺证

【证候】**主症**：心悸易惊，心烦失眠，五心烦热，口干，盗汗，思虑劳心则症状加重，伴耳鸣腰酸，头晕目眩，急躁易怒。**舌脉**：舌红少津，苔少或无，脉细数。

【治法】滋阴清火，养心安神。

【代表方】天王补心丹合朱砂安神丸加减。

【推荐方药】人参、茯苓、玄参、丹参、桔梗、远志各5g，当归、五味子、麦冬、天冬、柏子仁、酸枣仁各9g，生地黄12g，朱砂0.1g（冲服），甘草、黄连各15g。

4. 心阳不振证

【证候】**主症**：心悸不安，胸闷气短，动则尤甚，面色苍白，形寒肢冷。**舌脉**：舌淡苔白，脉虚弱或沉细无力。

【治法】温补心阳，安神定悸。

【代表方】桂枝甘草龙骨牡蛎汤合参附汤加减。

【推荐方药】桂枝15g，甘草30g，牡蛎30g（先煎），龙骨30g（先煎），人参12g，炮附子9g（先煎）。

5. 水饮凌心证

【证候】**主症**：心悸眩晕，胸闷痞满，渴不欲饮，小便短少，或下肢浮肿，形寒肢冷，伴恶心欲吐、流涎。**舌脉**：舌淡胖，苔白滑，脉弦滑，或沉细而滑。

【治法】振奋心阳，化气行水，宁心安神。

【代表方】苓桂术甘汤。

【推荐方药】茯苓 12g，桂枝 9g，白术 9g，甘草 6g。

6. 瘀阻心脉证

【证候】**主症**：心悸不安，胸闷不舒，心痛时作，痛如针刺，甲青紫。**舌脉**：舌质紫暗或有瘀斑，脉涩或结或代。

【治法】活血化瘀，理气通络。

【代表方】桃仁红花煎。

【推荐方药】当归 12g，白芍 10g，川芎 10g，熟地黄 12g，红花 6～10g，桃仁 10g，丹参 15g，延胡索 10g，香附 10g，青皮 10g。

7. 痰火扰心证

【证候】**主症**：心悸时发时止，受惊易作，胸闷烦躁，失眠多梦，口干苦，大便秘结，小便短赤。**舌脉**：舌红，苔黄腻，脉弦滑。

【治法】清热化痰，宁心安神。

【代表方】黄连温胆汤。

【推荐方药】黄连 6g，半夏 9g，竹茹 9g，枳实 9g，陈皮 9g，茯苓 6g，甘草 6g。

四、良方举隅

1. 张崇泉（湖南省中医药研究院附属医院）良方——温阳复脉汤

人参 10g，黄芪 30g，麦冬 15g，制附子 6g（先煎），丹参 15g，北细辛 5g，炙麻黄 10g，桂枝 6g，五味子 10g，红花 6g，葛根 20g，淫羊藿 15g，炙甘草 5g。

功用：温阳益气，祛寒复脉。用于病态窦房结综合征、窦性心动过缓属心肾阳虚型者。

2. 王行宽（湖南中医药大学第一附属医院）良方——宁心定悸汤

白参 8g，麦冬 15g，五味子 5g，柴胡 10g，黄芩 10g，枳实 10g，竹茹 10g，陈皮 10g，茯苓 15g，法半夏 10g，丹参 10g，郁金 10g，全瓜蒌 10g，制远志 6g，紫石英 15g（先煎），炙甘草 10g。

功用：补益气营，化痰清热，疏肝利胆，宁心定悸。用于心律失常，以室性、室上性期前收缩或房颤为主，属气阴两虚、痰热内蕴证者。

3. 刘建和（湖南中医药大学第一附属医院）良方——柴胡三参汤

柴胡 10g，黄芩 10g，法半夏 10g，党参 10g，丹参 15g，苦参 10g，黄连 6g，青蒿 6g（后下），炙甘草 6g。

功用：和解清热，化痰祛瘀，益气活血。用于痰热夹瘀之心悸。

五、其他疗法

1. 毫针

主穴：心俞、厥阴俞、巨阙、膻中、神门、内关。配穴：心虚胆怯配胆俞、日月；心血不足配脾俞、足三里；心阳不振配至阳、关元；阴虚火旺配太溪、三阴交；心血瘀阻配膈俞；水气凌心配水分、阴陵泉。

2. 耳针

取心、胆、脾、肾、交感、神门、皮质下、小肠。用毫针刺法或压丸法。

3. 皮肤针

取心俞、厥阴俞、巨阙、膻中。叩至局部出现红晕、略有出血点为度。

4. 穴位注射

取心俞、厥阴俞、内关、腹中。每次选 1 ～ 2 穴，选用生脉注射液、丹参注射液或参附注射液等，常规穴位注射。

六、预防调摄

注意保持心情愉快，精神乐观，情绪稳定，避免情志刺激及思虑过度。居住环境宜安静，避免噪声、突然性声响等不良刺激。室内空气宜清新，温度适宜，避免外邪侵袭。

心悸轻者可适当参加锻炼，调畅气机，怡神养心。久病或心阳虚弱者以休息为主，避免过劳耗伤心气。虚证患者饮食方面须注意加强营养，补益气血。实证患者则需根据病情有所忌食，如痰浊盛者，忌食肥甘、辛辣、酒醴等；伴有水肿者当限制水量和低盐等。病势缠绵者应坚持长期治疗，增强抗病能力。

第五节　心肌疾病

心肌病是一组异质性心肌疾病，由不同病因引起的心肌病变，导致心肌机械功能与传导功能障碍。心肌病发病率有明显增多趋势，各地区发病率高低不一，可能与遗传、环境、文化、生活习惯等有关。心肌病的临床表现主要是心力衰竭和心律失常。扩张型心肌病占心肌病的 70% ～ 80%，肥厚型心肌病占 10% ～ 20%，限制型心肌病及致心律失常性右室心肌病为散在发病。在住院患者中，心肌病占心血管病的 0.6% ～ 4.3%，近年有增多趋势，患者中男性多于女性。

根据心脏形态学和功能改变等特征，心肌病可分为肥厚型心肌病、扩张型心肌病、非扩张型左室心肌病、致心律失常性右室心肌病和限制型心肌病 5 种类型。新增的类型之一是非扩张型左室心肌病，其特点是心腔未扩大，心肌可能由非缺血性左室瘢痕或被脂肪纤维组织替代，可伴有局部或广泛的室壁运动异常，或仅有广泛左心室运动减弱而无心肌瘢痕形成。这一类型包括无左心室扩张的扩张型心肌病、致心律失常性左心室心肌病、左心室受累的致心律失常性右室心肌病，或者致心律失常性扩张型心肌病（未达到致心律失常性右室心肌病的诊断标准）。本节主要介绍肥厚型心肌病、扩张型心肌病。

本病属于中医学"心胀"范畴。

一、诊断标准

1. 症状及体征

（1）扩张型心肌病

①症状：可先有左心衰竭，然后出现右心衰竭，肝脏肿大，浮肿、尿少，亦可起病即表现为全心衰竭。由于心排血量减少，脑供血不足而头晕或头痛，甚或晕厥。由于心脏内附壁血栓，可致肺、脑、肾、四肢动脉栓塞。心律失常较常见，以室性期前收缩多见，心房颤动发生率为 10% ～ 30%，也可

有各种类型程度不等的传导阻滞。心律失常可能是患者的唯一表现。可因心律失常或动脉栓塞而突然死亡。

②体征：心脏扩大最多见，心尖部第一心音减弱，约75%的患者可闻及第三心音、第四心音或奔马律，可闻及相对性二尖瓣、三尖瓣关闭不全的杂音，心力衰竭重时杂音增强，心力衰竭减轻则杂音减弱或消失。

（2）肥厚型心肌病

①症状：部分患者可无症状，因猝死或在体检中被发现。许多患者有心悸、胸痛、劳累性呼吸困难等症状，伴有流出道梗阻者可在起立或运动时出现眩晕。心悸多因心律失常或心力衰竭所致。胸痛可能由于肥厚的心肌内细冠状动脉受压心肌供血不足，以及心肌肥厚需氧增多所致。眩晕主要与左室流出道梗阻加重、心排血量减少引起脑供血不足有关。劳力性呼吸困难系由于肥厚的心肌顺应性降低，左心室舒张末期压力增高，进而左心房压力增高，产生肺淤血所致。严重者也可出现夜间阵发性呼吸困难、端坐呼吸等急性肺水肿的表现。

②体征：心尖冲动增强；触及收缩期震颤；可闻及第四心音。胸骨左缘第3～4肋间可闻及粗糙的喷射性收缩期杂音，系左心室流出道梗阻所致。凡能影响心肌收缩力或动脉阻力的因素均可使杂音响度发生明显变化，如使用β受体阻断剂、取下蹲位、抬腿或体力运动，心肌收缩力下降或左心室容量增加，均可使杂音减弱。反之，如含服硝酸甘油或做瓦尔萨尔瓦动作，增强心肌收缩力或使左心室容量减少，杂音增强。本病患者约50%伴有二尖瓣关闭不全，因而心尖部有收缩中晚期杂音或全收缩期杂音。

2. 辅助检查

（1）扩张型心肌病

①X线检查：以心脏扩大为突出表现，以左心室扩大为主，伴右心室扩大，也可有左心房及右心房扩大。心脏搏动幅度普遍减弱。常合并肺淤血。

②心电图：各种心律失常，以室性期前收缩最多见，心房颤动次之。不同程度的房室传导阻滞，以右束支传导阻滞最为常见。ST-T改变，左心室、左心房肥大，由于心肌纤维化可出现病理性Q波、各导联低电压。

③超声心动图：诊断和评估本病的常用重要检查方法。左心室明显扩大，左心室流出道扩张，后期各心腔均扩大，室间隔及左室后壁搏动幅度减弱，左室收缩功能下降。由于心脏扩大致二尖瓣、三尖瓣收缩期关闭不全，彩色多普勒超声示反流频谱。附壁血栓多见于心尖部。

④心脏磁共振：主要表现为左心室心腔扩大，室壁运动减弱，射血分数下降。可用于心肌病的诊断、鉴别诊断及预后评估。

⑤放射性核素：放射性核素检查表现有心腔扩大，尤其两侧心室扩大，心肌显影呈弥漫性稀疏，心室壁搏动幅度减弱，射血分数降低，放射性核素不但可用于诊断，也可用于同缺血性心肌病的鉴别。

⑥心导管检查：心室造影见心腔扩大，室壁运动减弱，心室射血分数降低。冠状动脉造影多无异常，可用于排除缺血性心肌病。心力衰竭时心室舒张末期压、肺毛细血管楔压增高，心排血量、心脏指数降低。

⑦心内膜心肌活检：可见心肌细胞的不同程度肥大、排列不等、胞核增大、纤维化等病变。诊断本病的敏感性较高，特异性较低。

（2）肥厚型心肌病

①X线检查：心脏大小正常或增大，心力衰竭时心脏扩大明显。

②心电图：ST-T改变常见，左心室肥厚及左束支传导阻滞也较多见，可能由于室间隔肥厚与心肌纤维化而出现Q波，本病也常有各种类型的心律失常。

③超声心动图：主要表现为室间隔非对称性肥厚，舒张期室间隔厚度与左室后壁厚度之比≥1.3。室间隔运动幅度明显降低。非对称性室间隔肥厚型心脏病（ASH）亢进，室间隔流出道部分向左心室凸出、收缩期二尖瓣前叶前移、左心室舒张功能障碍等。心尖肥厚型心肌病（APH）可见心肌肥厚或心尖肥厚。

④其他影像学检查：CT增强扫描可显示心腔大小、室壁及肌部间隔，并进行定量测量。电子束CT（EBCT）还可观察室壁运动功能，也可对疾病做出诊断。MRI可以从不同体位、层面分析心肌增厚的部位、程度、分布范围，以及对心腔形态的影响等，较其他影像学方法更全面、准确。

⑤心导管检查及心血管造影：心导管检查示左心室与左心室流出道之间出现压力阶差，左心室舒张末期压力增高，压力阶差与左心室流出道梗阻程度呈正相关。心血管造影示室间隔肌肉肥厚明显时，可见心室腔呈狭长裂缝样或"香蕉状"改变，对诊断有意义。

3. 鉴别诊断

需要与扩张型心肌病鉴别的有风湿性心脏病、冠心病、克山病等；需要与肥厚型心肌病鉴别的有主动脉瓣狭窄、风湿性心脏病、冠心病、室间隔缺损等；需要与限制型心肌病鉴别的有缩窄性心包炎等，主要从病史、体检及实验室检查等方面进行鉴别。

二、病因病机

中医认为，本病是由于先天不足，正气虚弱，感受毒邪，内舍于心，气滞血瘀，心失所养所致。外感六淫邪毒及正气虚弱，卫外不固，"两虚相得，乃客其形"。

1. 感受邪毒

邪毒多从口鼻而受，肺主气属卫，开窍于鼻，朝百脉，心主血脉属营。邪犯肺卫，未获疏解则浸淫血脉，流注入心；或邪毒由口内犯胃肠，循"胃之支脉"而逆犯于心。

2. 正气虚弱

先天不足，素体虚弱，或过度劳倦，起居失常，饮食失调，情志不节，或久病体弱等，易使正气内虚，卫外不固，营气失守，为六淫邪毒侵袭提供可乘之机。"邪之所凑，其气必虚。"

总之，本病病位在心，与肺、脾、肾关系密切。虚实夹杂，本虚标实，以心气虚弱，心、脾、肾阳虚为本，毒邪、瘀血、水饮、痰浊为标。其病情发展取决于正气盛衰和感邪轻重，并发症及变症较多，为重症、难症。病情严重者可发展为心阳暴脱，甚至阴阳离决而猝死。

三、辨证论治

1. 邪毒犯心证

【证候】**主症**：身热，微恶寒，咽痛、身痛，心悸。**次症**：胸闷或痛，气短乏力，心烦少寐。**舌脉**：舌尖红，苔薄黄，脉浮数或促、结、代。

【治法】清热解毒，宁心安神。

【代表方】银翘散加减。

【推荐方药】连翘 30g，金银花 30g，苦桔梗 18g，薄荷 18g（后下），竹叶 12g，生甘草 15g，荆芥穗 12g，淡豆豉 15g，牛蒡子 18g。

2. 气虚血瘀证

【证候】**主症**：心悸气短，神疲乏力，动则较著。**次症**：或有自汗，夜寐梦扰。**舌脉**：舌暗淡，或有瘀点，脉弱、涩或促、结、代。

【治法】补益心气，活血化瘀。

【代表方】圣愈汤合桃红四物汤加减。

【推荐方药】熟地黄 20g，白芍 15g，川芎 8g，人参 15g，当归 15g，黄芪 15g，桃仁 9g，红花 6g。

3. 气阴两虚证

【证候】**主症**：心悸气短，活动后症状加重。**次症**：头晕乏力，颧红，自汗或盗汗，失眠，口干。**舌脉**：舌质红或淡红，苔薄白，脉细数无力或结代。

【治法】益气养阴，养心安神。

【代表方】炙甘草汤合天王补心丹。

【推荐方药】人参、茯苓、玄参、丹参、桔梗、远志各 5g，阿胶 6g，当归、五味子、麦冬、天冬、柏子仁、酸枣仁、生姜、桂枝各 9g，生地黄、甘草 12g，火麻仁 10g，大枣 10 枚。

4. 阳虚水泛证

【证候】**主症**：心悸自汗，形寒肢冷。**次症**：神疲尿少，下肢水肿，咳喘难以平卧，唇甲青紫。**舌脉**：舌质淡暗，或紫暗，苔白滑，脉沉细。

【治法】温阳利水。

【代表方】真武汤加味。

【推荐方药】炮附片 9g（先煎），茯苓 9g，白芍 9g，白术 6g，生姜 9g。

5. 心阳虚脱证

【证候】**主症**：心悸喘促，不能平卧。**次症**：大汗淋漓，精神萎靡，唇甲青紫，四肢厥冷。**舌脉**：舌淡苔白，脉细微欲绝。

【治法】回阳固脱。

【代表方】四逆汤合参附龙牡汤加味。

【推荐方药】甘草 6g，干姜 6g，炮附子 15g（先煎），人参 12g，龙骨 30g（先煎），牡蛎 30g（先煎）。

四、良方举隅

1. 罗陆一（深圳市中医院）良方——罗氏固本强心汤

黄芪 50g，红参 15g（另炖），紫河车 30g（冲服），白术 15g，炙甘草 6g，当归 15g，茯苓 15g，仙茅 15g，淫羊藿 10g，丹参 15g，田七 10g，法半夏 10g，远志 9g，酸枣仁 30g。

功用：补气固元，健脾益肾，化痰行瘀。用于扩张型心肌病。

2. 陆曙（南京中医药大学附属无锡医院）良方——参芪养心汤

黄芪 30～60g，太子参 10g，麦冬 15g，五味子 6g，紫丹参 15g，炒白芍 10g，甘草 3g。

功用：益气养阴，活血养心。主治扩张型心肌病，证属气阴两虚、心血瘀阻者。

五、其他疗法

1. 体针

选穴：内关、少府、心俞、神门、足三里、阴陵泉、三焦俞、水分、水道等。

每次取穴 4 ～ 5 个，每日 1 次，7 ～ 10 日为 1 个疗程，休息 2 ～ 7 日再行下一个疗程。

2. 耳针

选穴：心、肺、肾、脾、神门、内分泌、三焦等。

用耳贴或王不留行籽压穴。每次取 4 ～ 6 穴，两耳交替，每 3 日换药 1 次，5 次为 1 个疗程，共治疗 1 ～ 4 个疗程。

3. 灸法

选穴：心俞、列缺、百会、神阙、膻中、关元、内关、足三里、三焦俞、肾俞、肺俞、气海、三阴交等。

每次选用 3 ～ 5 穴，艾条灸 15 ～ 20 分钟，灸至皮肤潮红为度，每日 1 次，10 次为 1 个疗程。

4. 穴位贴敷

（1）取良姜、香附、吴茱萸各等份，贴敷神阙穴，每日 1 次。适用于心衰食欲缺乏者。

（2）葱白、白胡椒各等份，外敷神阙穴。用于各种顽固性心衰出现利尿剂抵抗者。

5. 中药熏洗

（1）伸筋草、透骨草、桂枝、当归尾、鸡血藤、路路通、首乌藤，煎汤熏洗双足，持续 20 ～ 30 分钟，每日 1 次，10 日为 1 个疗程。

（2）益母草、泽兰、泽泻、食盐，煎汤熏洗双足，持续 20 ～ 30 分钟，每日 1 次，10 日为 1 个疗程。

六、预防调摄

生活要有规律，锻炼身体，增强体质，防止感染。在病毒感染时注意心脏变化并及时治疗，防止心肌病的发生。有特发性心肌病家族史者应定期随访，以便早期发现，及时治疗。

既病之后，以休息为主，切忌过劳；低盐、清淡而富有营养饮食，戒烟酒、暴饮暴食；保持精神愉快，起居有常。缓解期可适度活动，劳逸结合。

第六节　心力衰竭

心力衰竭（以下简称心衰）是多种原因导致心脏结构和（或）功能的异常改变，使心室收缩和（或）舒张功能发生障碍，从而引起的一组复杂临床综合征，主要表现为呼吸困难、疲乏和液体潴留（肺淤血、体循环淤血及外周水肿）等。心衰是各种心脏疾病的严重表现或晚期阶段，死亡率和再住院率居高不下。据调查结果显示，全球约有心力衰竭患者 6434 万。美国全国健康和营养检查调查 2017–2020 年结果显示，年龄 ≥ 20 岁的成人中心力衰竭患者约有 670 万。中国高血压调查研究（China Hypertension Survey，CHS 2012—2015）结果显示，年龄 ≥ 35 岁的居民中加权的心力衰竭患病率为

1.3%，我国约有 890 万心力衰竭患者。

根据左室射血分数（left ventricular ejection fraction，LVEF）的不同和治疗后的变化，心衰分为射血分数降低的心衰、射血分数改善的心衰、射血分数轻度降低的心衰和射血分数保留的心衰。根据发生的时间和速度，心衰可分为慢性心衰和急性心衰。多数急性心衰患者经住院治疗后症状部分缓解，可转为慢性心衰；慢性心衰患者常因各种诱因而急性加重，需住院治疗。

本病属于中医学"心衰"等范畴。

一、诊断要点

1. 症状和体征

临床上以左心衰竭最常见，尤其是左心衰竭后继发右心衰竭所致的全心衰竭。

（1）左心衰竭：以肺循环淤血及心排血量减少的表现为主。

1）症状

①呼吸困难：左心衰竭最主要的症状，为肺淤血、肺顺应性降低、肺活量减少所致。根据心功能不全的程度不同，呼吸困难分为以下几种类型。

A. 劳力性呼吸困难：心力衰竭最早出现的症状，原因为劳力时心肌耗氧量增多和回心血量增加。随着左心功能不全程度的加重，引起呼吸困难的劳力强度也进行性下降。

B. 端坐呼吸：为被迫采用高枕、半卧甚至坐位来缓解或减轻呼吸困难的一种状态。心力衰竭晚期患者不能平卧，必须整夜取坐位。

C. 阵发性夜间呼吸困难：是左心衰竭早期的典型表现。患者常在夜间入睡 1 ～ 3 小时后因出现严重呼吸短促、气闷而突然惊醒，被迫坐起，通常伴有阵咳、咳泡沫样痰、哮鸣音。阵发性夜间呼吸困难发作较轻时，采取坐位后十余分钟至一小时内症状可逐渐缓解消失，患者又能平卧入睡，次日白天无异常感受，严重时可持续发作，咳嗽，咳粉红色泡沫样痰，甚至发展为急性肺水肿。其原因与夜间下垂部位间质液体缓慢重吸收和胸腔血容量继发性增多，夜间膈肌上抬和交感神经支持下降，呼吸中枢正常的夜间抑制有关。

D. 急性肺水肿：见于急性左心衰的表现。

②运动耐量下降：疲倦、乏力为每个心力衰竭患者的共有表现，其原因可能为心排血量下降，骨骼肌血供不足。

③咳嗽、咳痰、咯血：多为干咳，咳泡沫样痰，有时痰中带血，常因体力活动或于夜间平卧时加重。由淤血及支气管黏膜水肿而引起，急性左心衰时可咳粉红色或鲜红色泡沫样痰。当二尖瓣狭窄，左心房增大，压迫支气管时亦可引起刺激性咳嗽。

2）体征

①心脏体征：除原有基础心脏病的体征外，另见左心室扩大、心率增快、心尖区可闻及舒张期奔马律和肺动脉瓣区第二心音亢进，其中舒张期奔马律最有诊断价值，可在心率增快时或左侧卧位并深呼气时更容易听到。左心室扩大还可致相对性二尖瓣关闭不全，继而可闻及心尖区收缩期杂音。

②肺部体征：因肺循环的压力增高，肺间质水肿，可出现湿啰音，随病情由轻到重，肺部湿啰音由肺底上升至全肺。

③其他：脉压减小、脉搏加速，可出现交替脉；约 1/4 的患者可见胸腔积液。

（2）右心衰竭：以体循环淤血的表现为主。

1）症状

主要由慢性持续淤血引起各脏器功能改变所致。消化道淤血可出现食欲缺乏、恶心、呕吐等；肝脏淤血可引起上腹饱胀、黄疸及心源性肝硬化的表现；肾脏淤血可引起尿量减少、夜尿多、蛋白尿和肾功能减退。

2）体征

①心脏体征：除原有基础心脏病的体征外，可见右心室增大，心前区呈抬举性搏动，心率增快，右心室扩大还可致相对性三尖瓣关闭不全，继而可闻及三尖瓣听诊区收缩期杂音，其特点是吸气时增强。

②静脉充盈：颈外静脉充盈是右心衰竭的早期表现，右侧明显。严重右心衰竭时手背静脉和其他浅静脉也充盈，合并三尖瓣关闭不全时可见静脉搏动。

③肝脏肿大：出现较早，一般发生于皮下水肿之前，常伴有肝脏压痛。早期肝脏质地较软，长期慢性右心衰竭可引起心源性肝硬化，肝脏质地较硬，常伴黄疸、腹水，可见肝颈静脉反流征阳性。

④下垂性水肿：多在颈静脉充盈及肝大明显后才出现。先是皮下组织水分积聚，体重增加，严重时出现凹陷性水肿。水肿最早出现在身体的下垂部位。

⑤其他：可出现胸腔积液、腹水、心包积液、发绀，晚期患者可有明显营养不良、消瘦甚至恶病质。

（3）全心衰竭：右心衰竭多继发于左心衰竭后而形成全心衰竭，当右心衰竭出现后，右心排血量减少，阵发性呼吸困难等肺淤血症状有所减轻。扩张型心肌病同时出现左、右心室衰竭者，主要表现为左心衰竭心排血量减少的相关症状与体征，肺淤血症状常不严重。

2. 辅助检查

（1）胸部 X 线检查：可了解心影大小及外形，观察肺淤血、肺水肿及有无胸腔积液，是心衰初始诊断病情资料的重要组成部分，不仅对诊断有帮助，还可除外肺部疾病引起的呼吸困难。慢性心衰患者的心胸比例大于 0.5，肺门血管影增强，上肺血管影增多和下肺纹理相仿。右下肺动脉增宽，可出现克利 B 线，提示肺小叶间隔内积液。急性肺水肿时，肺门呈蝴蝶状阴影，肺叶可见大片融合的阴影。

（2）心电图：无特异性表现，但能通过心电图判断心肌缺血、心室扩大、传导阻滞及心律失常等。

（3）超声心动图：超声心动图是无创检测心脏功能的良好方法，比 X 线能更准确地提供心脏各腔室的大小变化、心脏瓣膜结构和功能情况。以收缩末期与舒张末期的容量差计算的射血分数（EF 值）是心脏收缩功能的指标。正常 LVEF 值 > 50%。还可使用超声心动图判断其舒张功能。心动周期中舒张早期心室充盈速度最大值为 E 峰，舒张晚期左心室充盈最大值为 A 峰，舒张功能不全时，E 峰下降，A 峰增高，E/A 比值降低，E/A < 1.2。

（4）心脏磁共振（cardiac magnetic resonance，CMR）：可测量左、右心室容量、质量及射血分数。在心衰功能评价、病因诊断、危险分层及预后判断等方面具有独特价值，已经成为心衰患者重要的无创性评估手段。

（5）放射性核素检查：放射性核素心血池显像既可较准确测量心室腔大小和左室射血分数（EF 值），也可通过记录放射活性 – 时间曲线计算左心室最大充盈速率以反映心脏舒张功能。

（6）有创血流动力学检查：应用漂浮导管测量肺毛细血管楔压（PCWP），计算心脏指数（CI），可较好地反映左心室功能状态。正常时 CI > 2.5L/（min·m²），PCWP < 12mmHg。

（7）生物学标志物检查：心力衰竭时，BNP 及 NT-proBNP 分泌增加，检测 BNP 有助于诊断心力衰竭。BNP 及 NT-proBNP 水平的升高与心力衰竭的严重程度呈正相关。BNP 还可能是心力衰竭预后的判断指标，BNP 水平越高，预后越差。

3. 鉴别诊断

（1）左心衰：夜间呼吸困难是严重左心衰竭的常见症状，故称为"心源性哮喘"（表 3-3），应与呼吸系统疾病，如支气管哮喘、慢性阻塞性肺疾病、呼吸衰竭，或肥胖、身体虚弱等相鉴别。肺底湿啰音应与慢性支气管炎、支气管扩张或肺炎等相鉴别。

表 3-3　支气管哮喘与心源性哮喘的鉴别

	支气管哮喘	心源性哮喘
病史	有过敏史、哮喘发作史。一般无心脏病史	一般无过敏史，有心脏病史
发病年龄	多于儿童或青少年时期起病	除先天性心脏病，一般年龄较大，多于 40 岁以后起病发作
发病时间	任何时间均可发作，多发于秋冬季节	常在夜间出现阵发性呼吸困难
咳痰和呼吸情况	白色或黄色黏痰，痰量不多 痰咳出后呼吸困难可缓解	痰多质稀，肺水肿时可咳粉红色泡沫样痰 需要坐起呼吸才能缓解呼吸困难，伴出汗
肺部体征	双肺弥漫性哮鸣音	双肺底湿啰音
心脏体征	大小正常，可有右心扩大的表现	左心增大、心动过速、奔马律、心脏器质性杂音
X 线检查	肺野清晰，或肺气肿征	肺淤血、左心增大或全心增大
药物疗效	支气管扩张剂、激素有效	洋地黄、利尿剂、扩血管药物、吗啡等有效
BNP	< 100pg/mL	≥ 100pg/mL

（2）右心衰：肝大应与血吸虫病、肝炎等鉴别。下肢水肿应与静脉曲张、静脉炎、肾脏疾病或肝脏疾病、淋巴水肿和药物所致水肿等鉴别，这些疾病通常不伴颈静脉充盈。下肢水肿还可发生在久坐或月经前后、妊娠后期；妇女原因不明性下肢水肿亦不少见。胸腔积液可由胸膜结核、肿瘤和肺梗死引起；腹水也可由肝硬化、低蛋白血症、腹膜结核、肿瘤引起。少数情况下，颈静脉充盈可由肺气肿或纵隔肿瘤压迫上腔静脉引起。

二、病因病机

心衰的发生，多因各种心系疾患日渐加重，心气亏耗，又因复感外邪、情志刺激或劳倦过度，内外相因，心体受戕，心气、心阳渐次虚衰，行血无力，血脉瘀滞，痰浊内阻，水饮停聚而致。本病的基本病机为心之气血阴阳亏损，血脉瘀阻，痰浊、水饮停聚。病位在心，涉及肺、脾、肾、肝。

1. 久病耗伤

心系疾病反复发作，迁延日久不愈，损及心之体用，或血脉瘀阻，心体失荣，或外邪留伏，中伤心体，或劳倦内伤，心气耗散，诸内外因均可致心之体用俱损，心气、心阴、心阳虚耗，心血瘀阻，水饮内停。

2. 感受外邪

外邪侵袭，肺失宣降，治节失司，通调失职，不能助心行血，血脉瘀滞，水饮内停；痹证日久，内舍于心，心脉痹阻，久则心衰。疫疠之邪犯心，心体受损，心气耗伤，而致本病。叶天士《温热论》云："温邪上受，首先犯肺，逆传心包。"

3. 情志失调

暴怒伤肝，疏泄失职，气机郁滞，心血瘀阻。忧思气结，妨脾碍胃，一则化源不足，心气亏虚，二则痰浊内生，心阳受蒙。气血运行受遏，心脉痹阻，心体失养，瘀血、水饮内生，日渐加重。

4. 劳倦内伤

劳倦内伤是心衰加重的关键诱因。劳力过度伤脾或房劳伤肾，进而心体失养，心气内耗，阴阳虚衰，导致瘀血、痰浊、水饮等停聚，发为心衰。《素问·举痛论》云："劳则喘息汗出，外内皆越，故气耗矣。"

三、辨证论治

中医基本证候特征可用气虚血瘀概括，在此基础上本虚可有阴虚、阳虚，甚至发生阴阳两虚、阴竭阳脱，兼有痰饮。参考《慢性心力衰竭中医诊疗专家共识》，分为气虚血瘀证、气阴两虚血瘀证、阳气亏虚血瘀证3种基本证型，各基本证型均可兼痰饮。

1. 射血分数降低的心衰

（1）气虚血瘀证

【证候】**主症**：气短或喘息，乏力，心悸。**次症**：倦怠懒言，活动易劳累；白天无明显原因而不自主地出汗，活动后加重；语声低微；面色或口唇紫暗。**舌脉**：舌质紫暗（或有瘀斑、瘀点，或舌下脉络迂曲青紫），舌体不胖不瘦，苔白，脉沉细或虚无力。

【治法】益气活血。

【代表方】补阳还五汤加减。

【推荐方药】黄芪120g，当归6g，赤芍4.5g，地龙3g，川芎3g，红花3g，桃仁3g。

（2）气阴两虚血瘀证

【证候】**主症**：气短或喘息，乏力，心悸。**次症**：口渴或咽干；白天无明显原因而不自主地出汗且活动后加重，或睡眠中汗出异常而醒来后汗出停止；手足心发热；面色或口唇紫暗。**舌脉**：舌质暗红或紫暗（或有瘀斑、瘀点，或舌下脉络迂曲青紫），舌体瘦，少苔，或无苔，或剥苔，或有裂纹，脉细数无力或结代。

【治法】益气养阴活血。

【代表方】生脉散合血府逐瘀汤加减。

【推荐方药】人参9g，麦冬9g，五味子6g，生地黄9g，当归9g，赤芍6g，川芎4.5g，红花9g，桃仁12g，牛膝9g，枳壳6g，桔梗4.5g，柴胡3g，甘草6g。

（3）阳气亏虚血瘀证

【证候】**主症**：气短或喘息，乏力，心悸。**次症**：害怕寒冷和（或）喜欢温暖；胃脘、腹、腰、四肢等部位具有寒冷的感觉；身体感觉寒冷，同时伴有出汗的症状；面色或口唇紫暗。**舌脉**：舌质紫暗（或有瘀斑、瘀点，或舌下脉络迂曲青紫），舌体胖大，或有齿痕，脉细、沉、迟无力。

【治法】益气温阳活血。

【代表方】真武汤合血府逐瘀汤加减。

【推荐方药】炮附子9g（先煎），茯苓9g，白芍9g，白术6g，生姜9g，生地黄9g，当归9g，赤芍6g，川芎4.5g，红花9g，桃仁12g，牛膝9g，枳壳6g，桔梗4.5g，柴胡3g，甘草6g；治疗期间可随症加减。

以上3种证型分别具备主症2项、次症2项，结合舌脉，即可辨证。若伴有咳嗽咳痰、胸满腹胀、面浮肢肿、小便不利中任意1项，同时具有舌苔润滑或腻、脉滑的表现，可辨为兼痰饮证。辨证为气虚血瘀证、气阴两虚血瘀证、阳气亏虚血瘀证中任一证型的射血分数降低的心衰患者，若兼痰浊，可在推荐的中药汤剂基础上加瓜蒌皮、薤白、清半夏、陈皮、苦杏仁等；若兼水饮，可加葶苈子、茯苓皮、猪苓、泽泻、车前子（草）、大腹皮、冬瓜皮、南五加皮等；若痰饮化热，可加黄芩、黄连、竹茹、桑白皮等。

2. 射血分数保留的心衰

（1）气虚血瘀证

【证候】**主症：**气短或喘息，乏力，心悸。**次症：**倦怠懒言，活动易劳累；白天无明显原因而不自主地出汗，活动后加重；语声低微；面色或口唇紫暗。**舌脉：**舌质紫暗（或有瘀斑、瘀点，或舌下脉络迂曲青紫），舌体不胖不瘦，苔白，脉沉细或虚无力。

【治法】益气活血。

【代表方】芪参益气滴丸。

（2）气阴两虚血瘀证

【证候】**主症：**气短或喘息，乏力，心悸。**次症：**口渴或咽干；白天无明显原因而不自主地出汗且活动后加重，或睡眠中汗出异常而醒来后汗出停止；手足心发热；面色或口唇紫暗。**舌脉：**舌质暗红或紫暗（或有瘀斑、瘀点，或舌下脉络迂曲青紫），舌体瘦，少苔，或无苔，或剥苔，或有裂纹，脉细数无力，或结代。

【治法】益气养阴活血。

【代表方】养阴舒心方加减。

【推荐方药】黄精 15g，山茱萸 15g，麦冬 20g，丹参 20g，鳖甲 10g（先煎），地龙 10g，清半夏 10g。

（3）阳气亏虚血瘀证

【证候】**主症：**气短或喘息，乏力，心悸。**次症：**害怕寒冷和（或）喜欢温暖；胃脘、腹、腰、四肢等部位有寒冷的感觉；身体感觉寒冷，同时伴有出汗的症状；面色或口唇紫暗。**舌脉：**舌质紫暗（或有瘀斑、瘀点，或舌下脉络迂曲青紫），舌体胖大，或有齿痕，脉细、沉、迟无力。

【治法】益气温阳活血。

【代表方】苓桂术甘汤合血府逐瘀汤等加减。

【推荐方药】茯苓 12g，桂枝 9g，白术 9g，生地黄 9g，当归 9g，赤芍 6g，川芎 4.5g，红花 9g，桃仁 12g，牛膝 9g，枳壳 6g，桔梗 4.5g，柴胡 3g，甘草 6g；治疗期间可随症加减。

四、良方举隅

1. 刘建和（湖南中医药大学第一附属医院）良方——升陷三仁方

杏仁 10g，豆蔻仁 10g，薏苡仁 15g，滑石 10g（先煎），通草 5g，淡竹叶 10g，厚朴 10g，枳实 10g，法半夏 10g，竹茹 10g，陈皮 10g，茯苓 10g，白术 10g，泽泻 20g，益母草 20g，桂枝 10g，黄芪 30g，柴胡 5g，升麻 10g，知母 10g。

功用：清泄湿热，益气温阳，利水消瘀。用于湿热阻滞、气虚血瘀水停之心衰。

2. 刘祖贻（湖南省中医药研究院）良方——芪丹护心饮

黄芪 30g，生晒参 10g，葛根 30g，丹参 30g，郁金 10g，降香 10g（后下），水蛭 10g，山楂 30g。

功用：益气活血，通络止痛。用于冠心病所致心衰的早期病情较轻者。

3. 郭志华（湖南中医药大学第一附属医院）良方——益心泰

黄芪 15g，丹参 15g，红花 10g，猪苓 10g，泽泻 10g，葶苈子 6g（包煎）。

功用：益气活血。用于气虚血瘀之心衰。

五、其他疗法

1. 运动疗法

对于所有证型的患者，推荐在西医常规治疗的基础上进行太极拳或八段锦锻炼。运动量为每日 1 次，每次 30 ~ 60 分钟，疗程至少 12 周；可根据个人耐受程度从低运动量开始，随疗程逐渐增加至常规运动量。

2. 三伏贴

对于阳气亏虚血瘀证患者，推荐在西医常规治疗基础上联合使用三伏贴。

药物组成：党参 30g，黄芪 30g，丹参 30g，红花 30g，炮附子 30g，商陆 30g，葶苈子 30g，三七 15g。

使用方法：将上药研磨成粉，用新鲜的生姜汁调匀成膏状，取适量置于治疗贴上，敷贴于膻中、神阙，以及双侧内关、心俞、厥阴俞、肾俞等穴位。

使用时间：从三伏天第一天开始进行敷贴，隔日敷贴 1 次，每次敷贴 4 ~ 6 小时，直至出伏，敷贴时间根据个体差异进行适当调整。

六、预防调摄

1. 预防

慢性心衰重在预防，预防的根本措施是积极治疗原发疾病，如高血压病、冠心病心绞痛、心肌梗死、心律失常等，消除导致慢性心衰的各种诱发因素。应合理休息，适当活动；避免七情过极，注意精神调摄；避免受凉感冒；避免不良刺激；饮食要清淡，忌膏粱厚味、暴饮暴食。

2. 调摄

重度心衰患者应严格限制下床活动，卧床体位以半卧位为宜；轻中度心衰患者可进行适当的康复运动训练，鼓励并指导其进行不加重心衰的日常体力活动。对于所有证型的患者，推荐在西医常规治疗基础上练习太极拳或八段锦。对于阳气亏虚血瘀证患者，推荐在西医常规治疗基础上联合使用三伏贴。

第四章 消化科专病

第一节 胃食管反流病

胃食管反流病是消化系统常见的胃食管动力障碍性疾病，是指胃内容物反流入食管引起的反流相关症状和（或）并发症的一种疾病。全球胃食管反流病的患病率在 2.5% ～ 51.2%，平均患病率为 14.8%，呈现出欧美国家多于亚洲国家的地区分布差异，但随着经济水平的提高及生活压力的增大，亚洲地区胃食管反流病患病率也在逐年上升且呈现出女性患病率高于男性，中青年患病率显著增高的态势。我国胃食管反流病患病率约为 7.69%，以西北地区最高，患病率逐年攀升。

临床根据胃镜下表现可将本病划分为仅有症状的非糜烂性反流病，有食管鼓膜损伤的反流性食管炎和柱状上皮替代食管鳞状上皮细胞的巴雷特食管。

胃食管反流病在古代的中医文献中并未被明确记载，根据患者临床出现的主要症状归属于"吞酸""痞满""嘈杂"等范畴。中华中医药学会脾胃病分会以"食管瘅"作为本病病名。

一、诊断标准

1. 症状

（1）食管症状

①典型症状：胃灼热和反流是本病最常见和典型的症状。胃灼热是指胸骨后或剑突下烧灼感，常由胸骨下段向上延伸。反流是指胃十二指肠内容物在无恶心和不用力的情况下涌入咽部或口腔的感觉，含酸味时称反酸。反流和胃灼热常发生于餐后 1 小时，卧位、弯腰或腹内压增高时可加重，部分患者也可发生于夜间睡眠时。

②非典型症状：胸痛由反流物刺激食管引起，发生在胸骨后，严重时表现为剧烈刺痛，可放射至心前区、后背、肩部、颈部、耳后，有时酷似心绞痛，伴或不伴反流和胃灼热。本病是非心源性胸痛的常见病因之一，对于不伴典型反流和胃灼热的胸痛患者，应先排除心脏疾病后再进行胃食管反流病的评估。吞咽困难或胸骨后异物感可能是由于食管痉挛或功能紊乱所致，呈间歇性，进食固体或液体食物均可发生，少数患者吞咽困难是由食管狭窄引起，呈持续或进行性加重。

（2）食管外症状：由反流物刺激或损伤食管以外的组织或器官引起，如咽喉炎、慢性咳嗽、哮喘和牙酸蚀症。对于病因不明，反复发作的上述患者，特别是伴有反流和胃灼热症状者，应考虑是否存在胃食管反流病。少部分患者以咽喉炎、慢性咳嗽或哮喘为首发症状或主要表现。

2. 辅助检查

（1）抑酸剂诊断性试验：常用的抑酸剂包括质子泵抑制剂和钾离子竞争性酸阻滞剂。诊断性试验的方法为标准剂量质子泵抑制剂，每日 2 次，疗程 2 周，伴食管外症状患者的疗程需 ≥ 4 周，以最后 1 周症状完全缓解，或仅有 1 次轻度症状作为治疗有效的标准。质子泵抑制剂诊断性试验有效的患者可经验性诊断为本病，质子泵抑制剂诊断性试验无效的患者则应接受进一步评估。

（2）上消化道内镜检查：我国上消化道内镜检查开展广泛且成本较低，是本病诊断的重要工具。对于有胃食管反流病症状的患者，内镜检查不仅可排除上消化道肿瘤，还可发现反流性食管炎、巴雷特食管和反流性食管狭窄。

（3）高分辨率食管测压：可反映食管动力状态，包括食管体部蠕动和食管与胃连接部的形态特点。高分辨率食管测压为诊断食管动力障碍的金标准，虽然对本病的诊断价值有限，但有助于了解本病的发病机制，包括瞬间下食管括约肌松弛、食管胃连接部低压、食管清除功能下降、食管裂孔疝等。

（4）食管反流监测：包括食管 pH 和食管阻抗 –pH 监测，可检测食管腔内有无胃内容物反流，最主要的指标为酸暴露时间百分比（acid exposure time，AET），即 24 小时内食管 pH ＜ 4 的时间百分比。中国人群当 AET ＞ 4% 时，为存在病理性酸反流，可诊断为本病。食管反流监测可为本病提供客观诊断证据，是诊断本病的金标准。

3. 鉴别诊断

本病需与其他食管病变（如感染性食管炎、嗜酸性粒细胞性食管炎、药物性食管炎、贲门失弛缓症和食管癌等）、消化性溃疡、胆道疾病等相鉴别。本病引起的胸痛应与心源性胸痛及其他原因引起的非心源性胸痛进行鉴别。本病有食管外症状者需与呼吸道肿瘤、咽喉部肿瘤、肺结核、肺炎、过敏性哮喘、慢性支气管炎、慢性阻塞性肺疾病、咽喉炎、癔球症等相鉴别。

二、病因病机

本病病因多为情志抑郁，思虑太过；嗜食肥甘厚腻及饮料，烟酒无度；素罹胆病、胆热犯胃，以及禀赋不足、脾胃虚弱等。病位在食管和胃，涉及肝、胆、脾、肺等脏腑。脾胃虚弱，胃阴不足是本病的发病基础；胃失和降，胃气上逆是其基本病机。本病病理因素有虚有实，虚责之气虚、阴虚，实责之痰、湿、热、气、郁。本病病机特点一为逆，二为热，三为郁。

1. 肝胃郁热

情志抑郁，思虑太过，肝气郁滞，日久化热，邪热犯胃，则肝胃郁热为病。

2. 胆火上逆

素罹胆病，胆热犯胃；或情志不舒，思欲不遂，而致肝气郁结，胆腑郁热，胆火上逆而为本病。

3. 气郁痰阻

嗜食肥甘厚腻及饮料，烟酒无度，脾胃受伤，水谷不归正化，气机郁滞，变生痰饮，停积胃中；或情志不舒，肝气郁结，气郁痰阻，发为本病。

4. 胸阳不振

禀赋不足，胸阳不振，升降乖戾，清气不升，浊阴上逆，痰气痹阻胸膈，发为本病。

5. 中虚气逆

禀赋不足，脾胃虚弱，升降失调，则胃气上逆；或饮食劳倦，脾失健运，以致中气不足，气机上逆乃发为本病。

6. 脾虚湿热

饥饱失常，或嗜食辛辣，或过食肥甘，损伤脾胃，纳运无力，食滞内停，脾虚失运，胃气壅塞，酿生湿热，发为本病。

7. 胃阴不足

七情失宜，肝气郁滞，日久化火，灼烧津液，胃阴亏虚；或饮食失节，胃热久积，伤津灼液，胃阴暗耗；或平素即有胃之阴液不足，加之久病体虚，伤津耗液，则胃阴不足，失于濡润。

三、辨证论治

根据本病的基本病机和病机特点，本病的中医药治疗以和胃降逆为主，根据证型不同分别施以疏肝泄热、清化胆热、降气化痰、宣阳通痹、益气降逆、清上温下、滋养胃阴等法。

1. 肝胃郁热证

【证候】**主症**：胃灼热，反酸。**次症**：胸骨后灼痛，胃脘灼痛，脘腹胀满，嗳气或反食，易怒，易饥。**舌脉**：舌红苔黄，脉弦。

【治法】疏肝泄热，和胃降逆。

【代表方】柴胡疏肝散合左金丸。

【推荐方药】柴胡 10g，陈皮 15g，川芎 10g，香附 10g，枳壳 10g，白芍 15g，黄连 6g，制吴茱萸 3g，甘草 6g。

2. 胆火上逆证

【证候】**主症**：口苦咽干，胃灼热。**次症**：胁肋胀痛，胸背痛，反酸，嗳气或反食，心烦失眠，易饥。**舌脉**：舌红苔黄腻，脉弦滑。

【治法】清化胆热，降气和胃。

【代表方】小柴胡汤合温胆汤。

【推荐方药】柴胡 10g，党参 15g，黄芩 10g，法半夏 10g，竹茹 6g，枳实 10g，陈皮 10g，茯苓 15g，生姜 6g，大枣 6g，甘草 6g。

3. 气郁痰阻证

【证候】**主症**：咽喉不适如有痰梗，胸膺不适。**次症**：嗳气或反流，吞咽困难，声音嘶哑，半夜呛咳。**舌脉**：舌苔白腻，脉弦滑。

【治法】行气开郁，降逆化痰。

【代表方】半夏厚朴汤。

【推荐方药】法半夏 10g，厚朴 10g，茯苓 15g，紫苏叶 6g，生姜 6g。

4. 胸阳不振证

【证候】**主症**：胸骨后疼痛不适，胸骨后梗阻感。**次症**：反酸，胃脘隐痛，大便干结或不畅，腹部胀满不适，气向上冲逆，怕冷。**舌脉**：舌淡苔白，脉弦滑。

【治法】通阳宣痹，降气化痰。

【代表方】枳实薤白桂枝汤或瓜蒌薤白桂枝汤合小陷胸汤。

【推荐方药】瓜蒌 15g，薤白 10g，枳实 10g，厚朴 10g，桂枝 10g，法半夏 10g，黄连 3g。

5. 中虚气逆证

【证候】**主症**：反酸或泛吐清水，嗳气或反流。**次症**：胃脘隐痛，胃脘胀满，食欲缺乏，神疲乏力，大便溏薄。**舌脉**：舌淡苔薄，脉细弱。

【治法】益气健脾，和胃降逆。

【代表方】旋覆代赭汤合六君子汤。

【推荐方药】旋覆花 10g（包煎），赭石 15g（包煎），党参 15g，法半夏 10g，生姜 6g，大枣 6g，甘草 6g，陈皮 10g，白术 10g，茯苓 10g。

6. 脾虚湿热证

【证候】**主症**：餐后反酸，饱胀。**次症**：胃脘灼痛，胸闷不舒，不欲饮食，身倦乏力，大便溏滞。**舌脉**：舌淡或红，苔薄黄腻，脉细滑数。

【治法】清化湿热，健脾和胃。

【代表方】黄连汤。

【推荐方药】黄连 6g，干姜 6g，桂枝 6g，党参 10g，法半夏 10g，甘草 6g，大枣 10g。

7. 胃阴不足证

【证候】**主症**：胃灼热，饥而不欲食。**次症**：口干舌燥，食后饱胀，大便干燥。**舌脉**：舌质红，少苔或无苔，脉细数。

【治法】滋养胃阴，和胃降逆。

【代表方】益胃汤。

【推荐方药】生地黄 15g，麦冬 10g，沙参 10g，玉竹 10g，砂仁 6g（后下）。

四、良方举隅

1. 朱生樑（上海中医药大学附属岳阳中西医结合医院）良方——疏肝和胃方

旋覆梗 12g，柴胡 9g，延胡索 9g，黄连 3g，吴茱萸肉 3g，煅瓦楞子 30g，枳壳 12g，生姜 3g，焦栀子 9g，黄精 15g，厚朴 9g，香附 12g，甘草 6g。

功用：疏肝泻热，降气和胃，制酸止痛。用于非糜烂性胃食管反流病。

2. 单兆伟（江苏省中医院）良方——柴芍护膜汤

柴胡 5g，黄芩 10g，川芎 3g，法半夏 10g，太子参 15g，炒白芍 15g，麸炒枳实 10g，煅乌贼骨 15g，白及 6g，浙贝母 10g，甘草 5g。

功用：疏肝理气，制酸护膜。适用于轻度胃食管反流病。

五、其他疗法

1. 针刺

针刺是治疗本病的非药物疗法之一，常选用经脉为任脉、胃经、督脉、膀胱经，最常用的腧穴组合为内关、足三里、中脘。常用腧穴可分为三大类：第一类为督脉的神道和至阳；第二类为天枢、关元、下脘、上脘、心俞、三阴交、期门和太冲；第三类为公孙、阳陵泉、胃俞、足三里、内关和中脘。常用针刺手法以泻法和平补平泻为主。

2. 灸法

（1）麦粒灸法：常选用背俞穴，如脾俞、胃俞、肝俞等，消毒皮肤后将凡士林涂抹于患者穴位上，选用陈艾绒，用拇指、食指、中指指端轻揉艾绒，将其搓成麦粒大小，轻按压于穴位上点燃，以穴位局部热感明显而不起水疱为度。

（2）隔药灸脐法：患者取仰卧位，暴露腹部，常规消毒脐部皮肤，以温开水调面粉成圆圈状（内径约 3cm，外径约 6cm，内壁高约 2cm，外壁高约 3cm），面圈中间孔应与患者脐孔大小一致。根据患者体质辨证选方，并配合适量芳香开窍药，如苏合香等，将所有药物按一定比例混合超微粉碎，避光存罐备用，取药末适量，填满脐孔，将直径、高均约 1cm 的艾炷置于药末上，连续施灸，以脐部皮肤微微发红为度。用医用胶带固定脐中药末，留药 24 小时后取下，并用温水清洗脐孔。

3. 穴位贴敷

选用具有特定功效的药粉或药物颗粒剂，用温水或姜汁调成膏状，敷于脐、足三里、中脘、脾俞、胃俞、膈俞等穴，留置 4 ～ 6 小时。

4. 拔罐

穴位可选用大肠俞、胃俞、肺俞、大椎、定喘，取大号玻璃罐，罐内直径 5cm，用乙醇闪火法迅速置罐，每次 3 ～ 5 罐，待 15 分钟后起罐，以局部不起水疱为度。

六、预防调摄

1. 预防

本病的饮食管理十分重要。要养成良好的饮食规律和习惯，忌暴饮暴食、饥饱无常；少食肥甘厚腻、生冷油炸、辛辣刺激的食物。本病常因肝郁气滞所致，因此，保持心情舒畅对于防治疾病很重要。宜在本病的科普宣教基础上，积极疏导患者正确认识疾病、面对疾病并调整心态，使其树立健康积极、乐观向上的心态，建立正确的疾病观和疾病管理理念。

2. 调摄

注意戒烟戒酒，健身减肥，抬高床头。烟酒均能加重反流；锻炼身体、规律运动可以促进食管和消化道的蠕动，增强抗反流机制；运动还能减肥，减少可能造成反流的腹压增高；睡前或平躺前禁食、抬高床头也是必要的生活调摄手段。

第二节　慢性胃炎

慢性胃炎是由多种病因所致的一系列慢性胃黏膜炎症性病变，涵盖慢性非萎缩性胃炎及慢性萎缩性胃炎。此类疾病的罹患率随着年龄的增长而上升，特别是 50 岁以上为多见，其发病率居胃病首位，男性患者多于女性。本病的病因至今未明，但一般认为，急性胃炎未及时治疗和彻底恢复、长期食用刺激性物质、幽门功能障碍导致胆汁反流、胃酸或营养缺乏等均为致病因素。

慢性胃炎临床分为肥厚性胃炎、萎缩性胃炎和浅表性胃炎 3 种。浅表性胃炎可与萎缩性胃炎并存，或转变为萎缩性胃炎。萎缩性胃炎的转归可出现胃萎缩及恶性贫血，少数患者可发展成胃癌。

本病在中医学中属于"腹部胀满""胃脘疼痛""心下痞塞满闷"及"胃中嘈杂不适"等范畴。

一、诊断标准

1. 症状

（1）上腹痛：餐后常会出现上腹疼痛的现象，其往往与食物对胃黏膜产生的刺激有关。当胃中的食物逐渐被消化和排空后，上腹部的疼痛感也会随之慢慢缓解。

（2）饱胀：患者因胃部的容受性舒张功能出现障碍，即便进食量不大，也会感到饱胀不适，上腹部充满胀满感。

（3）嗳气：消化不良导致胃酸分泌过剩，同时胃的排空能力和蠕动功能减退，促使胃内的气体逆流上升到食管，进而引发嗳气。

（4）反酸：胃炎病患体内胃酸过度分泌，加之幽门螺杆菌的侵袭，导致胃酸频繁逆流经食管进入口腔，从而产生反酸的现象。

（5）食欲缺乏：胃黏膜发生炎症变化，导致胃的排空能力和蠕动功能减弱，消化功能也随之下降，使得食物在胃内滞留，进而引发食欲缺乏的症状。

（6）上消化道出血：胃炎常伴随较多的炎性出血情况，特别是当胃炎合并糜烂时更为显著。糜烂的区域可能会反复出现小量的血液渗出，也有可能导致大出血，进而引发呕血或排出黑便的现象。

2. 体征

上腹部存在轻微压痛感，通常不伴随反跳痛及腹肌紧张。多数患者的舌苔呈现厚重且湿润的状态，病史较长的患者可能因长期食欲减退而导致体重减轻。部分罹患糜烂性或出血性胃炎的患者可能出现贫血症状及黑色粪便，呕血现象较为罕见。

3. 辅助检查

慢性胃炎的确诊主要依赖于胃黏膜的活体组织病理学检查及胃镜检查。

4. 鉴别诊断

在诊断过程中，需要与表现出相似临床症状的疾病进行仔细鉴别，包括消化道溃疡、胃癌、慢性胆囊炎、慢性胰腺炎、胃黏膜脱垂症、反流性食管炎及冠心病等。

二、病因病机

1. 肝胃气滞

情志不遂，木失条达，则肝气郁结，经气不利。

2. 肝胃郁热

情志不遂，肝失疏泄，肝胃不和，气机郁久而化火，邪热横犯脾胃。

3. 脾胃湿热

此证因湿邪郁久化热，或因喜肥甘酒食，酿生湿热，内蕴脾胃而成。

4. 脾胃气虚

此证多因饮食失调，或吐泻太过，或劳倦损伤所致，亦可由其他疾病的影响，如肝病乘脾犯胃，导致脾胃虚弱。

5. 脾胃虚寒

此证往往在脾胃功能虚弱的基础上，或可因长期偏好冷饮、饮食不规律、过度使用寒凉性药物而导致脾阳受损所引起。

6. 胃阴不足

此证多由热邪伤阴所致。胃阴不足，津不上承，故口咽干燥；胃失濡养，故不欲纳食；阴津不足，津枯肠燥，故大便干结；胃气阴亏虚无以上承，故舌光红而少津。

7. 瘀阻胃络

病久入络，胃络瘀阻，阻滞气机，不通则痛；或瘀血阻络，血不循经外溢而导致出血。

三、辨证论治

1. 肝胃气滞证

【证候】**主症**：胃脘胀满或胀痛，胁肋胀痛。**次症**：情绪因素诱发或加重，嗳气频作，胸闷不舒。**舌脉**：舌淡红苔薄白，脉弦。

【治法】疏肝理气。

【代表方】柴胡疏肝散。

【推荐方药】陈皮10g，佛手10g，乌药10g，百合10g，炙甘草5g，川芎10g，香附10g，瓦楞子30g（先煎），柿蒂10g，柴胡10g，枳壳10g，白芍10g。

2. 肝胃郁热证

【证候】**主症**：胃部有烧灼感，或感到嘈杂不适。**次症**：伴反酸，口干舌燥且带有苦味，情绪烦躁易怒，大便干燥坚硬。**舌脉**：舌红苔黄，脉弦紧或弦数。

【治法】疏肝清热。

【代表方】小柴胡汤合左金丸。

【推荐方药】柴胡10g，延胡索15g，乌药15g，川楝子10g，醋香附10g，紫苏梗15g，黄芩10g，党参15g，法半夏10g，海螵蛸20g。

3. 脾胃湿热证

【证候】**主症**：腹部胀满疼痛、嘈杂灼热、口渴口苦，小便黄，大便不畅。**次症**：头晕目眩、头重如裹，身重肢倦，恶心呕吐，不思饮食。**舌脉**：舌体偏红，苔黄腻，脉象滑利或偏数。

【治法】清热化湿。

【代表方】半夏泻心汤。

【推荐方药】黄连10g，浙贝母15g，蒲公英30g，砂仁5g（后下），黄芩10g，枳实15g，法半夏10g，党参20g，紫苏梗15g，延胡索15g，白芍20g，柴胡10g。

4. 脾胃气虚证

【证候】**主症**：胃部胀满或隐痛，餐后尤为显著，身体倦怠，气短懒言。**次症**：饮食不当时症状易加剧或复发，食欲不振，四肢寒冷，大便稀薄不成形。**舌脉**：舌质淡或边缘有齿痕，苔薄白，脉沉且弱。

【治法】健脾益气。

【代表方】柴芍六君子汤。

【推荐方药】陈皮5g，白术15g，党参20g，茯苓20g，法半夏10g，砂仁5g（后下），炙甘草5g，乌药10g，柴胡10g，白芍15g。

5. 脾胃虚寒证

【证候】**主症**：胃部隐痛，持续不断，偏好温暖，劳累或受寒后症状出现或加剧。**次症**：时有呕吐清水，食欲缺乏，精神萎靡，四肢寒冷，大便稀软。**舌脉**：舌质淡白，苔薄白，脉象虚弱无力。

【治法】温中健脾。

【代表方】良附丸。

【推荐方药】乌药10g，制香附10g，白芍20g，丹参20g，木香10g，桂枝10g，百合20g，陈皮10g，高良姜10g，浙贝母15g，砂仁10g（后下），竹茹10g。

6. 胃阴不足证

【证候】**主症**：胃脘灼痛，胃中嘈杂，饥不欲食。**次症**：口舌干燥，大便干结。**舌脉**：舌红少津或有裂纹，苔少或无，脉细或数。

【治法】养阴益胃。

【代表方】益气养阴化湿汤。

【推荐方药】柴胡 15g，广藿香 15g，石斛 15g，麦冬 15g，苍术 15g，炒白术 15g，百合 10g，太子参 15g，黄芪 15g，佩兰 15g，甘草 5g，佛手 10g，陈皮 10g。

7. 瘀阻胃络证

【证候】**主症**：胃脘刺痛，痛久拒按。**次症**：面色晦暗，入夜尤甚，可伴有黑色粪便。**舌脉**：舌体暗红，或有瘀点、瘀斑，脉象弦紧且涩。

【治法】活血通络。

【代表方】丹参饮合失笑散。

【推荐方药】砂仁 5g（后下），五灵脂 10g，丹参 10g，蒲黄 10g（包煎），延胡索 10g，木香 5g，莪术 10g，三七 10g。

四、良方举隅

1. 张镜人（上海市第一人民医院）良方——安中汤

醋延胡索 9g，炒白术 9g，香扁豆 9g，炒神曲 6g，制香附 9g，炒白芍 9g，紫苏梗 6g，炒黄芩 9g，柴胡 6g，八月札 15g，炙甘草 3g，香谷芽 12g。

功用：调肝和胃，健脾安中。用于治疗功能性消化不良、胃溃疡、慢性腹泻等病证。

2. 赵荣莱（北京中医医院）良方——益中活血汤

肉桂 6g，生蒲黄 10g（包煎），乳香 10g，川芎 10g，乌药 10g，制吴茱萸 6g，没药 10g，莪术 10g，生黄芪 30g，丹参 30g。

功用：健脾温胃，活血化瘀。用于治疗慢性萎缩性胃炎。

五、其他疗法

1. 穴位按摩

选用穴位：外关、中脘、内关、足三里、手三里。

操作方法：分别按揉以上穴位 2 分钟左右。

2. 艾灸

脾胃虚寒者灸关元、气海；肝气犯胃者灸期门、章门、肝俞；胃酸过多者灸阳陵泉。

【蕲艾炷无瘢痕灸】每次取 2～4 穴，每穴各灸 3～5 壮，交替选穴施灸，10 次为 1 个疗程，每日灸 1 次。脾胃虚寒型胃痛、寒凝胃痛适用。

【蕲艾炷瘢痕灸】每次取 2 穴，每穴各灸 3～5 壮，灸毕之后贴灸疮膏。每月灸 1 次，可灸 3 次。脾胃虚寒型胃痛适用。

【蕲艾炷隔姜（或附片）灸】每次取 3～5 穴，每穴各灸 5～7 壮，10 次为 1 个疗程，每日灸 1 次。脾胃虚寒型胃痛、寒凝胃痛适用。

六、预防调摄

1. 预防

加强体育锻炼，提升身体的免疫力和对周围环境的适应能力。培养并维持良好的生活习惯，重视饮食的清洁卫生，避免或减少摄入对胃部有较强刺激的食物。对于急性胃炎，应当及时且恰当地进行治疗。此外，还要清除体内如口腔、鼻腔、咽喉等部位的感染性病灶，以维护整体健康。

2. 调摄

春捂秋冻，调畅情志；夏日防暑，不过贪凉；秋瓜坏肚，不可恣食；冬季防冻，潜藏阳气。

第三节　消化性溃疡

消化性溃疡主要指胃肠黏膜及其深层组织因胃酸或胃蛋白酶的消化作用，或幽门螺杆菌感染，形成的一种局限性黏膜缺损，其深度达到或穿过黏膜肌层，以慢性病程、周期性发作和节律性上腹部疼痛为主要临床特点。本病男性发病率高于女性，为（3～4）：1，好发于秋冬之交和冬春之交。

临床上主要分为十二指肠溃疡和胃溃疡，十二指肠溃疡较胃溃疡多见，约为3：1。其中十二指肠溃疡多发于青壮年，胃溃疡的高峰发病年龄比十二指肠溃疡约晚10年。

本病属于中医学"胃痛""胃疡""嘈杂"等范畴。

一、诊断标准

1. 症状

（1）疼痛症状：中上腹偏左或偏右的钝痛、胀痛、灼痛、剧痛不适。疼痛多具有典型节律性，其中胃溃疡疼痛多发于餐后1小时内，至下次进餐前消失；十二指肠溃疡疼痛多发于两餐之间，至下次进餐后缓解。

（2）其他：部分患者还可出现反酸、嗳气、恶心、呕吐、腹胀、食欲减退、失眠、多汗等症状。

2. 体征

溃疡发作期上腹部可有局限性轻压痛，十二指肠溃疡压痛点常位于中上腹或中上腹稍偏右；胃溃疡压痛点常位于剑突下或剑突下稍偏左，溃疡缓解期则无明显体征。

3. 辅助检查

辅助检查包括：内镜检查（诊断消化性溃疡的最好方法）；上消化道钡剂造影（小儿溃疡钡剂造影不明显）；Hp检测（活检黏膜组织切片）。

4. 鉴别诊断

（1）腹痛鉴别：消化性溃疡需要与急慢性胃炎、十二指肠炎、反流性食管炎、呼吸系统感染出现腹腔淋巴结等可能造成腹部疼痛的疾病进行鉴别。

（2）呕血检查：消化性溃疡需要与食管溃疡、食管静脉曲张、十二指肠炎、急慢性胃炎、胆道出血等可能造成呕血的疾病进行鉴别。

（3）血便鉴别：消化性溃疡需要与肠息肉、肠伤寒、过敏性紫癜等可能出现柏油样便的疾病进行鉴别。

二、病因病机

本病多因湿热蕴结，气机逆乱，久伤胃络，或饮食不节，食滞伤胃，或素体脾虚，脾胃气机失调，或情志失调，肝气犯胃所致，病位主要在胃，与肝、肾、脾有关。其病机为脾胃阳虚、气滞血瘀、奇经受损、久病入肾。

1. 湿热蕴结

外感湿热火毒，湿热蕴结中焦，肝失疏泄，脾失运化，升降失常，气机不利，气郁化火，灼伤胃络。

2. 脾胃阳虚

素体脾胃虚弱，或寒邪客胃，寒食伤中，或过食肥甘厚味之品，皆损脾胃阳气，中阳不运，寒从中生，脾气不行，致水谷运化不足，水谷精微物质吸收无力，气血生化无源，经络运行受阻。

3. 气滞血瘀

脾阳不足，肝气郁结，肝气久郁，血行不畅，血脉凝滞，瘀血阻胃。

4. 久病入肾

久病不愈，脾肾虚弱，奇经不荣，脏腑不温，腠理不养。

三、辨证论治

1. 肝胃不和证

【证候】主症：胃脘胀痛，攻窜不定，痛引两胁，嗳气，反酸。次症：情志不舒时症状加重，食欲减退，时有口苦。舌脉：舌淡红或舌边红，苔薄白或薄黄，脉弦细。

【治法】疏肝理气，和胃止痛。

【代表方】柴胡疏肝散加味。

【推荐方药】白芍 12g，柴胡、香附、木香、陈皮、枳壳各 6g，元胡、川楝子各 10g，甘松、川芎各 5g，甘草 3g。

2. 胃阴不足证

【证候】主症：胃脘隐痛或灼痛，午后尤甚，或嘈杂心烦，饥而不欲食。次症：口燥咽干，大便干结，或干涩不爽。舌脉：舌质红，苔少或剥脱，或干而少津，脉细数。

【治法】养阴益胃止痛。

【代表方】一贯煎合芍药甘草汤加味。

【推荐方药】沙参、石斛、玉竹、白芍各 15g，麦冬、生地黄、枸杞子各 12g，川楝子、佛手各 10g，当归 6g，甘草 3g。

3. 脾胃虚寒证

【证候】主症：胃脘隐隐作痛，遇寒痛甚，喜温喜按，得热痛减。次症：精神倦怠，四肢乏力，时泛清涎，四肢欠温，大便溏薄，面色无华。舌脉：舌淡，边有齿痕，苔薄白或白润，脉象细弱。

【治法】温中健脾，和胃止痛。

【代表方】黄芪建中汤合良附丸加减。

【推荐方药】黄芪 15g，党参、白芍各 12g，桂枝、白术、茯苓、高良姜各 10g，香附、木香各

6g，炙甘草 5g，生姜 3 片，大枣 5 枚。

4. 瘀血停滞证

【证候】**主症**：胃脘疼痛有定处，如针刺或刀割样疼痛，痛而拒按。**次症**：食后痛甚，或见吐血、黑便。**舌脉**：舌质紫暗或淡而有瘀点，脉弦或细涩。

【治法】活血调气，化瘀止痛。

【代表方】膈下逐瘀汤合失笑散加减。

【推荐方药】赤芍 12g，五灵脂、蒲黄、延胡索、川楝子各 10g，桃仁、红花、当归、川芎、香附各 6g，甘草 3g。

5. 痰饮停胃证

【证候】**主症**：胃脘痞满、闷痛，呕吐痰涎或清水。**次症**：倦怠，纳呆，口中黏腻，严重者胃脘部有振水声。**舌脉**：舌质淡胖，边有齿痕，苔白腻、滑润，脉弦滑。

【治法】温胃蠲饮，健脾化痰。

【代表方】二陈汤合胃苓汤加减。

【推荐方药】茯苓、猪苓、泽泻各 12g，厚朴、苍术、半夏各 10g，陈皮、桂枝各 6g，甘草 3g，生姜 3 片，大枣 5 枚。

四、良方举隅

1. 郭刚恒（威海市中医院）良方——柴胡疏肝散

柴胡 9g，枳实 12g，白芍 20g，甘草 6g，川芎 12g，香附 10g，陈皮 10g，刺猬皮 10g，九香虫 10g，蒲公英 20g，煅瓦楞子 15g（先煎）。

功用：疏肝和胃，理气止痛。用于胃脘痛肝气犯胃证。

2. 宋恩峰（武汉大学人民医院）经验方——五倍白及散

五倍子 10g，海螵蛸 20g，浙贝母 10g，白及 20g。

功用：制酸和胃。主治慢性胃溃疡、胃痛、胃酸过多。

五、其他疗法

1. 按摩疗法

（1）对于肝胃不和之患者，按摩左肋缘下，挤推揉腹，直推背部，推下肢内外侧，按揉足三里、内关等穴。

（2）对于脾胃虚寒者，可按摩下腹、上腹，挤推侧腹，拿提腹肌，揉足三里。

（3）对于病情反复、阳虚寒盛所致的胃脘冷痛，可以用手贴紧腹壁，用掌心着力在病位沿顺时针方向旋转按摩，上腹部疼痛，以中脘为中心，脐腹部疼痛以神阙即肚脐为中心，每次 30 下，每日 2 次。

2. 敷贴法

（1）胃热型胃溃疡：取仙人掌去刺捣烂，摊于纱布上敷脐，以胶布固定，每日换药 1 次，10 日为 1 个疗程。

（2）胃寒型胃、十二指肠溃疡：取细辛 10g，吴茱萸 10g，花椒 10g 研为细末，过筛，用甘油调成膏，摊于 15cm×15cm 的纱布上，敷胃脘部（以中脘穴为主）。3 日换药 1 次，连敷 15 ～ 30 日。

（3）气滞型胃脘痛：取木香 10g，香附 10g，元胡 10g（肝胆气滞痛，再加姜黄 10g）。上药烘干，共研为细末。用白酒调成膏，敷中脘、阿是穴。

（4）虚亏型胃溃疡：取丁香、肉桂、吴茱萸各 20g，研为细末，开水调成膏，敷中脘、阿是穴。

3. 刮痧法

将患者颈部、背部、肩胛部用刮痧板涂上刮痧油，在三处分别自上而下、自内向外反复刮拭，直至皮肤出现红紫斑块。重点点揉或刮拭脾俞、胃俞、大肠俞，点揉或刮拭中脘、下脘，刮拭足三里、天枢。

4. 食疗方

（1）绿茶木瓜：木瓜干切片加水 500mL，煮沸 5 分钟，加绿茶。适用于胃及十二指肠溃疡。

（2）蜂蜜红糖茶：红茶放入保温杯中，用沸水浸泡 10 分钟，调入蜂蜜及红糖，趁热饮用。适用于脾胃虚弱型胃及十二指肠溃疡患者。

六、预防调摄

1. 生活规律，不可过度疲劳，患者应多休息，少活动，疼痛剧烈者应卧床休息。

2. 限制进食对胃肠黏膜有刺激的食物，限制饮用烈性酒、浓茶、咖啡等，可进食对胃液分泌作用弱的食物，如大米粥、鸡蛋羹、果汁等。可少食多餐，每日进餐 6 ~ 7 次，2 小时 1 次。

3. 可选用针灸、推拿、气功、水浴等方法缓解疼痛，改善胃肠功能。

4. 情绪波动及焦虑、怨恨均可引起胃溃疡复发及加重，故患者应保持乐观情绪。

第四节　上消化道出血

上消化道出血是指十二指肠悬韧带以上的消化道（主要包括食管、胃、十二指肠、空肠上段和胆道）的出血。主要表现为呕血、黑便、便血、头晕、乏力、发热等。大多数患者经积极、有效的治疗后，症状可得到缓解，不再出血。

根据病因不同可分为静脉曲张性出血和非静脉曲张性出血，胃、十二指肠溃疡导致出血是最常见的原因。

本病属于中医学"呕血""便血"等范畴。

一、诊断标准

1. 症状

（1）呕血：为上消化道出血的特征性表现。出血部位在幽门附近，出血量少者通常无异常症状，出血量大者常有呕血。血色与出血速度快慢有关，出血速度慢者多为棕褐色或咖啡色；短期出血量大，血液未经胃酸充分混合即呕出，则为鲜红色或有血块。

（2）黑便：患者常可出现黑便，多为黏稠而发亮的柏油样。

（3）便血：当出血量＞1000mL 时，可有便血，呈暗红色血便，甚至鲜血。

（4）失血性周围循环衰竭：急性大量失血时由于循环血容量迅速减少而导致周围循环衰竭，表现为头昏、心慌、乏力，突然起立发生晕厥、肢体冷感、心率加快、血压偏低等。

（5）发热：消化道大量出血后，可能因周围循环衰竭所致的体温调节中枢功能障碍等影响，部分患者在24小时内出现低热，持续3～5日后降至正常。

2. 体征

腹部触诊检查（可有轻压痛）、腹部听诊（腹部发出的声音、肠鸣音亢进）等。

3. 辅助检查

血常规、血生化、粪便潜血试验、胃液潜血、X线、CT、超声、MRI、血管造影、胃镜、手术探查等，可进一步明确诊断。

4. 鉴别诊断

上消化道出血需要与溃疡病、肝硬化、胆道出血、食管癌、胃癌、胃黏膜损害、急性胃扩张、白血病、血友病、再生障碍性贫血、肾炎、尿毒症、肺心病，以及应激性溃疡等可能导致出血的疾病进行鉴别。

二、病因病机

饮食不节，胃中积热，情志失和，肝郁化火，致火盛气逆，迫血妄行。或劳倦过度，或胃痛，导致脾胃气弱，血失统摄。或肝病日久，气滞血瘀；胃痛缠绵，久痛伤络，致胃络瘀阻，血不循经。

三、辨证论治

本病在用药上忌用升散燥热，以免血随气火上逆。血脱者，急当益气固脱为先。

1. 胃中积热证

【证候】**主症**：吐血紫暗或呈咖啡色，甚则鲜红，常混有食物残渣。大便色黑如漆。**次症**：口干口臭，喜冷饮，或胃脘胀闷灼痛。**舌脉**：舌红苔黄，脉滑数。

【治法】清胃泻火，降逆止血。

【代表方】犀角地黄汤。

【推荐方药】芍药9g，生地黄24g，牡丹皮12g，水牛角30g（先煎）。

2. 肝火犯胃证

【证候】**主症**：吐血鲜红或紫暗，大便色黑如漆。**次症**：口苦目赤，胸胁胀痛，心烦易怒，失眠多梦，或有黄疸、胁痛宿疾，或见赤丝蛛缕、痞块。**舌脉**：舌红苔黄，脉弦数。

【治法】清肝祛火，降逆止血。

【代表方】龙胆泻肝汤。

【推荐方药】龙胆6g，黄芩9g，栀子9g，泽泻12g，木通9g，车前子9g（包煎），当归8g，生地黄20g，柴胡10g，生甘草6g。

3. 脾虚不摄证

【证候】**主症**：吐血暗淡，大便漆黑稀溏。**次症**：病程较长，时发时愈，面色萎黄，唇甲淡白，神疲，腹胀纳呆，便溏，四肢乏力，心悸头晕。**舌脉**：舌淡苔薄白，脉细弱。

【治法】健脾益气，温中止血。

【代表方】偏气虚者，用四君子汤合归脾汤加减；偏阳虚者，用黄土汤加减。

【推荐方药】人参、白术、茯苓、木香各9g，炙甘草6g，茯神、黄芪、龙眼肉、酸枣仁各18g，当归、远志各 3g。

甘草 9g，干地黄 10g，白术 10g，炮附子 10g（先煎），阿胶 10g（烊化），黄芩 10g，灶心黄土 30g。

4. 气衰血脱证

【证候】**主症**：吐血倾盆盈碗，大便溏黑，甚则紫红。**次症**：面色及唇甲白，眩晕，心悸，烦躁，口干，冷汗淋漓，四肢厥冷，尿少，神志恍惚或昏迷。**舌脉**：舌淡，脉细数无力或微细欲绝。

【治法】益气摄血，回阳固脱。

【代表方】参附汤合生脉散。

【推荐方药】人参 10g，炮附子 10g（先煎），麦冬 9g，五味子 6g。

四、良方举隅

1. 朱良春（国医大师）良方

制附子 9g（先煎），红参 10g，生白术 10g，炮姜炭 10g，炙甘草 8g，灶心黄土 60g（包煎），三七粉 5g（分吞），乌梅 20g，阿胶 15g（烊化）。

功用：回阳止血。用于气随血脱证。

2. 胃血宁Ⅰ号、胃血宁Ⅱ号（广西中医药大学第一附属医院中医急症研究室经验方）

胃血宁Ⅰ号：紫珠叶粉 2g，白及粉 3g，海螵蛸粉 5g，生大黄粉 1.5g，混合装入塑料袋内，封口。

胃血宁Ⅱ号：血余炭粉 2g，紫珠叶粉 2g，白及粉 3g，海螵蛸粉 5g，生大黄粉 1.5g，混合装入塑料袋内，封口。

功用：收敛止血，消肿生肌。用于急性上消化道出血。

五、其他疗法

1. 针灸治疗

针刺大陵、郄门、鱼际。

2. 外敷治疗

生栀子 15g，生大黄 15g，研磨成细末，以陈醋适量调成膏状敷肚脐。

六、预防调摄

1. 养成良好的饮食习惯，减少食用油腻、辛辣等刺激性食物，以及粗糙、坚硬的食物等，忌烟忌酒。

2. 积极治疗可能引起消化道出血的疾病，如消化性溃疡等。

3. 保持轻松愉快的心情，避免紧张、劳累、愤怒等情绪刺激。

4. 遵医嘱正确使用非甾体抗炎药。

5. 年龄大、有消化系统肿瘤家族史的人群应定期进行检查。

6. 生活规律，保证睡眠充足。

第五节　慢性腹泻

腹泻指排便次数增多（>3次/日），粪便量增加（>200g/d），粪质稀薄（含水量>85%），病程超过3周或长期反复发作者属于慢性腹泻。在我国，慢性腹泻是婴幼儿最常见的疾病之一，6个月至2岁婴幼儿发病率最高，1岁以内婴幼儿约占50%。此外，老年人、免疫抑制患者及旅游者亦为腹泻的高危人群。慢性腹泻的病因：①消化系统疾病，如胃部疾病、肠道感染、肠道非感染性疾病、肠道肿瘤、胰腺疾病、肝胆疾病等。②全身性疾病，如内分泌及代谢障碍性疾病、神经功能紊乱、药物不良反应、系统性红斑狼疮等其他系统疾病。

本病属于中医学"泄泻"范畴。

一、诊断标准

慢性腹泻是一种常见的临床症状，需从病史、症状、体征及必要的实验室检查综合考虑，明确病因，确定原发病。

1. 主要临床表现

（1）腹泻次数及粪便性质：急性感染性腹泻常有不洁饮食史，于进食后24小时内发病，每日排便数次甚至数十次，多呈糊状或水样便，少数为脓血便。慢性腹泻表现为每日排便次数增多，可为稀便，亦可带黏液、脓血，见于慢性细菌性痢疾、炎症性肠病及结直肠癌等。阿米巴痢疾的粪便呈暗红色或果酱样，粪便中带黏液而无异常发现者常见于肠易激综合征。

（2）腹泻与腹痛的关系：急性腹泻常有腹痛，尤以感染性腹泻较明显。小肠疾病的腹泻、疼痛常在脐周，便后腹痛缓解不明显。结肠病变疼痛多在下腹，便后疼痛常可缓解。分泌性腹泻往往无明显腹痛。

2. 伴随症状和体征

（1）腹泻伴发热者：可见于急性细菌性痢疾、伤寒或副伤寒、肠结核、肠道恶性淋巴瘤、克罗恩病、溃疡性结肠炎急性发作期、败血症等。

（2）腹泻伴里急后重者：提示病变以直肠、乙状结肠为主，如细菌性痢疾、直肠炎、直肠肿瘤等。

（3）腹泻伴明显消瘦者：多提示病变位于小肠，如胃肠道恶性肿瘤、肠结核及吸收不良综合征。

（4）腹泻伴皮疹或皮下出血者：见于败血症、伤寒或副伤寒、麻疹、过敏性紫癜、糙皮病等。

（5）腹泻伴腹部包块者：见于胃肠道恶性肿瘤、肠结核、克罗恩病及血吸虫病性肉芽肿。

（6）腹泻伴重度失水者：常见于分泌性腹泻，如霍乱、细菌性食物中毒或尿毒症。

（7）腹泻伴关节痛或关节肿胀者：见于克罗恩病、溃疡性结肠炎、系统性红斑狼疮、肠结核惠普尔病等。

3. 辅助检查

辅助检查包括粪便检查、血常规、电解质检查。必要时可配合小肠吸收功能试验、内镜检查、腹部B超等影像学检查明确病因。

4. 鉴别诊断

慢性腹泻需与急性腹泻、痢疾、霍乱等相鉴别。

二、病因病机

本病多因脾胃虚弱、情志失调、命门火衰等因素所致，与肝、脾、肾等脏腑功能失常有关。其基本病机为脾虚湿盛，大小肠传化失常，升降失调，清浊不分。

1. 脾胃虚弱

素体脾虚，胃肠功能减退，不能受纳水谷，也不能运化精微，反聚水成湿，积谷为滞，致脾胃升降失司，清浊不分，混杂而下，遂成泄泻。

2. 肝气郁滞

或忧郁思虑，或抑郁恼怒，肝郁气滞，横逆犯脾，脾气不运，升降失职，清浊不分，而成泄泻。

3. 命门火衰

或年老体弱，肾气不足；或久病之后，肾阳受损；或房室无度，命门火衰，致脾失温煦，运化失职，水谷不化，升降失调，清浊不分，而成泄泻。且肾为胃之关，主司二便，若肾气不足，关门不利，则可发生大便滑泄、洞泄。

三、辨证论治

慢性泄泻以脾虚为主，当予运脾补虚，辅以祛湿，并根据不同证候，分别施以益气健脾升提、温肾健脾、抑肝扶脾之法，久泻不止者，尚宜固涩。

1. 脾虚泄泻证

【证候】主症：因稍进油腻食物或饮食稍多，大便次数即明显增多而发生泄泻，伴有不消化食物，大便时泻时溏，迁延反复。次症：饮食减少，食后脘闷不舒，面色萎黄，神疲倦怠。舌脉：舌淡苔白，脉细弱。

【治法】健脾益气，和胃渗湿。

【代表方】参苓白术散。

【推荐方药】人参 15g，白术 15g，茯苓 15g，甘草 9g，砂仁 5g（后下），陈皮 9g，桔梗 6g，白扁豆 6g，山药 15g，莲子肉 5g，薏苡仁 10g。

2. 肾虚泄泻证

【症状】主症：黎明之前脐腹作痛，肠鸣即泻，泻下完谷，泻后即安。次症：小腹冷痛，形寒肢冷，腰膝酸软。舌脉：舌淡苔白，脉细弱。

【治法】温补脾肾，固涩止泻。

【代表方】四神丸。

【推荐方药】补骨脂 10g，制吴茱萸 5g，肉豆蔻 5g，五味子 5g，炮附子 5g（先煎），炮姜 5g。

3. 肝郁泄泻

【症状】主症：每逢抑郁恼怒，或情绪紧张之时，即发生腹痛泄泻，腹中雷鸣，攻窜作痛，腹痛即泻，泻后痛减。次症：矢气频作，胸胁胀闷，嗳气食少。舌脉：舌淡，脉弦。

【治法】抑肝扶脾，调中止泻。

【代表方】痛泻要方。

【推荐方药】白芍 10g，白术 15g，陈皮 6g，防风 6g，柴胡 10g，枳壳 6g，党参 10g，白扁豆 6g。

四、良方举隅

1. 黄甡（河南中医药大学第一附属医院）良方——脾虚久泄方

茯苓 10g，太子参 10g，白术 10g，木香 6g，诃子 6g，炮姜 6g，淡附片 3g（先煎），肉豆蔻 3g，白芍 10g，大枣 10g，生山药 20g。

功用：健脾祛湿，益气养阴。用于慢性腹泻由脾虚湿盛、气阴两虚所致者。

2. 唐喜玉（芜湖市中医医院）良方——自拟健脾益肠方

参片、山药、茯苓各 15g，麸炒薏苡仁、莲子各 30g，六神曲、麸炒白术、葛根各 9g，甘草片 6g。

功用：扶正健脾，化湿止泻。用于慢性腹泻脾胃虚弱、湿浊内盛者。

五、其他疗法

1. 艾灸疗法

可选择隔姜灸、艾条灸、温针灸、热敏灸等方法；常用穴位有中脘、神厥、气海、关元等。

2. 针刺治疗

有普通毫针、腹针、温针等方法。常用穴位有脾俞、中脘、章门、天枢、足三里，肾虚者加命门、关元。

3. 推拿疗法

对小儿慢性腹泻疗效较好。常用手法有补脾经、补大肠、揉外劳宫、推上七节骨、揉鱼尾、摩腹、捏脊。

六、预防调摄

1. 预防

平时要养成良好的卫生习惯，不饮生水，忌食腐馊变质饮食，少食生冷瓜果；居处冷暖适宜。

2. 调摄

可结合食疗健脾益胃，一般情况下可给予流质或半流质饮食。对重度泄泻者，应注意防止津液亏损，及时补充体液。

第六节 慢性便秘

便秘是一种常见的临床症状，表现为排便困难和（或）排便次数减少、粪便干硬。排便困难包括排便费力、排出困难、排便不尽感、肛门直肠堵塞感、排便费时和需辅助排便。排便次数减少指每周排便少于 3 次。慢性便秘的病程至少为 6 个月。我国成人慢性便秘的患病率为 4.0% ～ 10.0%。慢性便秘患病率随年龄增长而升高，女性患病率高于男性。

根据病因，慢性便秘可进一步分为原发性便秘和继发性便秘。原发性便秘，也称特发性便秘或功能性便秘，主要由于结肠、直肠肛门的神经平滑肌功能失调所致。继发性便秘与多种因素有关，器质性疾病和药物诱发是主要原因。

本病属于中医学"便秘"范畴。

一、诊断标准

1. 症状

慢性便秘的主要症状包括排便次数减少、粪便干硬、排便费力，排便时肛门直肠梗阻或堵塞感，需要手法辅助排便，排便不尽感，部分患者缺乏便意，想排便但排不出（空排），排便量少、排便费时等。空排和缺乏便意是我国功能性便秘患者最常见的症状。

2. 体征

肛门直肠指诊有助于排除肛门直肠器质性疾病，了解肛门括约肌功能。肛门直肠指诊时嘱患者做用力排便的动作，正常情况下肛门口松弛，如手指被夹紧，提示可能存在肛门括约肌不协调收缩。

3. 辅助检查

常见的为结肠镜检查；必要时进行结肠传输时间测定、球囊逼出试验、肛门直肠压力测定、排粪造影等检查，明确诊断。

4. 鉴别诊断

积聚、便秘均可在腹部触及包块。便秘者包块常出现在左下腹，而积聚的包块在腹部各处均可出现；便秘多可扪及条索状物，积聚则形状不定；便秘之包块排便后消失，积聚之包块则与排便无关。

二、病因病机

便秘的病因是多方面的，其中主要的有外感寒热之邪，内伤饮食情志，病后体虚，阴阳、气血不足等。本病病位在大肠，并与脾、胃、肺、肝、肾密切相关。便秘的基本病机是邪滞大肠，腑气闭塞不通，或肠失温润，推动无力，导致大肠传导功能失常。

1. 肠胃积热

素体阳盛，或过食醇酒厚味，或过服热药，致肠胃积热，耗伤津液，肠道干涩失润，粪质干燥，难于排出，形成所谓"热秘"。

2. 气机郁滞

忧愁思虑，脾伤气结；或抑郁恼怒，肝郁气滞，导致腑气郁滞，通降失常，传导失职，糟粕内停，不得下行而成气秘。

3. 阴寒积滞

恣食生冷，凝滞胃肠；或外感寒邪，直中肠胃；或过服寒凉，阴寒内结，均可导致阴寒内盛，凝滞胃肠，传导失常，糟粕不行，而成冷秘。

4. 气虚阳衰

饮食劳倦，脾胃受损；或素体虚弱，阳气不足；或年老体弱，气虚阳衰；或苦寒攻伐，伤阳耗气，均可导致气虚阳衰，大肠传导无力，形成便秘。

5. 阴亏血少

素体阴虚，津亏血少；或病后产后，阴血虚少；或失血夺汗，伤津亡血；或过食辛香燥热，损耗阴血，均可导致阴亏血少，肠道失润，而成便秘。

三、辨证论治

治疗当分虚实而治，实证以祛邪为主，根据热、冷、气秘之不同，分别施以泻热、温散、理气之法，辅以导滞之品，标本兼治，邪去便通；虚证以养正为先，依阴阳气血亏虚的不同，主用滋阴养血、益气温阳之法，酌用甘温润肠之药，标本兼治，正盛便通。

1. 胃肠积热证

【证候】**主症**：大便干结，腹胀腹痛。**次症**：面红身热，口干口臭，心烦不安，小便短赤。**舌脉**：舌红苔黄燥，脉滑数。

【治法】泻热导滞，润肠通便。

【代表方】麻子仁丸。

【推荐方药】大黄 5g，枳实 10g，厚朴 10g，火麻仁 15g，杏仁 10g，白芍 10g，生地黄 10g，玄参 10g。

2. 气机郁滞证

【证候】**主症**：大便干结，或不甚干结，欲便不得出，或便而不畅，肠鸣矢气。**次症**：腹中胀痛，胸胁满闷，嗳气频作，饮食减少。**舌脉**：舌苔薄腻，脉弦。

【治法】顺气导滞。

【代表方】六磨汤。

【推荐方药】木香 5g，乌药 9g，沉香 3g（后下），大黄 5g，槟榔 10g，枳实 10g，厚朴 10g，香附 10g，柴胡 10g。

3. 阴寒积滞证

【证候】**主症**：大便艰涩，腹痛拘急。**次症**：胀满拒按，胁下偏痛，手足不温，呃逆呕吐。**舌脉**：舌苔白腻，脉弦紧。

【治法】温里散寒，通便导滞。

【代表方】大黄附子汤。

【推荐方药】炮附子 10g（先煎），大黄 5g，细辛 3g，枳实 10g，厚朴 10g，木香 5g，干姜 9g，小茴香 5g。

4. 气虚证

【证候】**主症**：粪质并不干硬，也有便意，但临厕排便困难，需努挣方出，挣得汗出短气，便后乏力。**次症**：体质虚弱，面白神疲，肢倦懒言。**舌脉**：舌淡苔白，脉弱。

【治法】补气润肠，健脾升阳。

【代表方】黄芪汤。

【推荐方药】黄芪 20g，火麻仁 10g，陈皮 10g，人参 10g，白术 15g。

5. 血虚证

【证候】**主症**：大便干结，排出困难。**次症**：面色无华，心悸气短，健忘，口唇色淡。**舌脉**：舌淡苔白，脉细。

【治法】养血润肠。

【代表方】润肠丸。

【推荐方药】当归 10g，生地黄 15g，火麻仁 15g，桃仁 6g，枳壳 10g，玄参 10g，何首乌 10g，枸杞子 15g。

6. 阴虚证

【证候】主症：大便干结，如羊屎状。次症：形体消瘦，头晕耳鸣，心烦失眠，腰膝酸软，潮热盗汗。舌脉：舌红少苔，脉细数。

【治法】滋阴润肠通便。

【代表方】增液汤。

【推荐方药】玄参10g，麦冬10g，生地黄15g，白芍15g，玉竹10g，石斛10g，火麻仁10g，柏子仁10g。

7. 阳虚证

【证候】主症：大便或干或不干，皆排出困难。次症：小便清长，面色㿠白，四肢不温，腹中冷痛，得热痛减，腰膝冷痛。舌脉：舌淡苔白，脉沉迟。

【治法】温阳润肠。

【代表方】济川煎。

【推荐方药】肉苁蓉10g，牛膝10g，当归10g，升麻6g，泽泻10g，枳壳6g，肉桂5g。

四、良方举隅

1. 杨倩（河北省中医院）良方——麻枳降浊方

枳实6g，火麻仁10g，女贞子10g，墨旱莲10g。

功用：化浊解毒，滋阴通腑。适用于便秘型肠易激综合征。

2. 张东岳（河南中医学院第一附属医院）良方——培元丹

当归梢15g，杭白芍20g，何首乌30g，女贞子15g，锁阳15g，韭菜子10g，熟地黄20g，桃仁泥10g，火麻仁15g，莱菔子20g，生甘草6g。

功用：温补脾肾，润肠通便。适用于脾肾阳虚便秘。

五、其他疗法

1. 针灸疗法

主穴：大肠俞、天枢、支沟、上巨虚。热结加合谷、曲池；气滞加中脘、行间；气血虚弱加脾俞、肾俞。以上穴位针刺为主，寒秘则灸气海、神阙。

2. 推拿疗法

患者取仰卧位，以一指禅推法推中脘、神阙、关元、气海，每穴各1分钟。用掌根以肚脐为中心做环形按摩，先顺时针，后逆时针，各按摩5分钟。按摩脊柱两侧3～5分钟。

3. 耳穴贴压

常规取大肠、直肠下段、三焦、脾、肺、交感、皮质下、胃、小肠等穴位，以王不留行籽等贴压于选定穴上，每日按压3～5次，每次1～5分钟，用力适度，使耳郭有局部疼痛或胀痛、热感、酸麻且能耐受为宜。2～5日后换对侧相同耳穴，3～10日为1个疗程。

六、预防调摄

1. 预防

保持心情舒畅，戒忧思恼怒。应养成定时排便的习惯，建议采取蹲位姿势排便，非坐位姿势。

适当多食富含纤维素的粗粮、蔬菜、水果，避免进食辛辣食物。增加水的摄入，推荐水的摄入量为1.5 ～ 2.0 升 / 天。

2. 调摄

避免久坐少动，增加有氧运动，如步行、骑车等，推荐运动量为 30 ～ 60 分钟 / 天，至少 2 次 / 周。

第七节　肠易激综合征

肠易激综合征是一种以腹痛伴排便习惯改变为特征而无器质性病变的常见功能性肠病。起病隐匿，症状反复发作或慢性迁延，病程可长达数年至数十年。精神、饮食等因素常诱使症状复发或加重。其成人患病率在欧美国家为 10% ～ 20%，在我国为 10% 左右。患者以中青年居多，男女比例约为 1 : 2，有家族聚集倾向。

根据患者排便异常时的主要粪便性状，可将本病分为便秘型、腹泻型、混合型、不定型 4 种亚型。在我国，临床上以腹泻型肠易激综合征最为多见，便秘型、混合型和不定型肠易激综合征则相对较少。

根据其临床表现不同，分属于中医学"泄泻""便秘""腹痛"等范畴。

一、诊断标准

肠易激综合征的诊断主要基于症状，必要时应有针对性地选择辅助检查。

1. 症状

在缺乏可解释症状的形态学改变和生化异常基础上，反复发作的腹痛，近 3 个月内发作至少每周 1 次，伴以下 2 项或者 2 项以上症状：①与排便相关。②症状发生伴随排便次数改变。③症状发生伴随粪便性状（外观）改变。诊断前症状至少出现 6 个月，近 3 个月符合以上诊断。

以下症状不是诊断所必备，但属常见症状，这些症状越多越支持 IBS 的诊断：①排便频率异常（每日＞ 3 次或每周＜ 3 次）。②粪便性状异常（块状或硬便，或稀水样便）。③粪便排出过程异常（费力、急迫感、排便不尽感）。④黏液便。⑤胃肠胀气或腹部膨胀感。

2. 鉴别诊断

在详细询问病史的基础上，应分别与引起腹痛、腹泻或便秘的疾病进行鉴别，要注意与乳糖不耐受症及药物不良反应引起的便秘相鉴别。对于存在警报症状的患者不宜轻易诊断肠易激综合征，这些警报症状包括体重下降、持续性腹泻、夜间腹泻、粪便中带血、顽固性腹胀、贫血、低热等，特别是 50 岁以上出现新发症状者要高度警惕器质性疾病。

二、病因病机

本病多因先天禀赋不足，加之后天失养，情志失调、饮食不节、感受外邪等所致。肠易激综合征的病位在肠，涉及肝、脾、胃、肾等脏腑，与肺、心亦有一定的关系。脾胃虚弱、肝失疏泄是肠易激综合征发病的重要环节，脾肾阳虚、虚实夹杂是导致疾病迁延难愈的关键因素。

1. 胃肠积热

素体阳盛，或过食醇酒厚味，或过服热药，致肠胃积热，耗伤津液，肠道干涩失润，粪质干燥，排便异常，发为本病。

2. 脾胃虚弱

素体脾虚，或因过度劳累，或忧思伤脾，致使脾胃虚弱，中气亏耗，运化乏力，升降失常，清气不升，湿浊内盛，出现泄泻，发为本病。

3. 肝失疏泄

忧思恼怒，或焦虑紧张，肝气不舒，横逆脾土，脾失健运，升降失调，出现排便异常。

4. 脾肾阳虚

脾肾久病，耗气伤阳；或久泻久痢，损伤肾阳；或水邪久踞，肾阳虚衰，不能温养脾阳，脾肾阳虚，大肠功能失调，出现腹泻或便秘，使本病迁延难愈。

5. 阴虚肠燥

素体阴虚，津亏血少；或过食辛香燥热，损耗阴血，致阴亏血少，肠道失润，排便困难，而成本病。

三、辨证论治

肠易激综合征的中医治疗应当分型辨证论治，根据便秘型、腹泻型、混合型及不定型的特点结合证型变化适当佐以通便止泻方法进行治疗。下面介绍常见腹泻型、便秘型的辨证论治。

1. 腹泻型

（1）肝郁脾虚证

【证候】**主症**：腹痛即泻，泻后痛减，急躁易怒。**次症**：两胁胀满，纳呆，身倦乏力。**舌脉**：舌淡胖，也可有齿痕，苔薄白，脉弦细。

【治法】抑肝扶脾。

【代表方】痛泻要方。

【推荐方药】白术15g，白芍10g，防风10g，陈皮6g，香附10g，党参10g。

（2）脾虚湿盛证

【证候】**主症**：大便溏泄，腹痛隐隐。**次症**：劳累或受凉后发作或加重，神疲倦怠，纳呆。**舌脉**：舌淡，边可有齿痕，苔白腻，脉虚弱。

【治法】健脾益气，化湿止泻。

【代表方】参苓白术散。

【推荐方药】莲子肉10g，薏苡仁20g，砂仁5g（后下），桔梗6g，白扁豆9g，茯苓15g，人参10g，炙甘草10g，白术15g，山药20g。

（3）脾肾阳虚证

【证候】**主症**：腹痛即泻，多晨起时发作，腹部冷痛，得温痛减。**次症**：腰膝酸软，不思饮食，形寒肢冷。**舌脉**：舌淡胖，苔白滑，脉沉细。

【治法】温补脾肾。

【代表方】附子理中汤合四神丸。

【推荐方药】炮附子10g（先煎），人参10g，干姜9g，炙甘草9g，白术15g，补骨脂10g，肉豆蔻5g，制吴茱萸5g，五味子5g。

（4）脾胃湿热证

【证候】**主症**：腹中隐痛，泻下急迫或不爽，大便臭秽。**次症**：脘闷不舒，口干不欲饮，或口苦，或口臭，肛门灼热。**舌脉：**舌红，苔黄腻，脉濡数或滑数。

【治法】清热利湿。

【代表方】葛根黄芩黄连汤。

【推荐方药】葛根15g，甘草6g，黄芩9g，黄连5g，豆蔻10g，佩兰10g，厚朴10g。

（5）寒热错杂证

【证候】**主症：**大便时溏时泻，便前腹痛，得便减轻，腹胀或肠鸣。**次症：**口苦或口臭，畏寒，受凉则发。**舌脉：**舌质淡，苔薄黄，脉弦细或弦滑。

【治法】平调寒热，益气温中。

【代表方】乌梅丸。

【推荐方药】乌梅15g，细辛3g，干姜6g，黄连6g，炮附子10g（先煎），当归10g，黄柏10g，桂枝10g，人参10g，花椒6g。

2. 便秘型

（1）肝郁气滞证

【证候】**主症：**排便不畅，腹痛或腹胀。**次症：**胸闷不舒，嗳气频作，两胁胀痛。**舌脉：**舌暗红，脉弦。

【治法】疏肝理气，行气导滞。

【代表方】四磨汤。

【推荐方药】枳壳10g，槟榔10g，沉香3g（后下），乌药9g，柴胡10g，白芍15g。

（2）胃肠积热证

【证候】**主症：**排便艰难，数日一行，便如羊粪，外裹黏液，少腹或胀或痛。**次症：**口干或口臭，头晕或头胀，形体消瘦。**舌脉：**舌质红，苔黄少津，脉细数。

【治法】泻热清肠，润肠通便。

【代表方】麻子仁丸。

【推荐方药】火麻仁10g，白芍10g，枳实10g，大黄5g，厚朴10g，杏仁10g。

（3）阴虚肠燥证

【证候】**主症：**大便硬结难下，形如羊粪；少腹疼痛或按之胀痛。**次症：**口干，少津。**舌脉：**舌红苔少根黄，脉弱。

【治法】滋阴泻热，润肠通便。

【代表方】增液汤。

【推荐方药】玄参10g，麦冬10g，生地黄15g，知母10g，当归10g。

（4）脾肾阳虚证

【证候】**主症：**大便干或不干，排出困难，腹中冷痛，得热则减。**次症：**小便清长，四肢不温，面色㿠白。**舌脉：**舌淡苔白，脉沉迟。

【治法】温润通便。

【代表方】济川煎。

【推荐方药】当归10g，牛膝6g，肉苁蓉9g，泽泻6g，升麻6g，枳壳6g。

（5）肺脾气虚证

【证候】**主症：**大便并不干硬，虽有便意，但排便困难，便前腹痛。**次症：**神疲气怯，懒言，便后乏力。**舌脉：**舌淡苔白，脉弱。

【治法】益气润肠。

【代表方】黄芪汤。

【推荐方药】黄芪 15g，陈皮 10g，火麻仁 10g，党参 10g，白术 10g，炮姜 5g，苍术 10g。

四、良方举隅

1. 连建伟（浙江中医药大学附属第三医院）良方——疏肝安肠方

炒白芍、茯苓各 15g，炒白术、木瓜、焦神曲各 12g，黄芩 10g，炒陈皮、煨木香、炒防风各 6g，川黄连 5g，制吴茱萸 3g。

功用：疏肝健脾，理气燥湿。用于腹泻型肠易激综合征肝郁脾虚证的治疗。

2. 邱健行（广东省第二中医院）良方——火凤清肠方

火炭母 30g，凤尾草 30g，白花蛇舌草 30g，败酱草 30g，延胡索 15g，救必应 20g，防风 18g，白术 15g。

功用：清肠利湿，健脾益气。用于湿热型肠易激综合征的治疗。

五、其他疗法

1. 针灸治疗

泄泻取足三里、天枢、三阴交，实证用泻法，虚证用补法。脾虚湿盛加脾俞、章门；脾肾阳虚加肾俞、命门、关元，也可用灸法；脘痞纳呆加公孙；肝郁加肝俞、行间。便秘主要取背俞穴和腹部募穴及下合穴，一般取大肠俞、天枢、支沟、丰隆，实证宜泻，虚证宜补，寒证加灸。肠燥加合谷、曲池；气滞加中脘、行间，用泻法；阳虚加灸神阙。

2. 穴位敷贴

推荐采用以神阙穴为主的敷贴疗法，虚性体质穴位贴剂由当归、升麻、党参等组成。湿性体质穴位贴剂由大黄、黄芪、牡丹皮等组成。每日 1 次，每次 2～4 小时，7 日为 1 个疗程。

六、预防调摄

1. 预防

保持心理健康，生活起居规律。养成良好的饮食习惯，规律饮食，以清淡、易消化食物为主，少油腻，避免生冷、辛辣刺激性食物，勿暴饮暴食。便秘型肠易激综合征患者可适量补充水果、蔬菜、谷类等富含植物纤维的食物以加速食物的运转，增加粪容量，使排便顺利。腹泻型肠易激综合征患者尽量避免纤维素含量丰富的食物，因其可能会促进肠道蠕动，进一步加重腹泻症状。

2. 调摄

防止复感新邪，避免当风而立，防寒保暖；防止劳复，劳逸适度，保证充分睡眠；节制房事，以防损伤真元。

第八节 病毒性肝炎

病毒性肝炎系由多种肝炎病毒引起的以肝炎为主的全身性传染病，多表现为身体倦怠、食欲减弱、厌恶油腻食物、肝功能出现异常，部分患者还可能出现黄疸。主要病理变化在肝脏，包括肝细胞肿胀、变性、坏死和再生，以及间质组织的增生和炎症浸润。患者罹患本病后，可获得免疫力，但无交叉免疫性。

根据肝炎病毒的种类不同，可分为甲型肝炎病毒（HAV）、乙型肝炎病毒（HBV）、丙型肝炎病毒（HCV）、丁型肝炎病毒（HDV）、戊型肝炎病毒（HEV）、庚型肝炎病毒（HGV）六种类型。临床以慢性乙型肝炎最为常见。

本病属于中医学"黄疸""胁痛""癥积""虚损""急黄"等范畴。

一、诊断标准

1. 症状

（1）全身症状：患者可能有倦怠、乏力、食欲不振、皮肤瘙痒等症状。

（2）肝区症状：患者可能会出现肝区疼痛、肝脏增大，按压或叩击肝脏部位时疼痛明显等症状。

（3）消化道症状：患者可能会出现腹胀、恶心、呕吐、厌油腻食物、上腹部不适等症状，随着病情加重或疾病进展，患者可能出现腹水、胃食管静脉曲张破裂出血等症状。

（4）黄疸症状：患者可能出现尿液颜色加深、皮肤和眼球巩膜黄染等典型的黄疸症状，患者粪便颜色可能变浅。

2. 体征

观察双手是否有肝掌，身上是否有蜘蛛痣，腹部有无静脉曲张，肝区是否疼痛、压痛和叩击痛，肝脏是否肿大等。肝掌、蜘蛛痣这类特征性改变按压中心位置时，充血会暂时消退，停止按压症状仍然存在。

3. 辅助检查

辅助检查包括病原血清学检查、血常规、尿常规、肝功能检查、CT、MRI 与肝脏组织病理学检查等，用于排除可能存在的其他疾病。

4. 鉴别诊断

急性黄疸型肝炎黄疸前期应与上呼吸道感染、传染性单核细胞增多症、风湿热及胃肠炎等相鉴别；黄疸期应与其他可引起黄疸的疾病相鉴别，如药物性肝炎、钩端螺旋体病、传染性单核细胞增多症、胆囊炎、胆石症等。无黄疸型肝炎及慢性肝炎应与可引起肝（脾）肿大及肝功能损害的其他疾病相鉴别，如慢性血吸虫病、华支睾吸虫病、药物性或中毒性肝炎、脂肪肝等。慢性肝炎黄疸持续较久者，需与肝癌、胆管癌、胰头癌等相鉴别。重型肝炎应与其他原因引起的严重肝损害，如药物中毒、暴发性脂肪肝等进行鉴别。

二、病因病机

感受湿热之邪之后，湿邪不能发泄，可郁蒸而助热，热邪不能宣达，可蕴结而助湿，湿得热而益深，热因湿而愈炽。湿热熏蒸于里，郁结脾胃，脾胃失调，累及肝胆，气机阻滞，而出现胁痛、胸闷、口苦等症。湿热内盛，熏蒸肝胆，迫使胆汁不循常道，浸渍面目，溢于肌肤而致黄疸。这种发病机制既可以导致黄疸型，也可以导致无黄疸型。

如果感邪重或机体正气虚，或治疗失时、不当，均可造成本病迁延不愈而转为慢性。此时病机变化则以正虚邪恋为主。正虚多表现为脾虚、肝肾阴虚。

邪态多以湿热久留不解或瘀血痹阻为主。因此，本病至慢性阶段常可出现脾虚湿困、肝阳不足、气滞血瘀等病理变化。

三、辨证论治

中医学认为其病邪为湿热疫毒，急性期通常因人体正气尚足，故治疗应以清热解毒、化湿祛邪为主；若病邪在体内羁留日久，病期转为慢性，势必耗伤人体正气而虚实相兼，若在清热解毒法则的基础上，配合健脾补肾等扶正药，其疗效可明显提高，若疫毒病邪蕴伏血分，治疗须重视从血分论治，即需要清血分之热，解血分之毒。当投以甘寒凉血解毒之品，使毒热从血分清除；甘寒之品又可顾护阴液，在热灼阴血的情况下尤为重要。

1. 肝胆湿热证

【证候】主症：右胁胀痛，脘腹满闷，恶心厌油。次症：身目深黄或无黄，小便黄赤，大便黏腻臭秽不爽。舌脉：舌苔黄腻，脉弦滑数。

【治法】清利湿热，凉血解毒。

【代表方】茵陈蒿汤。

【推荐方药】茵陈18g，栀子12g，大黄6g。

2. 肝郁脾虚证

【证候】主症：胁肋胀满疼痛，胸闷叹息，脘痞腹胀，午后为甚。次症：口淡乏味，纳少便溏，全身疲乏。舌脉：舌淡苔白，脉沉弦。

【治法】疏肝解郁，健脾助运。

【代表方】逍遥丸合香砂六君子丸。

【推荐方药】柴胡20g，当归20g，白芍20g，白术20g，茯苓10g，炙甘草10g，薄荷3g（后下），人参6g，茯苓6g，陈皮6g，半夏6g，砂仁3g（后下），木香3g。

3. 脾肾不足证

【证候】主症：面色不华，或晦黄，畏寒肢冷，食少脘痞，腹胀便溏，或五更泻。次症：小便余沥不尽或失禁，下肢或全身浮肿。舌脉：舌淡胖有齿痕，舌苔白腻，脉沉细无力。

【治法】温补脾肾。

【代表方】附子理中汤合五苓散。

【推荐方药】炮附子（先煎）、人参、干姜、炙甘草、白术各9g，猪苓9g，泽泻15g，茯苓9g，桂枝6g。

4. 肝肾阴亏证

【证候】主症：右胁隐痛，腰膝酸软，眩晕心烦，口燥咽干，面色潮红或晦暗。次症：男子遗精，女子月经不调，形体消瘦。舌脉：舌红苔有裂纹、花剥，脉象细数无力，或滑数。

【治法】清热解毒，除瘟退黄。

【代表方】清瘟败毒饮。

【推荐方药】生石膏24g（先煎），生地黄6g，水牛角60g（先煎），黄连4.5g，生栀子、桔梗、黄芩、知母、赤芍、玄参、连翘、竹叶、甘草、牡丹皮各6g。

5. 气滞血瘀证

【证候】**主症**：胁肋刺痛，入夜尤甚，肝大质硬。**次症**：脘腹胀满，面色晦滞，甚则暗黑，头面、颈部及手见红丝赤缕、蜘蛛痣及肝掌，女子月经不调，色暗有块。**舌脉**：舌质暗红或紫暗，或边有瘀斑，脉弦涩或细涩。

【治法】疏肝理气，活血化瘀。

【代表方】血府逐瘀汤。

【推荐方药】桃仁12g，红花、当归、生地黄、牛膝各9g，川芎、桔梗各4.5g，赤芍、枳壳、甘草各6g，柴胡3g。

四、良方举隅

康良石（厦门市中医院）良方——栀子根汤

栀子根20g，白花蛇舌草30g，郁金20g，茵陈蒿20g，玉米须30g。

功用：清利肝胆湿热。用于湿热疫毒所致的急性病毒性肝炎。

五、其他疗法

1. 发疱疗法

处方：青黛4g，甜瓜蒂2g，冰片1g，茵陈末0.5g，紫皮大蒜3～5枚（或黄芥子粉2g）。

用法：共捣如泥，放玻璃皿内，倒扣于上臂三角肌上端皮肤上（相当于臂臑穴处），再用绷带固定，23小时后取下，皮肤出现水疱，常规消毒后，将液体抽出，再涂以龙胆紫，外用纱布覆盖，胶布固定，一般3～5日愈合，每3周治疗1次，3次为1个疗程，双臂交替使用，连续1～2个疗程。

适应证：急性肝炎各证型。

2. 敷脐疗法

处方：砂仁30g，白糖50g，白矾10g，青背鲫鱼1条（连肠杂用）。

用法：砂仁研末，与诸味共捣为糊，以纱布包裹，贴肚脐及至阳穴，每日1换，连续5～7次为1个疗程，治疗2～4个疗程。

适应证：急性肝炎各证型。

六、预防调摄

1. 预防

慢性肝炎患者、病毒携带者及家属采取适当的家庭隔离措施。

2. 调摄

戒烟酒，忌过食肥甘厚腻及辛辣炙煿食物，养成良好、规律的生活习惯。

第九节　脂肪肝

脂肪肝是一种以肝细胞脂肪过度贮积和脂肪变性为特征的疾病，嗜酒、肥胖等众多因素可导致该病的发生。患者常无症状，少数可见乏力、右上腹轻度不适、肝区隐痛或上腹胀痛。脂肪肝属可逆性疾病，早期诊断并及时治疗常可恢复正常。

根据肝细胞脂肪变的程度可分为轻度、中度和重度。根据有无长期过量饮酒的病因，可分为酒精性脂肪肝和非酒精性单纯性脂肪肝两大类，临床以后者为常见。

本病属于中医学"肝癖""胁痛""积聚"等范畴。

一、诊断标准

1. 症状

脂肪肝并非临床上的一个独立疾病，而是由各种原因引起的肝脂肪蓄积过多的一种病理状态。患者起病较为隐匿，有时可无明显的临床症状。或有乏力、肝区疼痛等不适。

（1）典型症状：非酒精性单纯性脂肪肝起病隐匿，发病缓慢，常无症状。少数患者可有乏力、右上腹轻度不适、肝区隐痛或上腹胀痛等非特异性症状；酒精性脂肪肝常无症状或症状轻微，可有乏力、食欲缺乏、右上腹隐痛或不适，肝脏有不同程度的肿大。

（2）伴随症状：少数患者有脾大、暂时性蜘蛛痣及门静脉高压的体征。

2. 体征

医生对患者进行腰臀比测量，计算体脂指数。中重度患者肝脏触诊可见肝脏轻度肿大，少数患者可有门静脉高压体征（肝脾肿大、肝掌、蜘蛛痣、腹壁静脉曲张、腹水等）。

3. 辅助检查

辅助检查包括病毒性肝炎的筛查、肝功能、血常规、腹部超声、肝脏组织学活检等。

4. 鉴别诊断

脂肪肝需要与病毒性肝炎、自身免疫性肝病、原发性肝癌、肝硬化等疾病进行鉴别。

二、病因病机

脂肪肝的主要病因为过食肥甘厚味，过度肥胖，或饮酒过度，或感受湿热疫毒，或情志失调，或久病体虚，以及食积、气滞、血瘀等，都能导致本病的发生。

三、辨证论治

本病中医主张综合治疗，注意调护，辨证论治，临床上常从肝郁气滞、气血瘀阻、痰浊内阻、正虚瘀结四型辨证论治。

1. 肝郁气滞证

【证候】**主症**：胁肋胀痛，与情志变化有关。**次症**：肝脏肿大或不大，乳房胀痛，脘闷食少。**舌脉**：舌质淡苔白，脉弦。

【治法】疏肝理气。

【代表方】柴胡疏肝散。

【推荐方药】柴胡 6g，香附、枳壳、陈皮各 10g，川芎、芍药各 15g，甘草 6g。

2. 气血瘀阻证

【证候】**主症**：肝脏肿大，胁下刺痛，痛处固定，肝区疼痛拒按。**次症**：面颈部可见赤丝血缕。**舌脉**：舌质暗，边有瘀斑、瘀点，脉细涩。

【治法】疏肝理气，活血止痛。

【代表方】膈下逐瘀汤。

【推荐方药】川芎、延胡索、五灵脂、赤芍各 10g，蒲黄（包煎）、当归、没药各 12g，炮姜、小茴香、肉桂各 6g。

3. 痰浊内阻证

【证候】**主症**：肝脏肿大不适，疼痛不明显。**次症**：痰多咳嗽，胸部满闷，脘腹胀满，恶心欲吐。**舌脉**：舌质淡苔白，脉弦滑。

【治法】疏肝理气，化痰散结。

【代表方】四逆散合导痰汤。

【推荐方药】柴胡、甘草各 6g，白芍、法半夏、陈皮各 10g，茯苓 12g。

4. 正虚瘀结证

【证候】**主症**：肝脏肿大，肝区疼痛明显，压痛伴反跳痛。**次症**：腹水及下肢水肿，蜘蛛痣、脾大。**舌脉**：舌质淡紫无苔，脉细数或弦细。

【治法】大补气血，活血化瘀。

【代表方】八珍汤合化积丸。

【推荐方药】党参、白术、当归、川芎、三棱、莪术、香附、五灵脂各 10g，生地黄、赤芍、白芍、黄芪、茯苓各 15g。

四、良方举隅

关幼波（北京中医医院）经验方

青黛 10g（包煎），白矾 3g，决明子 15g，生山楂 15g，醋柴胡 10g，郁金 10g，丹参 12g，泽兰 12g，六一散 15g（包煎），水煎服。

功用：有祛湿化痰，疏肝利胆，活血化瘀的功效。用于肝炎后脂肪肝。

五、其他疗法

针灸、耳针、贴敷是治疗本病的外治手段，具有经济、安全的优势，根据辨证论治的中医基本法则，实施个体化治疗，在改善临床症状上有一定帮助。一般取穴丰隆、足三里、太冲、肝俞、三阴交等，根据患者的情况，采取不同手法及方式，或补或泻，或针或灸，或采用其他穴位刺激法。

六、预防调摄

1.对于超重、肥胖，以及近期体脂量增加和"隐性肥胖"的非酒精性单纯性脂肪肝患者，建议通过健康饮食和加强锻炼的生活方式来进行一般治疗。

2. 健康饮食，调整膳食结构，控制膳食热量，限制糖的摄入，增加膳食纤维和水分的摄入。

3. 合理运动，避免久坐少动，建议根据患者兴趣并以能够坚持为原则选择体育锻炼方式。例如，每日坚持中等强度有氧运动 30 分钟，每周 5 次，或者每日高强度有氧运动 20 分钟，每周 3 次。

4. 避免加重肝损害，避免极低热量饮食减肥，避免使用可能有肝毒性的药物，慎用保健品，戒烟戒酒。

第五章 血液科专病

第一节 缺铁性贫血

贫血是人体血液中红细胞不能满足生理功能需求的一类疾病。贫血会影响疾病治疗的预后，增加妇女、儿童的死亡率及患病率，影响儿童的认知发育，造成劳动能力下降并影响高风险地区的经济增长，导致贫困。贫血可以分为多种类型，包括营养性贫血、再生障碍性贫血、地中海贫血等，其中营养性贫血较为常见。营养性贫血是指由于营养不良，导致参与血红蛋白和血红细胞形成的营养素（包括铁、叶酸、维生素 B_{12}、维生素 B_6、维生素 A、维生素 C、蛋白质及铜等）不足而产生的贫血，其中又以铁缺乏引起的缺铁性贫血最为常见。铁缺乏造成体内贮存铁耗竭，血红蛋白合成减少，进而影响红细胞生成所引起的贫血。据世界卫生组织（World Health Organization，WHO）报告，在儿童及孕妇等主要贫血人群中，缺铁性贫血的发病率高于50%。

本病属于中医学"萎黄病"等范畴。

一、诊断标准

1. 症状

（1）贫血相关症状：多数患者见面色萎黄或苍白，头昏耳鸣，体倦乏力，心悸气短，食欲缺乏，或伴有恶心、呕吐等症状。

（2）基础疾病临床表现：常见的导致缺铁性贫血的原发性疾病症状包括以下几种：①消化性溃疡、胃肠肿瘤或痔疮导致的便血或腹部不适。②寄生虫或慢性感染导致的腹痛或大便性状改变，如腹泻、血便等。③妇女月经过多或经期延长。④肿瘤性疾病导致的厌食、消瘦等。

2. 体征

组织缺铁表现主要包括：①精神与行为异常，如急躁易怒，注意力不集中，对外界反应力差，体力与耐力下降。②儿童生长发育迟缓，智力低下。③上皮组织改变，如口腔炎、舌炎、舌乳头萎缩、口角皲裂，胃黏膜呈浅表性炎症，亦可呈重度萎缩，胃酸减少，皮肤干燥，指甲缺乏光泽、脆薄易裂，甚至变平呈勺状，可见萎缩性胃炎，少数可出现吞咽困难。

3. 辅助检查

辅助检查包括血常规、外周血涂片、血清铁（血清铁蛋白、血清铁、总铁结合力、转铁蛋白饱和度）、骨髓象、血卟啉（红细胞游离原卟啉、血锌原卟啉）。为排查导致缺铁性贫血的原发疾病，还应当进行以下检查：①粪便隐血试验（多次检查）与粪便虫卵检查。②胃肠 X 线和（或）内镜检查。③妇科彩超或腹部 CT 检查。

4. 鉴别诊断

缺铁性贫血需要与铁粒幼细胞贫血、慢性病贫血、地中海贫血等进行鉴别。

二、病因病机

本病多由虫积食滞导致脾土虚弱，水谷不能化精微而生气血，气血衰少，肌肤失养，以致肌肤萎黄，无光泽。此外，失血过多，或大病之后，血亏气耗，肌肤失养而发为本病。本病多见于脾胃气虚，气血不足之虚证。

三、辨证论治

缺铁性贫血总体为虚，虚在脾胃与气血。因此，应遵照《灵枢·经脉》"虚则补之"治则理论，以健脾和胃、双补气血为主。但在治疗过程中，除调理脾胃、补益气血外，还要针对导致缺铁性贫血的病因进行治疗，并适当补充有利于血液化生的中药，或具有现代补铁效果的血肉有情之品，如血红素铁、阿胶、龟甲胶、鹿角胶等。

1. 脾胃虚弱证

【证候】**主症**：面色萎黄，目睛不黄，体倦乏力，食欲缺乏。**次症**：恶心欲吐，胃脘部不适，脘腹胀满，大便溏稀。**舌脉**：舌质淡红，苔薄白或白腻，脉象细弱。

【治法】健脾和胃。

【代表方】香砂六君子汤。

【推荐方药】党参 15g，白术 10g，茯苓 10g，炙甘草 5g，木香 5g，砂仁 5g（后下），陈皮 5g，半夏 5g。

2. 心脾两虚证

【证候】**主症**：面色萎黄，目睛不黄，失眠多梦，心悸气短，食欲缺乏。**次症**：头目眩晕，食后腹胀，大便不调。**舌脉**：舌质淡红，苔薄白，脉象细弱。

【治法】补益心脾。

【代表方】归脾汤。

【推荐方药】党参 15g，黄芪 10g，白术 10g，茯苓 10g，酸枣仁 10g，龙眼肉 10g，木香 5g，当归 10g，远志 3g，生姜 5g，大枣 3g，甘草 3g。

3. 脾肾双亏证

【证候】**主症**：面色萎黄，食欲缺乏，腰膝酸软。**次症**：食后腹胀，颜面虚浮，夜尿频多。**舌脉**：舌体胖大，舌质淡红，苔薄白或水滑，脉象细弱或沉迟。

【治法】健脾益肾。

【代表方】异功散合六味地黄丸。

【推荐方药】人参 8g，白术 10g，茯苓 10g，陈皮 5g，半夏 5g，熟地黄 10g，山药 15g，山茱萸 10g，牡丹皮 10g，泽泻 8g，甘草 5g。

4. 冲任失调症

【证候】**主症**：面色萎黄，目睛不黄，心悸失眠，月经过多，经期延长。**次症**：头目眩晕，或见崩漏，或见腹痛。**舌脉**：舌质淡红，苔薄白，脉象细弱。

【治法】调理冲任。

【代表方】固冲汤。

【推荐方药】白术 15g，生黄芪 15g，龙骨 15g（先煎），牡蛎 15g（先煎），山茱萸 10g，生白芍 10g，海螵蛸 10g，茜草 10g，棕榈炭 5g，五倍子 5g。

5. 肠道虫积证

【证候】**主症**：面色萎黄，脘腹胀满，恶心欲吐，或吐或便虫体。**次症**：时常腹痛，消谷善饥，喜食异物。**舌脉**：舌体胖大，舌质淡红，苔薄白，脉象细弱。

【治法】健脾驱虫。

【代表方】四君子汤合化虫丸。

【推荐方药】党参 15g，白术 10g，茯苓 10g，槟榔 5g，鹤虱 5g，苦楝根 5g，枯矾 3g，炒花椒粉 3g，使君子 2g，芜荑 3g。

四、良方举隅

1. 孙伟正（黑龙江中医药大学附属第一医院）良方——陶壶饮

当归 15g，白术 15g，五味子 15g，炙黄芪 50g，熟地黄 15g，炒酸枣仁 15g，覆盆子 10g，炙甘草 10g，大枣 10 枚，煅皂矾 0.6g。

功用：健脾养心，补气生血。用于缺铁性贫血脾肾亏虚、精血不足者。

2. 杨淑莲（廊坊市中医医院）良方——四味止血散

蒲黄炭 10g，白及粉 10g，阿胶珠 10g，三七粉 10g。上药研粉混匀，每次 10g，与纯藕粉 10 ~ 20g 以热水调服。

功用：收敛止血。用于缺铁性贫血肝郁乘脾、气不摄血者。

五、其他疗法

1. 饮食调理，改变生活习惯

（1）通过食物多样性和平衡膳食，达到《2023 版中国居民膳食营养素参考摄入量》中建议的各种营养素的摄入量。

（2）如确定为缺铁性贫血，应增加摄入富含铁、维生素 C 等营养素的食物。减少摄入植酸、多酚含量较高的食物。同时应增加富含叶酸、维生素 A、维生素 B_6、维生素 B_{12} 等的食物。

2. 针灸与推拿疗法

针灸与推拿可以增进食欲，从而增加铁的摄入和利用。

六、预防调摄

1. 健康教育

缺铁性贫血在某种程度上是一种可以预防的疾病，通过健康宣教，让更多人了解本病的常见病因，并在医师指导下及时采取预防措施，是降低本病发病率的有效举措。另外，通过普及缺铁性贫血的治疗、康复知识，纠正患者的错误认识，可避免因患者自行停药而导致贫血复发或长期不能治愈。再者，临床上因不重视贫血而不及时就诊，导致病情加重，甚至危及生命的情况时有发生，加强对缺铁性贫血患者的健康教育，提高就诊率，有助于本病的早期发现和治疗，降低医疗费用，减少不必要的医疗资源（特别是血液资源）的浪费。总之，积极开展健康宣教，让更多人了解缺铁性贫血的病因、治疗、预防、康复等知识是非常必要的。

2. 对因预防

针对缺铁性贫血病因的治疗是有效预防的关键，如有效治疗消化性溃疡、手术切除胃肠肿瘤、痔疮根治术、驱虫治疗与控制肠道慢性感染、调理月经、纠正偏食等。

3. 群体预防

群体预防方法包括食物强化、营养素补充剂、营养补充食品等。

第二节　原发免疫性血小板减少症

原发免疫性血小板减少症是一种获得性自身免疫性出血性疾病，主要特征为无明确诱因的孤立性外周血血小板计数减少。国内暂无基于人口基数的原发免疫性血小板减少症流行病学数据，国外报道的成人原发免疫性血小板减少症年发病率为（2～10）/10万。本病的临床表现为无症状的血小板减少、皮肤黏膜出血、内脏器官出血、颅内出血等，老年患者发生致命性出血的风险高于年轻患者。血小板输注是重症原发免疫性血小板减少症、有严重出血及需急诊手术原发免疫性血小板减少症患者的重要治疗措施。

国家中医药管理局重点专科紫癜病协作组、中华中医药学会血液病分会临床专家已达成共识，将本病中医病名标准化为"紫癜病"，主要病机为脏腑功能失调，气血运行紊乱，病机的主要特点是火盛气伤，虚实夹杂，以出血证候和（或）虚损证候为主要临床表现。

一、诊断标准

1. 症状及体征

可出现皮肤紫红色瘀斑或青紫斑点，或有鼻衄、齿衄、便血、尿血、月经过多等表现，部分患者有乏力、焦虑或轻度抑郁表现。

2. 辅助检查

目前缺乏"金标准"，故本病的诊断仍基于临床排除法。除详细询问病史及查体外，其余诊断要点如下：①至少连续2次血常规检查提示血小板计数减少，外周血涂片镜检血细胞形态无明显异常。②脾脏一般不增大。③骨髓细胞形态学：巨核细胞增多或正常，伴成熟障碍。④特殊检查包括血小板糖蛋白特异性自身抗体检测、血清血小板生成素（TPO）水平测定。

3. 鉴别诊断

须排除其他继发性血小板减少症，如自身免疫性疾病、甲状腺疾病、淋巴增殖性疾病、骨髓增生异常综合征（MDS）、再生障碍性贫血（AA）、各种恶性血液病、肿瘤浸润、慢性肝病、脾功能亢进、普通变异型免疫缺陷病（CVID）、感染、疫苗接种等所致继发性血小板减少；血小板消耗性减少；药物所致血小板减少；同种免疫性血小板减少；妊娠期血小板减少；先天性血小板减少及假性血小板减少。

二、病因病机

紫癜以病在血分为主，有虚实之分。外因为外感风热之邪，湿热夹毒蕴阻于血分，迫血妄行，外溢皮肤孔窍，以实为主。内因为素体心脾气血不足，肾阴亏损，虚火上炎，而致血不归经，以虚为主。

三、辨证论治

1. 血热妄行证

【证候】主症：皮肤出现紫红色瘀斑或青紫斑点。次症：或有鼻衄、齿衄、便血、尿血，或有发热、口渴、大便干燥。舌脉：舌质红，苔黄，脉数。

【治法】清热解毒，凉血止血。

【代表方】犀角地黄汤加减。

【推荐方药】水牛角粉15g（先煎），生地黄10g，牡丹皮10g，赤芍10g，茜草10g，紫草10g，板蓝根10g，连翘10g，黄芩10g，甘草5g。

2. 阴虚火旺证

【证候】主症：皮肤出现紫红瘀斑或青紫斑点，时发时止。次症：常伴鼻衄、齿衄或月经过多，颧红，心烦，口干，手足心热，或有潮热盗汗，眩晕、耳鸣。舌脉：舌质红，苔少，脉细数。

【治法】滋阴降火，宁络止血。

【代表方】茜根散合知柏地黄汤加减。

【推荐方药】茜草10g，侧柏叶10g，生地黄10g，阿胶5g（烊化），知母10g，黄柏10g，山茱萸10g，山药15g，牡丹皮10g，茯苓15g，泽泻10g，甘草5g。

3. 气不摄血证

【证候】主症：反复发生肌衄，劳后加重。次症：神疲乏力，头晕目眩，面色苍白或萎黄，食欲缺乏，大便溏薄或便干。舌脉：舌质淡，苔薄白，脉细或细弱。

【治法】健脾益气，摄血止血。

【代表方】归脾汤加减。

【推荐方药】黄芪15g，党参15g，当归10g，白术10g，阿胶5g（烊化），茯苓15g，仙鹤草15g，炙甘草5g。

4. 脾肾阳虚证

【证候】主症：皮肤无瘀斑、瘀点，或仅磕碰后出现瘀斑，神疲乏力，畏寒肢冷，腰膝冷痛。次症：或见五更泄泻，或小便不利，面浮肢肿。舌脉：舌质淡胖，苔白滑，脉沉细。

【治法】健脾温肾，调养精血。

【代表方】理中丸合右归丸加减。

【推荐方药】人参10g，干姜5g，白术10g，熟地黄10g，山药15g，山茱萸10g，枸杞子10g，鹿角胶5g（烊化），菟丝子10g，杜仲10g，当归10g，肉桂3g，制附子5g（先煎），炙甘草5g。

5. 肝肾阴虚证

【证候】主症：皮肤无瘀斑、瘀点，或仅磕碰后出现瘀斑，神疲乏力，腰膝酸软，头晕健忘。次症：两眼昏花，失眠多梦，五心烦热，潮热盗汗，男子遗精，女子月经不调。舌脉：舌质红，苔少，脉沉细或细数。

【治法】滋养肝肾，填精生血。

【代表方】杞菊地黄丸合二至丸加减。

【推荐方药】枸杞子10g，菊花10g，熟地黄10g，山茱萸10g，山药10g，泽泻10g，茯苓10g，牡丹皮 10g，女贞子 10g，墨旱莲 10g。

四、良方举隅

1. 陈绍宏（成都中医药大学附属医院）良方——达原饮合藿朴夏苓汤加减

姜草果仁 15g，槟榔 15g，姜厚朴 15g，酒黄芩 15g，生白芍 20g，生甘草 5g，广藿香 15g，薏苡仁 20g，盐泽泻 15g，法半夏 10g，茯苓 20g，佩兰 30g，荷叶 15g，芦根 30g，大豆黄卷 30g，紫苏叶 10g。

功用：透达膜原。用于原发免疫性血小板减少症之湿温、邪伏膜原者。

2. 丁樱（河南中医药大学第一附属医院）良方——升板方

生地黄 10g，玄参 10g，麦冬 10g，鸡血藤 10g，当归 10g，板蓝根 10g，藕节 10g，红花 6g，重楼 6g，桃仁 6g，甘草 3g。

功用：收敛止血。用于原发免疫性血小板减少症之阴虚火旺兼血瘀证者。

五、其他疗法

1. 紧急治疗

本病患者发生严重出血或遇特殊情况（如手术、创伤、分娩等）需要提升血小板计数至目标水平时，应启动紧急治疗。在辨证使用犀角地黄汤或清营汤的基础上，给予静脉注射免疫球蛋白 400mg/（kg·d）×5d、静脉注射甲泼尼龙 40mg/d×5d 和皮下注射重组人血小板生成素 300U/（kg·d）×14d 治疗。上述西医治疗措施可单用或联合应用，并可予血小板悬液输注。

2. 非紧急治疗

适用于血小板计数 $< 20×10^9$/L 且存在出血的本病患者。

（1）中药联合糖皮质激素：权衡长期预后的风险与获益，除非紧急治疗，不推荐使用大剂量地塞米松或标准剂量泼尼松，小剂量糖皮质激素联合用药能够增效减毒。正在服用激素者，激素撤减早期联合使用滋阴清热中药，如知柏地黄汤、左归丸等；激素撤减中期联合使用阴阳双补中药，如参芪地黄汤等；激素撤减后期联合使用温补肾阳中药，如金匮肾气丸、右归丸等。对于既往糖皮质激素抵抗型患者，可予健脾补肾泻火中药联合小剂量糖皮质激素，除了能够有效防治出血，还能部分恢复激素敏感性，可予泼尼松片 5～10mg/d 或甲泼尼龙片 4～8mg/d。

（2）中药联合艾曲泊帕：25～50mg/d，空腹顿服。联合辨证使用中药能够减少艾曲泊帕的用量并减少其不良反应。

（3）中药联合利妥昔单抗：100mg 静脉滴注，每周 1 次，共 4 次。联合辨证使用中药能够减少利妥昔单抗的用量并减少其不良反应。

（4）中药联合达那唑：当中药联合小剂量激素效果不佳时，可再联合达那唑胶囊，200～400mg/d。须监测肝功能，并预防性使用保肝药物。联合辨证使用中药能够减少达那唑胶囊的用量并减少其不良反应。

六、预防调摄

本病的治疗遵循分层次、个体化原则，对血小板计数 $≥ 20×10^9$/L 或无明显出血表现者，可采用以中医药为主的治疗；对血小板计数 $< 20×10^9$/L 或存在明显出血表现者，可采用中西医结合的方法。

患者血小板计数维持在安全水平，仍可能出现与疾病及治疗相关的临床表现，如胃肠功能紊乱（胃脘不适、纳呆、便秘或腹泻等）、心理负担沉重（失眠、抑郁或焦虑等）、易于呼吸道感染（感冒、咳嗽等）等，应积极对症治疗，对症治疗的目标和意义在于提高患者生活质量。

1. 调理胃肠

吐酸嘈杂、食少纳呆者，酌予左金丸、温胆汤、香砂六君子汤等；腹泻便溏者，辨证选用藿香正气散、葛根芩连汤、痛泻要方、参苓白术散、四神丸等；便秘者，根据热秘、气秘、虚秘之不同，分别选用麻子仁丸、六磨汤、黄芪汤等。

2. 调畅情志

提倡心理疏导，注重情志治疗，在此基础上配合药物治疗。失眠多梦者，酌情选用酸枣仁汤、天王补心丸、交泰丸、琥珀多寐丸等；情绪抑郁低落者，辨证选用甘麦大枣汤、半夏厚朴汤、柴胡疏肝散等；焦虑烦躁者，予丹栀逍遥散、滋水清肝饮、朱砂安神丸等。

3. 防治外感

风寒感冒用荆防败毒散，风热感冒用银翘散，暑湿感冒用新加香薷饮，气虚感冒用参苏饮，阴虚感冒用加减葳蕤汤；风寒咳嗽用三拗汤，风热咳嗽用桑菊饮，温燥咳嗽用桑杏汤，寒燥咳嗽用杏苏散。

第三节　白血病（急性髓系白血病）

白血病是一类造血干（祖）细胞的恶性克隆性疾病，因白血病细胞自我增殖、分化及凋亡异常，而停滞在细胞发育的不同阶段。白血病细胞大量增生积聚，使正常造血受抑制，并浸润其他器官、组织。

根据白血病细胞的分化成熟程度和自然病程，将白血病分为急性和慢性两大类。急性白血病（AL）细胞分化停滞在较早阶段，多为原始细胞及早期幼稚细胞，病情发展迅速，自然病程仅几个月。根据主要受累的细胞系列，可将 AL 分为急性淋巴细胞白血病（ALL）和急性髓系白血病（AML）。慢性白血病（CL）细胞分化停滞在较晚的阶段，多为较成熟的幼稚细胞和成熟细胞，病情发展缓慢，自然病程为数年。根据主要受累的细胞系列可将 CL 分为慢性淋巴细胞白血病（CLL）、慢性髓细胞性白血病（CML）及少见类型的白血病，如毛细胞白血病（HCL）、幼淋巴细胞白血病等（PLL）。我国白血病发病率为 3/10 万～ 4/10 万。

急性白血病普遍多于慢性白血病，其中以急性髓系白血病最多，临床表现主要为贫血、出血、感染和浸润等，起病急，进展快，病情凶险，严重危害人类健康。

中医历代文献无急性髓系白血病病名，可将其归属于中医学"血证""温病""热劳""虚证""痰核"等范畴。

一、诊断标准

1. 症状

（1）正常骨髓造血功能受抑制的表现：①贫血。部分患者因病程短，可无贫血。半数患者就诊时已有重度贫血，尤其是继发于骨髓增生异常综合征的患者。②发热。半数患者以发热为早期表现，可低热，亦可高达 39℃ 或 40℃ 以上，多伴有畏寒、出汗等。虽然疾病本身可引起发热，但高热往往提示有继发感染，最常发生口腔炎、牙龈炎、咽峡炎，多数有溃疡或坏死，肺部感染、肛周炎、肛周脓肿亦常见，严重时可有血流感染。患者伴有免疫功能缺陷时，亦可发生病毒感染。③出血。早期有出血表现的患者约占 40%，可发生在全身各部位，以皮肤瘀点或瘀斑、鼻出血、牙龈出血、月经过多为多见。眼底出血可致视力障碍。少数患者还会并发凝血异常而出现全身广泛性出血。颅内出血时会发生头痛、呕吐、瞳孔大小不对称，甚至昏迷、死亡。

（2）白血病细胞增殖浸润的表现：①淋巴结和肝脾肿大。部分患者可出现肝脾肿大，但肿大的程度相对较轻，与白血病细胞的增殖浸润有关。②骨骼和关节疼痛。AML 患者常有胸骨下段局部压痛，可出现关节、骨骼疼痛，尤以儿童多见。发生骨髓坏死时，可引起骨骼剧痛。③眼部症状。部分 AML 可伴粒细胞肉瘤，即绿色瘤，常累及骨膜，以眼眶部位最常见，可引起眼球突出、复视或失明。④口腔和皮肤改变。某些 AML 亚型（如 M4 型和 M5 型）的患者可出现牙龈增生、肿胀，皮肤可出现蓝灰色斑、丘疹等改变。

2. 体征

（1）观察患者精神状态是否良好，有无面色苍白、眼球突出、出血，以及皮肤瘀斑、瘀点等症状，再嘱患者做抬头、张嘴等动作，检查是否有口鼻及牙龈出血、牙龈增生等异常表现。

（2）触摸患者的皮肤、淋巴结和骨骼关节，检查有无硬结、压痛及肿大；嘱患者躺在检查床上，进行腹部触诊，确认是否有肝脾肿大及其肿大程度；如患者为男性，医生还会检查其睾丸的肿胀及受累情况。

（3）腹部检查时，医生会进行听诊，确定有无脾脏异常摩擦音。

3. 辅助检查

辅助检查包括血常规检查、骨髓穿刺检查、免疫学检查、细胞化学检查、血液生化检查、中性粒细胞碱性磷酸酶积分（NAP score）测定。

4. 鉴别诊断

急性白血病的鉴别诊断需要与骨髓增生异常综合征、某些感染性疾病（传染性单核细胞增多症、百日咳、传染性淋巴细胞增多症、风疹等）引起的白细胞异常、巨幼细胞贫血、急性粒细胞缺乏症恢复期等进行鉴别。

二、病因病机

本病多以因邪毒内蕴骨髓导致的发热、出血，肝、脾、淋巴结肿大等邪实为标，以耗伤肝肾阴精、气血导致的面色萎黄、乏力等正虚为本，邪毒内蕴贯穿疾病始终。

三、辨证论治

本病中医学主张将清解邪毒、化瘀消癥用于治疗全程，同时亦应注意扶助正气以抗邪，故以扶正祛邪为基本治则，临证分别以清热解毒、凉血止血、化痰散结、活血化瘀、益气养血、滋阴清热为常规治法。

1. 邪毒内蕴，热毒炽盛证

【证候】**主症**：壮热口渴，烦躁，汗出，便秘溲赤，或有口舌生疮，咽喉肿痛，甚者可有发斑、衄血等。**次症**：口干口苦，骨痛，瘰疬（淋巴结肿大）、癥瘕（肝脾肿大）等。**舌脉**：舌红绛，苔黄，脉洪大或滑数。

【治法】清热解毒，凉血止血。

【代表方】犀角地黄汤或清瘟败毒饮加减。

【推荐方药】羚羊角粉 1g（冲服），生地黄 15g，牡丹皮 12g，生石膏 10～30g（先煎），仙鹤草 20g，侧柏炭 10g，大青叶 15～30g，玄参 10g，茜草 15g，半枝莲 9g，黄药子 9g，黄芩 10g，栀子 10g，白茅根 20g，白花蛇舌草 15g，甘草 10g。

2. 邪毒内蕴，气阴双亏证

【证候】**主症**：乏力气短，面色苍白，反复低热，腰膝酸软，自汗盗汗。**次症**：食少纳呆，皮肤紫癜（颜色暗淡或晦暗），瘰疬（淋巴结肿大）、癥瘕（肝脾肿大）等。**舌脉**：舌体多伴齿痕，舌质淡或淡红，苔薄白或少苔，脉细数无力。

【治法】益气养阴，清热解毒。

【代表方】验方参芪杀白汤或祛毒扶正方加减。

【推荐方药】党参 15g，黄芪 30g，天冬 15g，蜈蚣 3 条，全蝎 3g，沙参 10g，生地黄 15g，地骨皮 20g，山慈菇 10～15g，半枝莲 9g，白花蛇舌草 15g，黄药子 9g，当归 10g，枸杞子 10g，甘草 6g。

3. 邪毒内蕴，气血双亏证

【证候】**主症**：头晕耳鸣，面色白，唇甲色淡，纳呆食少，大便溏泄或便秘难解，心悸气促，失眠多梦，健忘或焦虑不安。**次症**：瘰疬（淋巴结肿大）、癥瘕（肝脾肿大）等。**舌脉**：舌质淡，苔白，脉虚大或濡细。

【治法】益气养血，清热解毒。

【代表方】扶正解毒汤或归脾汤、人参养荣汤加减。

【推荐方药】人参 10g，黄芪 30g，当归 15g，甘草 10g，茯苓 15g，白术 15g，远志 10g，酸枣仁 15g，木香 6g，龙眼肉 15g，黄药子 9g，半枝莲 9g，金银花 15g，连翘 15g，大枣 10g。

4. 邪毒内蕴，痰核瘰疬证

【证候】**主症**：身微热或身热不扬，面色晦暗，神疲乏力，下颌、颈部、腋窝处可见痰核瘰疬。**次症**：咽痛，盗汗，痰多，食欲缺乏。**舌脉**：舌质暗，苔白，脉弦细。

【治法】清热解毒，软坚散结。

【代表方】验方散结溃坚汤或消瘰丸合二陈汤加减。

【推荐方药】太子参 15g，黄芩 12g，知母 10g，当归 10g，天花粉 15g，玄参 10g，桔梗 15g，昆布 15g，丹参 15g，夏枯草 15g，半枝莲 9g，白花蛇舌草 15g，黄药子 9g，甘草 10g，浙贝母 10g。

5. 邪毒内蕴，癥瘕瘀血证

【证候】**主症**：形体消瘦，面色不华，胁下癥块（肝脾肿大），按之坚硬，时有胀痛。**次症**：食欲缺乏、稍食即饱，午后低热，自汗、盗汗，衄血。**舌脉**：舌质暗淡有瘀斑，或舌暗红，脉细涩。

【治法】活血化瘀，软坚消癥。

【代表方】桃红四物汤合鳖甲煎丸加减。

【推荐方药】桃仁 12g，红花 10g，赤芍 12g，当归 10g，川芎 10g，鳖甲 30g（先煎），生牡蛎 30g（先煎），三棱 6g，莪术 6g，生大黄 6g，丹参 15g，半枝莲 9g，白花蛇舌草 15g，黄药子 9g，甘草 10g。

6. 邪毒内蕴，余毒未清证

【证候】血常规、骨髓象基本正常，自我感觉无明显不适。**舌脉：**舌质淡红，苔薄白，脉弦滑或沉细。

【治法】益气固本，清解余毒。

【代表方】余毒清方或益气活血解毒汤加减。

【推荐方药】人参10g（另煎），生地黄15g，天冬15g，黄芪30g，当归15g，补骨脂15g，姜黄6g，莪术9g，重楼9g，猫爪草15g，半枝莲9g，白花蛇舌草15g，冬凌草30g，浙贝母15g，茯苓30g，陈皮15g，炒薏苡仁30g，甘草15g。

四、良方举隅

1. 沈一平（浙江中医药大学附属第一医院）良方——抗白延年汤1号方

白花蛇舌草30g，半边莲30g，猫人参30g，败酱草15g，藕节15g，白及5g，浙贝母12g，穿心莲15g，苦参15g，山药30g，白芍15g，甘草6g，白鲜皮15g。

功用：清热解毒，凉血止血。用于急性髓系白血病热毒炽盛证者。

2. 沈一平（浙江中医药大学附属第一医院）良方——抗白延年汤2号方

熟地黄15g，生地黄15g，黄芪30g，白术15g，麦冬12g，五味子15g，补骨脂15g，陈皮8g，豆蔻3g，甘草8g，北沙参10g，当归9g，白花蛇舌草30g。

功用：益气补血，增效减毒。用于急性髓系白血病气阴两虚证和气血两虚证者。

五、预防调摄

1. 生活调理

注意劳逸结合，病情平稳时适量参加室外活动，多接触阳光，可适度进行太极拳、气功等体育锻炼，以增强机体抵抗力，预防感染。患者居室或病房应保持空气新鲜，给予充足的阳光照射，定时予紫外线消毒，骨髓抑制期患者可入住层流间或隔离病房，远离可能导致本病加重的因素。注意饮食卫生，避免胃肠道感染。多项研究证实了电离辐射诱发白血病的作用，一次大剂量或多次小剂量电离辐射均可诱发白血病，故应尽可能远离电离辐射。注意合理用药，慎重应用具有强效致染色体畸变并可能引起继发性急性白血病的物质，如乙双吗啉、乙亚胺等。此外，应尽量避免接触苯等有害化学物质。

2. 心理健康

对白血病患者的心理健康指导尤为重要，但目前临床医师对血液病所致抑郁的认识严重欠缺，常常只着眼于本病的治疗，忽视了合并抑郁患者的治疗与调节，继而引起患者治疗依从性显著降低，严重者甚至放弃治疗或产生轻生的念头。文献显示，益气解毒、调和肝脾类中药不仅具有促进骨髓造血、抑制恶性细胞增殖、调节机体免疫力、提高血液病治疗效果的作用，还具有调节情志、改善抑郁状态的双重作用，临证可选择柴胡疏肝丸、加味逍遥丸等。

第六章　泌尿科专病

第一节　急性肾小球肾炎

急性肾小球肾炎简称急性肾炎，以急性起病，不同程度的血尿、蛋白尿、水肿、高血压及一过性肾功能不全为常见的临床表现。其表现为一组临床综合征，又称为急性肾炎综合征。此病多见于链球菌感染后，故多称之为急性链球菌感染后肾炎，偶见于其他细菌或病原微生物感染之后。急性肾炎任何年龄均可发病，但以儿童多见，青年次之，中老年少见，一般男性发病率较高，男女之比为 $2:1 \sim 3:1$。本节主要讨论最常见的急性链球菌感染后肾炎。

本病属于中医学"水肿""淋证"等范畴。

一、诊断标准

1. 症状

（1）尿异常：几乎所有的患者都有肾小球性血尿，30% ～ 40% 的患者为肉眼血尿。其常为起病的首发症状和患者就诊的原因。可伴有轻中度尿蛋白，少数患者（< 20%）可呈肾病综合征范围的大量蛋白尿。

（2）少尿：患者初期常有少尿，经 2 周后，尿量逐渐增多，少数病例由少尿发展成无尿，表明肾功能损伤严重，应警惕出现急性肾衰竭。

（3）全身症状：患者常表现为疲乏、腰痛、厌食、恶心、呕吐、头晕、嗜睡等。

2. 体征

（1）水肿：常为起病的早期症状，80% 以上的患者出现水肿。典型表现为晨起眼睑水肿或伴有下肢轻度凹陷性水肿，严重时波及全身。

（2）高血压：见于 80% 左右的病例，多为轻中度高血压，与水钠潴留有关，利尿后血压逐渐恢复正常。少数患者出现严重高血压，甚至高血压脑病。若血压持续升高 2 周以上而无下降趋势，表明肾脏病变较严重。

（3）眼底病变：较少见，多由高血压引起。轻者可见视网膜小动脉痉挛，重者可见眼底出血和视盘水肿。

3. 辅助检查

辅助检查包括尿常规分析及尿沉渣、血液检查（血常规、肾功能、补体水平）、免疫学检查（抗链球菌溶血素"O"试验、抗核抗体）。必要时可配合 B 超、肾穿刺活检等检查，用于明确诊断和排除其他肾脏疾病。

4. 鉴别诊断

急性肾小球肾炎需要与急性感染发热性疾病、全身系统性疾病肾受累（如狼疮性肾炎及过敏性紫癜性肾炎等）、系膜增生性肾小球肾炎（包括 IgA 肾病及非 IgA 系膜增生性肾小球肾炎）、系膜毛细血管性肾小球肾炎（膜增生性肾小球肾炎）、急进性肾小球肾炎等可能导致血尿、水肿、肾功能不全的疾病进行鉴别。

二、病因病机

本病的病因主要为风邪外袭、水湿浸渍、湿毒浸淫等。风为百病之长，常与寒热合邪为病。冒雨涉水，久居湿地，或肌肤疮疡湿毒未消而内侵，波及内脏而发病。脾肾气虚，卫气不固，腠理不密，风、寒、湿、热、疮疡毒邪内乘，内外互因，正邪交争，肺、脾、肾三脏功能失调而引发本病。

1. 风邪外袭，肺失通调

风邪外袭，内舍于肺，肺失宣降，通调失司，以致风遏水阻，风水相搏，流溢肌肤，发为水肿。

2. 疮毒内归，湿热蕴结

肺主皮毛，脾主肌肉，肌肤湿热疮毒不能及时清除，内归于肺，则通调水道失职，内浸于脾，则水液运行受阻，溢于肌肤而成水肿。或热毒内侵，下焦热盛，灼伤肾络而为尿血。

3. 脾气虚弱，水湿浸渍

素体脾虚，或久病耗气，脾气亏虚，健运失常，不能运化水湿，水液内停，聚成水肿。

4. 肺肾不足，气阴两虚

病久正气耗伤，肺肾气阴亏虚，气虚失摄则精微下泄，阴虚内热，则灼伤络脉而尿血。

三、辨证论治

治疗原则不外乎祛邪与扶正两方面，祛邪以疏风解表、宣肺利水、清热解毒、活血化瘀、凉血止血等为法，扶正则以益气养阴、健脾益肾收功。

1. 风水泛滥证

【证候】**主症**：起病急，颜面及四肢或全身水肿，尿少。**次症**：咳嗽，恶风寒或发热。**舌脉**：舌苔薄白或薄黄，脉浮紧或浮数。

【治法】疏风清热，宣肺利水。

【代表方】偏于风寒者，用越婢加术汤；偏于风热者，用麻黄连翘赤小豆汤。

【推荐方药】

风寒：麻黄 9g，石膏 3～30g（先煎），白术 9g，甘草 4.5g，生姜 5g，大枣 10g。

风热：麻黄 9g，杏仁 9g，桑白皮 15g，连翘 15g，赤小豆 30g。

2. 湿毒浸淫证

【证候】**主症**：面浮肢肿，尿少色赤。**次症**：身发疮痍，皮肤溃烂。**舌脉**：舌红苔黄，脉数或滑数。

【治法】宣肺解毒，利湿消肿。

【代表方】麻黄连翘赤小豆汤合五味消毒饮。

【推荐方药】麻黄 9g，杏仁 9g，桑白皮 15g，连翘 15g，赤小豆 30g，金银花 15g，野菊花 30g，蒲公英 30g，紫花地丁 15g，紫背天葵 15g。

3. 水湿浸渍证

【证候】**主症**：遍体浮肿。**次症**：身重困倦，胸闷纳呆，泛恶。**舌脉**：舌质淡，舌体胖大，苔白腻，脉沉缓。

【治法】健脾化湿，通阳利水。

【代表方】五皮饮合胃苓汤。

【推荐方药】桑白皮 15g，陈皮 9g，大腹皮 15g，茯苓皮 30g，生姜皮 9g，白术 15g，苍术 15g，厚朴 9g，猪苓 15g，泽泻 9g，肉桂 3g。

4. 湿热内蕴证

【证候】**主症**：遍体浮肿。**次症**：尿黄赤，口苦口黏，腹胀，便秘。**舌脉**：舌红苔黄腻，脉滑数。

【治法】分利湿热，导水下行。

【代表方】疏凿饮子。

【推荐方药】泽泻 12g，赤小豆 15g，商陆 6g，羌活 9g，大腹皮 12g，椒目 3g，秦艽 9g，槟榔 9g，茯苓皮 15g。

5. 下焦湿热证

【证候】**主症**：遍体浮肿。**次症**：尿呈洗肉水样，小便频数，心烦，口干。**舌脉**：舌红少苔，脉细数。

【治法】清利湿热，凉血止血。

【代表方】小蓟饮子。

【推荐方药】生地黄 15g，小蓟 30g，滑石 30g（先煎），通草 9g，炒蒲黄 15g（包煎），淡竹叶 9g，藕节 15g，当归 12g，炒栀子 9g，甘草 9g。

6. 阴虚湿热证

【证候】**主症**：遍体浮肿。**次症**：腰酸乏力，面热颧红，口干咽燥。**舌脉**：舌红苔薄黄或少苔，脉细数。

【治法】滋阴益肾，清热利湿。

【代表方】知柏地黄丸或大补阴丸。

【推荐方药】生地黄 15g，山药 18g，茯苓 15g，牡丹皮 9g，泽泻 9g，山茱萸 9g，黄柏 9g，知母 9g。

四、良方举隅

1. 刘弼臣（北京中医药大学东方医院）良方——五草汤

土牛膝 30g，鱼腥草 15g，半枝莲 15g，益母草 15g，车前草 15g，白茅根 30g，灯芯草 1g。

功用：清热解毒，利尿渗湿，活血降压。治疗小儿急慢性肾炎、肾病综合征、尿路感染。

2. 徐嵩年（上海中医药大学附属龙华医院）良方——清利方

白花蛇舌草 30g，七叶一枝花 15g，蒲公英 30g，板蓝根 30g，蝉蜕 9g，玉米须 30g，薏苡根 30g，田字草 30g，火鱼草 30g，鲜茅根 30g，水煎服。

功用：清热解毒，利水消肿。治疗风热袭肺，肺失宣降，失于通调水道。常用于急性肾炎，或慢性肾炎急性发作期，症见发热恶风，咽喉疼痛，面浮身肿，小便不利，舌质偏红，苔薄黄或薄白而干，脉浮数。

五、其他疗法

1. 针刺疗法

疾病初期主要选肺俞、列缺、合谷、水分、气海、肾俞、三焦俞、偏历，针刺平补平泻。咽痛配少商，面部肿甚配水沟，高血压配曲池、太冲。恢复期加用脾俞、足三里、阴陵泉，针刺用补法。每次选用 3 ～ 7 穴，隔日 1 次，10 次为 1 个疗程，休息 7 日，再重复治疗。

2. 耳针疗法

取肺、肾、脾、膀胱、交感、肾上腺、内分泌、屏间、脑、腹等穴。每次选 2 ～ 3 穴，轻刺激，刺后可埋针 24 小时，隔日 1 次，两耳交替使用，10 次为 1 个疗程。

3. 灌肠疗法

大黄、黄柏、芒硝、柴胡、车前草、益母草、黄芪、龙骨、牡蛎各 10g。每日 2 剂，浓缩成 100 ～ 150mL 保留灌肠，每日 2 次，7 日为 1 个疗程。用于水毒内闭证。

六、预防调摄

1. 预防

适当锻炼，增强体质；保持皮肤清洁，预防脓疱疮，做好呼吸道隔离，预防猩红热、急性化脓性扁桃体炎等。以富含维生素的饮食为主，急性期伴有水肿时注意低盐，适当减少水的摄入，并忌食辛辣炙煿之品。

2. 调摄

定期监测尿常规、血压和肾功能，及时发现异常。急性期患者应卧床休息，直至水肿消退、血尿减轻，待病情缓解后方可从事轻体力活动。

第二节　慢性肾小球肾炎

慢性肾小球肾炎简称慢性肾炎，是由多种原因引起的、不同病理类型组成的原发于肾小球的一组疾病。本组疾病起病方式各异，病情迁延，病变缓慢进展，病程绵长，预后较差，并以蛋白尿、血尿、水肿及高血压为其基本临床表现，可伴有不同程度的肾功能损害。本病可发生于不同年龄、性别，但以青壮年男性居多。

本病与中医学的"石水"相似，可归属于"水肿""虚劳""腰痛""尿血"等范畴。

一、诊断标准

1. 症状

慢性肾炎多数起病隐匿，进展缓慢，病程较长。早期患者可有疲倦乏力、腰部酸痛、食欲缺乏等，多数患者有水肿、蛋白尿、血尿等，有的患者无明显临床症状，可有不同程度的肾功能减退。病情时轻时重，迁延难愈，渐进性发展为慢性肾衰竭。

2. 体征

（1）水肿：在慢性肾炎的整个病程中，大多数患者有不同程度的水肿，轻者仅有面部、眼睑等组织松弛部位水肿，晨起比较明显，进而可发展至足踝、下肢，重者则全身水肿，甚至有胸腔积液或腹腔积液。尿量变化与水肿和肾功能情况有关，水肿期间尿量减少，部分肾功能明显减退、浓缩功能障碍者常有多尿或夜尿增多。

（2）高血压：血压可正常或轻度升高，有些患者以高血压为首发症状，血压升高可呈持续性，亦可呈间歇性，以舒张压升高为特点，可有眼底出血、渗出，甚至视盘水肿。持续高血压的程度与预后密切相关，易导致心肾功能不全。

（3）贫血：慢性肾炎患者在水肿明显时有轻度贫血，若肾功能损害，可呈中度以上贫血。

3. 辅助检查

尿液检查、肾功能检查、肾脏 B 超检查等用于进一步检查和治疗，以及排除其他脏器可能存在的疾病。

4. 鉴别诊断

慢性肾小球肾炎需要与原发性高血压肾损害、慢性肾盂肾炎、奥尔波特综合征（遗传性肾炎）、急性肾小球肾炎、狼疮性肾炎、紫癜性肾炎、糖尿病肾病等继发性肾病进行鉴别。

二、病因病机

慢性肾炎主要因先天禀赋不足或劳倦太甚、饮食不节、情志不遂等引起肺、脾、肾虚损，气血、阴阳不足所致，常因外感风、寒、湿、热之邪而发病。

1. 脾肾气虚

久居湿地，冒雨涉水，或水中劳作，或嗜食生冷，均可引起水湿内侵，脾气受困；先天禀赋不足，房劳过度，生育不节等，均可导致肾气亏虚，脾虚不能运化水湿，不能升清，肾虚则封藏失职，而致精微下泄；脾胃虚弱，气血化生不足，日久而成虚劳。

2. 肺肾气虚

素体肺气亏虚，先天不足，或肺病日久及肾，肺肾俱亏，肺气虚不能通调水道，上源失调，肾气虚不能气化，下源失和，水液内聚为患。

3. 脾肾阳虚

素体阳虚，或病久阴损及阳，脾肾阳亏，脾阳虚不能运化水湿，肾阳亏，命门不固，开阖失司，水液内停，泛溢肌肤。

4. 肝肾阴虚

素体阴血亏虚，或房劳过度，或久虑多思，阴精暗耗，肝肾不足，肝肾阴亏则风阳上亢，阴虚内热则灼伤络脉。

5. 气阴两虚

久病气阴两伤，气虚则津液不布，清气不升，气化失司，水液内停；阴亏则虚热内生，灼伤络脉。

6. 湿邪内阻

久居湿地，或脾气素亏，不能运化水湿，湿浊内停，或泛于肌肤，或中阻肠胃，或化热内阻，变生多证。

7. 瘀血内阻

情志不遂则肝失疏泄，气机失畅，日久引起血瘀水停。或久病入络，络脉瘀阻不通，则血不循常道而外溢。

三、辨证论治

慢性肾小球肾炎的治疗以治本和治标相结合为原则。

1. 本证

（1）脾肾气虚证

【证候】**主症**：腰脊酸痛，神疲乏力，或浮肿。**次症**：纳呆或脘胀，大便溏薄，尿频或夜尿多。**舌脉**：舌质淡，边有齿痕，苔薄白，脉细。

【治法】补脾益肾。

【代表方】补脾益肾方、四君子汤合肾气丸、参苓白术散等方加减。

【推荐方药】人参 9g，白术 9g，茯苓 9g，炙甘草 6g，炮附子 6g（先煎），桂枝 6g，泽泻 10g，牡丹皮 6g，熟地黄 15g，山药 12g，山茱萸 12g。

（2）肺肾气虚证

【证候】**主症**：颜面浮肿或肢体肿胀。**次症**：疲倦乏力，少气懒言，自汗出，易感冒，腰脊酸痛，面色萎黄。**舌脉**：舌淡，苔白润，脉细弱。

【治法】补益肺肾。

【代表方】防己黄芪汤合金匮肾气丸加减。

【推荐方药】防己 6g，炙甘草 6g，白术 12g，黄芪 15g，炮附子 6g（先煎），桂枝 6g，泽泻 9g，牡丹皮 6g，熟地黄 15g，山药 12g，山茱萸 9g。

（3）脾肾阳虚证

【证候】**主症**：全身浮肿。**次症**：面色苍白，畏寒肢冷，腰脊冷痛，神疲，纳少，便溏，遗精，阳痿，早泄，或月经失调。**舌脉**：舌嫩胖淡，有齿痕，脉沉细或沉迟无力。

【治法】温补脾肾，行气利水。

【代表方】附子理中丸或济生肾气丸加减。

【推荐方药】肉桂 5g，炮附子 9g（先煎），牛膝 12g，熟地黄 15g，山茱萸 9g，山药 12g，茯苓 12g，泽泻 9g，车前子 10g（包煎），牡丹皮 9g，干姜 6g，白术 10g，炙甘草 10g。

（4）肝肾阴虚证

【证候】**主症**：目睛干涩，或视物模糊，头晕耳鸣，腰脊酸痛。**次症**：五心烦热，或手足心热，口干咽燥，遗精，或月经失调。**舌脉**：舌红少苔，脉弦细或细数。

【治法】滋养肝肾，滋阴清热。

【代表方】杞菊地黄丸加减。

【推荐方药】枸杞子 15g，菊花 10g，熟地黄 15g，山茱萸 9g，牡丹皮 9g，山药 12g，茯苓 12g，泽泻 9g。

（5）气阴两虚证

【证候】**主症**：腰痛或浮肿。**次症**：面色无华，少气乏力，或易感冒，午后低热，或手足心热，口干咽燥，或咽部暗红，咽痛。**舌脉**：舌红少苔，脉细或弱。

【治法】益气养阴，调补肾气。

【代表方】六味地黄汤合生脉散。

【推荐方药】熟地黄 15g，山茱萸 9g，山药 15g，牡丹皮 9g，泽泻 10g，茯苓 12g，人参 6g，麦冬 9g，五味子 5g。

2. 标证

（1）水湿证

【证候】**主症**：颜面或肢体浮肿。**次症**：口淡乏味，胸闷脘痞，小便不利。**舌脉**：舌苔白或白腻，脉缓或沉缓。

【治法】健脾益气，行气化湿。

【代表方】参苓白术散加减。

【推荐方药】党参 15g，白术 15g，砂仁 10g，甘草 5g，薏苡仁 20g，山药 15g，茯苓 12g，桔梗 10g，莲子 15g，白扁豆 20g。

（2）湿热证

【证候】**主症**：面浮肢肿。**次症**：皮肤疖肿、疮疡，咽喉肿痛，口苦或口干，胸闷纳呆，口干喜热饮。**舌脉**：舌红苔黄腻，脉滑数。

【治法】清利三焦湿热。

【代表方】三仁汤加减。

【推荐方药】苦杏仁 9g，滑石 6g，通草 6g，豆蔻 6g，竹叶 6g，厚朴 6g，生薏苡仁 20g，法半夏 9g。

（3）血瘀证

【证候】**主症**：面色黧黑或晦暗，腰痛固定或呈刺痛。**次症**：肌肤甲错，肢体麻木。**舌脉**：舌色紫暗，或有瘀斑，脉细涩。

【治法】活血化瘀。

【代表方】血府逐瘀汤加减。

【推荐方药】桃仁 9g，红花 6g，当归 10g，生地黄 10g，牛膝 9g，川芎 6g，桔梗 5g，赤芍 6g，枳壳 6g，甘草 6g，柴胡 5g。

四、良方举隅

1. 邓铁涛（国医大师）经验方——消尿蛋白饮

杜仲 15g，黄芪 20g，龟甲 30g（先煎），山药 20g，薏苡仁 15g，粟米 30g，白扁豆 20g，谷芽 15g。

功用：健脾固肾，利湿化浊。用于慢性肾炎，属脾肾两虚证，以持续尿蛋白为主要表现者。

2. 张琪（国医大师）良方——化瘀降氮汤

葛根 25g，桃仁 15～20g，红花 15g，连翘 20g，赤芍 20g，生地黄 25g，甘草 10g，牡丹皮 15g，醋制大黄 10g，黄连 10g。

功用：清热解毒，活血化瘀。用于慢性肾炎氮质血症证属热入血分，血瘀络阻者。

五、其他疗法

1. 针刺疗法

取水分、水道、三焦俞、委阳、阴陵泉、肾俞、京骨。脾虚为主者，加脾俞、足三里、三阴交，肾虚为主者，加关元、足三里。采用平补平泻或补法，1 次选用 3 ～ 7 穴，隔日 1 次，10 次为 1 个疗程，休息 7 日，再重复治疗。

2. 耳针疗法

取脾、肺、肾、三焦、膀胱、皮质下、腹等穴，每次 3 ～ 4 穴，以毫针中度刺激。刺后可埋针 24 小时，也可以王不留行籽贴压，每次选 2 ～ 3 穴，轻刺激。每日 1 次或隔日 1 次，两耳轮换使用，10 次为 1 个疗程。

3. 穴位注射

用板蓝根注射液或者鱼腥草注射液 1mL，选足三里或肾俞等穴，两侧交替进行穴位注射，每日 1 次，10 次为 1 个疗程，对减少尿蛋白有一定疗效。

六、预防调摄

1. 心理指导

此病为长期、慢性疾病，故患者心理负担重、精神压力大，家庭经济负担重。患者常有焦虑、忧郁、消沉等表现，随着尿化验结果出现情绪波动。嘱患者家属给予患者安慰和鼓励，消除患者顾虑，树立战胜疾病的信心。

2. 饮食护理

可给予高营养、高维生素、高钙、低磷、低脂、易消化饮食，盐类和水的摄入量应根据患者水肿程度、血压、尿量及肾功能情况，同医生、护士及时取得联系而定。肾功能正常、尿蛋白较多时应给予优质蛋白质饮食，肾功能损害严重时应限制蛋白摄入。

3. 休息与锻炼

患者应注意劳逸结合，避免劳累与外感风寒，可适当锻炼身体以增强体质，预防感染。合理安排生活，纠正不良生活习惯，如吸烟、饮酒、熬夜等。

第三节　肾病综合征

肾病综合征系各种原因引起的以大量蛋白尿（＞ 3.5g/d）、低白蛋白血症（＜ 30g/L）、水肿和高脂血症为特征的临床综合征，即所谓的"三高一低"，其中大量蛋白尿和低白蛋白血症为诊断肾病综合征的必备条件。

本病可归属于中医的"水肿"范畴，若无明显水肿症状可按"腰痛""虚劳"等辨治。

一、诊断标准

1. 症状

（1）蛋白尿：大量蛋白尿（尿蛋白 ≥ 3.5g/d），主要成分为白蛋白。检测 24 小时尿蛋白定量应准确，用以评估疗效。

（2）低白蛋白血症（血浆白蛋白 ＜ 30g/L）。

（3）明显水肿。

（4）高脂血症。

其中前两项为诊断的必要条件，临床上只要满足此两项，即可诊断为肾病综合征。本病分为原发性和继发性，首先除外继发性病因和遗传性疾病才能诊断为原发性肾病综合征，最好进行肾活检做出病理诊断，另外还要判定有无并发症。

2. 体征

（1）水肿：水肿首先出现在皮下组织较为疏松处，如眼睑、颜面部等部位，然后出现于双下肢（常始于踝部）。水肿呈凹陷性且与体位有明显的关系。若病情加重，水肿可发展至全身，出现胸腔积液、腹腔积液、阴囊水肿和心包积液。

（2）高血压：20% ～ 40% 的成年肾病综合征患者有高血压，水肿明显者约半数有高血压。部分患者的高血压是容量负荷增加所致，随着水肿的消退，血压可逐渐恢复正常，而肾素依赖性高血压主要与肾脏基础病变有关。

3. 辅助检查

尿常规及 24 小时尿蛋白定量、血清蛋白测定、血脂测定、尿蛋白电泳分析、肾功能测定、肾脏 B 超、ECT 检查、肾活检等用于进一步检查和治疗，以及排除其他脏器可能存在的疾病。

4. 鉴别诊断

肾病综合征需要与狼疮性肾炎、过敏性紫癜性肾炎、糖尿病肾病、肾淀粉样变性、乙型肝炎病毒相关性肾炎、骨髓瘤性肾病进行鉴别。

二、病因病机

肾病综合征多由先天禀赋不足，或后天失养（如饮食不节、劳倦过度等）导致脾肾亏虚（多见气虚或阳虚），引起精微外泄、水湿停滞、瘀血内阻而成。临床常因感受风寒或风热之邪，或热毒内侵，或久居湿地、冒雨涉水，或烦劳过度等因素，导致肺失通调，或同时加重脾失转输、肾失开阖，终致膀胱气化无权，三焦水道失畅，水液停聚而发病或加重病情。

1. 风水相搏

风寒或风热之邪外袭肌表，内舍于肺，肺失宣降，水液不能敷布，以致风遏水阻，风水相搏，流溢肌肤而发病或加重病情。

2. 热毒浸淫

痈疡疮毒，未能清解消透，热毒内归脾、肺，脾失运化，肺失宣降，三焦水道失畅，水液溢于肌肤而发病或加重病情。

3. 水湿浸渍

久居湿地、冒雨涉水等，致湿邪内侵，脾为湿困，运化失司，水湿不运，泛于肌肤。或长期居处于寒湿之地，伤及肾阳，以致肾失开阖，气化失常，水湿停聚而发病或加重病情。

4. 湿热内蕴

感受湿热之邪，或湿邪日久郁而化热，影响脾的转输，湿热内蕴，充斥内外而发病或加重病情。

5. 脾虚湿困

素体脾虚、烦劳过度、饥饱失宜等导致脾失健运，不能运化水湿，水湿泛滥于肌肤而成本病。

6. 肾虚水泛

禀赋不足、房劳过度、病久不愈等均能导致肾阳虚衰，不能化气行水，致水湿泛滥于肌肤而成本病。

三、辨证论治

本病中医主张综合治疗、注意调护、辨证论治，临床以复合证型多见。应抓住肾虚、湿热、肝郁瘀滞 3 个基本病理环节，分清主次，权衡用药。

1. 风水相搏证

【证候】主症：起始眼睑浮肿，继则四肢、全身亦肿，皮肤光泽，按之凹陷易恢复。次症：伴发热、咽痛、咳嗽、小便不利等症。舌脉：舌苔薄白，脉浮。

【治法】疏风解表，宣肺利水。

【代表方】越婢加术汤加减。

【推荐方药】麻黄 6g，石膏 15g（先煎），生姜 9g，甘草 6g，白术 12g，大枣 10g。

2. 热毒浸淫证

【证候】主症：眼睑浮肿，延及全身。次症：身发痈疡，恶风发热，小便不利。舌脉：舌质红，苔薄黄，脉浮数或滑数。

【治法】宣肺解毒，利湿消肿。

【代表方】麻黄连翘赤小豆汤合五味消毒饮加减。

【推荐方药】麻黄 6g，连翘 9g，杏仁 9g，赤小豆 30g，大枣 10g，桑白皮 10g，生姜 6g，炙甘草 6g，金银花 15g，野菊花 12g，蒲公英 12g，紫花地丁 12g，紫背天葵 12g。

3. 水湿浸渍证

【证候】主症：全身水肿，按之没指。次症：伴有胸闷、腹胀，身重困倦，纳呆，泛恶，小便短少。舌脉：舌苔白腻，脉象濡缓。

【治法】健脾化湿，通阳利水。

【代表方】五皮饮合胃苓汤加减。

【推荐方药】生姜皮 9g，桑白皮 9g，橘皮 9g，大腹皮 9g，茯苓皮 9g，猪苓 9g，泽泻 15g，白术 9g，桂枝 6g，苍术 12g，厚朴 9g，陈皮 6g，炙甘草 6g。

4. 湿热内蕴证

【证候】主症：浮肿明显，肌肤绷急。次症：腹大胀满，胸闷烦热，口苦口干，大便干结，小便短赤。舌脉：舌红苔黄腻，脉沉数或濡数。

【治法】清热利湿，利水消肿。

【代表方】疏凿饮子加减。

【推荐方药】泽泻 12g，赤小豆 15g，商陆 6g，羌活 9g，大腹皮 15g，椒目 9g，木通 9g，秦艽 9g，槟榔 9g，茯苓皮 15g。

5. 脾虚湿困证

【证候】主症：浮肿，按之凹陷不易恢复。次症：腹胀纳少，面色萎黄，神疲乏力，尿少色清，大便或溏。舌脉：舌质淡，苔白腻或白滑，脉沉缓或沉弱。

【治法】温运脾阳，利水消肿。

【代表方】实脾散加减。

【推荐方药】厚朴 10g，白术 12g，木瓜 9g，木香 10g，草果 6g，槟榔 10g，炮附子 8g（先煎），茯苓 20g，干姜 6g，甘草 5g。

6. 肾虚水泛证

【证候】**主症**：面浮身肿，按之凹陷不起。**次症**：心悸，气促，腰部冷痛酸重，小便量少或增多，形寒神疲，面色晦滞。**舌脉**：舌淡胖，苔白，脉沉细或沉迟无力。

【治法】温肾助阳，化气行水。

【代表方】济生肾气丸合真武汤加减。

【推荐方药】茯苓 20g，泽泻 10g，山茱萸 9g，山药 20g，车前子 10g（包煎），牡丹皮 6g，肉桂 5g，牛膝 10g，熟地黄 15g，白芍 9g，白术 12g，生姜 9g，炮附子 9g（先煎）。

四、良方举隅

1. 蒋文照（原浙江中医学院）良方——芪萸仲柏汤

牡蛎 20g（先煎），黄芪 15g，茯苓 15g，杜仲 12g，白茅根 12g，金樱子 12g，山茱萸 9g，黄柏 6g。

功用：益气健脾，补益肝肾，清热利湿。用于慢性肾炎、肾病综合征。

2. 马莲湘（浙江省中医院）良方——益肾健脾汤

黄芪 12g，党参、炒白术、炒山药、茯苓、泽泻、石韦、野山楂、丹参、制山茱萸各 9g，甘草 4g。

功用：益肾健脾，化湿消肿。用于肾病综合征。

五、其他疗法

1. 针刺疗法

主穴选择水分、水道、三焦俞、阴陵泉、委阳。阳水加肺俞、列缺、合谷；阴水见脾虚者，加三阴交、脾俞、足三里；见肾虚者加肾俞、关元、足三里，用毫针常规刺法。

2. 耳穴疗法

取肺、脾、肾、三焦、膀胱、皮质下，每次取 3 ～ 5 穴，中等刺激，以毫针刺或用耳穴埋豆法。

六、预防调摄

1. 预防

患者常因感受外邪而发病或加重，故应注意适寒温，防外感；注意调摄饮食，平素宜清淡；劳逸结合，调畅情志。素体气虚，卫阳不固，自汗易感者，可服用玉屏风散以补气固表，适当参加体育锻炼，提高机体抗病能力。

2. 调摄

水肿患者应注意低盐饮食，进食清淡、易消化、营养充足的食物，其中低盐饮食尤其重要。因营养障碍而致水肿者，应注意适当补充富含优质蛋白质的食物。水肿而尿少者，每日记录液体出入量。高度水肿患者，要保持皮肤干燥，勤翻身，以防压疮的发生。

第四节 尿路感染

尿路感染是由各种病原微生物入侵泌尿道引起的尿路感染性疾病。细菌是尿路感染中最多见的病原微生物（多指大肠埃希菌），其他如病毒、支原体、霉菌及寄生虫等也可以引起尿路感染。

本节主要讨论由细菌引起的尿路感染。根据感染部位可分为上尿路感染（肾盂肾炎）和下尿路感染（膀胱炎），上尿路感染又分为急性和慢性。上、下尿路感染易合并存在。根据有无尿路功能和结构的异常，又可分为复杂性、非复杂性尿路感染。复杂性尿路感染是伴有尿路引流不畅、结石、畸形、膀胱输尿管反流等结构或功能的异常，或在慢性肾实质性疾病基础上发生的尿路感染；不伴有上述情况者，称为非复杂性尿路感染。本病为常见的感染性疾病，可发生于所有人群，女性多于男性，女性患者约为男性的10倍，以育龄期妇女最为常见。

本病与中医学的"热淋""劳淋"等相似，可归属于"淋证""腰痛""虚劳"等范畴。

一、诊断标准

1. 症状

（1）膀胱炎：可出现尿频、尿急、尿痛（即膀胱刺激征）、排尿困难、下腹部疼痛等症状。尿液多浑浊，并有异味，部分患者可出现血尿。一般无全身症状，少数患者可有腰痛、发热，体温多在38℃以下。

（2）肾盂肾炎

1）急性肾盂肾炎：①全身症状。高热、寒战、头痛、周身酸痛、恶心、呕吐，体温多在38℃以上，热型多呈弛张热，亦可呈间歇热或稽留热。②泌尿系统症状。尿频、尿急、尿痛、排尿困难、下腹疼痛、腰痛（多为腰酸痛或钝痛），少数患者还有剧烈的腹部阵发性绞痛，沿输尿管向膀胱方向放射。

2）慢性肾盂肾炎：泌尿系统及全身表现均不太典型，半数以上患者有急性肾盂肾炎病史，可间断出现尿频、排尿不适、腰酸痛等症状，部分患者有不同程度的低热及肾小管功能受损表现（夜尿增多、低比重尿等）。病情持续可进展为慢性肾衰竭。

2. 体征

（1）膀胱炎：有些患者可能出现耻骨上方压痛。

（2）肾盂肾炎：急性肾盂肾炎时在肋腰点（腰大肌外缘与第12肋交叉点）有压痛、肾区叩击痛。

3. 辅助检查

尿常规检查、尿白细胞排泄率、尿涂片细菌检查、尿细菌培养、亚硝酸盐还原试验、血常规、肾功能、B超、X线、CT、静脉肾盂造影、排尿期膀胱输尿管反流造影、逆行性肾盂造影等用于进一步检查，以及排除其他脏器可能存在的疾病。

4. 鉴别诊断

尿路感染需要与急性发热性疾病、肾结核、肾小球肾炎、尿道综合征进行鉴别。

二、病因病机

尿路感染主要与湿热毒邪蕴结膀胱及脏腑功能失调有关。外阴不洁，秽浊之邪入侵膀胱；饮食不节，损伤脾胃，蕴湿生热；情志不遂，气郁化火，或气滞血瘀；年老体弱、禀赋不足、房事不节及久淋不愈引起脾肾亏虚等，均可导致本病的发生。

1. 膀胱湿热

风寒湿邪外感，入里化热，下注膀胱；或过食肥甘辛辣厚味，脾胃健运失司，湿热内生，下注膀胱；或外阴不洁，秽浊之邪上犯膀胱；或病由他脏转入，如胃肠积热、肝胆郁热及心移热于小肠等，均可传入膀胱，湿热蕴结膀胱，邪气壅塞，气化失司，水道不利，故发为淋证。热伤血络则见尿血，发为血淋。

2. 肝胆郁热

足厥阴肝经"环阴器，抵少腹"，若恼怒怫郁，肝失条达，气机郁结化火，疏泄不利，水道通调受阻，膀胱气化失司，或气郁化火，气火郁于下焦，均可引起小便滞涩，余沥不尽，发为淋证。

3. 脾肾亏虚，湿热屡犯

劳倦过度，房事不节，或久病体虚，年老体衰，或淋证日久失治，均可导致脾肾亏虚。正虚之后，复感外邪，即可发病，或遇劳即发，而成劳淋。

4. 肾阴不足，湿热留恋

湿热久稽，肾阴受损，膀胱气化不利，而呈虚实夹杂之肾虚膀胱湿热之候。

三、辨证论治

中医认为尿路感染多属下焦湿热，实证居多，治宜清热解毒、利湿通淋，病情日久或年老体弱、正气不足者还应兼以扶正祛邪。

1. 膀胱湿热证

【证候】主症：小便频数，灼热刺痛。次症：色黄赤，小腹拘急胀痛，或腰痛拒按，或见恶寒发热，或见口苦，大便秘结。舌脉：舌质红，苔薄黄腻，脉滑数。

【治法】清热利湿通淋。

【代表方】八正散加减。

【推荐方药】车前子10g（包煎），瞿麦10g，萹蓄10g，滑石6g（先煎），栀子10g，甘草10g，木通10g，大黄10g。

2. 肝胆郁热证

【证候】主症：小便不畅，少腹胀满疼痛，小便灼热刺痛，有时可见血尿。次症：烦躁易怒，口苦口黏，或寒热往来，胸胁苦满。舌脉：舌质暗红，脉弦或弦细。

【治法】疏肝理气，清热通淋。

【代表方】小柴胡汤合石韦散加减。

【推荐方药】柴胡9g，黄芩9g，人参6g，法半夏9g，炙甘草6g，生姜6g，大枣10g，石韦10g，车前子10g（包煎）。

3. 脾肾亏虚，湿热屡犯证

【证候】主症：小便淋沥不已，时作时止，每于劳累后发作或加重，尿热，或有尿痛。次症：面色无华，神疲乏力，少气懒言，腰膝酸软，食欲不振，口干不欲饮水。**舌脉：**舌质淡，苔薄白，脉沉细。

【治法】健脾补肾。

【代表方】清心莲子饮加减。

【推荐方药】黄芩 10g，麦冬 10g，地骨皮 10g，车前子 10g（包煎），炙甘草 6g，石莲子 15g，茯苓 10g，炙黄芪 15g，人参 6g。

4. 肾阴不足，湿热留恋证

【证候】**主症：**小便频数，滞涩疼痛，尿黄赤浑浊，腰膝酸软，手足心热。**次症：**头晕耳鸣，四肢乏力，口干口渴。**舌脉：**舌红少苔，脉细数。

【治法】滋阴益肾，清热通淋。

【代表方】知柏地黄丸加减。

【推荐方药】知母 9g，熟地黄 15g，黄柏 10g，山茱萸 10g，山药 15g，牡丹皮 6g，茯苓 10g，泽泻 10g。

四、良方举隅

1. 朱良春（国医大师）验方——清淋合剂

生地榆 30g，生槐角 30g，半枝莲 30g，白花蛇舌草 30g，大青叶 30g，白槿花 15g，飞滑石 15g，生甘草 6g。

功用：清热泻火，凉血止血，渗利湿毒。用于治疗急性尿路感染，或慢性尿路感染急性发作。

2. 张炳厚（全国名老中医）验方——通补地龟汤加味

熟地黄 20g，醋龟甲 15g（先煎），菟丝子 20g，沙苑子 20g，黄柏 8g，知母 10g，石韦 15g，盐车前子 15g（包煎），泽泻 12g，茯苓 20g，茯苓皮 30g，鹿角霜 12g（先煎），肉桂 5g，党参 15g，生黄芪 12g，当归 12g，炙甘草 10g。

功用：滋补肾阴，通淋活血。用于水肿、慢性肾炎、肾盂肾炎、尿路感染等病。

五、其他疗法

1. 耳穴贴压

根据辨证选择耳穴，每 3 日 1 次，10 次为 1 个疗程，有健脾益肾、利水消肿之功。

2. 穴位贴敷法

可用中药打粉，调成饼状，外敷于关元、肾俞、腰阳关、命门或志室等穴，可辨证选方治疗各种证型。

3. 灸法

选穴：中脘、关元、气海；足三里、涌泉；肾俞、命门。每次 2～3 个穴位，灸 15 分钟，至局部发热为止，每日 1 次，1 周为 1 个疗程。

效果：温经散寒，防御保健。适用于慢性疾病免疫力低下、脾肾两虚患者。

4. 磁热疗法

选肾俞，使用磁疗灯照射 30 分钟，适用于慢性肾脏疾病免疫力低下、脾肾两虚的患者。

六、预防调摄

1. 预防

应注意休息，多饮水，多排尿，保证每日尿量在 1500mL 以上；女性患者应注意预防，保持会阴清洁，大便后手纸由前向后擦，避免污染，洗澡应以淋浴为主；性生活后注意排尿等；尽量避免尿路器械的使用，必须使用时，应注意严格无菌操作。

2. 调摄

饮食宜清淡，忌辛辣刺激饮食；注意调节情绪，保持心情舒畅。

第五节 尿路结石

尿路结石是泌尿系统各部位结石病的总称，是泌尿系统的常见病。尿路结石在肾脏、输尿管、膀胱、尿道各个部位均可发生，最常见的部位为输尿管和肾脏。其典型临床表现可见腰腹绞痛、血尿，或伴有尿频、尿急、尿痛等泌尿系统梗阻和感染的症状。尿路结石是最常见的泌尿外科疾病之一，男性多于女性，为（4～5）：1。

临床将尿路结石主要划分为钙结石、尿酸结石、胱氨酸结石和感染性结石四类。

本病在中医学中属于"淋证"中"石淋"或"砂淋"等范畴。

一、诊断标准

1. 症状

（1）无症状结石：可长期存在而不引起症状，或仅有轻度腰部不适或酸胀感，在拍摄 X 线片或 B 超检查时偶然发现。

（2）疼痛：肾和输尿管结石的疼痛部位常位于腰腹部，为钝痛、隐痛或绞痛，以间歇发作性疼痛为特点。典型的肾绞痛常在夜间或清晨突然发作，患者表现为腰腹部急剧疼痛，并向同侧腹股沟、睾丸、大阴唇等处放射，常伴有恶心、呕吐、腹胀、尿少。输尿管下段的结石疼痛发作时，可伴有尿频、尿急、尿痛等症状。

（3）血尿：肾绞痛时，多伴有肉眼血尿或镜下血尿，以后者为多见。偶有无痛性血尿，活动后血尿加重。

（4）排砂石：患者可从尿中排出砂石，特别是在疼痛及血尿发作后，尿中可检出砂粒或小结石。结石在排出过程中可出现尿道刺痛或发生尿流中断、阻塞现象。

（5）其他症状：部分患者可出现恶心、呕吐、发热、寒战、水肿和乏力等症状。

2. 体征

（1）腹部检查：检查腹部是否有压痛、肿块等。

（2）肾区叩击痛：检查肾脏区域是否有叩击痛，肾脏是否可触及。

（3）生殖器检查：男性患者需要检查睾丸、阴茎等，排除其他可能引起类似症状的疾病，如睾丸扭转、前列腺炎等。对于女性患者，医生可能会进行盆腔检查，排除妇科疾病，如卵巢囊肿、子宫肌瘤等。

（4）会阴部检查：检查尿道口，看是否有红肿、分泌物等。

3. 辅助检查

常规实验室检查应包括尿常规分析、结石分析及血液分析。必要时可配合 B 超、尿路 X 线片、静脉尿路造影、CT 和 MRI 检查等，用于进一步检查和治疗尿路结石，以及排除其他脏器可能存在的疾病。

4. 鉴别诊断

尿路结石多与尿道狭窄、非特异性尿道炎、尿道异物、尿道损伤等进行鉴别。

二、病因病机

尿路结石归属于中医学的"石淋"或"砂淋"等范畴。基本病因为肾虚和下焦湿热，肾虚为本，湿热为标，发生与外感湿热、饮食不节、情志失调、先天不足、久病体虚等有关。肾纳气主水，与膀胱相表里。肾虚气化不利，尿液生成与排泄失常，使水湿邪热蕴结于肾与膀胱，病位主要在肾和膀胱。

1. 外感湿热

风寒湿邪外感，入里化热，下注膀胱，导致尿液生成与排泄失常，水湿邪热蕴结，发为本病。

2. 饮食不节

平时偏食辛辣刺激性或油腻食物，或饮酒过度，脾胃不能及时运化，湿热内生，下注膀胱，导致肾与膀胱气化不利，发为本病。

3. 情志失调

长期情绪抑郁，影响肝脏疏泄功能，气机调节的作用失常，肝气郁结或气郁化火，郁于下焦，以致膀胱气化不利，发为本病。

4. 先天不足

年老体弱、禀赋不足，导致脾肾亏虚，脾虚运化功能失调，肾虚气化功能不足，导致本病发生。

5. 久病体虚

久病缠身，或淋证长时间不愈，耗伤正气，或妊娠、产后脾肾气虚，膀胱容易感受外邪，发为本病。

三、辨证论治

本病病因病机多以肾虚为本，湿热久蕴下焦为标，其治则治法应依据证候分型，辨证论治，选择方药。

1. 肾虚湿热证

【证候】主症：腰腹胀痛或酸痛，时发时止。次症：遇劳加重，或无症状。舌脉：舌淡红，苔薄白，脉细滑或弦细。

【治法】补肾固本，利湿通淋。

【代表方】通淋固本方加减。

【推荐方药】金钱草 15g，海金沙 10g（包煎），鸡内金 9g，杜仲 15g，威灵仙 10g，黄芪 15g，甘草 5g。

2. 湿热下注证

【证候】主症：腰痛或少腹急满。次症：小便频数短赤，涩痛难忍，淋沥不爽，伴恶寒发热。舌脉：舌苔黄腻，脉弦滑或滑数。

【治法】清热利湿通淋。

【代表方】八正散或三金排石汤加减。

【推荐方药】车前子 10g（包煎），瞿麦 10g，萹蓄 10g，滑石 6g（先煎），栀子 9g，炙甘草 6g，木通 9g，大黄 9g，金钱草 15g，海金沙 10g（包煎），鸡内金 10g。

3. 气滞血瘀证

【证候】**主症**：腰部隐痛，或腰腹部绞痛，痛引少腹。**次症**：或伴血尿、呕吐、小便涩痛不畅。**舌脉**：舌质暗红，或有瘀斑，脉弦紧。

【治法】化瘀散结排石。

【代表方】石韦散加减。

【推荐方药】通草 10g，石韦 10g，王不留行 10g，滑石 6g（先煎），甘草 6g，当归 9g，白术 9g，瞿麦 9g，赤芍 9g，冬葵子 9g。

4. 肾阴虚证

【证候】**主症**：腰部隐痛，小便淋沥或涩痛。**次症**：伴头昏耳鸣、腰酸腿痛等。**舌脉**：舌质红或少苔，脉细数。

【治法】滋阴补肾，通淋排石。

【代表方】六味地黄丸加减。

【推荐方药】熟地黄 15g，山药 12g，山茱萸 12g，牡丹皮 10g，茯苓 10g，泽泻 10g，金钱草 15g，海金沙 10g（包煎），石韦 10g。

5. 脾肾阳虚证

【证候】**主症**：尿频涩痛，或小便不利，夜尿多，伴腰腿酸痛。**次症**：精神不振，四肢欠温，或下半身常有冷感。**舌脉**：舌质淡苔白，脉沉细弱。

【治法】补肾健脾，通淋排石。

【代表方】济生肾气丸加减。

【推荐方药】熟地黄 15g，山药 12g，山茱萸 9g，牡丹皮 6g，茯苓 12g，泽泻 10g，桂枝 6g，炮附子 9g（先煎），车前子 10g（包煎），金钱草 15g，海金沙 10g（包煎），鸡内金 9g。

四、良方举隅

1. 徐怀志（云南省曲靖市著名中医专家）良方——益气排石汤

生白术 9g，金钱草 30g，海金沙 30g，炒知母 5g，炒黄柏 58，生鸡内金 5g，虎杖 9g，炒续断 15g，炒陈皮 5g，王不留行 9g，冬葵子 9g，炒牛膝 9g，三棱 5g，莪术 5g，炒谷芽 12g。

功用：利湿清热，化石通淋。用于尿路结石、乳糜尿证属肾虚、膀胱湿热证。

2. 崔金海（河北省首届名中医）良方——海金排石汤

石韦 24g，金钱草 30g，海金沙 30g（包煎），鸡内金 15g，王不留行 15g，牛膝 20g，瞿麦 20g，萹蓄 15g，车前子 15g（包煎），枳壳 15g，威灵仙 30g，滑石 15g（先煎），生黄芪 30g，党参 30g，生甘草 12g。

功用：清热利尿，活血排石。用于尿路结石证属肾虚、下焦湿热者。

五、其他疗法

1. 针刺

治疗选肾俞、膀胱俞、阿是穴、关元、三阴交、照海等穴以促进结石排出，以针刺患侧肾俞为主，配同侧委中治疗肾绞痛。

2. 穴位注射

针刺患侧肾俞、膀胱俞及双侧足三里，配合穴位注射孕酮能迅速解除患者的肾绞痛。

3. 耳穴贴压

以耳豆贴压肾、交感、神门，可缓解肾绞痛。

六、预防调摄

1. 预防

饮食上戒烟酒，忌过食肥甘厚腻、辛辣炙煿，以及含钠和草酸的食物，多饮水，每日饮水量不少于 2000mL；平时养成良好、规律的生活习惯，加强锻炼，劳逸结合；保持会阴部清洁干燥。

2. 调摄

了解疾病相关知识，调节情志，保持乐观情绪，树立战胜疾病的信心。

第六节　急性肾衰竭

急性肾衰竭目前多称为急性肾损伤，是由各种病因引起的短时间内（数小时或数天）肾功能急剧下降而造成的临床综合征，主要表现为肾小球滤过率下降，氮质代谢产物如肌酐、尿素氮等在体内蓄积。普通住院患者的本病发病率为 10% ～ 15%，而重症监护室患者的发病率更高，其中肾前性急性肾衰竭最常见，而在肾前性急性肾衰竭中，急性肾小管坏死最常见。本病可以出现在既往无肾脏疾病的患者中，也可以出现在原有慢性肾脏疾病患者中。本病发作会增加心血管疾病、慢性肾脏病和死亡的风险。

根据病因发生的解剖部位，可分为三种类型：①肾前性急性肾衰竭，指各种原因引起的有效循环血量不足，肾血灌注量减少，肾小球滤过率降低，肾小管内压低于正常，尿量减少，血氮质废物增高，约占急性肾衰竭的 55%。②肾性急性肾衰竭，指肾实质损伤，或肾前性因素未能及时去除，使病情发展，约占急性肾衰竭的 40%。③肾后性急性肾衰竭，指由各种原因导致尿路梗阻，使肾实质受压，肾脏功能急剧下降，约占急性肾衰竭的 5%。

本病属于中医学"癃闭""关格"等范畴。

一、诊断标准

1. 症状

急骤性发生少尿（< 400mL/24h），个别严重病例可无尿（< 100mL/24h），但也有无少尿表现的，尿量在 400mL/24h 以上，称为非少尿型急性肾损伤，其病情大多较轻，预后较好。对于少尿或无尿

者，若处理恰当，数日至数周后会出现多尿期。此外，不论尿量是否减少，随着肾功能减退，可出现以下一系列临床表现。

（1）各系统症状：食欲减退、恶心、呕吐等，严重者可出现消化道出血；呼吸道感染，急性肺水肿导致的呼吸困难、咳嗽等；体液过多导致的高血压、心力衰竭，毒素蓄积、电解质紊乱、贫血、酸中毒引起的各种心律失常、心肌病变；意识障碍、躁动、谵妄、抽搐；出血倾向、轻度贫血。

（2）水、电解质、酸碱平衡紊乱：代谢性酸中毒、高钾血症、低钠血症。

2. 体征

水肿，甚至全身浮肿，高血压；合并肺水肿者，可出现两肺湿啰音；高钾血症者，可见心率缓慢、心律不齐，甚至心室颤动、心脏停搏；酸中毒者可见深大呼吸。

3. 辅助检查

（1）血液检查：可有轻度贫血，血钾浓度升高，血钠浓度正常或偏低，血钙降低，血磷升高；血pH值、碳酸氢根离子浓度降低。

（2）肾功能：急骤发生并与日俱增的氮质血症。血尿素氮每日上升 3.6 ～ 10.7mmol/L，血肌酐每日上升 44.2 ～ 176.8μmol/L；少尿期高钾血症，血钾可超过 6.5mmol/L，并可伴低钠血症、高磷血症；多尿期低血钾、低血钠等；可出现酸中毒、二氧化碳结合力下降。

（3）尿常规：尿蛋白（＋ ～ ＋＋），尿沉渣可见颗粒管型、上皮细胞碎片、红细胞、白细胞。

（4）肾衰指数：为尿钠除以尿肌酐与血肌酐的值，用于鉴别肾前性急性肾衰竭、急性肾小管坏死。一般认为肾前性急性肾衰竭肾衰指数＜ 1，急性肾小管坏死肾衰指数＞ 1。

（5）影像学检查：双肾超声可用于与慢性肾衰竭相鉴别。怀疑尿路梗阻时，尿路超声显像、腹部X线片、CT检查有助于诊断。判断肾血管堵塞等疾患时，X线、放射性核素检查、血管造影等对诊断有帮助，但须注意造影剂对肾脏的毒性作用。

（6）肾穿刺活检：可明确肾实质性急性肾衰竭的病因，判断治疗的有效性。在排除肾前性及肾后性原因后，没有明确致病原因（肾缺血或肾毒素）的肾性急性肾衰竭、原有肾脏疾病出现急性肾衰竭、肾功能持续不能恢复等须行肾活检，但须严格掌握适应证，注意病情严重、有出血倾向时不宜行肾活检。

4. 鉴别诊断

与慢性肾衰竭进行鉴别诊断。明确既往有无慢性肾脏病病史，或可能影响肾脏的全身疾病病史，或有无导致急性肾衰竭的原发病因；贫血、尿量增多、夜尿增多常是慢性肾衰竭较常见的临床症状；对慢性肾衰竭者进行 X 线腹部平片或 B 超检查，可发现双肾缩小，或形态上皮髓质分界不清，而急性肾衰竭时肾脏大小正常或稍大。

二、病因病机

本病多与外感六淫疫毒、饮食不当、意外伤害、失血失液、中毒虫咬、药毒伤肾等因素有关。

1. 热毒炽盛

外感六淫疫毒，邪热炽盛，肺热壅滞，膀胱湿热，邪气入气入血，损伤肾络，气化失司，而见少尿、血尿或衄血。

2. 火毒壅滞

外感温热疫毒，邪热内盛，热入营血，闭窍扰神，迫血妄行，热阻于肾，气化失司而发病。

3. 湿热蕴结

误食毒物，邪毒入里，湿毒中阻，气机升降失常，内犯于肾，经络气血瘀阻，气化不行，而见少尿或尿闭。

4. 气脱津伤

失血伤液，或热毒耗液，致精亏血少，肾脏空虚，使肾元衰竭而发病。

三、辨证论治

本病初期应用西医常规治疗及时救治，同时应用中医药辨证论治，整体调节，可改善症状，提高救治成功率。后期重点运用中医药辨证论治，促进肾功能恢复。

1. 少尿期

（1）热毒炽盛证

【证候】主症：尿量急骤减少，甚至闭塞不通。次症：发热不退，口干欲饮，头痛身痛，烦躁不安。舌脉：舌质红绛，苔黄干，脉数。

【治法】泻火解毒。

【代表方】黄连解毒汤。

【推荐方药】黄连 9g，黄芩 6g，黄柏 6g，栀子 9g，生地黄 10g，金银花 6g。

（2）火毒瘀滞证

【证候】主症：尿点滴难出，或尿血、尿闭。次症：高热谵语，吐血、衄血，斑疹紫黑或鲜红。舌脉：舌质绛紫，苔黄焦，或芒刺遍起，脉细数。

【治法】清热解毒，活血化瘀。

【代表方】清瘟败毒饮加减。若热扰心营，烦躁谵语，另服安宫牛黄丸；肺热壅盛，以桃仁承气汤加减。

【推荐方药】生石膏 15g（先煎），生地黄 12g，水牛角 15g（先煎），黄连 9g，栀子 9g，桔梗 6g，黄芩 6g，知母 9g，赤芍 10g，玄参 12g，连翘 12g，甘草 6g，牡丹皮 9g，鲜竹叶 20g。

（3）湿热蕴结证

【证候】主症：尿少、尿闭。次症：恶心呕吐，口中尿臭味，发热，口干而不欲饮，头痛烦躁，严重者可神昏抽搐。舌脉：舌苔黄腻，脉滑数。

【治法】清热利湿，降逆泄浊。

【代表方】黄连温胆汤加减。

【推荐方药】黄连 9g，法半夏 9g，陈皮 10g，茯苓 12g，枳实 9g，竹茹 9g，大枣 12g，炙甘草 9g，生姜 6g。

（4）气脱津伤证

【证候】主症：尿少或无尿。次症：汗出湿冷，气微欲绝，或喘咳息促，唇黑甲青。舌脉：舌干无津，脉细数或沉伏。

【治法】益气养阴，回阳固脱。

【代表方】生脉散合参附汤加减。失血血虚者，以当归补血汤加减。

【推荐方药】人参 15g，麦冬 9g，五味子 6g，制附子 9g（先煎）。

2. 多尿期

（1）气阴两虚证

【证候】**主症**：面色萎黄，全身疲软，手足心热。**次症**：咽干思饮，尿多清长。**舌脉**：舌红少津，或舌淡有齿痕，脉细。

【治法】益气养阴。

【代表方】参芪地黄汤加减。

【推荐方药】人参 9g，黄芪 15g，熟地黄 15g，山药 15g，山茱萸 10g，牡丹皮 6g，茯苓 10g，生姜 6g，大枣 10g，麦冬 9g，五味子 6g。

（2）肾阴亏损证

【证候】**主症**：腰膝酸软，尿多不禁。**次症**：口干欲饮，手足心热。**舌脉**：舌红苔少，脉细。

【治法】滋阴补肾。

【代表方】六味地黄丸加减。

【推荐方药】熟地黄 15g，山药 15g，山茱萸 12g，茯苓 9g，泽泻 9g，牡丹皮 9g，玄参 9g，陈皮 9g。

四、良方举隅

1. 周仲英（国医大师）良方——泻下逐瘀合剂

大黄 20 ~ 30g，枳实 10g，芒硝（冲）15g，生地黄 30g，麦冬 30g，白茅根 20g，桃仁 10g，猪苓 12g。

功用：泻下逐瘀，滋阴利水。用于急性肾衰竭，临床表现为少尿或尿闭、代谢紊乱、尿毒症等危重综合征。

2. 张琪（国医大师）良方——加味越婢汤

麻黄 15g，生石膏 50g（先煎），生姜 15g，大枣 10g，甘草 10g，苍术 10g，杏仁 10g，赤小豆 50g，车前子 30g（包煎）。

功用：发汗利水，兼清郁热。用于急性肾衰竭，临床表现为周身浮肿或面目浮肿，尿少黄赤，恶寒发热头痛，咳嗽气喘，苔薄白，脉滑或滑数。

五、其他疗法

1. 药浴

麻黄、桂枝、细辛、附子、红花、地肤子、羌活、独活各适量，打成粗末，用纱布包裹，水煎取汁，兑入温水适量，泡浴，使微微汗出，每日 1 次，每次 10 ~ 30 分钟。适用于急性肾衰竭少尿期。

2. 热敷

丹参、桃仁、赤芍、忍冬藤、车前草、佩兰、木香、细辛等，加水适量，煎煮 30 分钟，装入布袋中，置双肾区热敷，每日 2 次。适用于急性肾衰竭少尿期。

3. 脐疗

连根草、生姜、淡豆豉、盐等，共研细粉，捏成饼状，烘热后敷于脐部，以胶布固定。适用于急性肾衰竭二便闭塞者。

六、预防调摄

1. 预防

积极治疗原发病，控制和消除诱发因素，尽量避免使用具有肾毒性的中西药物。

2. 调摄

注意卧床休息，避免劳累。饮食宜清淡，保证足够热量，避免辛辣刺激之品。少尿期水钠摄入应"量出为入"，多尿期要防止脱水及低血钾。鼓励患者保持乐观、愉快的心情。

第七节 慢性肾衰竭

慢性肾衰竭是指各种慢性肾脏疾病持续进展的结局，临床表现为肾小球滤过率进行性下降至 $60mL/(min \times 1.73m^2)$ 以下，代谢产物潴留，骨、矿物质、电解质代谢紊乱等。本病具有患病率高、预后差和医疗费用高等特点。据国际疾病负担慢性肾脏病协作组最新统计：全球慢性肾衰竭患病率为 4.1%；在过去 30 年间，全球透析和肾移植的比例增加了 43.1%。全国血液透析病例登记系统显示，我国尿毒症血液透析患者数量庞大，截至 2021 年 12 月，尿毒症患者已达 75.1 万例，死亡风险增加 25 ～ 30 倍，因肾病导致过早死亡成为全球第五位病因。

本病属于中医学"关格""癃闭""水肿""溺毒""肾劳"等范畴。

一、诊断标准

1. 症状

早期往往无特异性临床症状，仅表现为基础疾病的症状。只有当病情发展到残余肾单位不能满足机体的最低要求时，才会逐渐出现肾衰竭的症状。症状无特异性，可出现腰部酸痛、倦怠、乏力、夜尿增多等，晚期可出现少尿或无尿。

2. 体征

（1）高血压：很常见，可为原有高血压的持续或恶化，也可在肾衰竭过程中发生，有些患者血压较高且常规降压药效果欠佳。

（2）水肿或胸腔积液、腹水：患者可因水液代谢失调出现水肿，甚则可见胸腔积液、腹水。

（3）贫血：本病患者当血清肌酐超过 300μmol/L，常出现贫血表现，如面睑苍白，爪甲色白。

3. 辅助检查

（1）肾功能检查：血尿素氮（BUN）、血肌酐（Scr）上升，Scr > 133μmol/L，肾小球滤过率 < $90mL/(min \cdot 1.73m^2)$，二氧化碳结合力下降，血尿酸升高。

（2）尿常规检查：可出现蛋白尿、血尿、管型尿或低比重尿。

（3）血常规检查：常出现不同程度的贫血。

（4）电解质检查：常表现为高钾、高磷、低钙等。

（5）B 超检查：多数可见双肾明显缩小，结构模糊。

4. 鉴别诊断

慢性肾衰竭需与急性肾衰竭相鉴别。如有慢性肾脏疾病史，伴有贫血、夜尿增多，B超见双肾缩小或皮髓质分界不清，即可诊断为慢性肾衰竭。若有导致急性肾衰竭的肾前性、肾性、肾后性原发病因，肾脏大小常正常或稍增大，则首先考虑急性肾衰竭。必要时可行肾活检明确诊断。

二、病因病机

本病是由于感受外邪、饮食不当、劳倦过度、药毒伤肾、劳伤久病等导致肾元虚衰，湿浊内蕴而发病。

1. 脾肾亏虚

先天不足，后天失养，或劳累过度，或饮食不节，导致脾肾气虚，脾气虚不能运化，则水湿内聚或外溢；肾气亏虚，失于蒸腾气化，或失于固摄，则小便量少或小便频数，或精微下泄。若素体阳虚，或久病脾肾俱损，或过用苦寒，导致脾肾阳虚。脾阳虚不能运化水湿，肾阳虚则水液失主，阳虚不能温煦形体则形寒肢冷，气化失司则小便不利。

2. 气阴两虚

素体气阴亏虚，或病久气虚，由气及阴，气阴俱亏，气虚则面色无华，神疲乏力，阴虚则虚火内扰，潮热盗汗，烦热口干，或灼伤络脉而见尿血。

3. 肝肾阴虚

年老体衰，肝肾亏虚；或病久耗伤肝肾之阴，导致肝肾阴虚。肝肾阴亏，水不涵木，肝阳上亢，则头晕目眩，耳鸣健忘；阴虚生内热，故五心烦热，盗汗。

4. 阴阳两虚

年高体衰，或生育不节，房劳过度，或久病阴损及阳，致阴阳两虚。阳虚则不能温养，不能运化水湿，水液内停，湿浊中阻，而成肾劳、关格之证。阴虚则肝木失养，阳亢风动，遂致肝风内扰。

5. 湿浊内蕴

肾脏疾患日久，肾元亏虚，脾运失健，气化功能不足，开阖升降失司，则水液内停，泛溢肌肤而为肿，积于胸腹之间，而成胸腔积液、腹水；肾失固摄，精微下泄，而成蛋白尿、血尿；湿蕴成浊，升降失司，浊阴不降，则见少尿、恶心、呕吐。

6. 瘀血阻络

久病入络，或气虚血瘀，或湿阻致瘀，而见水瘀互结，或络脉瘀阻。

三、辨证论治

本病中医药在延缓慢性肾衰竭病程进展、保护残余肾功能、改善临床症状、提高生存质量等方面具有优势。病程早期一般以辨证论治、整体调理的中药汤剂治疗，中晚期可配合静脉滴注中药针剂、中药灌肠及药浴等中医综合治疗。多途径的中医药综合治疗，其疗效通常优于单纯口服方药。

1. 本虚证

（1）脾肾气虚证

【证候】**主症：**倦怠乏力，气短懒言，腰膝酸软。**次症：**纳呆腹胀，大便溏薄，口淡不渴。**舌脉：**舌淡有齿痕，苔白或白腻，脉象沉细。

【治法】补气健脾益肾。

【代表方】六君子汤加减。

【推荐方药】人参 9g，茯苓 10g，白术 10g，炙甘草 6g，陈皮 9g，法半夏 6g，黄芪 15g。

（2）脾肾阳虚证

【证候】**主症：**面色㿠白，或黧黑晦暗，神疲乏力，食欲不振，便溏，或五更泄泻，畏寒肢冷，腰膝酸痛，或腰部冷痛。**次症：**下肢浮肿，按之凹陷难复，口黏淡不渴，夜尿频多清长。**舌脉：**舌淡胖嫩，齿痕明显，脉沉弱。

【治法】温补脾肾。

【代表方】济生肾气丸加减。

【推荐方药】制附子 9g（先煎），茯苓 15g，泽泻 9g，山茱萸 10g，山药 15g，车前子 9g（包煎），牡丹皮 9g，肉桂 5g，牛膝 9g，熟地黄 15g。

（3）气阴两虚证

【证候】**主症：**面色少华，神疲乏力，腰膝酸软，手足心热，口干唇燥。**次症：**饮水不多，大便干燥或稀，夜尿清长。**舌脉：**舌淡有齿痕，脉象沉细。

【治法】益气养阴，健脾补肾。

【代表方】参芪地黄汤加减。

【推荐方药】人参 9g，黄芪 30g，生地黄 15g，山茱萸 10g，山药 15g，泽泻 9g，牡丹皮 9g，茯苓 15g，薏苡仁 30g，五味子 6g。

（4）肝肾阴虚证

【证候】**主症：**头晕头痛，耳鸣眼花，两目干涩，或视物模糊，口干咽燥，腰膝酸软。**次症：**渴而喜饮，或饮水不多，大便易干，尿少色黄（常伴血压升高）。**舌脉：**舌淡红少津，苔薄白或少苔，脉弦或细弦。

【治法】滋肾平肝。

【代表方】杞菊地黄丸加减。

【推荐方药】枸杞子 10g，菊花 9g，熟地黄 15g，山茱萸 10g，山药 12g，泽泻 9g，牡丹皮 9g，茯苓 12g。

（5）阴阳两虚证

【证候】**主症：**周身乏力，畏寒肢冷，或手足心热，口干欲饮。**次症：**腰膝酸软，或腰部酸痛，大便稀溏或五更泄泻，小便黄赤或清长。**舌脉：**舌胖润有齿痕，舌苔白，脉沉细。

【治法】温扶元阳，补益真阴。

【代表方】金匮肾气丸加减。

【推荐方药】熟地黄 15g，山茱萸 10g，山药 15g，泽泻 9g，牡丹皮 9g，茯苓 10g，肉桂 6g，制附子 6g（先煎），五味子 6g。

2. 标实证

（1）湿浊证

【证候】**主症：**恶心呕吐，胸闷纳呆，头身困重。**次症：**口淡黏腻，口有尿味，大便黏滞不爽。**舌脉：**舌苔腻，脉滑。

【治法】和中降逆，化湿泄浊。

【代表方】小半夏加茯苓汤加减。

【推荐方药】茯苓 15g，法半夏 10g，生姜 10g，厚朴 10g，薏苡仁 20g。

（2）湿热证

【证候】**主症**：胃脘胀满，恶心呕吐，口干不欲饮。**次症**：口中黏腻，口苦。**舌脉**：舌红，苔黄腻，脉滑数。

【治法】清热利湿。

【代表方】黄连温胆汤或四妙丸加减。

【推荐方药】黄柏 10g，苍术 10g，牛膝 10g，薏苡仁 20g，黄连 6g，法半夏 9g，竹茹 10g，陈皮 10g，枳实 10g，生姜 6g，大枣 10g，甘草 6g。

（3）水气证

【证候】**主症**：面浮肢肿，胸腹水，小便不利。**次症**：痰质稀色白，尿少。**舌脉**：舌胖大，脉沉细。

【治法】利水消肿。

【代表方】五皮饮或五苓散加减。

【推荐方药】茯苓 10g，猪苓 9g，泽泻 12g，白术 10g，桂枝 6g，生姜皮 9g，桑白皮 9g，茯苓皮 9g，陈皮 9g，大腹皮 9g。

（4）血瘀证

【证候】**主症**：面色晦暗或黧黑，或口唇紫暗。**次症**：腰痛固定，或肢体麻木。**舌脉**：舌紫暗，或有瘀点、瘀斑，脉涩或细涩。

【治法】活血化瘀。

【代表方】桃红四物汤加减。

【推荐方药】桃仁 9g，当归 9g，熟地黄 12g，赤芍 9g，川芎 6g，红花 6g，丹参 10g。

（5）肝风证

【证候】**主症**：头痛头晕，手足蠕动。**次症**：筋惕肉瞤，抽搐痉厥。**舌脉**：舌多红绛，脉多弦数。

【治法】镇肝息风。

【代表方】天麻钩藤饮。

【推荐方药】天麻 9g，钩藤 12g（后下），石决明 20g（先煎），栀子 9g，黄芩 9g，牛膝 12g，杜仲 9g，益母草 9g，桑寄生 9g，首乌藤 9g，茯神 9g。

四、良方举隅

1. 张琪（国医大师）良方——脾肾双补汤

黄芪 30g，党参 20g，白术 20g，当归 20g，远志 15g，制何首乌 20g，五味子 15g，熟地黄 20g，菟丝子 20g，女贞子 20g，山茱萸 20g，淫羊藿 15g，仙茅 15g，枸杞子 15g，丹参 15g，山楂 15g，益母草 30g，山药 20g。

功用：补脾益肾，利湿消肿，活血化瘀。用于慢性肾衰竭证属湿浊毒邪留滞者。

2. 皮持衡（国医大师）良方——三仁汤化裁

杏仁 10g，豆蔻 10g（后下），薏苡仁 30g，法半夏 10g，通草 6g，淡竹叶 10g，海螵蛸 20g，茜草 6g，当归 20g，川芎 20g，肉苁蓉 15g，巴戟天 15g。

功用：温阳泄浊，和营化湿。用于慢性肾衰竭证属脾肾阳虚、湿浊内蕴者。

五、其他疗法

1. 熏洗

用紫苏叶、桂枝、细辛、土茯苓、益母草、金银花、地肤子等，研末装袋置入 5000mL 水中煎煮 30 分钟，取汁洗浴，每周 2 次，每次 1 袋，每次泡浴 40 分钟，汗出即可。适用于慢性肾衰竭水气证，心脑血管疾病禁用，洗浴后应覆被保暖。

2. 穴位贴敷

红花、丹参、川芎、白芷、透骨草、益母草等，加工成药末，以 75% 乙醇加蜂蜜适量调成膏，每次 3 ～ 5g，用胶布固定于双肾俞穴。每次贴敷 8 小时，取药后停用 6 小时后继续贴敷。适用于慢性肾衰竭血瘀证。皮肤过敏或破损者禁用。

3. 艾灸法

选取气海、天枢、脾俞、肾俞，按雀啄灸法操作，每次 5 ～ 10 分钟，每日 2 次。适用于慢性肾衰竭脾肾阳虚证。操作时避免烫伤，艾灸结束后注意保暖。

六、预防调摄

1. 预防

主要是及早发现肾脏病或可能累及肾脏的原发疾病，积极控制，以防发生慢性肾衰竭。首先要提高对慢性肾脏病的认识，即使正常人群也要每年进行一次常规体检，重视对肾脏病的筛查，早发现、早诊断。对已出现慢性肾衰竭者，要积极控制诱发或加重的因素，治疗原发病，纠正高血压及水、电解质、酸碱平衡失调，以延缓肾衰竭进展。对尿毒症晚期患者，须防治高钾血症、心力衰竭等严重尿毒症并发症。

2. 调摄

注意适当休息，避免劳累，防止感冒。宜优质低蛋白、低磷饮食，忌生冷辛辣、肥甘厚味，忌暴饮暴食，戒烟忌酒。血钾偏高者注意避免进食水果、红枣等高钾食物，严重水肿及合并心衰患者应减少盐的摄入。此外，应保持大便通畅，减少氮质潴留，以保持每日大便 2 ～ 3 次为宜，以利于毒性物质排出。

第七章　内分泌科专病与风湿免疫科专病

第一节　糖尿病

糖尿病是一组由遗传、环境和行为等多因素共同作用引起胰岛素分泌和（或）利用缺陷的代谢性临床综合征，临床以长期高血糖为主要特征，以多饮、多食、多尿、体重明显减轻为典型临床表现。近 30 年来，我国糖尿病患病率显著增加。流行病学调查显示，我国 18 岁及以上人群糖尿病患病率为 11.2%（2015—2017）。

根据病因学证据将糖尿病分为 1 型糖尿病、2 型糖尿病、特殊类型糖尿病和妊娠糖尿病 4 种类型，这是目前临床上应用最广泛、公认度最高的分型方法。我国以 2 型糖尿病为主，1 型糖尿病和其他类型糖尿病少见，男性患者多于女性。

本病属于中医学"消渴""糖络病"等范畴。

一、诊断标准

1. 2 型糖尿病诊断标准

目前采用世界卫生组织 1999 年诊断标准：典型糖尿病症状（高血糖所导致的多饮、多尿、多食和不明原因的体重下降）加上随机血糖 $\geqslant$ 11.1mmol/L；或加上空腹血糖 $\geqslant$ 7.0mmol/L；或加上 75g 葡萄糖耐量试验餐后 2 小时血糖 $\geqslant$ 11.1mmol/L；无糖尿病典型症状者，须改日复查确认。

2. 鉴别诊断

（1）甲状腺功能亢进症：甲状腺功能亢进症一般表现为多食、易饥、口渴多饮、怕热多汗、大便次数增多、急躁易怒等高代谢状态及甲状腺肿大、突眼等，血清甲状腺激素水平升高。

（2）其他原因所致的尿糖阳性：注意鉴别其他原因所致的尿糖阳性，如肾性糖尿、饥饿性糖尿、甲亢、胃切除术后、严重肝病、药物性尿糖假阳性反应等。

（3）与其他类型血糖升高鉴别诊断：如急性应激、心肌梗死、脑血管病、创伤等，使胰岛素对抗激素升高，可出现一过性血糖升高和（或）尿糖阳性，但应激过后可恢复正常，需与 2 型糖尿病鉴别。

二、病因病机

消渴主要病变部位在肾、肺、脾（胃），基本病机为阴津亏耗，燥热偏盛。消渴日久，则阴损及阳，热灼津亏血瘀，而致气阴两伤，阴阳俱虚，络脉瘀阻，痰浊内生，变证百出，如眩晕、疖痈、胸痹、雀盲、肢体麻木、坏疽、肾衰竭、中风昏迷等兼证。

1. 早期

消渴早期临床以热证、实证为主。该期病位主要在肺、胃、脾、肝，该期主要包含肝郁脾虚证、痰热互结证、肠道湿热证、脾胃不和证、肝胃郁热证、热盛伤津证。

2. 中期

消渴病日久，阴虚燥热伤气耗气致气阴两虚，故该期主要病位在肺、脾、肾，主要表现为气阴两虚证。

3. 晚期

病程日久，日益化燥伤津，阴虚更甚。由于阴阳互根，阴损及阳，可致阴阳两虚，素体阳虚者更甚。晚期主要病位在肝、脾、肾，主要表现为肝肾阴虚证和阴阳两虚证。

三、辨证论治

本病首先根据西医、中医诊断标准进行诊断，再根据临床表现、疾病病程分期不同，进行中医证候诊断以随证施治。应把握早期、中期、晚期3个阶段，分清虚实，综合用药，延缓疾病进展。

1. 早期

（1）肝郁脾虚证

【证候】**主症**：胁肋胀满，腹胀，纳少，便溏不爽，情志抑郁，善太息。**次症**：以女性为多，形体中等或偏瘦，可有焦虑、抑郁倾向。**舌脉**：舌质淡胖，苔白或腻，脉弦缓。

【治法】疏肝健脾。

【代表方】逍遥散。

【推荐方药】当归9g，白芍9g，柴胡9g，茯苓9g，白术9g，甘草5g，生姜3片，薄荷6g。

（2）痰热互结证

【证候】**主症**：腹胀，胸闷脘痞，口干口渴，喜冷饮，饮水量多。**次症**：心烦口苦，形体肥胖，大便干结，小便色黄。**舌脉**：舌质红，舌体胖，苔黄腻，脉弦滑。

【治法】清热化痰。

【代表方】小陷胸汤。

【推荐方药】黄连6g，半夏12g，瓜蒌20g。

（3）肠道湿热证

【证候】**主症**：口干不渴，或有口臭，大便黏腻不爽，或臭秽难闻。**次症**：脘腹痞满，小便色黄。多见于肥胖、高血糖、有肠道菌群失调表现者。**舌脉**：舌红，舌体胖大，或边有齿痕，苔黄腻，脉滑数。

【治法】清热利湿。

【代表方】葛根黄芩黄连汤合三仁汤加减。

【推荐方药】葛根15g，黄芩9g，黄连9g，厚朴6g，半夏15g，苦杏仁15g，白豆蔻仁6g，薏苡仁18g，滑石18g，通草6g，白术10g。

（4）脾胃不和证

【证候】**主症**：心下痞满，口干，食欲缺乏，脘腹满闷。**次症**：唇周痤疮，乏力，水谷不消，便溏，或腹泻，干呕呃逆。**舌脉**：舌淡胖苔腻，舌下络脉瘀阻，脉弦滑无力。

【治法】调和脾胃。

【代表方】半夏泻心汤。

【推荐方药】半夏 12g，黄连 3g，黄芩 9g，干姜 9g，炙甘草 9g，大枣 4 枚，人参 9g。

（5）肝胃郁热证

【证候】**主症：** 脘腹痞满，胸胁胀闷，心烦易怒，口干口苦。**次症：** 形体偏胖，腹部胀大，面色红赤，大便干，小便色黄。**舌脉：** 舌质红，苔黄，脉弦数。

【治法】开郁清热。

【代表方】大柴胡汤。

【推荐方药】柴胡 24g，大黄 6g，枳实 9g，黄芩 9g，半夏 9g，白芍 9g，生姜 15g。

（6）热盛伤津证

【证候】**主症：** 口渴多饮，多食易饥，皮肤干瘪。**次症：** 心烦易怒，大便干结，小便短黄。此证多见于 2 型糖尿病初发、血糖明显升高者。**舌脉：** 舌红干，苔黄燥，脉细数。

【治法】清热生津。

【代表方】白虎加人参汤加减。

【推荐方药】生石膏 50g（先煎），知母 18g，太子参 10g，黄连 9g，天花粉 10g，生地黄 20g，麦冬 10g，牛膝 10g，葛根 15g。

2. 中期——气阴两虚证

【证候】**主症：** 神疲乏力，气短懒言，咽干口燥，烦渴欲饮。**次症：** 心悸，午后颧红，小便短少，大便干结。**舌脉：** 舌体瘦薄，苔少而干，脉虚数。

【治法】益气养阴。

【代表方】玉泉丸或玉液汤加减。

【推荐方药】生山药 30g，生黄芪 15g，知母 18g，生鸡内金 6g，葛根 10g，五味子 9g，天花粉 9g，生地黄 15g，麦冬 15g，乌梅 6g，甘草 5g。

3. 晚期

（1）肝肾阴虚证

【证候】**主症：** 小便频数，浑浊如膏，腰膝酸软，眩晕耳鸣。**次症：** 多梦遗精，五心烦热，低热颧红，口干咽燥，皮肤干燥，视物模糊，雀目，或蚊蝇飞舞，或失明，皮肤瘙痒。多见于糖尿病并发视网膜病变、肾病、神经病变者。**舌脉：** 舌红少苔，脉细数。

【治法】滋补肝肾。

【代表方】杞菊地黄丸。

【推荐方药】生地黄 24g，山茱萸 12g，炒山药 12g，茯苓 9g，泽泻 9g，牡丹皮 9g，枸杞子 9g，菊花 9g。

（2）阴阳两虚证

【证候】**主症：** 小便频数，夜尿增多，浑浊如脂如膏，甚至饮一溲一，五心烦热，口干咽燥；腰膝酸软无力，神疲，畏寒肢凉，四肢欠温。**次症：** 耳鬓干枯，面色黧黑，阳痿，下肢浮肿，甚则全身皆肿。多见于糖尿病肾病、糖尿病合并周围神经病变等后期。**舌脉：** 舌质淡，苔白而干，脉沉细无力。

【治法】滋阴温阳。

【代表方】金匮肾气丸加减。

【推荐方药】炮附子 3g（先煎），肉桂 5g，熟地黄 24g，山茱萸 12g，枸杞子 9g，炒山药 12g，茯苓 9g，泽泻 9g，巴戟天 9g，肉苁蓉 9g，菟丝子 12g，鹿角胶 12g（烊化）。

4. 兼夹证

（1）痰浊

【证候】**主症**：形体肥胖，嗜食肥甘，头重嗜睡。**次症**：呕恶眩晕，恶心口黏，食油腻则加重。实验室检查多见血脂或血尿酸升高，或伴脂肪肝。**舌脉**：舌体胖大，苔白厚腻，脉滑。

【治法】化痰降浊。

【代表方】偏湿热者，宜黄连温胆汤加减；偏寒湿者，宜苓桂术甘汤；痰湿证，宜二陈汤。

【推荐方药】

偏湿热：黄连 6g，竹茹 9g，枳实 9g，半夏 9g，陈皮 9g，炙甘草 6g，生姜 10g，茯苓 12g，白术 9g。

偏寒湿：茯苓 12g，桂枝 9g，白术 9g，炙甘草 6g。

痰湿：法半夏 15g，陈皮 15g，茯苓 9g，生姜 7 片，乌梅 1 枚，甘草 5g。

（2）血瘀

【证候】**主症**：肢体麻木或疼痛，胸闷刺痛。**次症**：或中风偏瘫，语言謇涩，或眼底出血，唇舌紫暗。**舌脉**：舌有瘀斑或舌下青筋暴露，苔薄白，脉弦涩。

【治法】活血祛瘀。

【代表方】桃红四物汤或血府逐瘀汤。

【推荐方药】当归 9g，白芍 9g，川芎 6g，熟地黄 12g，桃仁 9g，红花 6g，生地黄 9g，枳壳 6g，赤芍 6g，柴胡 3g，甘草 6g，桔梗 5g，牛膝 9g。

四、良方举隅

1. 孙光荣（国医大师）良方——孙氏降糖饮

生黄芪 30g，丹参 30g，太子参 15g，天冬 30g，五味子 10g，生山楂 15g，麦冬 30g，荷叶 10g，玉米须 10g。

功用：益气养阴，化痰祛瘀。用于气阴两虚型 2 型糖尿病。

2. 胡筱娟（陕西省中医医院）良方——三黄化糖饮

黄连 9g，黄芩 9g，瓜蒌 15g，半夏 9g，葛根 30g，生地黄 15g，鬼箭羽 12g，翻白草 15g，知母 12g，胆南星 6g，荷叶 12g，丹参 15g，苍术 12g。

功用：清热化痰，消脂降浊。用于痰热互结型 2 型糖尿病。

五、其他疗法

1. 耳穴贴压

取脾、胃、肝、胰、神门、小肠、大肠、内分泌、糖尿病点、三焦、皮质下等穴，适用于肝胃郁热证。

2. 中药浴足

选用豨莶草、红花、醋乳香、醋没药、艾叶、鸡血藤、刘寄奴、沉香、川芎、伸筋草、透骨草、苏木。煎好汤剂加温水调整到适宜温度，先熏蒸，再浴足，浸泡 20 分钟左右为宜，适用于糖尿病足。

3. 太极拳、八段锦等运动疗法

太极拳、八段锦能够降低 2 型糖尿病患者的空腹血糖、糖化血红蛋白，同时长期练习可改善 2 型糖尿病患者焦虑、抑郁等不良情绪，有助于患者的心理健康。

六、预防调摄

1. 预防

（1）均衡饮食：控制糖类摄入量，优先选择低血糖生成指数的食物，保证膳食纤维充足，限制糖分和饱和脂肪的摄入。

（2）规律运动：每周至少150分钟中等强度活动，如快走、游泳等，增强身体对胰岛素的敏感性。

（3）维持健康体重：通过健康饮食和定期锻炼，保持BMI在18.5～24.9kg/m^2，降低肥胖相关风险。

（4）定期筛查：有家族史、超重或高血压的人群，应每年检测血糖，早发现早干预。

（5）戒烟限酒：远离烟草，限制酒精摄入。

2. 调摄

（1）自我监测：学会自我监测血糖，及时调整生活方式。

（2）遵医嘱用药：按时按量服用降糖药或注射胰岛素，不可随意增减或中断治疗。

（3）压力管理：长期精神紧张会影响血糖稳定，练习冥想、瑜伽或深呼吸，保持良好心态。

（4）定期复查：每3个月检查糖化血红蛋白，每年进行全面体检，监控血压、血脂和眼底健康等。

第二节　甲状腺功能亢进症

甲状腺功能亢进症是一种常见的内分泌疾病，由于甲状腺激素分泌过多引起机体代谢率增高和交感神经兴奋性增强，表现为心悸、出汗、食欲增加、体重下降、情绪波动等。本病可发生于任何年龄，但多见于20～40岁女性。

临床分为毒性弥漫性甲状腺肿（Graves病）、毒性多结节性甲状腺肿、毒性甲状腺腺瘤、碘致甲状腺功能亢进症、自身免疫性新生儿甲亢、家族性非自身免疫性甲亢、散发性非自身免疫性甲亢、功能性甲状腺癌转移、分泌TSH的垂体腺瘤、甲状腺激素抵抗（T3受体β突变）、人绒毛膜促性腺激素相关性甲亢、卵巢甲状腺肿引起的甲状腺功能亢进等类型。其中，毒性弥漫性甲状腺肿是最常见的类型。

本病属于中医学"瘿病""瘿气"等范畴。

一、诊断标准

1. 症状

（1）高代谢症群：如怕热、多汗、皮肤湿热、乏力、进食增加而体重减少。

（2）心血管系统：以高动力循环为特征。多有持续性心悸，静息时仍存在，严重时出现心力衰竭表现。

（3）消化系统：胃肠活动增强，食欲亢进，多食易饥，排便增多，极少数出现厌食，甚至恶病质。

（4）神经精神系统：多言好动、情绪易激动、紧张焦虑、失眠、记忆力减退，可有手和舌纤颤。

（5）生殖系统：女性月经减少或闭经，男性阳痿，偶有乳腺增生。

（6）肌肉骨骼系统：可伴发甲亢性周期性瘫痪、急性和慢性甲亢性肌病。

（7）血液系统：可有白细胞和粒细胞的减少，淋巴细胞数量增加，可以伴发与自身免疫相关的血小板减少性紫癜和恶性贫血。

2. 体征

（1）甲状腺肿大：甲状腺弥漫性或结节性肿大，质地软，可闻及血管杂音，局部可扪及震颤。

（2）心动过速：静息状态下心率超过正常范围，听诊心动过速，第一心音亢进。

（3）神经系统：双手伸展时可见细微震颤，腱反射亢进。

（4）眼球突出：部分患者伴有 Graves 眼病，表现为眼球突出。眼内异物感、胀痛、畏光、流泪、复视、斜视、视力下降，查体可见眼球突出，眼睑退缩、肿胀、结膜充血、水肿，甚至眼球活动受限、眼睑闭合不全，因角膜外露而形成角膜溃疡、全眼炎。

（5）胫前黏液性水肿：为 Graves 病的特征性皮肤表现。常见于胫骨前下 1/3 部位，皮损多为对称性，早期皮肤增厚、变粗、毛囊角化，可见广泛大小不等的红褐色或暗紫色凸起不平的斑块或结节，后期皮肤如橘皮或树皮样，可伴有继发性感染和色素沉着。

3. 辅助检查

（1）甲状腺功能检测：①促甲状腺激素（TSH）测定。临床甲亢、亚临床甲亢和非甲亢性甲状腺毒症患者 TSH 均低于正常值下限。②甲状腺激素（TH）测定。在一般情况下，临床甲亢患者血清 TT_3、FT_3、TT_4、FT_4 均升高，T_3 型甲亢仅 TT_3、FT_3 升高，亚临床甲亢患者甲状腺激素水平正常。

（2）甲状腺自身抗体检测：①促甲状腺激素受体抗体（TRAb）测定 Graves 病患者 TRAb 阳性率达 80% ～ 100%，多呈高滴度阳性，对诊断、判断病情活动及评价停药时机有一定意义，并且是预测复发的最重要指标。②甲状腺过氧化物酶抗体（TPO-Ab）和甲状腺球蛋白抗体（TgAb）测定。Graves 病患者可见 TPO-Ab、TgAb 阳性；如同时存在桥本甲状腺炎，TPO-Ab、TgAb 多呈高滴度阳性。

（3）^{131}I 摄取率：用于鉴别甲亢（碘致甲亢除外）和非甲亢性甲状腺毒症。Graves 病患者 ^{131}I 摄取率升高，多有高峰前移。

（4）超声检查：Graves 病患者甲状腺弥漫性或局灶性回声减低，在回声减低处，血流信号明显增加，呈"火海征"。

（5）心电图：可发现期前收缩、心房颤动等心律失常表现。

（6）甲状腺核素显像：自主性高功能性甲状腺腺瘤提示为热结节，周围萎缩的甲状腺组织仅部分显影或不显影。毒性多结节性甲状腺肿为多发热结节或冷、热结节。

（7）眼眶 CT/MRI：怀疑浸润性突眼的患者可行 CT 或 MRI 评价眼外肌的大小和密度、眼球位置等。

4. 鉴别诊断

甲亢出现的甲状腺肿大需要与单纯性甲状腺肿相鉴别，除此之外需要与其他原因引起的心悸、低热、体重下降等症状相鉴别，如结核病和风湿病常有低热、多汗、心动过速、消瘦等类似甲亢的高代谢症状；以腹泻为主要表现的甲亢常被误诊为消化道疾病；老年甲亢患者表现多不典型，常无多食、亢奋等症状，而是表现为淡漠、厌食、消瘦、心律失常、心力衰竭等，容易被误诊为恶性肿瘤、心脏疾病，甚至精神心理疾病。

二、病因病机

本病多因情志内伤、饮食失宜、体质等因素导致。甲亢以阴虚为本，相火妄盛为标，气滞、痰凝、血瘀是本病的基本病理因素。患者因肝郁气滞、痰火内盛、瘀血内结，影响气血运行和津液代谢，邪气阻滞，壅结于颈前从而形成瘿气。

1. 肝郁气滞

长期情志内伤，如忧虑、愤怒等，导致肝气郁结，疏泄失常。肝主疏泄，调节全身气机，肝气郁结，气血运行不畅，进而肝郁气滞，气血壅滞颈前发为本病。

2. 肝火亢盛

肝火旺盛，气郁化火为本证的主要病机。加之痰气壅结颈前，故出现瘿肿。情志不畅，肝郁日久而化火，上扰心神，则心神不宁。

3. 阴虚阳亢

由于先天不足、过度劳累、饮食失宜等原因，导致肝肾阴亏，阳气偏亢，阴不制阳，相火妄动，上扰心肝，发为本病。

4. 气阴两虚

素体阴虚、过度劳累或久病阴伤气耗，导致气阴两虚。气虚不固，阴虚不养，机体失于濡养，导致机体功能失调。

5. 痰凝血瘀

病程迁延，湿浊内停，凝聚成痰，阻碍气血运行，气机运行不畅，痰阻气滞，瘀血内生，痰瘀相互搏结，久而久之形成痰凝血瘀。

三、辨证论治

本病中医主张病证结合，分期辨证；结合西医治疗方法，达到中西医结合的最佳疗效。

1. 肝郁气滞证

【证候】**主症**：颈前喉结两旁结块肿大，质地柔软。**次症**：目胀，喜太息，胸胁胀痛。**舌脉**：舌淡红，苔白，脉弦。本证多见于甲亢早期或老年淡漠型甲亢患者。

【治法】疏肝理气。

【代表方】四逆散或柴胡疏肝散加减。

【推荐方药】柴胡 15g，芍药 10g，陈皮 10g，当归 10g，香附 15g，川芎 10g，枳壳 10g。

2. 肝火亢盛证

【证候】**主症**：颈前瘿肿。**次症**：性急易怒，眼突，面红口苦，手指颤抖，烦躁不安，目光炯炯，多汗恶热。**舌脉**：舌红苔黄，脉弦数。本证多见于甲亢进展期或 Graves 病患者。

【治法】散结消瘿，清肝泻火。

【代表方】龙胆泻肝汤合栀子清肝汤加减。

【推荐方药】龙胆 6g，黄芩 9g，炒栀子 9g，泽泻 12g，木通 9g，车前子 9g（包煎），当归 8g，生地黄 20g，柴胡 10g，生甘草 6g，牡丹皮 9g，牛蒡子 9g。

3. 阴虚阳亢证

【证候】**主症**：颈前喉结两旁结块肿大，一般柔软光滑。**次症**：怕热多汗，情绪急躁，眼球突出，手颤，心悸失眠，食欲亢进，形体消瘦，口干咽燥，月经不调。**舌脉**：舌红，苔薄黄或少苔，脉弦细数。本证多见于甲亢早期、进展期，血清 TSH 降低，FT_3、FT_4 及 TRAb 升高。

【治法】滋阴潜阳。

【代表方】阿胶鸡子黄汤加减。

【推荐方药】阿胶 6g（烊化），鸡子黄 2 枚，生地黄 12g，白芍 9g，女贞子 10g，天麻 10g，钩藤 6g（后下），茯苓 10g，生牡蛎 12g（先煎），浙贝母 10g，石决明 15g（先煎）。

4. 气阴两虚证

【证候】**主症**：颈前喉结两旁结块无明显肿大。**次症**：神疲乏力，气促多汗，口咽干燥，五心烦热，心悸失眠，健忘，形体消瘦，大便溏薄。**舌脉**：舌红，少苔，脉细或虚数。

【治法】益气养阴，宁心安神。

【代表方】天王补心丹加减。

【推荐方药】党参 15g，茯苓 10g，玄参 15g，丹参 15g，桔梗 10g，远志 10g，当归 10g，五味子 6g，麦冬 10g，柏子仁 10g，酸枣仁 10g，生地黄 20g。

5. 痰凝血瘀证

【证候】**主症**：颈前瘿肿，按之较硬或有结节，肿块经久未消。**次症**：胸闷食欲缺乏。**舌脉**：舌紫暗或有瘀斑，舌苔薄白或白腻，脉弦或涩。

【治法】理气活血，化痰消瘿。

【代表方】桃红四物汤合二陈汤加减。

【推荐方药】当归 10g，白芍 15g，川芎 15g，熟地黄 15g，桃仁 10g，红花 10g，法半夏 10g，陈皮 10g，茯苓 15g，甘草 6g。

四、良方举隅

1. 邓铁涛（广州中医药大学）良方——治甲亢方

太子参 30g，麦冬 10g，五味子 6g，山慈菇 10g，浙贝母 10g，玄参 15g，生牡蛎 30g（先煎），白芍 15g，甘草 5g。

功用：益气养阴，化痰散结。用于甲亢气阴两虚、痰气凝结证。

2. 林兰（中国中医科学院）良方——滋阴潜阳甲二方

生地黄 60g，熟地黄 30g，枸杞子 15g，太子参 15g，五味子 30g，白芍 15g，龙骨 30g（先煎），浙贝母 30g，夏枯草 15g，鳖甲 15g（先煎）。

功用：滋阴潜阳，引火归原。用于甲亢阴虚阳亢证。

五、其他疗法

1. 针刺疗法

如肝郁气滞证选用肝俞、风池、内关、水突。肝郁化火证选用太冲、太溪、三阴交、足三里、内庭。

2. 中药外敷

（1）甲状腺肿外敷：①瘿肿消软膏：大黄、栀子、青黛、浙贝母、夏枯草、莪术、薄荷、冰片等，研末加凡士林调成糊状，涂在纱布及敷料上，敷贴甲状腺部位，2～3 小时 / 次，2 次 / 天。用于治疗伴甲状腺肿的甲亢。②黄药子 15g，生大黄 20g，僵蚕 15g，土鳖虫 20g，贯众 15g，连翘 20g，明矾 15g，共为细末，用醋、黄酒调成糊，湿敷患处，换药 1 次 /3 日。用于治疗伴甲状腺肿的甲亢。

（2）突眼外敷：蒲公英 30g，夏枯草 30g，薄荷 15g，红花 10g，决明子 10g，明矾 10g，煎水待温洗眼，1 次 / 天。用于治疗非浸润性突眼。

六、预防调摄

1. 预防

保持良好的心态，避免过度紧张和压力；合理膳食，减少含碘食物的摄入，应避免长期大量食用有致甲状腺肿作用的食物，如卷心菜、芜菁、甘蓝、木薯等；适量运动，增强体质。

2. 调摄

定期进行甲状腺功能检查，及时发现并治疗甲状腺疾病；遵医嘱服用药物，不要擅自停药或更改剂量；注意休息，保证充足的睡眠。心理负担过重会增加机体应激反应，患者应保持平和的心态，增强治疗信心，配合医护人员的治疗。

第三节　甲状腺功能减退症

甲状腺功能减退症是由多种原因引起的甲状腺激素合成与分泌减少，或生物效应不足所致的临床综合征，表现为乏力、体重增加、畏寒、便秘、皮肤干燥等症状。本病可发生于任何年龄，女性和老年人是主要的患病人群。

临床上根据病变发生部位分为原发性甲减、中枢性甲减和甲状腺激素抵抗综合征；根据甲状腺功能减退的程度分为临床甲减和亚临床甲减；根据病因分为自身免疫性甲减、药物性甲减、甲状腺手术后甲减、^{131}I 治疗后甲减、垂体或下丘脑肿瘤手术后甲减、先天性甲减等。其中，原发性甲状腺功能减退症是最常见的类型。

本病属于中医学"瘿病""瘿劳""虚劳"等范畴。

一、诊断标准

1. 症状

主要表现以代谢率减低和交感神经兴奋性下降为主，病情轻的早期患者可以没有特异症状。典型患者表现为：

（1）低代谢症候群：如畏寒、少汗、乏力、体重增加、行动迟缓、言语缓慢等。

（2）神经精神系统：轻者有记忆力、注意力、理解力和计算力减退，嗜睡、反应迟钝；重者可表现为痴呆、幻想、木僵，可出现黏液性水肿昏迷。

（3）心血管系统：心率减慢，每搏输出量减少，静息时心排血量降低，外周血管阻力增加，脉压减小。

（4）消化系统：食欲减退，腹胀、便秘。

（5）肌肉与骨关节系统：肌肉无力，可有肌萎缩。

（6）生殖系统：女性月经紊乱或者月经过多、性欲减退、不孕。男性甲减可致性欲减退、阳痿和精子减少。

（7）黏液性水肿昏迷：为甲减最严重的并发症。临床表现为嗜睡、低体温（< 35℃）、呼吸减慢、心动过缓、血压下降、四肢肌肉松弛、反射减弱或消失，甚至昏迷、休克，危及生命。多见于老年人或长期未获治疗者，多在寒冷时发病。

2. 体征

（1）甲减面容：称为"面具脸"，颜面虚肿、表情呆板、淡漠。面色苍白、眼睑水肿、唇厚舌大、舌体边缘可见齿痕。眉毛外 1/3 稀疏脱落，男性胡须稀疏。

（2）皮肤：干燥粗糙，皮温降低，由于高胡萝卜素血症，手脚掌皮肤可呈姜黄色。毛发干燥稀疏，双下肢胫骨前方黏液性水肿，压之无凹陷。

（3）神经系统：跟腱反射时间延长，膝反射多正常。

（4）心血管系统：心动过缓、心音减弱、心界扩大。心包积液表现为心界向双侧增大，随体位而变化，坐位心浊音界呈烧瓶样，卧位心底部浊音界增大。

（5）消化系统：肠鸣音减弱，部分患者可出现麻痹性肠梗阻。

3. 辅助检查

（1）甲状腺功能检测：血清 TSH 及 FT_4 是诊断原发性甲减的首选指标。原发性甲减血清 TSH 升高先于 T_4 的降低，故血清 TSH 是评估原发性甲状腺功能异常最敏感和最早期的指标。①亚临床甲减仅有血清 TSH 增高，而血清 TT_4、FT_4、TT_3、FT_3 正常。②临床甲减血清 TSH 升高，TT_4、FT_4 降低，严重时血清 TT_3 和 FT_3 降低。③垂体性、下丘脑性甲减，TT_4、FT_4 降低，通常 TSH 正常或降低。

（2）甲状腺自身抗体检测：TPO–Ab、TgAb 阳性，提示甲减是由自身免疫性甲状腺炎所致。

（3）其他：①外周血常规示轻、中度贫血，多为正细胞正色素性贫血，大细胞性贫血也可发生。②脂质代谢异常，常见血总胆固醇、甘油三酯、低密度脂蛋白胆固醇、脂蛋白升高，高密度脂蛋白胆固醇降低。③其他生化检查示血清磷酸肌酸激酶、乳酸脱氢酶、门冬氨酸转移酶升高，血胡萝卜素升高。④严重的原发性甲减患者可伴血催乳素升高。

（4）心功能检查：心电图示低电压、窦性心动过缓、T 波低平或倒置，偶见 P–R 间期延长。心脏多普勒检查可有心肌收缩力下降、射血分数降低、心包积液。

（5）X 线检查：骨龄延迟、骨化中心骨化不均匀、呈斑点状（多发性骨化灶）有助于呆小病的早期诊断。X 线胸片可见心脏向两侧增大，可伴心包积液或胸腔积液。

（6）甲状腺核素扫描：可发现异位甲状腺（舌骨后、胸骨后、纵隔内和卵巢甲状腺等）。如果先天性一侧甲状腺缺如，对侧甲状腺因代偿而出现显像增强。

4. 鉴别诊断

（1）甲状腺功能正常的病态综合征（ESS）：也称低 T_3 综合征，非由甲状腺疾病引起，而是在严重的慢性消耗性、全身性疾病的情况下，机体对疾病的适应性反应。慢性消耗性疾病包括营养不良、饥饿、精神性厌食症、糖尿病、肝脏疾病等全身性疾病。主要表现为血清 TT_3、FT_3 水平降低，血清 TSH 水平正常或轻度升高。ESS 患者不需要甲状腺激素替代治疗。

（2）垂体催乳素瘤：原发性甲减时，由于 T_3、T_4 分泌减少，对下丘脑 TRH 和垂体 TSH 反馈抑制作用减弱，导致 TRH 分泌增加，刺激垂体，进而引起垂体反应性增生、高催乳素血症、溢乳，酷似垂体催乳素瘤。可行垂体 MRI 检查，必要时与试验性甲状腺激素替代治疗进行鉴别。

（3）水肿：慢性肾炎和肾病综合征患者可有水肿、血 TT_3 及 TT_4 下降（甲状腺素结合球蛋白减少所致）、血胆固醇增高等表现，肾功能有明显异常，测定 TSH 和 FT_4、FT_3 水平可帮助鉴别。

（4）心包积液：需与其他原因导致的心包积液进行鉴别。心脏扩大、血流动力学、心电图的改变以及血清酶的变化有助于鉴别诊断。

二、病因病机

本病病因主要归于先天禀赋不足、后天水土失宜、饮食不节、情志不遂、劳倦内伤、失治误治。甲减之本为阳虚，而气滞、痰浊、瘀血则为其病之标。

1. 先天不足，禀赋薄弱

肾为先天之本，主骨生髓。先天禀赋不足，则肾精亏虚，致五脏形体失养，脑髓失充，故见形体发育迟缓，智力发育迟滞。

2. 脾失健运

忧愁思虑，饮食不节，营养不足，劳伤胃气，损伤脾土，或外感邪气，耗伤中气，以致脾失健运，水湿内停，而出现纳呆腹胀、面浮肢肿；气血生化乏源，则见倦怠乏力、少气懒言、语声低微等。

3. 久病伤肾，肾气衰微

久病伤肾，或素体虚弱，致肾精亏损，肾气虚衰，肾阳不足，形体失温，脑髓失充，见神疲短气、畏寒肢冷、智能下降等。肾阳不足，可致心阳亏虚、心失所养，可见神倦乏力、胸闷气短。病久渐至阳气衰竭，而见嗜睡、神昏等危重情况。

4. 肝郁痰结

长期情志内伤，致肝气郁结，疏泄失常，或久病致脾失健运，脾气亏虚，痰湿内生，肝郁夹痰阻滞颈部则见颈前肿大；脾肾气虚推动血液运行乏力，加之气郁则血滞而为瘀，阳虚、气郁、痰浊均可导致瘀血内结。

三、辨证论治

本病中医主张病证结合、分期辨证；同时结合西医补充甲状腺素治疗。

1. 肝郁痰阻证

【证候】主症：颈前不适，颈部肿胀或有异物感。次症：情绪低落，胁肋胀满，善太息。舌脉：舌淡红，苔薄白，脉弦或弦滑。本证多见于重度亚临床甲状腺功能减退期（TSH ≥ 10mU/L）。

【治法】疏肝健脾，理气化痰。

【代表方】柴胡疏肝散合二陈汤。

【推荐方药】法半夏 10g，陈皮 10g，茯苓 15g，甘草 5g，柴胡 15g，芍药 10g，当归 10g，香附 15g，川芎 10g，枳壳 10g。

2. 脾气虚弱证

【证候】主症：颈前肿胀或有异物感。次症：乏力懒言，腹胀，纳减，便溏，白带增多。舌脉：舌淡胖，或边有齿痕，苔薄白腻，脉沉细或缓。本证多见于重度亚临床甲状腺功能减退期（TSH ≥ 10mU/L）。

【治法】补脾益气。

【代表方】补中益气汤。

【推荐方药】黄芪 20g，炙甘草 10g，人参 10g，当归 5g，橘皮 10g，升麻 5g，柴胡 10g，白术 10g。

3. 肝郁脾虚证

【证候】**主症**：颈部肿大，颈前有异物感。**次症**：吞吐不爽，情绪焦虑、抑郁，善太息，胁肋胀满疼痛，乏力懒言，食少腹胀，大便干或溏，腹痛欲泻，泻后痛减。**舌脉**：舌淡，苔薄白，脉弦细或缓。本证多见于甲状腺功能减退症早期。

【治法】疏肝健脾。

【代表方】逍遥散。

【推荐方药】茯苓 15g，白芍 10g，柴胡 10g，当归 10g，甘草 5g，白术 15g，生姜 6g，薄荷 6g。

4. 脾肾阳虚证

【证候】**主症**：颈前漫肿，或颈前喉结两旁结块无明显肿大，吞咽不适或有异物感。**次症**：形寒肢冷，面色㿠白，腰膝酸软，小便清长，肢体浮肿，皮肤干燥，发枯易落，阳痿，月经量少或闭经，大便排出困难或五更泻。**舌脉**：舌淡胖有齿痕，苔白滑，脉沉细，或沉迟无力。本证多见于甲状腺功能减退症中期。

【治法】补益脾肾，温阳化气。

【代表方】金匮肾气丸。

【推荐方药】生地黄 25g，山药 10g，山茱萸 10g，泽泻 10g，茯苓 10g，牡丹 10g，桂枝 6g，炮附子 6g（先煎）。

5. 心肾阳虚证

【证候】**主症**：颈部肿大，吞咽不适或有异物感。**次症**：心悸怔忡，胸闷憋痛，倦怠嗜睡，形寒肢冷，肢体浮肿，少汗或无汗。**舌脉**：唇甲青紫，舌淡紫，苔白而滑，脉沉迟或结代。本证多见于甲状腺功能减退症中期。

【治法】温补心肾，化气利水。

【代表方】右归丸。

【推荐方药】熟地黄 25g，炮附子 10g（先煎），肉桂 10g，山药 10g，酒山茱萸 10g，菟丝子 15g，鹿角胶 10g（烊化），枸杞子 15g，当归 10g，盐杜仲 10g。

6. 阳气衰竭证

【证候】**主症**：甲状腺肿大或萎缩。**次症**：神昏，四末不温，声低息微，肌肉弛张无力，血压、体温下降。**舌脉**：舌淡胖，脉微欲绝。本证多见于甲状腺功能减退症后期。

【治法】大补元气，回阳救逆。

【代表方】回阳救急汤。

【推荐方药】熟附子（先煎）10g，干姜 6g，人参 10g，炙甘草 5g，炒白术 10g，肉桂 3g，陈皮 10g，五味子 6g，茯苓 10g。

四、良方举隅

1. 李果烈（南京中医药大学）良方——治甲减方

炙桂枝 10g，炒白芍 10g，法半夏 10g，醋香附 10g，郁金 10g，炒苦杏仁 10g，炒酸枣仁 10g，陈皮 6g，桔梗 6g，姜厚朴 6g，干姜 6g，炙甘草 5g。

功用：敛阴温阳，补气和血。用于甲减营卫不足、痰气交阻证。

2. 王行宽（湖南中医药大学第一附属医院）良方——四逆散合补中益气汤加减

红参10g，黄芪15g，白术10g，茯苓15g，柴胡10g，白芍10g，当归10g，泽泻10g，桂枝6g，炙甘草5g，升麻10g，陈皮10g，猪苓10g，威灵仙10g，杜仲10g。

功用：健运脾土，疏肝解郁。用于甲减肝郁脾虚证。

五、其他疗法

1. 针灸治疗

（1）温针灸：温补脾肾，扶正助阳。适用于脾肾阳虚证。取关元、足三里、太溪、肾俞、脾俞、命门。针刺上述穴位，平补平泻，得气后在足三里、肾俞、脾俞针柄上套置一段约2cm的艾条点燃，留针20分钟，艾条燃尽后将针取出。脾肾阳虚证选用脾俞、肾俞、足三里、关元。痰湿内盛证选用丰隆、阴陵泉、中脘。

（2）艾灸：温通经络，扶正助阳。适用于脾肾阳虚证。取神阙、关元、大椎、肾俞（双）。上穴行温和灸，每穴灸约10分钟，以局部皮肤红晕为度。

2. 穴位贴敷

（1）功用：温补脾肾，扶正助阳。

（2）适应证：脾肾阳虚证。

（3）取穴：初伏取肾俞（双）、脾俞（双）、关元、甲状腺侧叶；中伏取三焦俞（双）、肝俞（双）、气海；末伏取足三里（双）、三阴交（双）、阳陵泉（双）。

（4）操作方法：斑蝥、白芥子、附子、肉桂、雄黄、干姜、川椒等药研成极细粉末，用香油调成软膏备用。

六、预防调摄

1. 预防

碘摄入量与甲减的发生和发展显著相关，维持碘摄入量在尿碘100～199μg/L的安全范围是防治甲减的基础预防措施，特别是对于具有甲状腺疾病遗传背景、甲状腺自身抗体阳性和亚临床甲减等易感人群，需要重视食源性碘的摄入。

2. 调摄

保持健康的生活方式，包括适量的运动和良好的睡眠习惯，有助于维持正常的甲状腺功能。定期进行甲状腺功能检查；遵医嘱服用药物，不要擅自停药或更改剂量；注意休息，保证充足的睡眠。帮助患者以积极的心态，解除顾虑，增强抗病信心，达到心理、社会功能的全面恢复。

第四节　甲状腺炎

甲状腺炎是指由自身免疫异常、感染、药物和放射线等多种原因引起甲状腺组织发生变性、渗出、坏死、增生等炎症改变所致的一系列临床病症。临床上常见的类型有急性化脓性甲状腺炎、亚急性甲状腺炎、慢性淋巴细胞性甲状腺炎。

急性化脓性甲状腺炎是由金黄色葡萄球菌等引起的甲状腺化脓性炎症，多继发于口腔、颈部等部位的细菌感染。在无抗生素时期，本病发病率在甲状腺外科疾病中占 0.1%；随着抗生素的应用，本病已较为罕见，其发病率尚无明确报道。

亚急性甲状腺炎是一种与病毒感染有关的甲状腺局部炎症，临床表现为发热、颈部疼痛，属于自限性疾病，发展到一定程度后能自动停止，并逐渐恢复痊愈，此病在临床上较为常见，约占甲状腺疾病的 5%，多见于 40～50 岁的中年女性。

慢性淋巴细胞性甲状腺炎又称为桥本甲状腺炎，是以自身甲状腺组织为抗原的自身免疫性甲状腺疾病，通常以血清抗甲状腺过氧化物酶抗体（TPO-Ab）和抗甲状腺球蛋白抗体（TgAb）滴度显著升高为主要特征。

急性化脓性甲状腺炎、亚急性甲状腺炎属于中医学"瘿痈""瘿病"范畴；桥本甲状腺炎属于中医学"瘿病""瘿劳""虚劳"等范畴。

一、诊断标准

1. 急性化脓性甲状腺炎

（1）症状：主要表现为在上呼吸道感染或甲状腺结节细针穿刺之后，出现前颈部甲状腺侧叶肿大、疼痛，吞咽困难，甲状腺局部表面皮肤可有红斑与热感，并伴有发热性疾病的全身症状及颈部淋巴结肿大。

（2）体征：甲状腺局部触痛显著，颈部活动受限；形成脓肿时，局部可有波动感。

（3）辅助检查：①感染指标中白细胞计数、红细胞沉降率与 C 反应蛋白均明显升高。②甲状腺功能多正常，如甲状腺组织破坏严重时可出现轻微的一过性甲状腺毒症。③甲状腺细针穿刺可抽出含有大量中性粒细胞的脓液，并培养出病原体。④超声波、CT 显示脓肿样的影像。

2. 亚急性甲状腺炎

（1）症状：主要为三期改变。①早期。起病多急骤，表现为发热，伴怕冷和全身乏力等。最特征性的表现是甲状腺部位疼痛或压痛，并常向颌下、耳后或颈部等处放射，吞咽时疼痛加重。②中期。甲状腺滤泡内甲状腺激素由于组织结构因感染破坏而发生耗竭，在甲状腺滤泡组织尚未修复前，血清甲状腺激素浓度降至甲状腺功能减退的水平，临床上有甲减样表现。③恢复期。上述症状逐渐改善，甲状腺肿或结节也逐渐消失，也有不少病例遗留小结节，以后慢慢吸收。95%的患者甲状腺功能恢复正常，但 5%的患者可持续存在甲减。仅 2%的患者会复发亚急性甲状腺炎。

（2）体征：①甲状腺肿大。患者的甲状腺可能轻度至中度肿大，有时单侧肿大明显，甲状腺质地较硬，并且有显著的触痛。②触痛。甲状腺区域的触痛是亚急性甲状腺炎的典型体征之一，疼痛可能在吞咽时加剧，有时疼痛可放射到耳部或颌部。③淋巴结肿大。少数患者可触及颈部淋巴结肿大。

（3）辅助检查：①红细胞沉降率（ESR）。病程早期增快，大于 50mm/h 时对本病是有力的支持，ESR 不增快也不能除外本病。②甲状腺毒症期呈现血清 T_3、T_4 浓度升高，甲状腺摄碘率降低（低于 2%）的双向分离现象。血清 T_3：T_4 常 < 20。随着甲状腺滤泡上皮细胞破坏加重，储存激素殆尽，出现一过性甲减，血清 T_3、T_4 浓度降低，促甲状腺激素水平升高。而当炎症消退，甲状腺滤泡上皮细胞恢复，甲状腺激素水平和甲状腺摄碘率逐渐恢复正常。③甲状腺细针穿刺细胞学检查（FNAC）。早期典型细胞学涂片可见多核巨细胞、片状上皮样细胞、不同程度的炎性细胞；晚期往往见不到典型表现。FNAC 检查不作为诊断本病的常规检查。④甲状腺核素扫描。早期甲状腺无摄取或摄取低下对诊断有

帮助。⑤其他。早期白细胞可增高。

3. 桥本甲状腺炎

（1）症状：本病起病隐匿，进展缓慢，早期的临床表现常不典型。甲状腺肿大呈弥漫性、分叶状或结节性肿大，质地大多韧硬，与周围组织无粘连。常有咽部不适或轻度吞咽困难，时有颈部压迫感。偶有局部疼痛与触痛。随病程延长，甲状腺组织破坏出现甲减症状。本病可以和 Graves 病并存，主要表现为甲亢症状。

（2）体征：患者颈前肿大，可触及甲状腺体积增大，质地坚韧，有时伴有结节。

（3）辅助检查：①甲状腺功能检测。根据甲状腺破坏的程度可以分为 3 期。早期患者甲状腺功能正常，仅有甲状腺自身抗体阳性；以后发展为亚临床甲减，最后表现为临床甲减。部分患者可出现甲亢与甲减交替的病程。②甲状腺自身抗体。TgAb 和 TPO-Ab 滴度明显升高是本病的特征之一。③甲状腺超声检查。桥本甲状腺炎显示甲状腺肿，回声不均，可伴多发性低回声区域或甲状腺结节。萎缩性甲状腺炎则呈现甲状腺萎缩的特征。④ FNAC 检查。诊断本病很少采用，但具有确诊价值，主要用于本病与结节性甲状腺肿等疾病相鉴别。

（4）鉴别诊断：①结节性甲状腺肿。结节性甲状腺肿通常有地区流行病史，大部分患者无自觉症状。与甲状腺不同的是，患者的甲状腺功能正常，甲状腺自身抗体为阴性或低滴度。另外，超声检查和细胞学检查也有助于鉴别。②分化型甲状腺癌。分化型甲状腺癌最常见表现为甲状腺结节，不伴有甲状腺肿大，多数患者无明显临床症状。压迫气管时可出现咳嗽、气促，压迫食管时可出现吞咽困难或疼痛。甲状腺自身抗体为阴性，细胞学检查结果提示为恶性病变。③甲状腺功能亢进症。甲状腺功能亢进症是指甲状腺腺体本身产生甲状腺激素过多而引起的甲状腺毒症。相对于甲状腺炎患者，甲亢患者的病程较长，甲状腺毒症症状更明显，可伴发甲状腺眼病及周期性瘫痪等特征性表现。

二、病因病机

本病病因主要归于外感六淫邪毒、内伤七情、先天禀赋不足、后天水土失宜、饮食不节、劳倦内伤等，以致气血运行不畅，痰、气、瘀相互搏结，壅聚于颈前。

1. 风热痰凝

风热邪气侵袭体表，入里化热，热邪炽盛，灼津成痰。痰热互结，阻于颈部，气机不畅，形成瘿痈。

2. 热毒壅盛

热毒邪气内侵，正不胜邪，邪毒壅盛，热毒炽盛，结于颈部。热毒侵蚀正气，气血运行受阻，形成肿块。

3. 气郁痰阻

饮食失调、情志不遂，致肝气郁结，气机不畅，脾失健运，痰湿内生。气郁与痰湿互结，阻于颈部，形成瘿病。

4. 肝郁化火

情志不遂，肝气郁结，气机不畅，郁久化火。肝火上炎，灼津成痰，痰火互结，阻于颈部。

5. 肝郁乘脾，脾气亏虚

七情内伤，肝气郁结，肝木乘脾，脾失健运，气血生化不足，脾气亏虚，痰湿内生。痰湿聚结于颈部，形成瘿病。

6. 耗气伤阴，气阴两虚

久病体虚，气血耗损，阴液亏虚，气阴两伤。气虚无力推动血液运行，阴虚内热，气阴两虚，痰瘀互结，阻于颈部。

7. 痰凝血瘀

先天禀赋不足，又因饮食失节、水土失宜，脾胃及三焦气机功能失调，脾失健运，湿聚生痰，气机不畅痰气瘀交阻，瘿肿乃成。

三、辨证论治

1. 风热痰凝证

【证候】**主症**：颈前结块，疼痛明显，按之痛甚，皮色或红或不变。**次症**：伴恶寒发热，头痛咽痛，耳后疼痛。**舌脉**：舌边尖红，苔薄黄，脉浮数或滑数。本证多见于急性化脓性甲状腺炎、亚急性甲状腺炎。

【治法】疏风清热，化痰消瘿。

【代表方】牛蒡解肌汤加减。

【推荐方药】牛蒡子10g，薄荷6g，荆芥10g，金银花10g，连翘15g，山栀子10g，牡丹皮10g，石斛10g，玄参15g，夏枯草15g，浙贝母10g。

2. 热毒壅盛证

【证候】**主症**：颈前疼痛剧烈伴皮温升高。**次症**：发热，咽痛、吞咽加剧，口干口渴，小便短黄，大便秘结。**舌脉**：舌红，苔黄，脉滑数。本证多见于急性化脓性甲状腺炎、亚急性甲状腺炎。

【治法】清热解毒，消瘿散结。

【代表方】普济消毒饮加减。

【推荐方药】黄芩15g，牛蒡子10g，黄连15g，陈皮10g，甘草5g，玄参10g，柴胡10g，桔梗10g，连翘15g，板蓝根10g，马勃10g，薄荷6g，僵蚕5g，升麻5g。

3. 气郁痰阻证

【证候】**主症**：颈前肿胀、憋闷、疼痛。**次症**：咽中不适感、自觉有痰，喜太息。**舌脉**：舌淡苔白腻，脉弦。本证多见于亚急性甲状腺炎甲状腺功能恢复期。

【治法】理气舒郁，化痰消瘿。

【代表方】柴胡疏肝散合半夏厚朴汤加减。

【推荐方药】陈皮15g，柴胡10g，川芎6g，枳壳10g，赤芍15g，白芍15g，炙甘草15g，香附10g，法半夏10g，厚朴15g。

4. 肝郁化火证

【证候】**主症**：颈部弥漫性肿大，可有颈部肿胀、疼痛。**次症**：咽部异物感，情绪急躁，胁肋胀痛，口苦咽干，心悸。**舌脉**：舌质红，少苔，脉数。本证多见于桥本甲状腺炎早期。

【治法】清肝泻火，疏肝理气。

【代表方】丹栀逍遥散。

【推荐方药】牡丹皮15g，炒栀子10g，茯苓15g，白芍10g，柴胡10g，当归10g，甘草5g，白术15g，烧生姜6g，薄荷6g。

5. 脾气亏虚证

【证候】主症：颈部弥漫性肿大。次症：乏力倦怠，神疲，少气懒言，纳呆腹胀，大便稀溏。舌脉：舌体胖大，边有齿痕，色淡，苔薄白，脉弱。本证多见于桥本甲状腺炎中期。

【代表方】补中益气汤。

【推荐方药】黄芪20g，炙甘草10g，人参10g，当归5g，橘皮10g，升麻5g，柴胡10g，白术10g。

6. 气阴两虚证

【证候】主症：颈部弥漫性肿大。次症：神疲乏力，少气懒言，口干咽燥，自汗盗汗，心悸不宁。舌脉：舌红苔薄白，脉细无力或细数。本证多见于桥本甲状腺炎后期。

【治法】益气养阴，散结消瘿。

【代表方】二至丸合生脉散加减。

【推荐方药】麦冬15g，五味子10g，人参15g，女贞子10g，墨旱莲10g。

7. 痰凝血瘀证

【证候】主症：颈部弥漫性肿大，按之较硬或有肿块。次症：胸闷胸痛，食欲不振，妇女多见乳房胀痛、月经不调、痛经等。舌脉：舌质暗或紫，苔薄白或白腻，脉弦或涩。

【治法】疏肝理气，活血散结。

【代表方】海藻玉壶汤加减。

【推荐方药】海藻10g，贝母15g，陈皮10g，昆布10g，青皮10g，川芎10g，当归10g，半夏10g，连翘10g，独活10g，茯苓15g，桃仁10g，红花10g。

四、良方举隅

1. 方邦江（上海中医药大学）良方——消瘿散结方

太子参10g，白术10g，穿山龙10g，雷公藤10g，肿节风10g，鬼箭羽10g，蜂房5g，制附子10g（先煎），僵蚕10g，熟地黄10g，山茱萸10g，菟丝子10g，怀山药10g。

功用：活血散结，除湿消瘿，清热解毒。用于桥本甲状腺炎脾肾阳虚、痰瘀结毒证。

2. 魏子孝（中国中医科学院）良方——银翘散合五味消毒饮

金银花15g，连翘12g，板蓝根30g，蒲公英15g，白花蛇舌草30g，土贝母15g，玄参15g，生甘草10g。

功用：清热解毒，利咽散结，疏风解表。用于亚急性甲状腺炎热毒蕴结、风热外袭证。

五、其他疗法

1. 穴位贴敷

（1）适用于瘿痛火热壅盛者：黄连10g，黄柏10g，黄芩10g，金银花15g，连翘15g，白芷10g，甘草5g，清热解毒，消肿散结。将上述药材研磨成细粉，混合均匀。取适量的药物粉末，加入适量的温开水或蜂蜜调成糊状。清洁颈部肿痛区域，将调好的药物糊敷在患处。覆盖一层透气的纱布，固定。每日更换一次，连续使用数日，直至症状缓解。

（2）适用于瘿病肿大硬结者：准备白芥子30g，紫苏子30g，猫爪草30g，三棱30g，莪术30g，僵蚕30g，青黛30g，研末加凡士林调成糊状。活血破瘀，化痰散结消肿。贴敷于患侧扶突穴、水突穴。禁忌证为经查体、超声及细针穿刺细胞学等检查提示有恶变可能者；妊娠期或月经期女性；过敏体质及对本药过敏者。

2. 中药离子导入

本法适用于桥本甲状腺炎的治疗,是通过直流电将中药离子经皮肤引入甲状腺局部从而发挥作用的治疗方法。

药物:柴胡、白芍、夏枯草、茯苓各 50g,川芎、莪术、三棱、青黛各 30g。

操作方法:药物浓煎至 200mL 药汁,温度降至常温后注入纱布,将纱布敷于患者颈前甲状腺部位,后利用离子导入仪的中频脉冲电流将药物离子化并渗透到甲状腺组织中,根据患者感觉适当调整强度。

六、预防调摄

1. 预防

加强锻炼,预防感染;首重调畅精神情志,避免情志刺激、精神压力,强调移情易性,重视形神兼养、劳逸适度,避免熬夜,养成良好的作息习惯;注意定期体检甲状腺,有相关家族遗传史者更应重视,一旦发现异常应定期复查,适时合理治疗。

2. 调摄

补充维生素 D 在降低 TPO–Ab、TgAb 滴度方面有独特优势,可作为桥本甲状腺炎的补充治疗;补硒有助于增强机体抗氧化能力,降低甲状腺自身抗体滴度,改善桥本甲状腺炎病情。控制碘摄入量在安全范围有助于阻止甲状腺自身免疫破坏的进展;对于桥本甲状腺炎伴甲状腺功能减退的患者,饮食上可适量食用煮熟的十字花科蔬菜及豆制品;对于桥本甲状腺炎伴甲状腺毒症的患者,则需要减少十字花科蔬菜的摄入。保持精神愉悦,心胸开阔,及时疏解不良情绪;积极沟通和社交,适应周围生活环境的变化是防治甲状腺炎的重要方式。

第五节 肥胖症

肥胖症是指由遗传和环境因素共同作用导致机体总脂肪含量过多和(或)局部脂肪含量增多及分布异常、功能异常的慢性代谢性疾病。2020 年《中国居民营养与慢性病状况报告》显示,我国城乡居民超重及肥胖率持续上升,其中成年居民超重率、肥胖率分别为 34.3%、16.4%。肥胖可能会导致一系列慢性并发症,包括糖代谢异常、血脂异常、冠心病、高血压、呼吸系统疾病、慢性肾脏疾病、精神心理疾患等。

根据肥胖症的病因及发病机制分为单纯性肥胖和继发性肥胖。无明显内分泌、代谢病病因者为单纯性肥胖;继发于神经 – 内分泌 – 代谢紊乱的肥胖症为继发性肥胖。也可以根据体脂的分布分为全身性肥胖和腹型肥胖。

本病属于中医学"脂人""膏人""肥人"等范畴。

一、诊断标准

我国健康成年人的体质指数 [body mass index,BMI,为体重(kg)/ 身高(m)^2] 正常范围为 $18.5kg/m^2 \leqslant BMI < 24.0kg/m^2$。目前建议使用 $BMI \geqslant 24.0kg/m^2$ 诊断成人超重($24.0kg/m^2 \leqslant BMI <$

$28.0kg/m^2$）；$BMI \geqslant 28.0kg/m^2$ 诊断肥胖。采用腰围男性 $\geqslant 90.0cm$、女性 $\geqslant 85.0cm$ 诊断成人中心性肥胖。

二、病因病机

肥胖病因多与年龄、体质、饮食、情志、劳逸等因素有关。中医认为，肥胖属本虚标实证，辨证涉及痰、湿、热等病理因素，常兼夹痰湿、血瘀、气郁等标实之证，其病位多在脾胃，与肾气虚关系密切，并可涉及五脏。

1. 脾虚湿阻

脾主运化，为后天之本，若脾气虚弱，则运化无力，水湿停滞。脾虚不能正常转化水谷精微，导致湿气聚积，日久而成痰湿。痰湿阻滞经络，阻碍气血运行，最终导致肥胖。

2. 胃肠实热

饮食不节，嗜食肥甘厚味，易致胃热炽盛，肠道积热。胃肠实热消耗体内津液，久则导致脾的运化功能受损，影响正常的消化吸收功能，水谷精微转化为膏脂蓄积。

3. 肝郁气滞

情志不畅，肝气郁结，影响脾胃的升降和胆汁的分泌，进而扰乱全身的气机流通，致痰湿积聚，易发为肥胖。

4. 脾肾阳虚

肾为先天之本，藏精主水，脾肾相互依存，共同参与体内水液代谢。脾肾阳虚时，不能化气行水，运化不及，则易生水湿痰浊，导致肥胖。

三、辨证论治

补虚泻实是肥胖症的基本治疗原则。应辨明虚与实孰多孰少及脏腑病位，并抓住标本关键，综合判断，灵活用药。

1. 脾虚湿阻证

【证候】**主症**：肥胖，浮肿，头胀，肢体困重，懒言少动。**次症**：腹满，口淡，食欲缺乏，尿少。**舌脉**：舌淡红，苔白腻，脉缓。

【治法】健脾益气，渗利水湿。

【代表方】参苓白术散。

【推荐方药】莲子肉15g，薏苡仁20g，砂仁10g（后下），桔梗10g，白扁豆20g，茯苓15g，人参10g，甘草6g，白术15g，山药15g。

2. 胃肠实热证

【证候】**主症**：肥胖，消谷善饥，口臭口干。**次症**：头胀眩晕，口渴喜饮，大便秘结。**舌脉**：舌红，苔黄腻，脉滑数。

【治法】清泄胃热，通腑泄浊。

【代表方】佩连麻黄汤。

【推荐方药】佩兰15g，黄连20g，麻黄6g。

3. 肝郁气滞证

【证候】**主症**：肥胖，胸胁苦满，烦躁易怒，口干口苦。**次症**：咽喉异物感，胃脘痞满，失眠多梦，便秘或大便黏滞不爽。女性可见月经不调或闭经。**舌脉**：舌暗红，苔白或薄腻，脉弦。

【治法】疏肝解郁，行气化痰。

【代表方】逍遥散。

【推荐方药】当归 10g，茯苓 15g，白芍 10g，白术 10g，柴胡 15g，甘草 6g，生姜 6g，薄荷 3g。

4. 脾肾阳虚证

【证候】**主症**：肥胖，虚浮肿胀，畏寒，疲乏无力。**次症**：腰酸腿软，腹胀痞满，纳呆，便溏。舌脉：舌淡苔薄白，脉沉细无力。

【治法】补益脾肾，温阳利水。

【代表方】真武汤加减。

【推荐方药】茯苓 15g，白芍 15g，生姜 10g，白术 10g，熟附子（先煎）10g。

四、良方举隅

1. 王琦（北京中医药大学）良方——益气轻健方

生黄芪 60g，肉桂 10g（后下），制苍术 30g，冬瓜皮 30g，干荷叶 30g（后下），茯苓 30g，泽泻 20g，生山楂 15g，昆布 30g，海藻 20g，姜黄 10g，生蒲黄（布包）10g。

功用：益气温阳，化痰祛湿，消食祛瘀。用于痰湿体质引起的肥胖。

2. 姚培发（上海中医药大学）良方——泄浊减肥汤

荷叶 15g，苍术 10g，白术 10g，姜半夏 10g，陈皮 10g，茯苓 15g，竹茹 9g，泽泻 15g，虎杖 15g，薏苡仁 12g，玫瑰花 9g，木通 3g，桃仁 10g。

功用：芳香化浊，健脾渗湿，降脂减肥。用于肥胖症，作为高血压、高脂血症、脂肪肝、糖尿病的辅助治疗。

3. 李振华（河南中医药大学）良方——理脾健运汤

白术 10g，茯苓 20g，泽泻 12g，桂枝 6g，半夏 10g，砂仁 8g（后下），厚朴 10g，木香 6g，薏苡仁 30g，玉米须 30g，山楂 15g，鸡内金 10g。

功用：温中健脾，祛痰化湿。适用于肥胖病，属痰湿瘀阻者。

五、其他疗法

1. 毫针（电针）疗法

治法：健脾利湿化痰。

主穴：中脘、天枢、大横、气海、关元、足三里、三阴交、曲池。

辨证加减：脾虚湿阻加水道、阴陵泉或丰隆；胃肠实热加上巨虚、内庭；肝郁气滞加合谷、太冲；脾肾阳虚加肾俞、脾俞。

疗程：隔日 1 次，共治疗 12 周。

2. 耳穴疗法

本法适用于肥胖症的各种证型，常配合毫针或电针疗法使用。

选取胃、神门、饥点、内分泌、三焦、交感、肾、口、大肠、脾等反射区。常规消毒后，每次选用单侧 3～5 个部位，以毫针针刺或王不留籽贴压。2～3 日 1 次，共治疗 12 周。

3. 穴位埋线

本法适用于肥胖症各证型。

主穴：中脘、天枢、大横、关元、足三里、阿是穴。

操作方法：参照《针灸技术操作规范第 10 部分：穴位埋线》。

疗程：每 2 周埋线 1 次，共治疗 12 周。

六、预防调摄

1. 预防

均衡营养，控制热量摄入，减少高糖、高脂食物的摄入，增加蔬果和全谷物的比例；规律运动，每周至少 150 分钟中等强度活动，如快步走、游泳或骑行，提升代谢率；保证充足睡眠，避免熬夜，减少因作息不规律造成的内分泌失调；管理压力，避免情绪性进食，培养积极应对机制；监测体重和体脂，评估肥胖相关风险，早发现问题，早期干预。

2. 调摄

日常注意均衡饮食，适度运动，保障充足睡眠，做好压力和情绪管理，跟踪体重变化，定期进行健康检查。中医辨证施膳可依据个人体质选用适宜食材，如脾虚湿阻型宜健脾祛湿，推荐薏苡仁、茯苓等；胃肠实热型则须清热润肠，可用苦瓜、绿豆。

第六节　类风湿关节炎

类风湿关节炎是一种以侵蚀性、对称性多关节炎为主要表现的慢性、全身性自身免疫性疾病。其特征为慢性、对称性、进行性多关节炎，常表现为以周围关节为主的受累关节疼痛、肿胀、功能障碍，严重者可伴有内脏器官的损害，是造成人类丧失劳动力和致残的主要原因之一。

本病的病因主要与遗传易感性、免疫功能的紊乱和环境因素相关，呈全球性发病，发病高峰年龄为 35 ～ 50 岁，女性患病率为男性的 2 ～ 3 倍。

本病与中医学"痹证"相似，归属于"历节""顽痹"等范畴。

一、诊断标准

1. 临床诊断

目前对于类风湿关节炎普遍使用 2010 年美国风湿病学会（ACR）与欧洲抗风湿病联盟（EULAR）分类标准进行诊断，包括关节受累情况、血清学指标、急性期反应物、滑膜炎持续时间四项内容（表 7–1）。

表 7–1　2010 年美国风湿病学会（ACR）与欧洲抗风湿病联盟（EULAR）分类标准

2009 年 ACR/EULAR 分类标准		
①受累关节	1 个大关节	（0 分）
	2 ～ 10 个大关节	（1 分）
	1 ～ 3 个小关节	（2 分）
	4 ～ 10 个小关节	（3 分）
	> 10 个小关节	（5 分）

2009 年 ACR/EULAR 分类标准		
②自身抗体	RF[①]、CCP 抗体[②]均阴性	（0 分）
	RF、CCP 抗体至少 1 项低滴度阳性（＞正常参考范围）	（2 分）
	RF、CCP 抗体至少 1 项高滴度阳性（＞正常范围 3 倍）	（3 分）
③急性期反应物	CRP 和 ESR 正常	（0 分）
	CRP 或 ESR 升高	（1 分）
④滑膜炎持续时间	＜6 周	（0 分）
	≥6 周	（1 分）

四项评分总和≥ 6 分，排除其他关节炎疾病，可诊断为 RA

注① RF，类风湿因子。② CCP 抗体，抗环瓜氨酸肽抗体。

2. 鉴别诊断

（1）骨关节炎：多见于 50 岁以上中老年患者，主要累及膝、髋等负重关节。活动时关节疼痛加重，自身抗体常为阴性，X 线片显示关节边缘增生或骨赘形成。

（2）痛风性关节炎：痛风性关节炎常反复急性发作，好发部位为第一跖趾关节，自身抗体阴性，血尿酸水平常升高。

（3）系统性红斑狼疮：该病部分患者以关节症状为首发症状且可出现 RF 阳性、急性期反应物增高。但系统性红斑狼疮关节病变常为非侵蚀性，易伴有蝶形红斑、皮疹等皮肤体征，抗核抗体、抗双链 DNA 抗体阳性。

二、病因病机

本病以本虚标实、虚实夹杂为要点，多因先天禀赋不足或劳逸失度，正气亏损，风、寒、湿、热等邪气乘虚而入，痹阻经络、关节，气血运行受阻，日久瘀血痰浊阻滞经络，深入关节筋骨，甚则伤及脏腑。

1. 正气亏虚

先天禀赋不足，素体亏虚，气血不足；或劳欲过度、久病未愈，气血亏损；或老年体虚，肝肾不足，肢体筋脉失养。腠理空疏，风、寒、湿、热等外邪夹杂，乘虚而入而发病。

2. 外邪内侵

久居寒湿之地，外邪著于肌腠经络，滞留关节筋骨，导致气血痹阻，发为风寒湿痹；或久居湿热之地，外感风湿热邪，湿热之邪壅于经络，发为风湿热痹。

3. 血瘀痰凝

外邪侵袭肢节、经络，导致气血运行不畅，气滞致瘀，津停为痰，瘀血痰浊痹阻经络，深入筋骨，侵袭脏腑，可导致关节肿胀变形。

三、辨证论治

本病中医治疗重点在于辨虚实与辨邪气的偏盛：风邪盛者为行痹，疼痛游走不定；寒邪盛者为痛痹，疼痛剧烈，痛有定处，遇寒加重；热邪盛者为热痹，关节肿胀，皮色红皮温高，灼热疼痛；湿盛者为着痹，关节酸痛、重着、漫肿。祛邪通络，分清邪气主次，权衡用药。

1. 风湿痹阻证

【证候】**主症**：关节游走性疼痛，肿痛重着，屈伸不利。**次症**：初起可见恶风、头痛、发热等症。**舌脉**：舌淡红，苔白腻，脉濡或浮缓。

【治法】祛风除湿，通络止痛。

【代表方】羌活胜湿汤。

【推荐方药】羌活 10g，独活 10g，藁本 10g，防风 10g，蔓荆子 10g，川芎 10g，甘草 6g。

2. 寒湿痹阻证

【证候】**主症**：关节冷痛、肿胀，痛有定处，遇寒加重，屈伸不利。**次症**：局部皮肤发冷，口淡不渴，肢体沉重。**舌脉**：舌淡，苔白腻，脉弦紧或沉。

【治法】温经散寒，祛湿通络。

【代表方】乌头汤。

【推荐方药】川乌 10g（先煎），白芍 15g，麻黄 10g，黄芪 20g，甘草 6g。

3. 湿热痹阻证

【证候】**主症**：关节红肿热痛，局部灼热红肿，痛不可触，遇冷则舒。**次症**：汗出口渴，烦躁，小便色黄，大便干结。**舌脉**：舌红苔黄腻，脉滑数。

【治法】清热除湿，祛风通络。

【代表方】宣痹汤合三妙散。

【推荐方药】防己 10g，杏仁 10g，滑石 15g，连翘 10g，炒栀子 10g，薏苡仁 15g，半夏 10g，赤小豆 15g，黄柏 10g，苍术 10g，川牛膝 10g。

4. 痰瘀互结证

【证候】**主症**：关节肿痛日久不消，屈伸受限，夜间痛甚。**次症**：关节肌肤紫暗，肢体麻木或关节僵硬变形，面色黧黑，眼睑浮肿。**舌脉**：舌暗红，或有瘀斑、瘀点，苔白或厚腻，脉沉涩或沉滑。

【治法】活血化瘀，祛痰通络。

【代表方】双合汤。

【推荐方药】当归 10g，川芎 10g，白芍 15g，生地黄 15g，陈皮 10g，半夏 10g，桃仁 10g，红花 10g，白芥子 10g，甘草 6g，生姜 3 片。

5. 肝肾亏虚证

【证候】**主症**：关节顽痛僵硬，肿大变形，活动受限，形体消瘦，腰膝酸软无力。**次症**：畏寒肢冷，阳痿遗精，头晕目眩，心烦失眠。**舌脉**：舌淡红，苔薄白，脉沉迟或细数。

【治法】补益肝肾，蠲痹通络。

【代表方】独活寄生汤。

【推荐方药】独活 10g，桑寄生 10g，杜仲 10g，怀牛膝 10g，细辛 5g，秦艽 10g，茯苓 15g，防风 10g，川芎 10g，党参 10g，白芍 10g，当归 10g，甘草 6g。

四、良方举隅

1. 李彦民（陕西中医药大学附属医院）良方——仙龙汤

威灵仙 12g，秦艽 12g，穿山龙 12g，乌梢蛇 12g，制川乌 9g（先煎），细辛 3g。

功用：祛风除湿，温经散寒，通络止痛。用于类风湿关节炎寒湿阻络证。

2. 卢芳（哈尔滨市中医医院）良方——四藤二龙汤

忍冬藤 15g，络石藤 15g，鸡血藤 15g，雷公藤 1 ~ 5g（先煎），穿山龙 30g，地龙 10g。

功用：清热凉血，通络止痛。用于类风湿关节炎风湿热痹证，并可作为各种关节红肿热痛的基本方。

五、其他疗法

1. 针灸治疗

针刺取双侧足三里、曲池、阳陵泉、合谷、大椎、肾俞、太溪等穴位。证属实热时可采用刺血拔罐法，于红肿皮肤或类风湿结节周围选取 2 ~ 3 个放血点，消毒后施快速点刺，后留置火罐 10 分钟左右，3 ~ 4 日可施术 1 次。证属虚寒时适合行温针灸，多选用委中、合谷、脾俞、阿是穴等穴位，针刺得气后将长约 2cm 的艾条置于针柄后点燃，每穴 1 ~ 3 枚，注意艾灰脱落灼烧皮肤。

2. 穴位贴敷

将延胡索、白芥子、细辛、麝香、桂枝等药物混匀后研磨成粉，用生姜汁将其调制成膏状。可贴敷于曲池、外关、膈俞、阳陵泉、足三里、脾俞、阿是穴等穴位，每次贴敷 6 ~ 8 小时或待其脱落。外敷之前应先确定患处没有破溃、伤口，外敷治疗中若出现皮肤过敏症状应立即停止治疗。

3. 中药熏洗

中药熏洗能通过温热作用结合药物渗透吸收起到通经活络的功效，将雷公藤、伸筋草、红花、木瓜、羌活、透骨草、络石藤、桑枝等药物用纱布袋装，将药包放入适量清水中煮沸，用药水足浴或外洗受累关节。

六、预防调摄

1. 预防

防范寒湿的环境，潮湿是诱发本病的重要因素，注意生活调摄，保持居住环境的干燥清洁。同时加强体育锻炼，增强体质，提高抗病能力。

2. 调摄

对于疾病严重影响生活质量的患者，要防止跌倒、骨折、褥疮的发生，保持关节功能位，适量行关节锻炼，避免肌肉关节功能进一步减退。同时保持良好的心态、调畅的情志有利于疾病的康复。

第七节　痛　风

痛风是由于尿酸盐累积过饱和而以晶体形式析出，进而诱发机体炎症反应的一种代谢性风湿病。高尿酸血症为痛风发病的基础，是当代一种常见的代谢性疾病，主要是因为嘌呤代谢异常，引起代谢产物尿酸的升高。而当尿酸盐累积过饱和时会以晶体形式析出，可沉积于皮下组织、关节内、关节组织及肾脏组织等部位，诱发机体炎症，从而出现局部红肿热痛的现象，最常见的就是尿酸盐沉积于关节导致的痛风性关节炎。

本病属于中医学"痹证""痛风""白虎历节风"等范畴。

一、诊断标准

1. 高尿酸血症诊断标准

高尿酸血症是嘌呤代谢紊乱引起的代谢性疾病。正常膳食状态下，同日 2 次检测空腹血尿酸水平＞420μmol/L，即可诊断为高尿酸血症。

2. 高尿酸血症与痛风诊断分期

（1）无症状高尿酸血症期：无症状高尿酸血症及无症状单钠尿酸盐晶体沉积。

（2）急性痛风性关节炎期：关节炎突然发作时期，关节红肿热痛，疼痛剧烈。

（3）痛风间歇期：两次急性痛风性关节炎发作之间的阶段。

（4）慢性痛风性关节炎期：关节持续疼痛，血尿酸水平持续波动，可伴有痛风石出现。

3. 鉴别诊断

（1）类风湿关节炎：类风湿关节炎与痛风均可见关节肿痛，但前者以中年女性多发，多为上肢小关节对称性肿痛，晨僵明显，类风湿因子或抗环瓜氨酸肽抗体阳性，血尿酸常无明显升高。

（2）焦磷酸钙关节炎（假性痛风）：焦磷酸钙关节炎急性发作表现与痛风相似，但多见于老年患者，为关节软骨钙化所导致，膝关节受累最明显，关节滑液检查可见焦磷酸钙结晶或磷灰石，X 线可见软骨呈线状钙化或关节旁钙化，血尿酸正常。

二、病因病机

本病病因为先天不足或后天饮食不节、嗜酒、过食膏粱厚味，导致脾胃受损，转运失职，湿浊内生，痰瘀内结，浊毒受气血鼓动而周流，滞留蓄积而致病。

1. 先天不足

先天禀赋不足，或年老体衰，正气虚损，脾失健运，肾失气化，痰浊湿毒蕴结，壅塞经络，滞留关节，而发痛风。

2. 外邪侵袭

久居潮湿之地，风寒湿热趁虚而入，内郁生毒，侵袭肌腠，闭阻经脉，凝结气血，毒邪留恋，导致关节局部红肿疼痛。

3. 脾虚湿阻

脾虚痰饮湿浊内生，阻碍气机，蕴久化热成毒，窜流体内，蚀骨损肌。

4. 痰瘀内结

发病日久，正虚毒盛，五脏功能失调，湿停津聚，痰凝血瘀内结，痰饮留注经络，瘀血闭阻血脉，痰浊瘀毒结于筋骨关节，可出现关节畸形，屈伸不利。

5. 肝肾亏虚

劳欲精亏，年迈肾虚，或久病亏耗，乙癸同源，气血耗伤，鼓动乏力，肌肉、筋骨失养，毒邪留恋侵袭，疾病迁延难以向愈。

三、辨证论治

本病以肝、脾、肾功能失调为本，痰饮、瘀血、浊毒内蕴为标，风寒湿热之感邪性质不同，或有偏盛，其临床表现亦各异。治疗中应抓住标本主次，明确外邪的性质，辨证施治。

1. 湿热蕴结证

【证候】主症：局部关节红肿热痛，发病急骤，程度较剧。次症：发热恶风，口渴，烦闷不安，口苦或口臭，小便短黄，大便黏滞或臭秽。舌脉：舌红苔黄腻，脉弦滑或滑数。

【治法】清热利湿，通络止痛。

【代表方】三妙丸合当归拈痛汤。

【推荐方药】黄柏 10g，苍术 10g，川牛膝 10g，羌活 10g，防风 10g，升麻 5g，葛根 10g，白术 10g，当归身 10g，人参 10g，苦参 5g，黄芩 5g，知母 10g，茵陈 15g，猪苓 10g，泽泻 10g，甘草 6g。

2. 脾虚湿阻证

【证候】主症：常于无症状期，或仅有轻微的关节症状。身困倦怠，时有头昏眼晕，食欲缺乏。次症：形体肥胖，口中黏腻不渴，大便黏滞。舌脉：舌淡胖，或有齿痕，苔白腻，脉滑。

【治法】健脾利湿，益气通络。

【代表方】防己黄芪汤。

【推荐方药】防己 15g，白术 10g，黄芪 20g，甘草 5g，生姜 4 片，大枣 1 枚。

3. 寒湿痹阻证

【证候】主症：关节疼痛，肿胀不明显，皮温无明显升高，痛有定处，屈伸不利。次症：皮下可触及囊肿或痛风石，局部肌肤麻木不仁。舌脉：舌淡红，苔薄白或白腻，脉弦或濡缓。

【治法】温经散寒，除湿通络。

【代表方】乌头汤。

【推荐方药】川乌 10g（先煎），麻黄 10g，白芍 15g，黄芪 15g，炙甘草 10g。

4. 痰瘀痹阻证

【证候】主症：关节疼痛反复发作，日久不愈，时轻时重，关节局部有硬结，或局部暗红。次症：关节刺痛，屈伸不利，甚至强直畸形。舌脉：舌质紫暗，苔白腻，脉弦或沉涩。

【治法】化瘀祛痰，宣痹通络。

【代表方】双合汤。

【推荐方药】桃仁 10g，红花 10g，生地黄 15g，白芍 10g，当归 10g，川芎 10g，半夏 10g，茯苓 15g，陈皮 10g，白芥子 10g，竹茹 10g，甘草 5g。

5. 脾肾亏虚证

【证候】主症：关节疼痛，经久不愈，时常反复发作，甚至关节变形，腰膝酸软，神疲乏力。次症：面色无华，肢体困倦沉重，腹胀，大便黏滞或溏稀。舌脉：舌淡苔白，脉沉迟或无力。

【治法】补益气血，调补脾肾。

【代表方】参芪地黄汤。

【推荐方药】党参 15g，炙黄芪 30g，生地黄 15g，山药 30g，山茱萸 10g，泽泻 10g，茯苓 15g，牡丹皮 15g。

四、良方举隅

1. 沈丕安（上海市中医医院）良方——生地黄红藤汤

生地黄 30g，红藤 30g，秦皮 30g，制川乌 9g（先煎），关白附子 9g，白芥子 9g，虎杖 30g，伸筋草 30g，香橼 12g，香附 12g，陈皮 6g，甘草 3g。

功用：清热利湿，化瘀通络。用于痛风性关节炎湿热蕴结证。

2. 崔公让（河南中医药大学第一附属医院）良方——祛痹痛风饮

柴胡 9g，黄芩 15g，葛根 30g，山慈菇 12g，金果榄 12g，两头尖 12g，木贼 15g，大黄 6g，薏苡仁 30g，甘草 10g。

功用：清泄湿热，化瘀通络。用于痛风性关节炎湿热瘀阻证。

五、其他疗法

1. 针灸治疗

取患侧太冲、三阴交、太溪、照海等穴位，加用病灶周围阿是穴；肘部症状明显者加曲池、尺泽、合谷；膝部症状明显者加足三里、阴陵泉；踝部关节明显者加昆仑、申脉、太溪。根据辨证施补泻手法，急性期多用泻法，辨证属虚寒证者亦可配合艾灸温经通络，散寒祛邪。患者红肿热痛等热证明显时，可配合放血疗法，多取隐白、大敦、阿是穴等穴位点刺放血。施术前后须进行消毒，以预防感染。

2. 外敷治疗

对于关节症状明显的患者，中药外敷能有效缓解红肿热痛等不适症状，目前常用药物有大黄、黄柏、黄连、黄芩、麝香、冰片、丹参、马齿苋、延胡索等。根据辨证选用适当药物后研成细末，加入水调匀，敷于患处，面积略大于肿痛区域，后用纱布覆盖、固定。外敷之前应先确定患处没有破溃、伤口，外敷治疗中若出现皮肤过敏症状应立即停止治疗。

3. 中药熏洗

中药熏洗能直接作用于局部关节、孔窍，通过温热作用通经活络止痛，常选用苍术、黄柏、牛膝、忍冬藤、石膏、丹参、赤芍、防己、茵陈等药物外洗或足浴。

六、预防调摄

1. 每日主动饮水，两餐之间及清晨晚上尤宜，每日宜饮水 2500～3000mL，排尿量达 2000mL 以上，以防止尿液浓缩、结石的形成。

2. 多吃富含钾元素的食物，有助于尿酸的排出，如香蕉、玉米等。

3. 饮食中注意多吃偏碱性的食物，如柿子、冬瓜等。

4. 坚持食疗调整体质。

第八节　骨质疏松症

骨质疏松症是一种以骨量低下、骨组织微结构损坏，导致骨骼脆性增加、骨折风险增高为特征的慢性代谢性骨病，临床表现常见腰背疼痛或全身性骨痛、腰膝酸软、脊柱变形等，严重时发生脆性骨折。此病多发于绝经后妇女和 65 岁以上的老年人。据研究显示，2018 年我国 65 岁以上人群骨质疏松症患病率为 32.0%，男性为 10.7%，女性为 51.6%。

临床根据病因分为原发性和继发性，原发性骨质疏松症包括绝经后骨质疏松症（Ⅰ型）、老年性骨质疏松症（Ⅱ型）和特发性骨质疏松症（含青少年型、成年型及妊娠期 / 哺乳期骨质疏松症）。继发性骨质疏松症是指由影响骨代谢的疾病或药物或其他明确病因导致的骨质疏松，如糖皮质激素性骨质疏松症等。本节主要论述原发性骨质疏松症。

中医学无此病名，根据临床表现，本病可归属于中医学"骨枯""骨痿""骨痹""骨蚀"等范畴。

一、诊断标准

1. 诊断标准

骨质疏松症的诊断基于全面的病史采集、体格检查、骨密度测定、影像学检查及必要的生化检测。目前，骨质疏松症的诊断主要基于双能 X 射线吸收法（dual energy X-ray absorptiometry，DXA）骨密度测量结果和（或）脆性骨折。

符合以下三条之一者可诊断为骨质疏松症：髋部或椎体脆性骨折；DXA 测量的中轴骨骨密度或桡骨远端 1/3 骨密度的 T 值 ≤ –2.5；骨密度测量符合低骨量（–2.5 < T 值 < –1.0），以及肱骨近端、骨盆或前臂远端脆性骨折。

2. 鉴别诊断

临床上骨质疏松症需要与以下疾病相鉴别。

（1）骨软化症：该病患者常伴有胃肠吸收不良等病史。结合早期骨骼 X 线常可与骨质疏松症进行鉴别。

（2）多发性骨髓瘤：典型的骨髓瘤患者骨骼 X 线容易观察到边缘清晰的脱钙区域。患者血碱性磷酸酶水平也往往正常，而血钙、磷水平无明显的规律，血浆球蛋白和尿蛋白的增高也较为常见。

（3）成骨不全症：病因不明，多有家族遗传史，是一种先天性遗传疾病。该病可因成骨细胞的骨生成降低导致骨质疏松，但血和尿中钙、磷及碱性磷酸酶水平均在正常范围内。可常见耳聋等先天性缺陷。

（4）肿瘤骨转移：该病临床上常有原发性癌症，血钙和尿钙常增高。X 线可观察到骨质的侵袭和影像学变化。

二、病因病机

原发性骨质疏松症，由先天禀赋不足、后天摄养失调引起，受外邪侵袭等诱因诱发，导致脏腑阴阳气血失调、经络运行痹阻、骨枯而髓减、骨失滋养，最终使得骨骼脆弱，严重时甚至引发骨折、残疾或死亡。本病以肾精亏虚、骨枯髓减为本，以瘀血痹阻、骨络失荣为标，病位局部在骨及筋肉等形体，整体又涉及五脏。

1. 肾阳虚

肾为先天之本，藏精、主骨、生髓。因年老肾气渐衰或久病伤肾，肾阳亏损，骨髓生成不足，骨骼结构疏松，骨质流失加速，形成骨质疏松。

2. 肝肾阴虚

肝藏血而肾藏精，精血互生，肝肾阴虚时，精血匮乏，骨骼失于濡养，韧性减弱，脆性增加。

3. 脾肾阳虚

脾为后天之本，肾为先天之本，脾肾阳虚，影响水谷精微的正常转化与输布。脾胃运化功能衰退，骨髓生成不足，加之肾阳不足，骨髓生成动力减弱，则骨枯髓减，引发骨质疏松。

4. 肾虚血瘀

肾精亏虚，骨髓化源不足，骨络失于滋荣，以致骨量减少，骨质疏松，甚至骨折而发为本病。因外伤或素体血瘀质的患者，病理因素多夹瘀，"瘀血不去，则新血不生"，致髓不充盈，髓亏不养骨，易发本病。

5. 脾胃虚弱

脾胃为气血生化之源，主运化，主四肢肌肉。脾胃健运，则肌肉壮实，骨骼强壮。绝经后妇女以及老年人，脾胃功能减退；或因饮食不当、劳倦损伤，伤及脾胃，以致运化失司，水谷精微不足，无以充养先天之精，精气亏虚，则筋骨肌肉失养，可致肌少筋痿骨弱。

6. 血瘀气滞

气为血帅，血为气母，气滞则血行不畅，血瘀又气行受阻。气血与筋骨密切相关。气血运行痹阻，血瘀气滞，骨络失养，导致骨枯而髓减，易发本病。

三、辨证论治

本病治疗的核心在于调和阴阳，补益肝肾，健脾益气，活血化瘀。以下是骨质疏松症临床常见的证候类型，临床上可以出现两种或两种以上的复杂证候类型，辨证施治须灵活应用，同时应注意加强预防和调护。

1. 肾阳虚证

【证候】**主症**：腰背冷痛，酸软乏力。**次症**：驼背弯腰，活动受限，畏寒喜暖，遇冷加重，尤以下肢为甚，小便频数。**舌脉**：舌淡苔白，脉弱。

【治法】补肾壮阳，强筋健骨。

【代表方】右归丸加减。

【推荐方药】熟地黄 24g，制附子 6g（先煎），肉桂 6g，山药 12g，山茱萸 9g，菟丝子 12g，鹿角胶 12g（烊化），枸杞子 12g，当归 9g，杜仲 12g。

2. 肝肾阴虚证

【证候】**主症**：腰膝酸痛，手足心热。**次症**：下肢肌肉痉挛，驼背弯腰，两目干涩，形体消瘦，眩晕耳鸣，潮热盗汗，失眠多梦。**舌脉**：舌红少苔，脉细数。

【治法】滋补肝肾，填精壮骨。

【代表方】六味地黄汤加减。

【推荐方药】熟地黄 24g，山茱萸 12g，山药 12g，牡丹皮 9g，泽泻 9g，茯苓 9g。

3. 脾肾阳虚证

【证候】**主症**：腰膝冷痛，食少便溏。**次症**：腰膝酸软，双膝行走无力，弯腰驼背，畏寒喜暖，腹胀，面色白。**舌脉**：舌淡胖，苔白滑，脉沉迟无力。

【治法】补益脾肾，强筋壮骨。

【代表方】补中益气汤合金匮肾气丸加减。

【推荐方药】黄芪 18g，白术 9g，炙甘草 9g，陈皮 6g，升麻 6g，柴胡 6g，人参 6g，当归 3g，熟地黄 24g，山药 12g，山茱萸 12g，泽泻 9g，茯苓 9g，牡丹皮 9g，桂枝 3g，炮附子 3g（先煎），牛膝 9g，车前子 9g（包煎）。

4. 肾虚血瘀证

【证候】**主症**：腰脊刺痛，腰膝酸软。**次症**：下肢痿弱，步履艰难，耳鸣。**舌脉**：舌质淡紫，脉细涩。

【治法】补肾强骨，活血化瘀。

【代表方】补肾活血汤加减。

【推荐方药】熟地黄 10g，菟丝子 10g，杜仲 3g，枸杞子 3g，当归尾 3g，山茱萸 3g，肉苁蓉 3g，没药 3g，独活 3g，红花 2g。

5. 脾胃虚弱证

【证候】**主症**：腰背酸痛，体瘦肌弱。**次症**：食少纳呆，神疲倦怠，大便溏泄，面色萎黄。**舌脉**：舌质淡，苔白，脉细弱。

【治法】益气健脾，补益脾胃。

【代表方】四君子汤或参苓白术散加减。

【推荐方药】人参 15g，白术 15g，茯苓 15g，白扁豆 12g，炒甘草 10g，桔梗 6g，莲子肉 9g，砂仁 6g（后下），山药 15g，薏苡仁 9g。

6. 血瘀气滞证

【证候】**主症**：骨节刺痛，痛有定处。**次症**：痛处拒按，筋肉挛缩，多有骨折史。**舌脉**：舌质紫暗，有瘀点或瘀斑，脉涩或弦。

【治法】理气活血，化瘀止痛。

【代表方】身痛逐瘀汤加减。

【推荐方药】秦艽 3g，川芎 6g，桃仁 9g，红花 9g，甘草 6g，羌活 3g，没药 6g，当归 9g，香附 3g，牛膝 9g，地龙 6g。

四、良方举隅

1. 史晓林（浙江中医药大学附属第二医院）良方——强骨饮

黄芪、续断各 30g，秦艽、防风、杜仲各 15g，忍冬藤、鸡血藤各 25g，鹿角霜（先煎）、蜂房、川芎、骨碎补各 20g，肉桂 10g。

功用：补肾壮骨，疏经通络。用于肾虚血瘀型骨质疏松症。

2. 张文泰（长春中医药大学）良方——实骨方

熟地黄 200g，鹿茸 50g，龟甲 200g，杜仲 100g，制何首乌 200g，茯苓 200g，炙黄芪 200g，汉三七 100g，鲜水蛭 50g，砂仁 150g。上药提取制成胶囊，每粒 0.5g。每次 4 粒，每日 3 次，口服，1 个月为 1 个疗程，休 2 周再服。

功用：补益肝肾，强筋健骨。用于各种骨质疏松症、骨折筋伤，属肝肾不足者。

五、其他疗法

1. 针灸治疗

本病主穴选用阿是穴、肾俞穴、足三里、悬钟、大杼等。根据辨证论治原则选用不同的配穴。肾阳虚证可选用命门、志室、腰阳关等穴；肝肾阴虚证选用肝俞、太冲、太溪、三阴交等穴；脾肾阳虚证选用脾俞、命门、中脘、关元等穴；肾虚血瘀证选用膈俞、血海、太溪、三阴交等穴；脾胃虚弱证选用脾俞、胃俞、中脘、关元等穴；血瘀气滞证选用膈俞、肝俞、血海、太冲等穴。建议针刺每日1次，10日为1个疗程，根据病情可适当增加疗程。

2. 外敷

取防风、威灵仙、川乌、草乌、透骨草、续断、狗脊各100g，川椒60g，红花60g，研成细末，每次取50～100g，用醋调匀后装入纱布袋，敷于骨痛处，并在药袋上加用热水袋。每次30分钟，每日1～2次，1个月为1个疗程，用于骨质疏松所致的疼痛。

3. 拔罐

选择合适的玻璃罐，于脊柱两侧纵向取拔罐位4～8个，以疼痛部位为主。操作过程中注意勿灼伤皮肤，每3～5日拔罐1次。

六、预防调摄

1. 预防

确保充足钙质和维生素D的摄入，多吃豆制品、奶制品等富含钙的食物，适度补充鱼油或晒太阳以促进体内维生素D的合成。定期进行负重和肌肉力量训练，如散步、慢跑、太极、八段锦等，增强骨骼密度和身体协调性。定期检查，特别是绝经后的女性和老年人群，应定期进行骨密度检测，早期发现问题，及时干预。

2. 调摄

选择适合自己的低冲击运动，避免剧烈运动带来的骨折风险。合理安排户外时间，保证充足、适度的日照，但要防止长时间暴晒。保持乐观心态，避免情绪波动过大。遵医嘱服用抗骨质疏松药物，定期复查监测疗效。改善居住环境，防滑防跌倒，减少意外伤害的风险。

第九节　代谢综合征

代谢综合征（MS）是指人体的蛋白质、脂肪及糖类等物质代谢紊乱的病理状态，是一组复杂的代谢紊乱综合征。目前普遍认为MS的中心环节是肥胖和胰岛素抵抗（insulin resistance，IR）。

本病是遗传与环境因素共同作用的结果，是心脑血管疾病的重要危险因素。目前我国代谢综合征的总体患病率达34%且发病率呈逐年上升趋势。

根据其临床表现，本病可归属于中医学"肥胖""消渴""虚劳"等范畴。

一、诊断标准

满足以下条件中至少3项者可诊断为MS。

1. 腹型肥胖：腰围男性≥90cm，女性≥85cm。

2. 血压升高：血压≥130/85mmHg或已确诊为高血压并治疗者。

3. 血脂代谢异常：空腹甘油三酯≥1.70mmol/L。

4. 血脂代谢异常：空腹高密度脂蛋白胆固醇（HDL-C）≤1.04mmol/L。

5. 血糖升高：空腹血糖≥6.10mmol/L，或糖负荷后2小时血糖≥7.80mmol/L，或已确诊为糖尿病并治疗者。

其中，肥胖合并高血压和血脂异常为我国 MS 最常见的类型，其次为肥胖合并高血压与糖代谢异常。

二、病因病机

本病多因各种原因导致以脾为中心的多个脏腑生理功能异常，脾失运化，气、血、津液运动失常，血液运行不畅、津液代谢障碍，易形成痰浊、瘀血等代谢综合征的相关病理产物。

1. 先天不足

五脏之精藏于肾，先天禀赋不足，先天之精亏虚，元气无力推动各脏腑正常生理活动，日久内生痰湿而发病。

2. 体质因素

先天禀赋不足，加之后天饮食不节、安逸少动易形成痰湿体质，"肥人多痰"，痰湿体质易患湿证，脾胃虚弱，易患消渴、肥胖等疾病。

3. 饮食失宜

恣食肥甘厚味，嗜酒无度，脾胃受损，脾失运化，化生痰湿，痰湿中阻，水谷精微输布失司而发病。

4. 情志失调

情志失调易影响脏腑气机，气机升降失常，日久形成痰浊、瘀血等病理产物，易导致肥胖而发病。

三、辨证论治

脾胃内伤、痰湿内蕴为贯穿本病始终的关键病机，治疗以补虚泻实为原则，健脾益气，祛湿化痰，根据辨证佐以行气、利水、化瘀等法以去除体内病理产物，使脾脏恢复健运，水谷精微得以布散全身。

1. 脾虚湿困证

【证候】主症：乏力体倦，食少或食后腹胀，便溏或便秘，气短懒言。次症：腹满肠鸣，肢体沉重，头晕嗜睡。舌脉：舌淡红苔白腻，脉细弱或濡缓。

【治法】健脾益气，渗水利湿。

【代表方】参苓白术散。

【推荐方药】人参 15g，茯苓 15g，白扁豆 15g，莲子肉 10g，薏苡仁 15g，砂仁 6g（后下），桔梗 6g，白术 10g，甘草 6g，大枣 3 枚。

2. 脾肾阳虚证

【证候】主症：形体肥胖，颜面虚浮，神疲嗜睡，腹胀便溏。次症：腰膝酸软，四肢欠温，畏寒怕冷。舌脉：舌淡胖，苔薄白，脉沉细。

【治法】补益脾肾，温阳化气。

【代表方】苓桂术甘汤合真武汤。

【推荐方药】茯苓 15g，桂枝 9g，白术 10g，甘草 6g，白芍 10g，炮附子 9g（先煎），生姜 10g。

3. 痰瘀内阻证

【证候】主症：形体肥胖，身体重浊，肢体困倦，懒动。次症：痰涎壅盛，头晕目眩，胸胁满闷。舌脉：舌暗，苔白腻，脉沉弦或滑。

【治法】化痰利湿，理气化瘀。

【代表方】导痰汤合血府逐瘀汤。

【推荐方药】半夏 12g，胆南星 6g，枳实 10g，橘红 10g，茯苓 15g，桃仁 10g，红花 10g，当归 10g，生地黄 10g，川芎 10g，赤芍 10g，牛膝 10g，柴胡 10g，甘草 6g。

4. 气阴两虚证

【证候】**主症**：倦怠乏力，口渴喜饮，头晕心悸，气短懒言。**次症**：五心烦热，自汗盗汗。**舌脉**：舌淡红，苔白而干，脉弱或细数。

【治法】益气健脾，养阴生津。

【代表方】七味白术散。

【推荐方药】人参 10g，茯苓 15g，白术 15g，广藿香 10g，木香 6g，葛根 20g，甘草 6g。

5. 胃热滞脾证

【证候】**主症**：肥胖多食，消谷善饥，脘腹胀满。**次症**：面红，口干，胃脘灼热、嘈杂，食后得缓。**舌脉**：舌红苔黄，脉数或弦滑。

【治法】清胃泄热，消食导滞。

【代表方】白虎汤合小承气汤。

【推荐方药】石膏 20g（先煎），知母 15g，甘草 6g，粳米 10g，熟大黄 10g，厚朴 10g，枳实 10g。

四、良方举隅

1. 王新陆（山东中医药大学）良方——化浊行血汤

荷叶 10g，焦山楂 15g，决明子 20g，赤芍 10g，制水蛭 5g，酒大黄 5g，路路通 20g，虎杖 20g，制何首乌 15g。

功用：化浊行血，除湿通络。可以此方为治疗血浊的基本方，临证加减。

2. 郭宏敏（江苏省中医院）良方——固本通脉汤

制黄精 20g，枸杞子 15g，生地黄 12g，红景天 20g，三七粉 5g（冲服），川芎 10g，地龙 10g，葛根 20g，荷叶 20g。

功用：益气养阴，化瘀降浊。用于代谢综合征气阴两虚证。

五、其他疗法

1. 针灸治疗

针刺多选曲池、天枢、阴陵泉、丰隆、太冲、足三里等穴位，消毒后行提插捻转等手法至得气，可留针 10 分钟。胃热滞脾证加上巨虚、内庭；脾肾阳虚证加脾俞、肾俞、关元；腹型肥胖者可加归来、中极等。艾灸多选脾俞、胃俞、肾俞、命门、足三里、丰隆等穴位行温和灸、回旋灸、雀啄灸，以皮肤红晕为度。

2. 耳穴贴压

选取耳穴胃、内分泌、三焦、脾，将耳郭揉搓至微红后，将王不留行籽贴按压在穴位上，一次按压 3～5 分钟，每天 3 次，以按压部位出现酸胀、麻痛感为度。

3. 穴位埋线

埋线疗法通过蛋白线留置于体内穴位引起的持续刺激，激发经气以疏通经络，调和气血。多选用中脘、天枢、气海、足三里、丰隆、脾俞等穴位，常规消毒后捏起局部皮肤，持针刺入穴位适宜深度，得气后同时退针芯与针头，将医用羊肠线留于相应位置。埋线后短期避免行剧烈运动，施术部位保持干洁，防止出现感染。

4. 食疗

避免过食寒凉、酸涩之品，多食用健脾利湿、化瘀祛痰的食物，如粳米、薏苡仁、芡实、木瓜、山药等。可以多服用如黄芪山药薏苡仁粥、山药冬瓜汤等药膳，改善痰湿体质。

六、预防调摄

1. 预防

作息、饮食规律，宜低糖、低盐、低脂饮食，科学膳食，营养均衡，多补充膳食纤维。规律运动，控制体重，戒烟酒。保持情绪舒畅，定期体检筛查生化指标。

2. 调摄

针对各种异常指标如血糖、血脂、血压等，选用适合的药物，规律监测指标波动，避免心脑血管意外等并发症的发生。

第八章 神经科专病

第一节 头 痛

通常将局限于头颅上半部，包括眉弓、耳轮上缘和枕外隆突连线以上部位的疼痛统称为头痛。头痛是神经内科门诊、急诊最常见的症状之一，按失能所致生命损失计算，头痛在失能性疾病中排名第三，严重影响患者的生活质量。

临床上将头痛分为原发性头痛、继发性头痛、脑神经痛、中枢和原发性颜面痛及其他头痛。原发性头痛不能归因于某一确切病因，也可称为特发性疾病，常见的如偏头痛、紧张性头痛；继发性头痛是由某些疾病诱发的，病因涉及各种颅内病变，如脑血管疾病、颅内感染、颅脑外伤等。每一种原发性头痛均可视为一种独立的疾病；而继发性头痛一般只是某种疾病的一种症状。目前，大多数研究主要关注原发性头痛，特别是偏头痛，而继发性头痛的流行病学和病理生理学的文献资料则十分有限。

本病属于中医学"首风""头风""脑风""真头痛"等范畴。

一、诊断标准

1. 症状

（1）以头部疼痛为主要临床表现。

（2）头痛部位可发生在前额、两颞、颠顶、枕项或全头部。疼痛性质可为跳痛、刺痛、胀痛、灼痛、重痛、空痛、昏痛、隐痛等。头痛发作形式可为突然发作，或缓慢起病，或反复发作，时痛时止。疼痛的持续时间可长可短，可数分钟、数小时或数天、数周，甚则长期疼痛不已。

（3）外感头痛者多有起居不慎，感受外邪的病史；内伤头痛者常有饮食、劳倦、房事不节、病后体虚等病史。

2. 体征

除生命体征、心肺部检查外，应注意患者有无脑膜刺激征，听诊眼部、颈动脉区了解有无血管杂音，头面部触诊以发现颅周、颈部、鼻旁窦压痛以及颞颌关节异常等情况。神经系统检查应重视眼底检查，注意意识、脑神经（尤其是眼球活动和瞳孔情况）、肌力、反射、病理征、共济运动和感觉情况。

3. 辅助检查

头痛的诊断应注重病史及临床症状特点。此外，还应常规做血压、血常规等项检查，此外，可做经颅多普勒超声、脑电图、腰椎穿刺脑脊液、颅脑 CT 或 MRI 等检查以明确头痛的病因。必要时可行精神、心理及五官科检查以排除相应诱导因素。

二、病因病机

头痛的病因有外感、内伤两端，六淫之邪外袭，上犯颠顶，阻遏清阳，或内伤痰浊、瘀血痹阻经络，壅遏经气，或肝郁化火，阴虚阳亢，上扰清窍，或气虚清阳不升，或血虚脑窍失养，或肾精不足，髓海失养，皆可导致头痛的发生。其病位主要在头部，总属本虚标实之证。外感头痛多责之于风、寒、湿、热，为表实证；内伤头痛多关乎气、血、痰、瘀、虚，其中气血亏虚、肾精不足属虚证，肝阳、痰浊、瘀血所致头痛多属实证。

1. 感受外邪

因起居不慎，坐卧当风，感受风、寒、湿、热等外邪，上犯于脑，清阳之气受阻，气血不畅，发为头痛。其中以风邪为主，《素问·太阴阳明论》云："伤于风者，上先受之。"风为百病之长，易兼夹时气而致病。若风寒袭表，寒凝血涩，则头痛且见恶寒战栗；若风热上炎，侵扰清空，则头痛且身热心烦；若风湿袭表，湿蒙清窍，则头痛且沉重胀闷。

2. 情志失调

忧郁恼怒，情志不遂，肝失条达，郁而化火，上扰清窍，可发为头痛。若肝郁化火，日久伤阴，肝肾亏虚，阴虚阳亢，亦可引发头痛。

3. 饮食劳伤

饮食不节，或劳逸过度，或久病脾虚，气血生化不足，营血亏虚，或清阳不升，脑失所养，发热头痛。若饮食不节，恣食辛辣肥甘厚味，脾失健运，痰浊内生，阻遏清阳，上蒙清窍，发为痰浊头痛。

4. 先天不足或房事不节

禀赋不足，或房劳过度，使肾精久亏。肾主骨生髓，髓上通于脑，脑髓有赖于肾精的不断化生。若肾精久亏，脑髓空虚，则会发生头痛。若阴损及阳，肾阳虚弱，清阳不展，亦可发为头痛。

5. 头部外伤或久病入络

跌仆损伤，或脑部外伤，或久病入络，瘀血痹阻于脑，不通则痛，发为瘀血头痛。

三、辨证论治

本病应详问病史，注意辨察头痛之久暂、头痛特点、部位、影响因素等，以利于准确辨证。中医临床治疗头痛应区别外感头痛和内伤头痛，辨证论治。此外，中医学认为头痛与六经关系密切，在辨证用药时可辅以引经药提高疗效。

1. 外感头痛

（1）风寒头痛

【证候】**主症**：头痛连及项背，痛势较剧烈，常有拘急收紧感。**次症**：恶风畏寒，遇风尤剧，口不渴。**舌脉**：舌苔薄白，脉浮紧。

【治法】疏风散寒止痛。

【代表方】川芎茶调散加减。

【推荐方药】川芎10g，白芷10g，藁本10g，羌活10g，细辛3g，荆芥10g，防风10g。

（2）风热头痛

【证候】**主症**：头痛而胀，甚则头胀如裂。**次症**：发热或恶风，面红耳赤，口渴喜饮，大便不畅，或便秘，溲赤。**舌脉**：舌尖红，苔薄黄，脉浮数。

【治法】疏风清热和络。

【代表方】芎芷石膏汤加减。

【推荐方药】菊花 10g，桑叶 10g，薄荷 10g（后下），蔓荆子 10g，川芎 10g，白芷 10g，羌活 10g，生石膏 30g（先煎）。

（3）风湿头痛

【证候】**主症**：头痛如裹。**次症**：肢体困重，胸闷纳呆，大便或溏。**舌脉**：舌苔白腻，脉濡。

【治法】祛风胜湿通窍。

【代表方】羌活胜湿汤加减。

【推荐方药】羌活 10g，独活 10g，藁本 10g，白芷 10g，防风 10g，细辛 3g，蔓荆子 10g，川芎 10g。

2. 内伤头痛

（1）肝阳头痛

【证候】**主症**：头昏胀痛，以两侧为重。**次症**：心烦易怒，夜寐不宁，口苦面红，或兼胁痛。**舌脉**：舌红苔黄，脉弦数。

【治法】平肝潜阳息风。

【代表方】天麻钩藤饮加减。

【推荐方药】天麻 10g，钩藤 15g（后下），石决明 20g（先煎），栀子 10g，黄芩 10g，牡丹皮 10g，桑寄生 15g，杜仲 10g，牛膝 10g，益母草 15g，白芍 15g，首乌藤 30g。

（2）血虚头痛

【证候】**主症**：头痛隐隐，时时昏晕。**次症**：心悸失眠，面色少华，神疲乏力，劳累时加重。**舌脉**：舌质淡，苔薄白，脉细弱。

【治法】养血滋阴，和络止痛。

【代表方】加味四物汤。

【推荐方药】当归 10g，生地黄 10g，白芍 20g，制何首乌 15g，川芎 10g，菊花 10g，蔓荆子 10g，五味子 10g，远志 10g，酸枣仁 15g。

（3）痰浊头痛

【证候】**主症**：头痛昏蒙。**次症**：胸脘满闷，纳呆呕恶，神疲懒言。**舌脉**：舌苔白腻，脉弦滑。

【治法】健脾燥湿，化痰降逆。

【代表方】半夏白术天麻汤加减。

【推荐方药】半夏 10g，陈皮 10g，白术 15g，茯苓 20g，天麻 10g，蒺藜 10g，蔓荆子 10g。

（4）瘀血头痛

【证候】**主症**：头痛经久不愈，痛处固定不移，痛如锥刺。**次症**：有头部外伤史。**舌脉**：舌紫暗，或有瘀斑、瘀点，苔薄白，脉细或细涩。

【治法】活血化瘀，通窍止痛。

【代表方】通窍活血汤加减。

【推荐方药】川芎 10g，赤芍 10g，桃仁 10g，益母草 10g，当归 10g，白芷 10g，红花 10g，细辛 3g，葱白 10g。

（5）肾虚头痛

【证候】主症：头痛且空。次症：眩晕耳鸣，腰膝酸软，神疲乏力，滑精带下。舌脉：舌红少苔，脉细无力。

【治法】养阴补肾，填精生髓。

【代表方】大补元煎加减。

【推荐方药】熟地黄15g，枸杞子10g，女贞子10g，杜仲10g，续断15g，龟甲10g，山茱萸20g，山药15g，党参10g，当归10g，白芍20g。

四、良方举隅

1. 关幼波（北京名中医）良方——养血平肝汤

旋覆花10g（包煎），生赭石10g（先煎），生石膏10g（先煎），首乌藤30g，当归10g，杭白芍10g，川芎10g，生地黄10g，杭菊花10g，木瓜10g，香附10g，甘草10g。

功用：养血平肝，散风止痛。用于久治不愈的顽固性头痛。

2 涂晋文（湖北省中医院）良方——疏散通络方

羌活10g，生地黄10g，防风10g，荆芥10g，细辛5g，延胡索10g，川芎15g，白芷15g，薄荷10g（后下），玄参10g，麦冬10g，桔梗10g，当归10g，炒白芍10g，生甘草6g。

功用：祛风解表，缓急止痛。用于头痛之肝肾阴血亏虚兼外感风邪证。

五、其他疗法

1. 针刺

临床治疗头痛多主张针药合用，经络气血逆乱导致头痛发作。取百会、情感区、外关、丝竹空、率谷、太阳、风池、头临泣等穴位，采用弹法、刮法等针刺手法使针感向头痛部位感传，发挥开窍醒脑及调理气血的作用，进而改善头痛症状。

2. 推拿与耳穴贴压

通过推拿风池、风府、百会、合谷等穴，耳穴贴压颞、枕、神门、太阳、头痛点等穴，可发挥疏通经络、活血行气的作用，从而缓解头痛症状。

六、预防调摄

1. 头痛患者宜注意休息，保持环境安静，光线不宜过强。

2. 外感头痛由外邪侵袭所致，故平时当顺应四时变化，寒温适宜，起居定时，参加体育锻炼，以增强体质，抵御外邪侵袭。内伤所致者，宜情绪舒畅，避免精神刺激，注意休息。肝阳上亢者，禁食肥甘厚腻、辛辣发物，以免生热动风，而加重病情。肝火头痛者，可用冷毛巾敷头部。因痰浊所致者，饮食宜清淡，勿进肥甘之品，以免助湿生痰。痰浊头痛者，宜清淡饮食，避免助湿生痰。精血亏虚者，应多进食血肉有情之品。

3. 各类头痛患者均应禁烟戒酒。

第二节　失眠症

失眠症是以入睡和（或）睡眠维持困难所致的睡眠质量或数量达不到正常生理需求而影响日间社会功能的一种主观体验，是最常见的睡眠障碍性疾患。失眠症的患病率很高，欧美等国家的患病率在20%～30%，2002年全球10个国家失眠流行病学研究结果显示45.4%的中国人在过去的1个月中曾经历过不同程度的失眠。

临床表现为入睡困难（入睡时间超过30分钟）、睡眠维持障碍（整夜觉醒次数≥2次）、早醒、睡眠质量下降及总睡眠时间减少（通常少于6小时），同时伴有日间功能障碍，出现日间困倦疲劳、注意力不集中、记忆力减退，伴有紧张、不安、强迫、情绪低落，多数患者因过度关注自身的睡眠问题产生焦虑，而焦虑又可加重失眠，形成恶性循环。

本病属于中医学"不寐"等范畴。

一、诊断标准

1. 症状

失眠的诊断须符合以下条件：

（1）存在以下症状：入睡困难、睡眠维持障碍、早醒、睡眠质量下降，或日常睡眠晨醒后无恢复感（non-restorative sleep）。

（2）在有条件睡眠且环境适合睡眠的情况下，仍然出现上述症状。

（3）患者主诉至少下述1种与睡眠相关的日间功能损害：①疲劳或全身不适。②注意力、注意维持能力或记忆力减退。③学习、工作和（或）社交能力下降。④情绪波动或易激惹。⑤日间思睡。⑥兴趣、精力减退。⑦工作或驾驶过程中错误倾向增加。⑧紧张、头痛、头晕，或与睡眠缺失有关的其他躯体症状。⑩对睡眠过度关注。

2. 体征

多导睡眠图（polysomnography，PSG）是目前诊断失眠症的重要手段，失眠症PSG主要表现为：睡眠潜伏期延长、睡后觉醒次数和觉醒总时间增多、快波睡眠活动幅度较大较强，实际睡眠时间少、睡眠效率低、快速眼动睡眠时间减少。

3. 辅助检查

多模态磁共振成像：原发性失眠患者在弥散张量成像（DTI）中表现出更清晰的白质中段和额叶皮质、丘脑、皮质下网络组织的破坏，患者皮质下网络内的放射冠和内囊的不同部分以及皮质网络内的上级纵束显示出显微结构特性改变。

4. 鉴别诊断

（1）一过性失眠：在日常生活中常见，可因一时性情志不舒、生活环境改变，或因饮用浓茶、咖啡和服用药物等引起，一般有明显诱因且病程不长。一过性失眠不属于病态，也不需要任何治疗，可通过身体自然调节而恢复正常。

（2）生理性少寐：多见于老年人，虽少寐早醒，但无明显痛苦，属生理现象。

二、病因病机

本病多因饮食不节、情志失常、劳倦、思虑过度，以及病后、年迈体虚等，导致心神不安，神不守舍，不能由动转静，而导致不寐。不寐的病因众多，但基本病机总属阳盛阴衰，阴阳失交。一为阴虚不能纳阳，一为阳盛不能入阴。病位主要在心，与肝、脾、肾关系密切。

1. 饮食不节

暴饮暴食，宿食停滞，脾胃受损，酿生痰热，壅遏于中，痰热上扰，胃气失和，而不得安寐。此外，浓茶、咖啡、酒等刺激性饮品亦可造成不寐。

2. 情志失常

情志不遂，郁怒伤肝，肝气郁结，气郁化火，邪火扰动心神，神不安而不寐，或由五志过极，心火内炽，扰动心神而不寐，或由喜笑无度，心气涣散而不寐，或由心虚胆怯，暴受惊恐，神魂不安，夜不能寐。

3. 劳逸失调

劳倦太过则伤脾，过逸少动亦致脾虚气弱，运化不健，气血生化乏源，以致心神失养而不寐。或因思虑过度，伤及心脾，心伤则阴血暗耗，神不守舍；脾伤则食少纳呆，生化之源不足，营血亏虚，不能上奉于心，致心神不安。

4. 病后体虚

久病血虚，年迈血少，心血不足，心失所养，心神不安而不寐。亦可因年迈体虚、阴阳亏虚而致不寐。或由素体阴虚，兼因房劳过度，肾阴耗伤，阴衰于下，不能上奉于心，水火不济，心火独亢，火盛神动，心肾失交而不寐。

三、辨证论治

1. 肝火扰心证

【证候】**主症**：不寐多梦，甚则彻夜不眠，急躁易怒。**次症**：伴头晕头胀，目赤耳鸣，口干而苦，不思饮食，便秘溲赤。**舌脉**：舌红苔黄，脉弦而数。

【治法】疏肝泻热，镇心安神。

【代表方】龙胆泻肝汤加减。

【推荐方药】龙胆5g，黄芩10g，栀子10g，泽泻10g，车前子10g（包煎），柴胡10g，生地黄10g，当归10g，甘草5g，生龙骨15g（先煎），生牡蛎15g（先煎），磁石20g（先煎）。

2. 痰热扰心证

【证候】**主症**：心烦不寐，胸闷脘痞，泛恶嗳气。**次症**：伴头重，目眩。**舌脉**：舌偏红，苔黄腻，脉滑数。

【治法】清化痰热，和中安神。

【代表方】黄连温胆汤加减。

【推荐方药】半夏10g，陈皮10g，茯苓20g，枳实10g，黄连5g，竹茹10g，龙齿20g（先煎），珍珠母20g（先煎），磁石20g（先煎）。

3. 心脾两虚证

【证候】**主症**：不易入睡，多梦易醒，心悸健忘，神疲食少。**次症**：伴头晕目眩，面色少华，四肢倦怠，腹胀便溏。**舌脉**：舌淡苔薄，脉细无力。

【治法】补益心脾，养血安神。

【代表方】归脾汤。

【推荐方药】党参 10g，白术 10g，炙甘草 5g，当归 10g，黄芪 30g，蜜远志 10g，酸枣仁 15g，茯神 10g，龙眼肉 10g，木香 5g，生姜 3 片，大枣 3 枚。

4. 心肾不交证

【证候】**主症**：心烦不寐，入睡困难，心悸多梦。**次症**：伴头晕耳鸣，腰膝酸软，潮热盗汗，五心烦热，咽干少津，男子遗精，女子月经不调。**舌脉**：舌红少苔，脉细数。

【治法】滋阴降火，交通心肾。

【代表方】六味地黄丸合交泰丸。

【推荐方药】熟地黄 15g，山药 10g，山茱萸 10g，茯苓 10g，泽泻 10g，牡丹皮 10g，黄连 5g，肉桂 3g。

5. 心胆气虚证

【证候】**主症**：虚烦不寐，胆怯心悸，触事易惊，终日惕惕。**次症**：伴气短自汗，倦怠乏力。**舌脉**：舌淡，脉弦细。

【治法】益气镇惊，安神定志。

【代表方】安神定志丸合酸枣仁汤。

【推荐方药】党参 10g，茯苓 20g，炙甘草 5g，茯神 10g，远志 10g，龙齿 20g（先煎），石菖蒲 10g，川芎 10g，酸枣仁 20g，知母 10g。

四、良方举隅

1. 禤国维（广东省中医院）经验方——六味地黄丸合天王补心丹加减

蕤仁肉 15g，熟地黄 15g，生地黄 15g，柏子仁 15g，山药 15g，茯神 15g，合欢皮 15g，牡丹皮 15g，酸枣仁 30g，龙齿 30g（先煎），蜜远志 10g，延胡索 20g。

功用：滋补肾阴，养心安神，兼理气活血。用于不寐证属肾阴亏虚，神志不安者。

2. 方和谦（首都医科大学附属北京朝阳医院）经验方——和肝汤加减

醋北柴胡 9g，醋香附 6g，紫苏梗 9g，当归 10g，土白芍 10g，党参 10g，炒白术 10g，炙甘草 5g，茯神 15g，合欢皮 20g，首乌藤 15g。

功用：养血柔肝，健脾益气。用于不寐证属肝郁血虚、脾虚气滞者。

五、其他疗法

1. 针灸治疗

（1）失眠症采用针刺治疗时需要遵循辨证取穴原则，不同证型采用不同治疗方式能够获得良好效果。在治疗原发性失眠时，将照海、申脉、神道、心俞、大陵、内关、神门、风池、太阳、印堂、四神聪及百会作为基础穴位，针对心虚胆怯型，可搭配胆俞、膈俞及肝俞；针对心脾两虚型，可搭配三阴交、足三里及脾俞；对于阴虚火旺型，可配合复溜、太溪及肾俞；对于痰热内扰型可搭配内庭、公孙、中脘及足三里；针对肝郁化火型，可配合太冲、膈俞及肝俞。

（2）运用艾灸的方法治疗慢性失眠，选取心俞、脾俞、肝俞等背俞穴，通过背俞穴对脏腑功能进行调节，具有补肾益精、宁心安神的作用，再配合艾灸的温通作用，共同改善睡眠功能。

2. 耳穴贴压

通过贴压刺激心、神门、肾、肝、脾、肾等，可以调节迷走神经纤维兴奋性，进而影响内脏分泌褪黑素的水平以调整失眠状况。

六、预防调摄

1. 预防

（1）重视精神调摄：积极进行心理情志调整，克服过度的紧张、兴奋、焦虑、抑郁、惊恐、愤怒等不良情绪，做到喜怒有节，保持精神舒畅，尽量以放松的、顺其自然的心态对待失眠。

（2）讲究睡眠卫生：①建立有规律的作息制度，做适当的体力活动或体育锻炼，增强体质，持之以恒，促进身心健康。②养成良好的睡眠习惯，晚餐要清淡，不宜过饱，更忌浓茶、咖啡及吸烟，睡前避免做紧张和兴奋的活动，养成定时就寝的习惯。③注意睡眠环境的安宁，床铺要舒适，卧室光线要柔和，并减少噪声，去除各种影响睡眠的外在因素。

2. 调摄

点穴推拿：头部取穴：印堂、百会、神庭、头维、太阳。眼部取穴：睛明、鱼腰、攒竹等。最后以拿法从头顶至风池结束，每日 2 次，每次 30 分钟，治疗 1 个月。

第三节　眩　晕

眩晕是一种运动性或位置性错觉，造成人与周围环境空间关系在大脑皮质中反映失真，产生旋转、倾倒及起伏等感觉。眩晕与头昏不同，后者表现为头重脚轻、步态不稳等。临床上按眩晕的性质可分为真性眩晕与假性眩晕，存在自身或对外界环境空间位置的错觉为真性眩晕，而仅有一般的晕动感并无对自身或外界环境空间位置错觉称为假性眩晕。临床根据病变的解剖部位可分为系统性眩晕和非系统性眩晕，前者由前庭神经系统病变引起，后者由前庭系统以外的病变引起。

一、诊断标准

1. 症状

（1）以头晕目眩、视物旋转为主症，轻者闭目即止，重者如坐车船，甚则仆倒。

（2）可伴有恶心、呕吐、汗出、耳鸣、耳聋、心悸、面色苍白、眼球震颤等表现。

2. 体征

轻度不稳，未能避免倾倒。眼震，共济失调，偏点试验阳性，偏倒。核内眼肌麻痹，听力损失，吞咽障碍及言语障碍，感觉缺失，肢体无力或麻痹。

3. 辅助检查

颈椎 X 线片、经颅多普勒超声检查、颅脑 CT 检查、MRI 扫描检查、血常规检查及血液系统检查等有助于对本病病因的诊断。

4. 鉴别诊断

眩晕需要与厥证、中风等昏仆的疾病进行鉴别。

二、病因病机

眩晕的发生主要与情志不遂、年老体弱、饮食不节、久病劳倦、跌仆坠损及感受外邪等因素有关，内生风、痰、瘀、虚，以致风眩内动、清窍不宁或清阳不升、脑窍失养而突发眩晕。

1. 肝阳上亢

肝乃风木之脏，其性主动主升，若肝肾阴亏，水不涵木，阴不维阳，阳亢于上，或气火暴升，上扰头目，则发为晕。

2. 痰湿中阻

痰湿中阻，郁久化热，形成痰火为患，甚至火盛伤阴，形成阴亏于下、痰火上蒙的复杂局面。

3. 瘀血阻窍

瘀血内阻胸中，气机郁滞，瘀久化热，气机运行不畅，清阳不升，则发为头痛眩晕。

4. 气血亏虚

脾为后天之本、气血生化之源，若胃虚弱，气血亏虚，清空失养，或脾失健运，痰浊中阻，或风阳夹痰，上扰清空，均可发为眩晕。

5. 肾精不足

如肾精亏虚本属阴虚，若因阴损及阳，或精不化气，可转为肾阳不足或阴阳俱虚之证，或失血过多，每致气随血脱，可出现气血俱亏之眩晕。

三、辨证论治

本病中医主张综合治疗、注意调护、辨证论治，临床以注重补虚泻实、调整阴阳为主。虚者当补益气血，滋养肝肾，填精益髓；实者当潜阳息风，清肝泻火，化痰祛瘀。

1. 肝阳上亢证

【证候】**主症**：眩晕、耳鸣，头目胀痛，急躁易怒，口苦，失眠多梦，遇烦劳郁怒而加重。**次症**：仆倒，颜面潮红，肢麻震颤。**舌脉**：舌质红，苔黄，脉弦或数。

【治法】平肝潜阳，清火息风。

【代表方】天麻钩藤饮。

【推荐方药】天麻9g，钩藤12g（后下），石决明18g（先煎），栀子9g，黄芩9g，牛膝12g，杜仲9g，益母草9g，桑寄生9g，首乌藤9g，朱茯神9g。

2. 痰湿中阻证

【证候】**主症**：眩晕，头重如蒙，或伴视物旋转。**次症**：胸闷恶心，呕吐痰涎，食少多寐。**舌脉**：舌白腻，脉濡滑。

【治法】化痰祛湿，健脾和胃。

【代表方】半夏白术天麻汤加减。

【推荐方药】半夏4.5g，白术6g，天麻4.5g。

3. 瘀血阻窍证

【证候】**主症**：眩晕，头痛且痛有定处。**次症**：健忘，失眠，心悸，精神不振，耳鸣耳聋，面色紫暗。**舌脉**：舌质暗有瘀斑，多伴见舌下脉络迂曲增粗，脉涩或细涩。

【治法】祛瘀生新，活血通窍。

【代表方】通窍活血汤。

【推荐方药】赤芍 3g，川芎 3g，桃仁 9g，红枣 7 枚（去核），红花 9g，老葱 3 根，鲜姜 9g，麝香 0.15g（冲服）。

4. 气血亏虚证

【证候】**主症**：眩晕动则加剧，劳累即发，面色㿠白，神疲自汗，倦怠懒言，唇甲不华。**次症**：心悸少寐，纳少腹胀。**舌脉**：舌质淡，苔薄白，脉细弱。

【治法】补益气血，调养心脾。

【代表方】归脾汤。

【推荐方药】白术 9g，当归 9g，茯神 9g，黄芪 12g，远志 6g，龙眼肉 12g，酸枣仁 12g，人参 6g，木香 6g，炙甘草 3g，生姜 6g，大枣 3 枚。

5. 肾精不足证

【证候】**主症**：眩晕日久不愈，精神萎靡。**次症**：腰酸膝软，少寐多梦，健忘，两目干涩，视力减退，或遗精滑泄，耳鸣齿摇，或颧红咽干，五心烦热。**舌脉**：舌红少苔，脉细数，或面色㿠白，形寒肢冷，舌质淡嫩，苔白，脉沉细无力，尺脉尤甚。

【治法】滋养肝肾，填精益髓。

【代表方】左归丸。

【推荐方药】熟地黄 24g，山药 12g，枸杞子 12g，山茱萸 12g，牛膝 9g，菟丝子 12g，鹿角胶 12g（烊化），龟甲胶 12g（烊化）。

四、良方举隅

1. 孙天福（河南中医药大学第一附属医院）良方——四草汤

夏枯草 30g，豨莶草 30g，益母草 20g，车前草 20g，白芍 20g，白茅根 30g，杜仲 24g，牛膝 15g，桑寄生 40g，生地黄 30g，天竺黄 20g，蔓荆子 15g，川楝子 6g。

功用：平肝潜阳，滋水涵木。用于阵发性头晕、头痛肝阳上亢、肾水不足者。

2. 范瑞明（瑞金市妇幼保健院）良方——丹葛汤

丹参 15g，葛根 15g，枸杞子 10g，麦冬 20g，玄参 25g，生地黄 20g，沙苑子 15g。

功用：补血健气，养肝护肾。用于后循环缺血性眩晕气血亏虚、肝肾不足者。

五、其他疗法

1. 穴位贴敷

贴敷药用法半夏 3g，胆南星 2g，川芎 3g，天麻 3g，吴茱萸 2g，丹参 3g，白芥子 2g。取天柱穴、风池穴和大椎穴进行贴敷。

2. 针刺治疗

针刺百会、风池、肾俞、肝俞、脾俞、足三里等穴。

3. 耳穴贴压

以王不留行籽贴压耳部枕、皮质下、神门、脾等区域。

六、预防调摄

1. 生活方式调整

（1）避免突然体位变化：如快速起身、转头或弯腰，尤其是耳石症患者，这类动作易诱发眩晕。

（2）保证充足睡眠：过度疲劳和睡眠不足是眩晕的常见诱因，建议每日保持 7～8 小时高质量睡眠。

（3）减少声光刺激：眩晕发作时宜待在安静、光线柔和的环境中，避免强光和噪声。

（4）注意颈部保暖：寒冷天气外出时，避免颈部受凉，以防颈椎病或血管痉挛诱发眩晕。

2. 饮食调理

（1）清淡饮食：避免高脂、高盐、辛辣食物，减少烟酒摄入，以防加重内耳或血管负担。

（2）适量补充水分：脱水可能影响前庭功能，建议每日饮水量充足，但避免一次性大量饮水。

（3）中医食疗：气血不足者可食用红枣、枸杞、山药等补益气血的食物；肝阳上亢者推荐菊花茶、决明子茶等清肝降火；痰湿型眩晕可尝试陈皮、薏苡仁等健脾化痰的食物。

3. 运动与康复训练

（1）前庭康复训练：对于前庭功能异常（如耳石症、前庭神经炎），可通过特定头位训练提高前庭适应性，如 Brandt–Daroff 练习。

（2）适度锻炼：如太极拳、八段锦等温和运动，可改善血液循环，增强平衡能力。

（3）避免剧烈运动：如登高、快速旋转类运动，尤其在眩晕急性期后 1～2 周应避免。

4. 心理调适

（1）保持情绪稳定：焦虑、抑郁可加重眩晕，建议通过冥想、深呼吸等方式缓解压力。

（2）避免精神紧张：长期精神紧张可能导致血管痉挛，影响脑供血，诱发眩晕。

第四节　老年期痴呆

老年期痴呆是指 65 岁以后由各种原因引起的痴呆的统称，表现为记忆、计算、思维、定向障碍，伴有情感障碍、人格改变、社会功能和日常生活能力减退。阿尔茨海默病是痴呆的最常见类型，是一种中枢神经系统原发性退行性变性疾病，早发性常起病于 65 岁之前，退化速度相对较快，大多数患者较早地出现失语、失写、失读和失用。血管性痴呆是由遗传和环境因素共同导致的，遗传影响间接地通过高血压、心血管病和糖尿病起作用，其中每一种病都会提高脑卒中的危险。每发生脑卒中一次，就发生一次衰退，多次脑卒中会造成多个脑细胞死亡，导致心理能力一步步地衰退。环境影响，如吸烟、饮酒过量、盐分摄入过多、饮食中蛋白质过低、肥胖、不活动及心理压力大等，也会提高脑卒中的危险。

临床老年期痴呆如按病因分类一般可以分为阿尔茨海默病、血管性痴呆、额颞叶痴呆、路易体痴呆、帕金森病痴呆和其他类型的痴呆等，其中，以阿尔茨海默病和脑血管痴呆症多见。

本病可归属于中医学"善忘""愚笨""呆傻"等神志异常病证的范畴。

一、诊断标准

1. 症状

（1）记忆力减退：近期记忆和远期记忆受损明显，对近事遗忘现象频繁，不能学习和保留新信息。

（2）语言能力下降：不能用合适的词语表达思维内容，甚至出现孤立性失语。

（3）定向障碍：如对以前熟知的路现在会迷路；理解力、判断力均呈不同程度下降，后期甚至不认识家人和镜子中的自己；或失去基本的阅读、判断距离和辨识颜色的能力。

（4）日常生活能力下降：如洗澡、梳头、进食、穿衣及大小便等需别人协助。

（5）人格改变：主动性减少，活动减少，孤僻、自私，对周围环境兴趣减少，对人缺乏热情、敏感多疑。

（6）情绪不稳：情感幼稚、易激惹、偏执、急躁、缺乏耐心等。

2. 体征

临床常采用简易智力状态检查量表（mini-mental state examination，MMSE）及蒙特利尔认知评估量表（Montreal cognitive assessrment，MoCA）检测患者的认知水平。

3. 辅助检查

脑脊液 Aβ 和 Tau 蛋白的病理学检测显示 $A\beta_{1-42}$ 水平下降，总 Tau 蛋白及磷酸化 Tau 蛋白水平上升；颅脑 CT 和 MRI 检查发现脑皮质明显萎缩；PET 检查可显示老年期痴呆的病理标志物，如 Aβ、18F-THK5351、Tau 蛋白等。以上各种影像学检查各有优缺点，在临床运用时应当根据患者实际情况进行选择性使用。

4. 鉴别诊断

老年期痴呆需要与癔症性假性痴呆（甘瑟综合征）、童样痴呆、抑郁症、谵妄状态、良性老年性遗忘症或生理性脑老化等疾病进行鉴别。

二、病因病机

本病多因湿热蕴结下焦精室，或久病及肾，或气血运行受阻而成，与肝、肾、膀胱等脏腑功能失常有关，病位主要在精室。其核心病机为肾虚为本，湿热、肝郁为标，瘀滞为变。

1. 虚证

（1）髓海不足证：肾主骨生髓，上通于脑，脑又为髓海。年高者常因肾精枯槁导致髓海失养、神机失用。

（2）脾肾两虚证：年老久病体虚，导致脾胃功能减退，或因肾阳虚衰，不能温煦脾阳，脾运化水谷功能减弱，无法正常地化精微生气血，导致脑失濡养、清窍失养、元神失司、灵机衰退。此外，腰为肾之府，又主肌肉四肢，肾不足则不能强腰膝、健肌肉。

2. 实证

（1）痰浊蒙窍证：脾肾阳虚、肝郁脾虚均可使脾运化水湿的功能失常，导致湿聚为痰，痰浊上蒙脑窍发为痴呆。

（2）瘀血内阻证：年老气血循行无力，导致气虚血瘀、痹阻脑络、脑髓失养。

（3）心肝火旺证：年老者，阴虚血亏。肾水不能上奉于心，则心火旺；或水不涵木，则肝失条达，气郁化火，上扰神明。

三、辨证论治

本病中医主张综合治疗、注意调护、辨证论治，临床以复合证型多见。应抓住肾虚、湿热、肝郁瘀滞 3 个基本病理环节，分清主次，权衡用药。

1. 髓海不足证

【证候】**主症**：头晕耳鸣，倦怠思卧。**次症**：步履维艰，发枯齿落，腰酸腿软。**舌脉**：舌淡苔白，脉沉细弱。

【治法】补肾填精，益髓增智。

【代表方】七福饮。

【推荐方药】人参 6g，熟地黄 9g，当归 9g，炒白术 5g，炙甘草 3g，酸枣仁 6g，制远志 5g。

2. 脾肾两虚证

【证候】**主症**：往往表现为表情呆滞，沉默寡言，记忆力下降，失认失用。**次症**：口齿不清，腰膝酸软，肌肉萎废，倦怠懒动，四肢不温，纳呆乏力，腹胀便溏。**舌脉**：舌淡体胖，苔白或白滑，脉沉细弱。

【治法】补肾健脾，益气生精。

【代表方】还少丹。

【推荐方药】熟地黄 20g，山药 15g，牛膝 15g，枸杞子 15g，山茱萸 10g，茯苓 10g，杜仲姜 10g，远志 6g，五味子 30g，巴戟天 10g，肉苁蓉 10g，石菖蒲 20g。

3. 痰浊蒙窍证

【证候】**主症**：健忘，神情呆钝，智力下降，情志抑郁或哭笑无常，喃喃自语或缄默不语，呆若木鸡。**次症**：食欲下降，倦怠嗜卧乏力，脘腹痞满，头重如裹。**舌脉**：舌质紫暗，有瘀斑，苔白腻，脉细滑。

【治法】健脾化浊，豁痰开窍。

【代表方】洗心汤。

【推荐方药】人参 30g，茯神 30g，半夏 15g，陈皮 9g，神曲 9g，甘草 3g，制附子 3g，石菖蒲 3g，酸枣仁 30g。

4. 瘀血内阻证

【证候】**主症**：神情恍惚，智力下降，语言謇涩，面色黧黑，偏侧肢体活动障碍或酸胀麻木。**次症**：胸闷胸痛，心烦少寐。**舌脉**：舌暗淡，或有瘀斑，舌苔薄白，脉弦细或沉缓而涩。

【治法】活血通窍。

【代表方】通窍活血汤。

【推荐方药】赤芍 3g，川芎 3g，桃仁 9g，红花 9g，老葱 3g，红枣 5g，麝香 0.15g（冲服）。

5. 心肝火旺证

【证候】**主症**：善忘，神情恍惚，急躁易怒，焦虑难安，心烦不寐。**次症**：头痛眩晕，面红目赤，舌燥咽干，尿赤便干。**舌脉**：舌红苔黄，脉弦数。

【治法】清热泻火解毒。

【代表方】黄连解毒汤。

【推荐方药】黄连 9g，黄芩 6g，黄柏 6g，栀子 9g。

四、良方举隅

1. 刘祖贻（湖南省中医药研究院）良方——滋肾活血方

制何首乌 15g，枸杞子 30g，桑椹 30g，五味子 5g，丹参 30g，葛根 30g，益智仁 10g，石菖蒲 10g，郁金 10g，远志 10g，全蝎 3g，山楂 15g。

功用：滋肾活血。用于肾阴虚、血瘀型血管性痴呆患者。

2. 田金洲（北京中医药大学东直门医院）良方——平肝清心安神汤

天麻 10g，钩藤 15g（后下），白芍 15g，珍珠母 30g（先煎），生龙齿 30g（先煎），莲子心 6g，丹参 20g，炒酸枣仁 30g，三七粉 3g（冲服），生甘草 6g。

功用：平肝清心，活血安神。用于心肝火旺、瘀热扰神型阿尔茨海默病。

五、其他疗法

1. 推拿疗法

（1）俯卧位调理督脉及膀胱经：拿揉颈肩部，压揉督脉，自大杼穴至足尖，敲打膀胱经，热透至小腹。

（2）侧卧位推理胆经：自腋下轻揉肋部，从髂骨侧方至足，敲打胆经。

（3）仰卧位调理任脉和下肢六条经络：活动上肢关节，拿揉胸腹部及下肢六经调理（左右各 3 遍），屈膝摇髋及踝。腹部推揉手法包括：①顺时针和逆时针推揉腹部各 36 次。②横向推揉腹部 36 次。③点压上脘、中脘、下脘各 3 次。④点压气海、关元各 3 次。⑤点压天枢。⑥按压脐下 3 遍。⑦按压双侧气冲穴。

（4）仰卧位头部手法：捏揉颈椎及枕下部，拿揉枕顶部，梳理额部与整个头部，点压头部五经及百会、四神聪，面部梳理及搓耳，点按睛明穴。

2. 针灸治疗

主穴：内关、人中、三阴交。

配穴：百会、四神聪、风池、印堂、神门。语言障碍加金津、玉液、廉泉；半身不遂用极泉、肩髃、曲池、委中、足三里、阴陵泉等。

六、预防调摄

1. 预防

均衡饮食，保持地中海式饮食。戒烟限酒，适度运动，勤做脑部运动，坚持每日进行 30 ～ 40 分钟中等强度的运动。多参与户外活动、集体活动，在力所能及的情况下适当做家务。

2. 调摄

早期心理干预，增强老年期痴呆患者认知训练的意识。

第五节 脑梗死

脑梗死，又称缺血性脑卒中，是指各种脑血管病变所致脑部血液供应障碍，导致局部脑组织缺血、缺氧性坏死，而迅速出现相应神经功能缺损的一类临床综合征，具有发病率高、致残率高、死亡率高和复发率高的特点。2019 年，我国脑梗死发病率为 145/10 万，患病率为 1256/10 万。

依据局部脑组织发生缺血性坏死的机制，可将脑梗死分为 3 种主要病理生理学类型：脑血栓形成、脑栓塞和血流动力学机制所致的脑梗死。根据 TOAST 分型，脑梗死按病因分为 5 个亚型：大动脉粥样硬化型、心源性栓塞型、小动脉闭塞型、其他病因型（除以上 3 种明确病因）和不明原因型。

本病属于中医学"中风"范畴。

一、诊断标准

1. 辨病标准

（1）急性起病。

（2）局灶性神经功能缺损（一侧面部或肢体无力或麻木，言语障碍等），少数为全面神经功能缺损。

（3）症状和体征持续时间不限（当影像学显示有责任病灶时），或持续 24 小时以上（当缺乏责任病灶时）。

（4）排除非血管性病因。

（5）头颅 CT/MRI 排除脑出血。

2. 分期诊断

本病发病后 6 小时以内为超早期；一般发病后 2 周左右为急性期，但应注意与病情的程度有关，轻型者可能提前进入恢复期，危重型的恢复期可能延迟；发病 2 周～ 6 个月为恢复期；6 个月以后为后遗症期。

3. 病情程度量化分型

依据美国国立卫生研究院卒中量表（NIHSS）进行划分。NIHSS 评分范围为 0 ～ 42 分，分数越高，神经受损越严重，分级如下：0 分为正常；1 ～ 4 分为轻度；5 ～ 15 分为中度；16 ～ 20 分为中至重度；21 ～ 42 分为重度。

4. 辅助检查

辅助检查包括脑 CT 平扫、MRI、血管超声、血管成像、血糖、血脂、凝血功能、血常规、肝肾功能、电解质、肌钙蛋白、心肌酶谱、氧饱和度、心电图及胸部 X 线检查。必要时还须进行毒理学筛查、血液酒精水平检测、妊娠试验、动脉血气分析、腰穿、脑电图等检查。

5. 鉴别诊断

本病须与脑出血、颅内占位性病变、感染、囊虫病、烟雾病、脑脓肿、颅外段颈动脉闭塞、脑桥出血、脱髓鞘病和转移瘤等相鉴别。

二、病因病机

本病多因素体禀赋不足，年老体衰，肝肾不足，阳亢化风，或劳倦内伤致气血内虚，血脉不畅，或因嗜饮酒浆，过嗜肥甘，损伤脾胃，内生湿浊，进而化热，阻滞经脉，复加情志不遂、气候剧烈变化等诱因，以致脏腑功能失调，气血逆乱，风夹痰瘀，扰于脑窍，窜犯经络，发为中风。因外邪侵袭而引发者为外风，又称真中风或真中；无外邪侵袭而发病者称为内风，又称类中风或类中。临床上以内因引发者居多。本病主要位于脑，与心、肝、脾、肾关系密切。其病机归纳起来有虚（阴虚、气虚）、火（肝火、心火）、风（肝风、外风）、痰（风痰、湿痰）、气（气逆）、血（血瘀）六端，此六端在一定条件下，相互影响，相互作用，而突然发病。其中气血不足、肝肾阴虚是致病之本，风、火、痰、瘀之邪实是发病之标。

根据病位的浅深和病情的轻重，本病分为中经络和中脏腑两类。中经络是指中风病病位较浅而无神志昏蒙者，每因风痰瘀阻滞经脉，或肝风夹痰，横窜经络，气血不能荣养机体，则见半身不遂，口舌㖞斜，言语不利，或仅见口舌㖞斜，或伴见半身不遂等症状。中脏腑是指中风病位较深而有神志昏蒙者，多因风阳痰火蒙蔽清窍，气血逆乱，上冲于脑，或因络损血溢，瘀阻脑络，而致猝然昏倒，不省人事。中脏腑因邪正虚实的不同，又有闭、脱之分，可出现由闭转脱的演变。若风阳痰火蒙蔽清窍，则见昏仆、不省人事、面赤、息粗、肢体拘急等闭证。如风阳痰火炽盛，进一步耗灼阴精，阴虚及阳，阴竭阳亡，阴阳离决，则出现脱证。此时精气去而神气脱，表现为口开目合、手撒、汗出肢冷、气息微弱等虚脱之危重证候。恢复期，中经络之证因风、火、痰之邪留滞经络，气血运行不畅，而仍留有半身不遂、口㖞或不语等后遗症，一般恢复较慢。而中脏腑病情危重，如经积极抢救，往往可脱离危险，神志渐趋清醒，然恢复期往往因气血失调、血脉不畅而后遗经络病证。

三、辨证论治

辨病分期分型与辨证相结合是本病临床诊断的主要思路。急性期病情为轻度、中度者，多见于中经络，辨证可为风痰阻络证、风火上扰证等；病情重者多见于中脏腑，辨证可为痰湿蒙神证、痰热内闭证，甚至出现元气败脱证等。恢复期多见于气虚血瘀证等；恢复后期及后遗症期多见于肝肾亏虚证等。

1. 中经络

（1）风痰阻络证

【证候】主症：突然偏身麻木，肌肤不仁，口舌㖞斜，言语不利，甚则半身不遂，舌强言謇或不语。次症：头晕目眩，痰多而黏。舌脉：舌质暗淡，舌苔白腻，脉弦滑。多见于急性期。

【治法】息风化痰，活血通络。

【代表方】化痰通络汤。

【推荐方药】茯苓 10g，半夏 9g，生白术 9g，天麻 12g，胆南星 6g，天竺黄 6g，紫丹参 15g，香附 9g，酒大黄 6g，三七 3g。

（2）风火上扰证

【证候】主症：半身不遂，偏身麻木，舌强言謇或不语，或口舌㖞斜，眩晕头痛。次症：面红目赤，口苦咽干，心烦易怒，尿赤便干。舌脉：舌质红或红绛，舌苔黄腻，脉弦有力或弦数。多见于急性期。

【治法】平肝息风，清热泻火。

【代表方】天麻钩藤饮。

【推荐方药】天麻 9g，钩藤 15g（后下），石决明 30g（先煎），牛膝 9g，黄芩 9g，栀子 9g，夏枯草 9g，胆南星 6g。

（3）气虚血瘀证

【证候】**主症**：半身不遂，口舌㖞斜，舌强言謇或不语，偏身麻木，面色无华，气短乏力。**次症**：自汗，心悸，手肿胀，便溏。**舌脉**：舌质暗淡，舌苔薄白或白腻，脉沉细。多见于恢复期，也可见于急性期。

【治法】益气活血。

【代表方】补阳还五汤。

【推荐方药】黄芪 30g，当归 9g，桃仁 9g，红花 9g，赤芍 15g，川芎 9g，地龙 9g。心悸、胸闷、脉结代者，合用生脉散。

【证候】**主症**：平素头晕头痛，耳鸣目眩，手足心热，突然一侧手足沉重麻木，口舌㖞斜，半身不遂，舌强语謇。**次症**：口燥咽干，少眠多梦，腰膝酸软。**舌脉**：舌质红绛或暗红，少苔或无苔，脉细弦或细弦数。多见于恢复期，亦可见于急性期。

【治法】滋阴潜阳，息风通络。

【代表方】镇肝熄风汤。

【推荐方药】白芍 15g，天冬 9g，玄参 9g，枸杞子 9g，龙骨 15g（先煎），牡蛎 15g（先煎），牛膝 9g，当归 9g，天麻 9g，钩藤 12g（后下），丹参 12g。

（5）肝肾亏虚证

【证候】**主症**：半身不遂，患肢僵硬，拘挛变形，舌强不语。**次症**：肢体肌肉萎缩。**舌脉**：舌红或淡红，脉沉细。多见于恢复后期或后遗症期。

【治法】滋养肝肾。

【代表方】左归丸合地黄饮子。

【推荐方药】地黄 10g，制何首乌 15g，枸杞子 12g，山茱萸 10g，麦冬 9g，石斛 9g，当归 9g，鸡血藤 15g。

2. 中脏腑

（1）痰湿蒙神证

【证候】**主症**：神志昏蒙，痰涎壅盛，面白唇暗，半身不遂。**次症**：静卧不烦，肢体松懈，四肢不温，或周身湿冷，二便自遗。**舌脉**：舌苔白腻，脉沉滑。多见于急性期。

【治法】化痰息风，开窍醒神。

【代表方】涤痰汤。

【推荐方药】法半夏 9g，陈皮 9g，枳实 9g，胆南星 6g，茯苓 15g，石菖蒲 9g，竹茹 6g，远志 9g，丹参 15g，甘草 9g。合用苏合香丸鼻饲。

（2）痰热内闭证

【证候】**主症**：神识昏蒙，鼻鼾痰鸣，半身不遂，或肢体强痉拘急。**次症**：面赤身热，气粗口臭，躁扰不宁，大小便闭，甚则抽搐、呕血。**舌脉**：舌质红绛，舌苔黄腻或褐黄干腻，脉弦滑而数等。多见于急性期。

【治法】清热化痰，醒脑开窍。

【代表方】清心宣窍汤。

【推荐方药】黄连 9g，栀子 9g，丹参 15g，天麻 9g，钩藤 15g（后下），石菖蒲 9g，牡丹皮 9g，羚羊角粉 0.6g（冲服），合用安宫牛黄丸鼻饲。

（3）元气败脱证

【证候】**主症**：昏愦不知，目合口张，四肢松懈软瘫，鼻鼾息微。**次症**：肢冷，汗多，二便自遗。**舌脉**：舌质紫暗，舌苔白腻，脉微欲绝。多见于急性期之危重症，病情危笃、临终之时，属于中风危候，多难救治。

【治法】益气回阳固脱。

【代表方】参附汤。

【推荐方药】人参 15g，附子 9g（先煎）。鼻饲。

四、良方举隅

1. 王松龄（河南省中医院）良方——升陷汤加减

黄芪 30g，知母 10g，桔梗 10g，柴胡 6g，升麻 6g，当归 10g，鸡血藤 30g，川芎 6g，人参 10g，红花 10g，赤芍 10g，炒白术 30g，茯神 10g，炙甘草 6g。

功用：益气升陷，活血化瘀通络。用于大气下陷、瘀血阻络者。

2. 程丑夫（湖南中医药大学第一附属医院）良方——醒脾汤加减

党参 12g，白术、茯苓、姜半夏、天麻、僵蚕、丝瓜络各 10g，木香、胆南星各 6g，薏苡仁、伸筋草各 15g，全蝎 4g，甘草、贯叶金丝桃各 6g，生姜 3 片。

功用：健脾补中，息风化痰。用于脾虚肝旺，风痰阻络者。

3. 张志远（山东中医药大学）良方——重塑起居汤加减

黄芪 50g，川芎 15g，葛根 15g，当归 10g，丹参 15g，银杏叶 20g，山楂 15g，虎杖 10g，藏红花 2g，大黄 2g，茵陈 10g。

功用：补中益气，活血通络。用于中风后遗症气虚血瘀者。

五、其他疗法

1. 针灸治疗

（1）中经络以督脉、手厥阴、手少阴经穴为主。

主穴：水沟、内关、三阴交、极泉、尺泽、委中。

配穴：上肢选用肩髃、曲池、外关、合谷等，下肢选用环跳、风市、阳陵泉、阴陵泉、足三里、解溪等。吞咽困难者，加金津、玉液、风池、廉泉等。

（2）中脏腑重在醒脑开窍，启闭固脱，以督脉、手厥阴经穴为主。

主穴：水沟、百会、内关。

配穴：闭证配十二井穴、合谷、太冲；脱证配关元、气海、神阙等。

2. 推拿疗法

对于中经络半身不遂者，手法可采用按法、揉法、擦法、搓法、拿法、捻法、摇法、一指禅推法、抹法、扫散法等。

俯卧位：可取天宗、膈俞、肝俞、承扶、委中、承山、昆仑等穴位，沿着两侧膀胱经实施手法治疗。

侧卧位：取环跳、风市、犊鼻、阳陵泉等穴位，沿着患侧足少阳胆经实施手法治疗。

坐位：对头部及上肢实施手法治疗。

仰卧位：取髀关、伏兔、犊鼻、足三里、三阴交、解溪等穴位，沿着患侧下肢足阳明胃经实施手法治疗。

3. 熏洗疗法

恢复期或后遗症期，瘫痪侧手、足肿胀，按之无凹陷，故实胀而非肿。可予复元通络液局部熏洗患肢。常用药：川乌 9g，草乌 9g，当归 15g，川芎 15g，红花 9g，桑枝 30g 等。用水煎汤熏洗或泡洗肿胀的肢体 20 分钟。

六、预防调摄

1. 预防

避免内伤积损，避免情志过极，改变不良饮食习惯，少食肥甘厚腻、辛辣刺激之食物，坚持体育运动等，以减少中风发生的风险。重视中风先兆症状，如中老年人，经常出现一过性头晕肢麻肉瞤者，乃中风先兆，应及早治疗，以防中风的发生。

2. 调摄

中风急重症患者宜采取针对性调护措施，密切观察病情变化，重点观察神志、瞳神、气息脉象等变化，采取相应的救治措施。加强护理，防治褥疮、肺部感染等并发症。适当体育锻炼，饮食宜清淡，保持大便通畅，戒烟酒，避免精神刺激，保持心情舒畅和情绪稳定。尽早进行康复训练。

第六节　帕金森病

帕金森病，又名震颤麻痹，是指在环境因素、遗传因素、神经系统老化等多因素交互作用下，患者出现以黑质致密部多巴胺能神经元丢失和路易小体形成为主要病理改变的疾病。本病是一种常见于中老年的神经系统变性疾病，我国 65 岁以上人群的患病率为 1.7%，患病率随着年龄增加而升高，男性稍高于女性，隐匿起病，缓慢进展。

本病属于中医学"颤病""拘病""颤拘病"范畴。

一、诊断标准

1. 症状

（1）运动症状：帕金森病导致的运动迟缓、静止性震颤、肌强直、姿势步态障碍等症状。

（2）非运动症状：帕金森病导致的抑郁、焦虑、流涎、嗅觉减退、快速动眼期睡眠行为障碍、便秘、尿失禁、直立性低血压、麻木、疼痛等症状。

2. 分型

（1）以静止性震颤为主亚型。

（2）以僵直、行动迟缓为主亚型。

（3）随着帕金森病病情进展，常常二者兼有或二者皆明显，可称为混合型。

3. 分期

参考 Hoehn–Yahr 分级和日常生活能力分期。

早期：Hoehn–Yahr 分级 1 级或 2 级，日常生活可以自理。

中期：Hoehn–Yahr 分级 3 级或 4 级，日常生活需要帮助。

晚期：Hoehn–Yahr 分级 5 级，日常生活完全不能自理。

4. 辅助检查

嗅棒测试；经颅超声显示黑质异常高回声（$> 20mm^2$）；心脏间碘苄胍（MIBG）闪烁显像法显示心脏去交感神经支配；分子影像 PET、SPECT 检查；血 DNA 基因突变检查；唾液、脑脊液检查可发现 α–突触核蛋白、DJ–1 蛋白含量有改变；外周组织病理检查可检出 α–突触核蛋白异常聚集。

5. 鉴别诊断

本病须与其他原因引起的帕金森综合征进行鉴别，如感染、药物、毒物、血管性外伤等引起的继发性帕金森综合征，以及伴发于其他神经变性疾病的帕金森综合征。帕金森病早期患者尚需鉴别原发性震颤、抑郁症、脑血管病。

二、病因病机

本病多因阴血亏虚，中气不足，少阳气郁，进而筋脉失养或风痰扰动筋脉而发，与肝、肾、脾等脏关系密切，病位在筋脉。其核心病机为肝风内动，筋脉失养；病理性质为本虚标实，本虚为气血阴阳亏虚，标实为风火痰瘀等病理因素。

1. 阴血亏虚，筋失濡养

中年之后，脾胃渐损，肝肾亏虚，精气暗衰，或禀赋不足，肾精虚损，脏气失调，或房事劳欲太过，肝肾亏虚，阴血暗损，筋脉失养；或过食膏粱厚味，或嗜酒成癖，损伤脾胃，或贪逸少动，使气缓脾滞而气血日减，筋脉失于调畅而不得任持自主，发为本病。

2. 阴血亏虚，肝风内动

肝肾不足，阴液精血亏虚，血不养筋，肝阴不能制约肝阳，肝阳亢奋无制，肝风窜经入络，扰动筋脉而发为本病。

3. 少阳气郁，痰火内扰

情志失调，郁怒忧思太过，肝郁化火生风；肝失疏泄，脾虚不运，津液失于输布，聚湿生痰，痰浊阻滞经络而动风；痰火互结流窜，扰动筋脉，发为本病。

4. 中气亏虚，肝风内动

年老体弱，久病不愈，脾胃功能减弱，脾气亏虚，进而导致中气不足，脏腑功能衰退，气血生化乏源，肝血不足，肝失所养，虚风内动，发为本病。

5. 阴损及阳，阴阳两虚

久病入络，阴损及阳，肾阳虚衰，温煦失职，筋脉失用，发为本病。

三、辨证论治

帕金森病早期可以单纯使用中医药手段治疗，以滋阴养血或滋阴养血息风为主。到中晚期，大多需要中西医结合治疗，考虑到久病入络、阴损及阳，中医要补养气血，或阴阳双补，活血息风。震颤型患者多数为肝肾精血亏虚，肝风内动，治宜补益肝肾精血，平肝息风；僵直少动型患者多为肝肾精血亏虚，筋失濡养，治宜补益肝肾，养血柔筋。两种类型一般都要结合生津解肌中药。

1. 阴血亏虚，筋失濡养证

【证候】**主症：**表情呆板，肢体拘痉，活动迟缓。**次症：**上肢摆动差，步态拖拉，言语呆板，腰酸腿木，大便秘结。**舌脉：**舌偏嫩，舌苔少，脉弦细或细。

【治法】滋阴养血，濡养筋脉。

【代表方】连梅四物汤加减。

【推荐方药】乌梅15g，黄连5g，当归10g，白芍10g，熟地黄10g，川芎10g，葛根10g，木瓜10g，人参2g，石菖蒲5g，炙甘草5g。

2. 阴血亏虚，肝风内动证

【证候】**主症：**表情呆板，肢体静止性震颤。**次症：**上肢摆动差，步态拖拉，言语呆板，腰酸腿笨，大便秘结。**舌脉：**舌偏嫩，舌苔少，脉弦细或弦。

【治法】滋阴养血，息风止颤。

【代表方】滋阴熄风汤加减。

【推荐方药】乌梅20g，山茱萸10g，当归10g，白芍10g，熟地黄10g，川芎10g，天麻10g，钩藤10g（后下），醋龟甲10g，石决明10g（先煎），人参10g，炙甘草5g。

3. 少阳气郁，痰火内扰证

【证候】**主症：**表情呆板，肢体或头部震颤，动作迟缓，肢体拘挛。**次症：**胸满烦惊，体倦沉重，小便不利，或大便秘结。**舌脉：**舌偏红或干，舌苔黄或白腻，脉弦或滑。

【治法】疏少阳，清痰火，镇肝风。

【代表方】柴胡加龙骨牡蛎汤加减。

【推荐方药】柴胡10g，黄芩10g，半夏10g，龙骨15g（先煎），牡蛎15g（先煎），磁石15g（先煎），酒大黄6g，肉桂5g，茯苓15g，党参15g，甘草6g。

4. 中气亏虚，肝风内动证

【证候】**主症：**表情呆板，姿势不稳或步态慌张，肢体或头部静止性震颤，项背僵，肢体拘痉。**次症：**体倦乏力，或腰膝酸软。**舌脉：**舌质淡红或淡暗，舌苔薄白，脉细。

【治法】补益中气，助肝息风。

【代表方】补中益气汤加减。

【推荐方药】黄芪15g，人参10g，白术10g，当归10g，枳壳10g，柴胡12g，升麻6g，炮附子10g（先煎），肉桂5g，甘草5g。

5. 阴损及阳，阴阳两虚证

【证候】**主症：**行动困难或启动困难，卧床或轮椅，表情呆板，肢体或头部震颤日久，项背僵，肢体拘挛。**次症：**疲乏体倦，畏寒肢冷，腰酸腿痛，有时头晕或晕厥发作。**舌脉：**舌质淡嫩或淡暗，苔白，脉沉细。

【治法】滋阴助阳，息风止颤。

【代表方】地黄饮子加减。

【推荐方药】熟地黄30g，山茱萸30g，石斛10g，肉苁蓉30g，巴戟天30g，炮附子5g（先煎），肉桂10g，天麻10g，川芎10g，五味子10g，茯苓10g，远志10g，石菖蒲10g。

四、良方举隅

1. 马云枝（河南中医药大学第一附属医院）良方——血府逐瘀汤加减

当归 15g，生地黄 15g，炒桃仁 15g，红花 12g，赤芍 15g，醋柴胡 12g，炒枳实 15g，牛膝 10g，白芍 30g，木瓜 30g，全蝎 15g，炒僵蚕 15g，合欢皮 30g，薏苡仁 30g，鸡血藤 30g，炙甘草 3g。

功用：活血化瘀，祛风通络。用于血脉瘀滞、筋急风动者。

2. 熊继柏（湖南中医药大学）良方——定振丸合天麻止痉散加酸枣仁

黄芪 30g，炒白术 10g，防风 10g，当归 10g，白芍 20g，熟地黄 10g，生地黄 10g，川芎 6g，天麻 20g，僵蚕 30g，全蝎 5g，地龙 10g，蜈蚣（去头足）1.5g，荆芥 10g，威灵仙 10g，酸枣仁 30g，炙甘草 8g。

功用：养血息风定振。用于阴血不足、血虚风动者。

五、其他疗法

1. 针刺

主穴：百会、风池（双）、曲池（双）、合谷（双）、太冲（双）、舞蹈震颤控制区（双）。

配穴：结合证候和经络辨证选取。用平补平泻法或根据病情施用补法，可结合灸法，5 日为 1 个疗程，可连续治疗 2 ～ 3 个疗程。

适应证：帕金森病有运动功能障碍者。

2. 艾灸

艾灸气海、关元每次 30 分钟，5 日为 1 个疗程，可连续治疗 2 ～ 3 疗程。

适应证：帕金森病伴排尿障碍者。

3. 贴敷

姜汁调大黄粉贴敷神阙，每次 4 ～ 6 小时，5 日为 1 个疗程，可连续治疗 2 ～ 3 个疗程。

适应证：帕金森病伴便秘者。

六、预防调摄

1. 预防

预防颤证应起居有节，保持心情舒畅，劳逸适度，节制房事，饮食宜清淡而富有营养，忌暴饮暴食及嗜食肥甘厚味，戒除烟酒等不良嗜好。此外，避免中毒、中风、颅脑损伤对预防颤证发生有重要意义。

2. 调摄

患者平时要注意加强肢体功能锻炼，适当参加力所能及的体育活动，如打太极拳、练八段锦及内养功等。注意对患者进行语言、进食、行走及各种日常生活能力的训练和指导。日常生活帮助如设在房间和卫生间的扶手、防滑橡胶桌垫、大餐具等，可提高生活质量。对卧床不起的患者，注意帮助患者翻身，经常进行肢体按摩，以防发生压疮。教育与心理疏导也不容忽视。

第七节　癫　痫

癫痫是一种以突发性、短暂性、反复性意识障碍和肢体抽搐为特征的慢性脑部疾病，属于中枢神经系统异常放电所致的功能紊乱。本病可发生于任何年龄段，儿童及青少年发病率较高，部分患者存在家族遗传倾向。典型临床表现为突然昏仆、四肢抽搐、双目上视、口吐涎沫、喉中异声，发作后多伴短暂意识模糊或嗜睡。中医学将其归属于"痫证""羊痫风""癫疾"等范畴，认为其病位主要在心、肝、脾、肾，与风、火、痰、瘀密切相关。

一、诊断标准

1. 症状

（1）发作期症状

①全面强直－阵挛性发作（大发作）：突然意识丧失、全身强直后阵挛性抽搐、牙关紧闭、口唇青紫，可伴大便失禁，持续 1～3 分钟。

②失神发作（小发作）：短暂意识中断（5～10 秒），动作中止，双目凝视，无抽搐。

③局灶性发作：单侧肢体抽动、感觉异常或行为异常，意识部分保留。

④特殊类型：如肌阵挛发作（突发肌肉抽动）、失张力发作（瞬间肌力丧失跌倒）。

（2）发作后症状：头痛、乏力、肌肉酸痛、短时记忆缺失。

2. 体征

（1）发作时体征：瞳孔散大，对光反射迟钝，舌质红或紫暗，脉弦滑或细数。

（2）间歇期体征：部分患者可见舌苔厚腻（痰浊内蕴），或舌下络脉迂曲（瘀血阻络）。

3. 辅助检查

（1）脑电图：捕捉异常放电波（如棘波、尖波、棘慢复合波），是诊断的核心依据。

（2）影像学检查：头颅 MRI/CT 排除脑肿瘤、脑血管畸形、海马硬化等结构性病变。

（3）血液生化检查：检测电解质紊乱（低钙、低镁）、代谢性疾病（如苯丙酮尿症）。

（4）基因检测：家族性癫痫患者可筛查 SCN1A、DEPDC5 等基因突变。

4. 鉴别诊断

需与晕厥（短暂脑缺血，无抽搐）、癔症性发作（有情感诱因，无脑电异常）、低血糖昏迷（血糖检测可鉴别）、短暂性脑缺血发作（TIA，局灶神经功能缺损）等区分。

二、病因病机

中医认为癫痫病机总属"痰浊内伏，风火触动"，以本虚标实为特点。

1. 虚证

（1）肝肾阴虚：先天不足或久病耗伤，水不涵木，虚风内动。

（2）心脾两虚：思虑劳倦伤脾，气血生化不足，心神失养。

2. 实证

（1）风痰闭阻：痰浊内生，随风上扰清窍，壅塞经络。

（2）痰火扰神：肝郁化火，炼液为痰，痰火搏结，蒙蔽心神。

（3）瘀阻脑络：外伤或久病致瘀，阻滞脑络，神机失用。

三、辨证论治

遵循"急则治标（豁痰开窍），缓则治本（补益肝肾）"原则，分型论治。

1. 风痰闭阻证

【证候】**主症**：发作时突然昏仆，四肢抽搐，口吐白沫。**次症**：喉中痰鸣，平素头晕胸闷。**舌脉**：舌苔白腻，脉弦滑。

【治法】豁痰息风，开窍定痫。

【代表方】定痫丸加减。

【推荐方药】天麻10g，川贝母10g，姜半夏10g，茯苓10g，茯神10g，胆南星6g，石菖蒲6g，全蝎3g，僵蚕6g，琥珀3g（冲服），陈皮6g，远志6g，丹参15g，麦冬15g。

2. 痰火扰神证

【证候】**主症**：发作时抽搐有力，面红目赤，吼叫躁动。**次症**：平素急躁易怒，便秘尿赤。**舌脉**：舌红苔黄腻，脉滑数。

【治法】清肝泻火，化痰开窍。

【代表方】龙胆泻肝汤合涤痰汤。

【推荐方药】龙胆9g，黄芩9g，柴胡6g，钩藤9g（后下），生地黄15g，牡丹皮9g，当归6g，茯苓9g，甘草3g，半夏9g，天竺黄9g，陈皮6g。

3. 肝肾阴虚证

【证候】**主症**：发作频繁，抽搐较轻。**次症**：伴头晕耳鸣，腰膝酸软，健忘失眠。**舌脉**：舌红少苔，脉细数。

【治法】滋补肝肾，潜阳息风。

【代表方】大补阴丸合天麻钩藤饮。

【推荐方药】熟地黄30g，山药15g，茯苓15g，薏苡仁10g，牡丹皮10g，当归10g，枸杞子10g，菟丝子10g，鹿茸0.5g，天麻10g，钩藤10g（后下），竹叶6g，黄芩6g，玄参10g，杜仲10g，白芍10g，甘草6g。

4. 瘀阻脑络证

【证候】**主症**：头部外伤史，发作时局部抽搐。**次症**：面色晦暗。**舌脉**：舌质紫暗或有瘀斑，脉涩。

【治法】活血化瘀，通络定痫。

【代表方】通窍活血汤加减。

【推荐方药】川芎10g，赤芍10g，当归10g，桃仁10g，枳壳6g，牛膝10g，木香6g，甘草6g，香附6g。

四、良方举隅

1. 阎孝诚教授（中国中医科学院）经验方——柴胡加龙骨牡蛎汤

柴胡 9g，龙骨 15g（先煎），牡蛎 15g（先煎），生姜 6g，大枣 3 枚，半夏 9g，茯苓 9g，当归 6g，甘草 6g。平肝息风，清热开窍。适用于肝郁化火、肝风内动型癫痫。

2. 周仲瑛（南京中医药大学）经验方——益肾定痫汤

熟地黄 15g，山茱萸 12g，枸杞子 10g，制何首乌 15g，僵蚕 10g，蝉蜕 6g，琥珀粉 2g（冲服）。补肾填精，息风止痉。适用于肝肾亏虚型久痫。

五、其他疗法

1. 体针

发作期：针刺人中、内关、涌泉，强刺激。

间歇期：针刺百会、风池、丰隆、太冲、三阴交，平补平泻。

2. 耳针

选取心、肝、肾、神门、皮质下，以王不留行籽贴压。

3. 中药敷贴

生南星、白芥子研末，姜汁调敷涌泉穴，引火下行。

六、预防调摄

1. 避诱因

避免熬夜、强光刺激、情绪激动；忌食羊肉、酒类等发物。

2. 生活管理

规律作息，适度运动（如太极拳）；女性患者孕期须监测抗癫痫药物血药浓度。

3. 情志调适

心理疏导减轻焦虑，家属学习急救措施（侧卧位防窒息）。

4. 长期随访

定期复查脑电图，调整用药方案，警惕药物的肝肾毒性。

第八节　重症肌无力

重症肌无力是一种慢性自身免疫性神经肌肉疾病，主要特征是肌肉力量的可变性减弱和疲劳。该病影响神经和肌肉之间的化学信号传递，尤其是在神经肌肉接头处，导致自身抗体攻击乙酰胆碱受体或相关结构，进而影响肌肉的正常激动。其主要症状包括肌肉疲劳和力量减弱，这些症状通常在活动后加重，并在休息后有所改善。最常见的早期症状是眼肌受累，随着病情发展，症状可能扩展到面部、咽喉、颈部及肢体肌肉，导致吞咽困难、说话含糊、颈部无力和四肢活动受限。根据症状的严重程度和受累肌群的不同，重症肌无力可分为局限性型、全身型、急性全身型、先天性型。重症肌无力的发病机制主要涉及自身免疫反应，体内产生针对乙酰胆碱受体的自身抗体，干扰神经冲动的正常传递。此外，某些药物、感染和其他系统性疾病也可能诱发或加重病情。

一、诊断标准

1. 症状和体征

（1）眼肌：眼睑下垂是最常见的初期症状之一，表现为一侧或双侧眼睑无力，难以开启或维持；由于眼外肌无力导致眼球运动受限，患者在看同一物体时可能看到两个影像（复视）。

（2）咽喉肌：喉部和食管的肌肉无力，导致吞咽食物或液体时出现困难或呛咳；声带和发音肌肉的无力，导致说话声音低弱、含糊不清，特别是长时间说话后更为明显。

（3）面部表情及颈部肌肉：面部肌肉无力，导致表情减少，表现为面具脸；颈肌无力导致患者难以支撑头部，特别是在长时间坐立时头部可能前倾或需要用手支撑。

（4）肢体肌肉：主要表现为进行性的肢体无力，尤其在活动后更加明显。患者可能难以从坐位或卧位起身，上楼梯或举起物品。

（5）呼吸肌肉：在病情严重的情况下，呼吸肌肉（如膈肌）也可能受累，表现为呼吸困难或呼吸浅快，这种情况需要紧急医疗干预。

2. 辅助检查

抗乙酰胆碱受体抗体（Anti-AChR Ab）、抗肌肉特异性酪氨酸激酶抗体（Anti-MuSK Ab）、神经肌电图、药物试验等。

3. 鉴别诊断

重症肌无力主要与一些神经源性疾病、肌肉性疾病进行鉴别，如肌萎缩侧索硬化（ALS）、多发性硬化症（MS）、代谢性肌病等。

二、病因病机

本病属于中医学"痿证"范畴。本病病位在脾、胃，与肝、肾有关。基本病机是脾胃气虚，气血生化乏源，肌肉失养。

1. 脾胃虚弱

脾为后天之本，津液气血生化之源。若素体脾胃虚弱，或久病脾胃致虚，或劳倦过度损及脾胃，脾胃受纳运化功能失常，津液气血生化乏源，则气血两虚，肌肉筋脉失养，故肌肉无力、睑垂，或四肢乏力，或呼吸困难等。

2. 脾肾阳虚

肾为先天之本，藏精生髓，脾为后天之源，运化水谷之精微；先天禀赋不足，肾阳虚亏，不能温煦脾阳，脾虚不能运化水谷之精微，濡润肌肉筋脉，故四肢肌肉痿软无力。

3. 肝肾阴虚

肝藏血，主筋；肾藏精，主骨；精血充盛，则筋骨坚强，活动正常。久病体虚，伤及肝肾，则阴精亏损；又因阴虚内热，更灼液伤津，精血亏损不能灌溉荣养筋肉则致痿软无力。

4. 气血两虚

血为阴液，具有滋润、荣养功效；气为血之帅，气行则血行，人体津液的运动无不与气的推动有密切关系，气虚不能推动血脉，气血不足，不能荣养肌肉筋脉，则致痿。

三、辨证论治

1.脾胃气虚证

【证候】主症：眼睑下垂，早轻晚重，肢软无力，抬头困难，咀嚼无力。**次症**：食少便溏，少气懒言。**舌脉**：舌质淡，舌体胖，边有齿痕，苔薄白，脉细弱。

【治法】健脾益气，养血生肌。

【方剂】补中益气汤加减。

【推荐方药】人参 9g，黄芪 30g，白术 12g，茯苓 12g，陈皮 6g，升麻 6g，炙甘草 6g。

2.脾肾阳虚证

【证候】主症：眼睑下垂，眼球运动受限，四肢无力。**次症**：腰酸自汗，形寒肢冷，面色㿠白，吞咽困难，纳少便溏，小便清长。**舌脉**：舌质淡，舌体胖，苔薄白，脉沉细。

【治法】温阳补益，健脾益肾。

【方剂】金匮肾气丸加减。

【推荐方药】熟地黄 24g，山药 12g，山茱萸 12g，泽泻 12g，牡丹皮 9g，茯苓 9g，炮附子 9g（先煎），肉桂 3g。

3.肝肾阴虚证

【证候】主症：两睑下垂，吞咽困难，咀嚼无力，朝轻暮重，四肢无力。**次症**：腰膝酸软，头晕耳鸣，少寐多梦，目干而涩，五心烦热。**舌脉**：舌红少苔，脉细数。

【治法】滋阴养肝，补肾润燥。

【方剂】左归丸加减。

【推荐方药】熟地黄 24g，山药 12g，枸杞子 12g，山茱萸 12g，牛膝 9g，菟丝子 12g，鹿角胶 12g，龟甲胶 12g。

4.气血两虚证

【证候】主症：神疲乏力，心悸气短。**次症**：少气懒言，面色㿠白，眼睑无力，咀嚼困难，肌萎无力，自汗。**舌脉**：舌色淡，舌体胖嫩有齿痕，苔薄白，脉沉细。

【治法】益气养血，调和阴阳。

【方剂】八珍汤加减。

【推荐方药】人参 6g，川芎 6g，熟地黄 12g，茯苓 9g，白术 9g，当归 12g，白芍 12g。

四、良方举隅

1.吴深涛（天津中医药大学第一附属医院）良方——翳风解毒饮合升降散、四神煎、芍甘瓜汤化裁

熟大黄 4g，蝉蜕 6g，片姜黄 15g，炒僵蚕 6g，土茯苓 30g，黄芪 30g，金银花 6g，麸炒薏苡仁 30g，麸炒枳实 5g，木瓜 30g，白芍 30g，赤芍 20g，甘草 10g，牛膝 20g。

2.杨文辉（广州中医药大学第一附属医院）良方——补中益气汤

黄芪 50g，五指毛桃 30g，党参、白术各 15g，菟丝子、桑寄生、升麻、柴胡、当归各 10g，陈皮 5g，大枣 4 枚，生姜 3 片。将以上中药加水煮至 200mL，温服，每日 1 剂，分早、晚 2 次服用。

五、其他疗法

1. 针刺治疗

主穴：肺俞、脾俞、胃俞、肝俞、肾俞、气海、足三里、三阴交、合谷、太冲。

配穴：眼睑下垂、斜视、复视配阳白、攒竹、丝竹空、瞳子髎；声音低微、嘶哑、饮水呛咳配廉泉、扶突；下颌下垂、无力闭合配颊车、下关；呼吸困难、咳嗽无力配大椎、身柱；肢体无力配肩髃、曲池、梁丘、解溪。

2. 穴位注射

用维生素 B_1、维生素 B_2 注射液，每次选 3 ~ 6 个腧穴，每穴注入药液 0.5 ~ 1mL，每日或隔日治疗 1 次。

3. 电针法

选取相应节段的夹脊穴。选用疏波，正极在上，负极在下，强度以患者耐受为度，留针 20 分钟，隔日治疗 1 次。

六、预防调摄

要防止重症肌无力的加重，就要防止感染，少与感冒人群接触，注意适当加强运动，保持心情愉悦。合理饮食，尽量清淡饮食，少吃肥甘厚味、辛辣等刺激肠胃的食物，以防诱发感染。

第九节　特发性面神经麻痹

特发性面神经麻痹是指由茎乳孔内面神经急性非特异性炎症所致的周围性面瘫。其主要表现为面部自主运动、表情功能减退或丧失，面神经和面部表情肌组织营养障碍。本病是最常见的面神经疾病，占 60% ~ 75%，发病率为（11.5 ~ 53.3）/10 万人。

重度患者早期出现严重面神经水肿，神经鞘膜内高压，面神经缺血、缺氧，水肿进一步加重等恶性循环，导致神经轴突坏死、崩解、脱髓鞘的病理改变。后期则错位再生，引起面部连带运动。

本病属于中医学"口㖞""卒口僻""㖞僻""口眼㖞斜"等范畴。

一、诊断标准

1. 症状

（1）单侧周围性面瘫：如受累侧闭目、皱眉、鼓腮、示齿和闭唇无力，以及口角对侧歪斜。表现为患侧口角歪斜、讲话漏风，不能做皱眉、闭目、示齿、鼓腮等动作。进食时，常滞留于病侧的齿颊间隙中，并常有口水自患侧流下。泪点随下睑而外翻，使泪液不能按正常引流而致外溢。

（2）疼痛症状：部分患者起病前几天可有同侧耳后、乳突区轻微疼痛，可于 72 小时内达到高峰。

（3）其他：根据面神经受累部位的不同，可伴有同侧舌前 2/3 味觉消失、听觉过敏、泪液和唾液分泌障碍。个别患者可出现口唇和颊部的不适感。当出现瞬目减少、迟缓、闭目不拢时，可继发同侧角膜或结膜损伤。

2. 体征

患侧面肌瘫痪，患侧额纹变浅或消失、眼裂增大、鼻唇沟变浅，面部肌肉运动时，因健侧面部的肌肉收缩正常，牵拉患侧使上述体征更为明显。可见 Bell 现象，表现为患侧眼睑闭合不能，闭目时瘫痪侧眼球转向外上方，露出白色巩膜。

3. 辅助检查

神经电生理检测技术能够快速检测面神经功能，为临床预测预后及治疗方法的选择提供参考；常规磁共振与高分辨磁共振头面部神经学多模态成像检查，用于排除听神经瘤、面神经瘤、胆脂瘤、脑膜瘤等肿瘤；超声检查，以评估面神经的大小、回声和血流。

4. 鉴别诊断

特发性面神经麻痹需要与吉兰 – 巴雷综合征、多发性硬化、结节病、默比乌斯综合征、糖尿病周围神经病、脑炎、人类免疫缺陷病毒感染、莱姆病、中耳炎、面神经肿瘤、皮肤肿瘤、腮腺肿瘤，以及面神经外伤等疾病相鉴别。

二、病因病机

本病的发生有外感和内伤两方面因素。内伤多因劳作过度、起居失宜、情绪郁结，导致面部脉络空虚；外感则与风寒或风热之邪乘虚而入有关。本病的发病总不离阳明、太阳、少阳三阳经所在。核心病机为机体正气不足，面部经络气血虚损，卫气不能固护腠理，以致外感寒热之邪乘虚而入，进而阻滞气血阻滞运行，筋脉失于濡养，牵引失司，收缩不利而发病。

1. 风寒袭络

脉络空虚，风寒侵袭，以致经气阻滞，气血不和，瘀滞经脉，导致经络失于濡养，发为本病。

2. 风热袭络

脉络空虚，卫外不固，风邪夹热，乘虚而入，发为本病。

3. 风痰阻络

外邪乘虚侵犯脉络，夹痰瘀在经络流窜，阻滞血脉运行而发病。

4. 气虚血瘀

平素体弱或患本病日久不愈，气血不足，气虚血运无力，血瘀滞于脉络，筋脉失于荣养，弛缓失用而成本病。

三、辨证论治

中医学治疗本病多以祛风化痰、疏通经络为主。

1. 风寒袭络证

【证候】**主症**：突然口眼歪斜，面紧拘急，僵滞不舒，多有受凉吹风经过。**次症**：瞬目流泪，畏风无汗，耳后疼痛。**舌脉**：舌淡红苔薄白。脉浮紧或浮缓。

【治法】祛风散寒，温经通络。

【代表方】葛根汤合牵正散。

【推荐方药】麻黄 10g，桂枝 9g，白芍 12g，葛根 12g，白僵蚕 6g，全蝎 6g，制白附子 6g，白芷 12g，炙甘草 6g，生姜 10g，大枣 3 枚。

2. 风热袭络证

【证候】**主症**：突然口眼歪斜，面部松弛无力，有耳内疱疹。**次症**：耳后乳突疼痛，压痛，咽喉疼痛，耳鸣，舌木无味。**舌脉**：舌苔黄，脉浮滑或浮数。

【治法】疏风清热，活血通络。

【代表方】大秦艽汤。

【推荐方药】秦艽 15g，甘草 6g，川芎 9g，当归 9g，白芍 18g，细辛 6g，羌活 9g，防风 9g，黄芩 9g，石膏 18g（先煎），白芷 9g，白术 12g，生地黄 12g，熟地黄 12g，茯苓 12g，独活 12g。

3. 风痰阻络证

【证候】**主症**：患者有面部受风寒史；起病突然，口眼歪斜，眼睑闭合不全，面紧拘急；进食、饮水易侧漏。**次症**：面部感觉减退，听觉过敏，味觉障碍，目眩。**舌脉**：舌淡，苔白厚腻，脉弦滑。

【治法】祛风化痰通络。

【代表方】涤痰汤合牵正散。

【推荐方药】胆南星 6g，竹沥 15mL，半夏 15g，枳实 15g，茯苓 12g，橘红 15g，石菖蒲 15g，竹茹 12g，白僵蚕 6g，全蝎 6g，制白附子 6g，丝瓜络 10g，炙甘草 6g。

4. 气虚血瘀证

【证候】**主症**：口角歪斜经久不愈，眼睑无力及闭合不全，露白睛。**次症**：气短，神疲乏力。**舌脉**：舌淡红，苔薄白，脉沉细弱。

【治法】益气活血通络。

【代表方】补阳还五汤合牵正散。

【推荐方药】黄芪 30g，当归 10g，赤芍 15g，川芎 10g，桃仁 10g，红花 6g，地龙 10g，白僵蚕 6g，全蝎 6g，制白附子 6g，炙甘草 6g。

四、良方举隅

1. 杨文明（安徽中医药大学第一附属医院）良方——复正汤

金银花 15g，连翘 10g，贯众 10g，山栀子 12g，黄芩 10g，蒲公英 15g，莪术 10g，泽兰 10g，全蝎 3g，蜈蚣 3g。

功用：疏散风热，解毒化瘀。用于外感风热、毒瘀内阻证，见于发病初期，多继发于感冒发热，伴咽痛，耳后、耳内或颈枕部疼痛，舌红，苔薄黄，脉浮数。

2. 高正主（武汉市黄陂区中医医院）良方——正颜汤

防风 9g，茯苓 15g，荆芥 9g，全蝎 6g，白僵蚕 10g，蜈蚣 1 条，钩藤 20g（后下），桃仁 10g，醋鳖甲 12g（先煎），白附子 6g，白芷 10g，葛根 12g。

功用：祛风化痰，通络止痉。用于特发性面神经麻痹风痰阻络者。

五、其他疗法

1. 针灸治疗

治法为祛风通络，疏调经筋，以取局部穴、手足阳明经穴为主。

主穴取攒竹、丝竹空、阳白、四白、颧髎、颊车、地仓、合谷、太冲。

风寒外袭配风池和风府；风热侵袭配外关和关冲；气血不足配足三里和气海；瘀血阻络配血海；

痰湿阻络配丰隆、三阴交；味觉减退配足三里；听觉过敏配阳陵泉；鼻唇沟变浅配迎香；人中沟歪斜配水沟；颏唇沟歪斜配承浆。

2. 外敷疗法

巴豆 3 个（去油，制成巴豆霜），鲜生姜拇指大（去皮），共捣如糊状，调和均匀，涂在穴位敷贴上，外敷患处牵正穴 3 ～ 5 小时。观察 15 日，口眼歪斜逐渐恢复。如果效果不理想，待局部皮肤颜色恢复正常后，可再按上法外敷一次，直至痊愈。为了更快地让药物发挥作用，在使用药物外敷的同时，特别是天气寒冷时可用热水袋外敷 1 小时，以提高治疗效果。

六、预防调摄

1. 预防

穴位按摩是预防面瘫的最好方式，可选择翳风、四白、风池等穴位。同时，应注意休息以养气血。早睡早起，养成良好的作息习惯；少看电视、电脑，避免各种精神刺激和过度疲劳；学会自我心理调养，保持情绪平稳。

2. 调摄

注意保暖，尽量避免空调或冷风直接吹面部，洗脸时应使用温水，出门佩戴口罩。餐后保持口腔清洁。患侧颊肌乏力者可先用纱布包裹食指清洁齿颊之间残留的食物，用手指捏住嘴角进行鼓腮式漱口，然后再常规清洁口腔。眼睑闭合不全者须做好眼部护理，避免用手揉眼，适当减少用眼时间。外出时佩戴太阳镜，避免阳光及灰尘的刺激。白天可用滴眼液湿润眼睛，夜间涂眼药膏后用手指协助闭合上下眼睑，并用无菌纱布或眼罩覆盖，以缓解和预防眼睛干燥，防止角膜损伤。

第十节　三叉神经痛

原发性三叉神经痛又称特发性三叉神经痛，是一种在头面部、口腔内三叉神经分布区域内的阵发性剧烈疼痛。该病年患病率为（47.8 ～ 182）/10 万人；多见于中老年人，70% ～ 80% 发生于 40 岁以上成年人，高峰年龄在 48 ～ 69 岁且女性居多。

本病具有顽固性、反复性，不但对患者的生理功能、身心健康及生活质量造成不良影响，而且对家庭及社会造成较大的经济负担。

本病属于中医学"面风痛""面痛"等范畴。

一、诊断标准

1. 原发性三叉神经痛的诊断标准

A. 符合 B 和 C 标准的单侧面痛至少发作 3 次。

B. 出现在三叉神经 1 个或多个分支分布范围内，无三叉神经分布区域外的放射痛。

C. 疼痛至少符合下列 4 项中的 3 项：①阵发性、反复发作，持续时间瞬间到 2 分钟不等。②具有一定的严重程度。③疼痛性质呈放射性的触电感或尖锐刺痛。④患侧面部可因轻微触碰等非伤害性刺激引发疼痛。

D. 除血管压迫因素外，没有显著临床证据表明有神经系统损害。

E. 不能用国际头痛分类第三版（ICHD-3）中的其他诊断更好地解释。参考《国际疾病分类》（international classification of diseases，ICD）第 10 次修订本，三叉神经痛的常用编码为 G50.0。

2. 鉴别诊断

本病需要与舌咽神经痛、蝶腭神经痛、中间神经痛和耳颞神经痛等神经源性疼痛相鉴别，还需要与牙源性疼痛、邻近组织的疾病、慢性头痛，以及颅内病变诱发的颌面部疼痛相鉴别。

二、病因病机

本病多与外感邪气、情志不调等因素有关。风寒之邪侵袭面部阳明、太阳和少阳六条经脉，导致经脉凝滞，气血痹阻；或因风热毒邪侵袭面部，经脉气血壅滞，运行不畅；或情志不调，或外伤久病，致使面部经络气血痹阻，经脉不通。

1. 风热袭表

风热之邪袭表，风邪阻遏肺气宣发，热邪入里，面部经脉不利，故发为本病。

2. 风寒袭表

风寒之邪袭表，阻遏肺气宣发，郁而发热，面部经脉不利，故发为本病。

3. 胃火上攻

面部主要归手足三阳经所主，足阳明胃经络受风毒，传入经络，郁而化火，上扰头面，故而发病。

4. 肝火上炎

肝气不舒，蕴而为火，肝胆不和，肝火犯胃，胃气不降，肝火夹胃火，循经上扰，发于头面，故而发病。

5. 气滞血瘀

外感风邪或夹热、夹寒、夹痰，互结为患，侵袭面部，或情志不调，或外伤久病使面部经络气血痹阻，经脉不通，实邪侵入人体日久不愈，继而发病。

6. 风痰阻络

外感风邪侵袭面部，导致头面疼痛。当六淫邪气侵袭脏腑，会导致脏腑功能下降、气血失调、内生痰湿，久之就会阻塞脉络，血气瘀结，发为本病。

7. 气血亏虚

气血暗耗或内伤脾胃，致气血生化不足，经脉失养，不荣则痛，发为本病。

8. 阴虚阳亢

素体阴虚，阴虚阳亢，虚热内生，虚火上炎，经脉受扰，发为本病。

三、辨证论治

根据中医辨证原则将原发性三叉神经痛分为 8 种证型。

1. 风寒袭表证

【证候】**主症**：疼痛呈抽掣感，受风寒后易诱发疼痛或疼痛加重。**次症**：畏风热刺激，鼻塞，肢节酸痛。**舌脉**：舌淡，苔薄白，脉浮紧或弦紧。

【治法】疏风散寒止痛。

【代表方】川芎茶调散加减。

【推荐方药】川芎 12g，白芷 10g，防风 12g，羌活 12g，荆芥 12g，地龙 10g，丹参 10g，薄荷 10g（后下）。

2. 风热袭表证

【证候】**主症**：疼痛为烧灼样或电击样。**次症**：畏风热刺激，面红耳赤，口苦微渴，便秘溲赤。**舌脉**：舌红，苔薄黄而干，脉浮数或弦数。

【治法】疏风清热止痛。

【代表方】芎芷石膏汤加减。

【推荐方药】川芎 10g，白芷 10g，石膏 20g（先煎），菊花 12g，蔓荆子 12g，连翘 10g，栀子 10g，玄参 10g，丹参 10g，地龙 10g。

3. 胃火上攻证

【证候】**主症**：阵发性剧痛，有烧灼感，饮食不节时易诱发疼痛。**次症**：面红目赤，齿龈红肿，口渴喜饮，口干口臭，大便干结。**舌脉**：舌苔黄厚而燥，脉滑数。

【治法】清泻胃火止痛。

【代表方】清胃散合玉女煎加减。

【推荐方药】石膏 25g（先煎），知母 12g，黄芩 12g，黄连 12g，牡丹皮 12g，麦冬 10g，生地黄 30g，牛膝 10g，丹参 10g，地龙 10g，大黄 5g，生甘草 10g。

4. 肝火上炎证

【证候】**主症**：阵发性剧痛，生气发怒时疼痛发作或加重。**次症**：面红目赤，心烦易怒，口苦，胸胁胀痛，性情乖戾，刚暴易怒。**舌脉**：舌红苔黄，脉弦或弦数。

【治法】清肝泻火止痛。

【代表方】龙胆泻肝汤加减。

【推荐方药】龙胆 12g，北柴胡 12g，黄芩 12g，栀子 12g，车前子 12g（包煎），泽泻 10g，当归 10g，生地黄 18g，炙甘草 10g，地龙 10g，丹参 10g。

5. 气滞血瘀证

【证候】**主症**：反复发作的阵发性剧痛，疼痛呈锥刺或刀割样，拒按。**次症**：便秘溲赤，女性月经色暗有血块，经行腹痛。**舌脉**：舌暗红，或有瘀点、瘀斑，苔黄，脉弦数。

【治法】行气活血止痛。

【代表方】血府逐瘀汤加减。

【推荐方药】桃仁 10g，红花 10g，当归 12g，生地黄 10g，牛膝 10g，川芎 12g，桔梗 12g，赤芍 12g，枳壳 10g，柴胡 12g，炙甘草 10g，地龙 10g，丹参 12g。

6. 风痰阻络证

【证候】**主症**：疼痛呈昏沉感或麻木肿胀感。**次症**：头重昏蒙，胸膈满闷，呕吐痰涎，形体肥胖。**舌脉**：舌体胖大，苔白腻，脉弦滑。

【治法】息风化痰止痛。

【代表方】半夏白术天麻汤加减。

【推荐方药】半夏 12g，天麻 12g，茯苓 12g，橘红 10g，白术 10g，甘草 10g。

7. 气血亏虚证

【证候】**主症**：疼痛为隐痛，有空痛感，起身后疼痛加重，平卧后减轻。多在久病或劳伤后出现。

次症：面色苍白，头晕，乏力，气短懒言，腰膝酸软，饮食减少。**舌脉**：舌质淡苔白，脉细数。

【治法】益气养血。

【代表方】八珍汤加减。

【推荐方药】人参 9g，白术 9g，茯苓 9g，当归 9g，川芎 6g，白芍 9g，熟地黄 12g，炙甘草 6g。

8. 阴虚阳亢证

【证候】**主症**：疼痛为胀痛，可伴有面肌抽搐或麻木。**次症**：面部烘热，心烦易怒，头晕目眩，耳鸣，咽干，失眠多梦，腰膝酸软。**舌脉**：舌红，少苔，脉弦细而数。

【治法】滋阴潜阳止痛。

【代表方】镇肝熄风汤加减。

【推荐方药】怀牛膝 15g，生赭石 15g（先煎），生龙骨 30g（先煎），生牡蛎 30g（先煎），生龟甲 15g（先煎），杭白芍 12g，天冬 12g，川楝子 10g，麦芽 10g，茵陈 12g，甘草 10g。

四、良方举隅

1. 王建伟（黑龙江中医药大学附属第一医院）良方——芎归止痛汤

当归尾 20g，川芎 20g，防风 15g，白芍 15g，牡蛎 30g，全蝎 3 只，合欢皮 10g，大枣 5 枚。

功用：活血祛风通络，化瘀止痛。用于原发性三叉神经痛气血瘀滞不通者。

2. 王丽伟（北京中医药大学）良方——芎芷愈风汤

川芎 20g，当归 15g，葛根 20g，防风 15g，天麻 10g，钩藤 10g（后下），白芷 15g，全蝎 5g，蜈蚣 2g，炙甘草 6g。

功用：祛风通络，潜阳益气，活血镇痛。用于原发性三叉神经痛风邪外袭，头面部气血流通受阻者。

五、其他疗法

1. 毫针针刺

面部腧穴沿三叉神经分支选取 2～3 穴，将 1～2 寸毫针斜刺或平刺入皮内 0.5～1 寸，刺针得气后行小幅捻转泻法，以患者产生酸、麻、重、胀感或触电样感传为度。远端配穴合谷、内庭、足三里等穴。疼痛持续发作难以缓解的则将合谷、足三里穴作为主穴行强刺激。

2. 耳穴疗法

以患侧取穴为主，选取面颊、颌、口、眼反射区配合胃、神门、皮质下和内分泌，进行埋针或压丸治疗，每次 5～6 穴。

3. 刺血疗法

用三棱针迅速刺入皮肤内 0.1～0.2 寸，轻轻挤压针孔周围，使出血少许，可配合面部闪罐。

六、预防调摄

1. 预防

营造健康规律的生活方式，保持正常作息和睡眠，避免熬夜和过度劳累。注意头面、颈部保暖，避免风吹日晒；早晚刷牙、饭后漱口，保持良好的口腔卫生。

2. 调摄

可以通过适当参加体育运动，增强个人抗病能力；也可以通过听音乐、看报纸、读幽默故事等分散注意力；最后，要加强自我保健，如采用梳头、头面部以及手足部穴位按摩等方法，可以有效缓解疼痛。

第十一节　抑郁症

抑郁症是精神障碍的常见类型，表现为多种独特的症状组合，其主要的症状是持续的情绪低落、兴趣缺乏、快感缺失、注意力不集中、睡眠障碍、疲劳乏力、自杀观念和躯体功能障碍等。据统计，目前全球大约有 3.5 亿抑郁症患者，本病是我国最常见的情绪障碍，其终身患病率为 3.4%。

抑郁症与部分躯体疾病存在某些相似的病理机制并相互影响，抑郁症功能障碍的定义主要是患者躯体状况导致其工作能力丧失。因此，无论是伴有躯体疾病还是原发性抑郁症，早期发现、积极治疗才能更好地改善躯体疾病患者的生活质量。

本病属于中医学"郁证""百合病""脏躁"等范畴。

一、诊断标准

1. 症状

在一天的大部分时间里，几乎每日都同时出现以下至少 5 种特征性症状，最少持续 2 周，至少 1 项症状是源自情感症状群，应根据个体的典型功能来评估是否存在症状。主要症状表现如下。

（1）情感症状群：①抑郁心境。患者自我体验的抑郁情绪（如情绪低落、悲伤），或他人观察到的抑郁情绪（如流泪、颓废），在儿童和青少年中可表现为易怒。②缺乏兴趣或愉悦感：对活动的兴趣或乐趣显著降低，尤其是那些通常被认为对个人来说很有趣的活动，愉悦感缺失包括性欲减退。

（2）认知行为症状群：①集中注意和持续注意的能力下降，或明显优柔寡断。②对自我评价过低，过度或不恰当的内疚感，这可能是妄想或妄想预兆，如果内疚或自责完全与抑郁有关，则不应认为该项目（妄想）存在。③对未来的绝望感。④反复出现死亡念头（不仅仅是害怕死亡）、反复出现自杀念头（有或没有具体计划），或有自杀未遂的证据。

（3）自主神经系统症状群：①显著的睡眠紊乱（入睡困难、夜间觉醒频率增加或早醒）或睡眠过多。②食欲显著变化（减少或增加），或体质量显著变化（增加或减少）。③精神运动性激越或迟滞（其他人可以观察到，而不仅仅是主观上坐立不安或慢下来的感觉）。④精力下降或疲乏，或低限度活动后也出现明显疲劳。

2. 体征

（1）面部表情僵硬或无表情：抑郁症患者的面部表情可能变得沉默、呆滞或缺乏情感反应，甚至在非抑郁状态下通常会显得较为活跃的患者，也会显得消沉。

（2）运动迟缓或迟钝：患者可能出现运动减慢，动作迟钝，语速变慢，走路速度减慢，这种体征称为"精神性迟滞"。

（3）言语减少：有些抑郁症患者讲话非常少，语调单一，言语缺乏起伏，甚至回答问题时常常迟疑，表现出情感上的低落。

（4）姿势不良：长期情绪低落或无精打采，可能表现为低头、背部弯曲等姿势不良的体态。

（5）体重变化：抑郁症患者往往会出现显著的体重变化。某些人可能因为食欲减退而导致体重减轻，而另一些人则可能因食欲增加而导致体重上升。

（6）睡眠障碍的体征：抑郁症可能导致显著的睡眠障碍，如睡眠时间减少（失眠）或过度嗜睡。医生可以通过询问患者的睡眠模式来评估这一点。

（7）生理反应迟钝：抑郁症患者可能会在对外界刺激的反应上变得迟钝或无动于衷，感知到的刺激反应较平常显得低沉。

3. 辅助检查

临床上通常采用经过验证的标准化抑郁症状量表来筛查疑似抑郁症患者，包括贝克抑郁自评量表（beck depression inventory，BDI）、9条目简易患者健康问卷（brief patient health questionnaire-9，PHQ-9）、Zung抑郁自评量表（self-rating depression scale，SDS）、抑郁症症状快速自评量表（quick inventory of depressive symptomatology self-rated，QIDS-SR）、医院焦虑抑郁量表（the hospital anxiety and depression scale，HADS）、抑郁症状量表（inventory for depressive symptomatology，IDS）、汉密尔顿抑郁量表（Hamilton depression scale，HAMD）和蒙哥马利－艾森贝格抑郁评定量表（Montgomery-Asberg depression rating scale，MADRS）等。这些量表经验证在疑似抑郁症患者的人群中筛查有效，并且可以初步判断抑郁症状的严重程度。

4. 鉴别诊断

由于精神科临床缺乏客观的疾病诊断指标，而且精神科各个疾病之间存在症状的交叉重叠，因此，应重点从精神分裂症、双相情感障碍、精神活性物质所致精神和行为障碍、器质性精神障碍、躯体形式障碍等方面进行鉴别。

二、病因病机

本病初期多以气滞为主，气机不畅则肝气郁结而成气郁，气郁则血瘀痰凝，又可进而化火，但以肝气郁结为病变基础；经久不愈，由实转虚，可见心、脾、肝、肾各脏腑气血阴阳亏虚。病位主要在肝，可涉及心、脾、肾等脏。其基本病机为气机郁滞，脏腑功能失调。

1. 肝气郁结

肝失疏泄，气机郁滞，气血运行不畅，脏腑功能失和。

2. 痰热扰神

嗜食肥甘厚味，情志不遂，气机郁滞，痰热内生，上扰心神。

3. 心脾两虚

脾气虚弱，气血生化乏源，心血不足，血脉运行不畅，心神失养。

4. 心胆气虚

心气亏虚，血脉运行不畅，心神失养；胆气虚，决断无权，肝疏泄失常，肝气郁结。

5. 心肾阴虚

心阴不足，心火亢盛，心神不宁；肾阴亏虚，肾水不能上承于心，心火独亢。

三、辨证论治

本病的发生主要为肝失疏泄，但病变影响的脏腑有所侧重，应依据临床症状，结合六郁，辨明受病脏腑。实证根据证型分别采用理气、化痰、清火法；虚证重在养心安神，并根据损及脏腑及气血阴精的不同而补之；虚实夹杂者视虚实偏重而兼顾。

1. 肝气郁结证

【证候】**主症**：心情抑郁，胸闷，喜太息，胁肋胀满。**次症**：脘闷，嗳气，食欲缺乏，女性经前乳胀，症状随情绪波动。**舌脉**：舌苔薄，脉弦。

【治法】疏肝解郁，理气畅中。

【代表方】柴胡疏肝散。

【推荐方药】醋柴胡 6g，白芍 10g，制香附 10g，郁金 10g，佛手 10g，绿萼梅 6g，枳壳 10g，川芎 10g，陈皮 6g，炙甘草 6g。

2. 痰热扰神证

【证候】**主症**：心烦不宁，胸闷脘痞，口黏口臭。**次症**：噩梦，困倦嗜睡，肢体困重酸胀，恶心，便秘，面红油腻。**舌脉**：舌质红，舌苔黄腻，脉弦滑或滑数。

【治法】清热化痰，宁心安神。

【代表方】黄连温胆汤。

【推荐方药】黄连 6g，胆南星 10g，法半夏 10g，陈皮 6g，枳实 10g，竹茹 10g，茯神 15g，茯苓 15g，青礞石 30g（先煎），生龙骨 30g（先煎）。

3. 心脾两虚证

【证候】**主症**：多思善虑，心悸，气短，面色无华。**次症**：头昏，疲劳乏力，自汗，食欲缺乏，便溏。**舌脉**：舌质淡嫩，边有齿痕，舌苔白，脉细弱。

【治法】健脾养心，补益气血。

【代表方】归脾汤。

【推荐方药】党参 10g，炙黄芪 15g，白术 10g，茯苓 15g，龙眼肉 10g，酸枣仁 15g，木香 6g，当归 10g，制远志 6g，大枣 10g，炙甘草 6g。

4. 心胆气虚证

【证候】**主症**：多思善虑，易惊善恐，悲伤善忧，心悸不安。**次症**：气短，自汗，失眠，多梦，面白无华。**舌脉**：舌质淡，舌苔白，脉细弱。

【治法】益气镇惊，安神定志。

【代表方】安神定志丸。

【推荐方药】党参 15g，生龙齿 30g（先煎），制远志 6g，石菖蒲 6g，茯神 15g，茯苓 15g，酸枣仁 15g，柏子仁 10g。

5. 心肾阴虚证

【证候】**主症**：心悸，五心烦热，健忘，腰膝酸软。**次症**：咽干口燥，目花干涩，耳鸣耳聋，盗汗，遗精早泄，月经不调。**舌脉**：舌质红，舌体瘦小，舌苔少，脉细数。

【治法】补益心肾，养阴安神。

【代表方】天王补心丹。

【推荐方药】天冬 10g，麦冬 10g，生地黄 10g，熟地黄 10g，柏子仁 10g，五味子 10g，太子参 10g，茯神 15g，酸枣仁 15g，制远志 6g，首乌藤 15g。

四、良方举隅

1. 许二平（河南中医药大学）良方——温笑散

清半夏 15g，柴胡 10g，白芍 15g，竹茹 15g，枳实 20g，炒白术 20g，当归 10g，牡丹皮 15g，栀子 10g，陈皮 20g，茯苓 15g，薄荷 6g，炙甘草 10g。

功用：祛湿化痰，调中安神。用于肝郁脾虚、胆胃不和、痰湿瘀滞所致的郁证。

2. 郭连澍（河北省人民医院）良方——丹栀通竹方

牡丹皮 9g，栀子 9g，通草 6g，淡竹叶 9g，生地黄 30g，百合 15g，浮小麦 30g，炙甘草 9g，白芍 9g，生龙骨 30g（先煎），生牡蛎 30g（先煎），大枣 5 枚。

功用：清心火，养肾阴。用于中风后抑郁症的患者。

五、其他疗法

1. 针灸治疗

针灸治疗抑郁症主要在急性期，旨在改善症状，减轻抗抑郁药不良反应；巩固期和维持期针灸治疗，旨在防止复发。

主穴：印堂、百会。

配穴：神门、内关、风池、合谷、太冲。肝气郁结配肝俞、三阴交、膻中；痰热扰神配丰隆、大陵、行间；心脾两虚配三阴交、足三里、脾俞；心胆气虚配心俞、胆俞、足三里；心肾阴虚配心俞、肾俞、三阴交。

2. 五音疗法

五行音乐疗法是根据中医五行理论进行辨证选乐，将五音与五行、五脏、五志等有机结合起来，是中医非药物疗法中的一种。可选择五行音乐曲目:《中医传统五行音乐（正调式）》歌曲，角音疏肝理气、解郁助眠，曲调旋律以生机盎然、亲切爽朗为宜，如《胡笳十八拍》《大胡笳》《平沙落雁》《江南丝竹》等；羽调可缓解紧张、安神定志，曲调以风格清纯、节奏流畅为宜，如《梅花三弄》《梁祝》《二泉映月》《汉宫秋月》等。

六、预防调摄

1. 预防

一要养其形，饮食运动疗法是养形的关键，通过体育运动，可促进机体气血的运行，使阴阳达到平衡。二要养神，"恬淡虚无，真气从之，精神内守，病安从来"，需要调养人的精神意识，做到内心平静就可以预防抑郁的发生。

2. 调摄

饮食宜清淡，应以蔬菜和营养丰富的鱼、水果、瘦肉、乳类为宜，忌生冷、辛辣、油腻、烟酒等，建立良好的生活作息习惯。运动宜适量，练习太极拳、八段锦、气功等有助于调动患者的注意力，增强治疗效果。

第九章　皮肤性病科专病

第一节　带状疱疹

带状疱疹是由长期潜伏在脊髓后根神经节或颅神经节内的水痘 – 带状疱疹病毒经再激活引起的感染性皮肤病。带状疱疹是皮肤科常见病，除皮肤损害外，常伴有神经病理性疼痛，多见于年龄较大、免疫抑制或免疫缺陷等人群，严重影响患者的生活质量。据统计，全球普通人群带状疱疹的发病率为3‰ ～ 5‰，亚太地区为3‰ ～ 10‰，并逐年递增2.5% ～ 5.0%。全球带状疱疹的住院率为（2 ～ 25）/10 万，死亡率为（0.017 ～ 0.465）/10 万，复发率为1% ～ 10%。

本病属于中医学"缠腰火丹""火带疮""蛇丹""蜘蛛疮"等范畴。

一、诊断标准

1. 症状

（1）典型临床表现

1）前驱症状：可有轻度乏力、低热、食欲缺乏等全身症状，患处皮肤自觉灼热感或神经痛，触之有明显的痛觉敏感，也可无前驱症状。

2）皮损特点：典型皮损表现为沿皮节单侧分布的成簇性水疱伴疼痛，研究显示好发部位为肋间神经（53%）、颈神经（20%）、三叉神经（15%）及腰骶部神经（11%）相应的皮节。患处先出现潮红斑，很快出现粟粒至黄豆大小的丘疹，呈簇状分布而不融合，继而变为水疱，疱壁紧张发亮，疱液澄清，外周绕以红晕。严重病例可出现大疱、血疱、坏疽等表现。皮损沿某一周围神经区域呈带状排列，多发生在身体的一侧，一般不超过正中线。病程一般为2 ～ 3 周，老年人为3 ～ 4 周。水疱干涸，结痂脱落后留有暂时性淡红斑或色素沉着。

3）自觉症状：疼痛为带状疱疹的主要症状，又称为疱疹相关性疼痛（zoster-associated pain），可以表现为3 种形式：①持续性单一疼痛，表现为烧灼痛或深在性痛。②放射性、撕裂性疼痛。③促发性疼痛，表现为异常性疼痛（轻触即引起疼痛）和痛觉敏感（轻度刺激导致剧烈疼痛）。老年、体弱患者疼痛较为剧烈。除疼痛外，部分患者还会出现瘙痒，程度一般较轻。重度瘙痒会因患者不断搔抓继发皮肤苔藓样变；部分严重、顽固性瘙痒会持续3 年以上，长期顽固的瘙痒还会引发患者失眠、抑郁、焦虑等症状。

（2）特殊临床类型：少数病例仅出现红斑、丘疹，不发生典型水疱，亦有患者仅感觉皮损瘙痒，不产生疼痛。患恶性肿瘤，长期应用肾上腺皮质激素或免疫抑制剂，年老体质极差及患艾滋病等免疫功能低下的患者，疱疹可双侧同时出现或泛发全身，并可出现血疱、大疱甚至坏死，常伴有高热、肺炎、脑炎等，病情危重。如病毒侵及眶上神经上支者（多见于老年人），疼痛剧烈，可累及角膜，形成溃疡性角膜炎，甚至引起全眼炎，导致失明。病毒也可侵犯面神经及听神经，表现为外耳道或鼓膜疱疹。当膝状神经节受累同时侵犯面神经的运动和感觉神经纤维时，患者可出现面瘫、耳痛及外耳道疱疹三联征。

2. 专科检查

典型皮损为沿皮节单侧分布的成簇性水疱，一般不超过正中线。水疱干涸，结痂脱落后留有暂时性淡红色斑或色素沉着。

3. 辅助检查

对于不典型病例，必要时可采用 PCR 检测疱液中水痘 – 带状疱疹病毒，酶联免疫吸附试验测定血清中水痘 – 带状疱疹病毒特异性抗体等。当怀疑有中枢神经系统受累时，检测脑脊液中水痘 – 带状疱疹病毒具有重要的诊断价值。对于分布广泛甚至播散性、出血性或坏疽性等严重皮损，病程较长且皮损愈合较慢、反复发作的患者，须进行免疫功能评价、抗 HIV 抗体或肿瘤等相关筛查。

4. 鉴别诊断

发生在头面部的带状疱疹需要与偏头痛、青光眼、中风等疾病进行鉴别；发生在胸部的带状疱疹需要与心绞痛、肋间神经痛、胸膜炎等疾病进行鉴别；发生在腹部的带状疱疹需要与胆结石、胆囊炎、阑尾炎、胃穿孔等疾病进行鉴别。

二、病因病机

由于情志内伤，肝气郁结，久而化火，肝经火毒蕴积，夹风邪上窜头面而发；或夹湿邪下注，发于阴部及下肢；火毒炽盛者多发于躯干。年老体弱者常因血虚肝旺、湿热毒蕴，导致气血凝滞、经络阻塞不通，以致疼痛剧烈、病程迁延。总之，本病初期以湿热火毒为主，后期以正虚血瘀兼夹湿邪为患。

三、辨证论治

本病初期多为湿热困阻、毒积火盛，中期多为脾虚湿蕴，后期多为气滞血瘀。治疗初期以祛邪止痛为先，后期兼顾扶正固本。采用辨证分型治疗，通常分为三型：肝胆湿热证、脾虚湿蕴证、气滞血瘀证。带状疱疹后神经痛是临床治疗难点，应及早正确辨证治疗，并配合外敷、针灸综合治疗，重症及特殊类型应配合西药治疗。

1. 肝胆湿热证

【证候】**主症：**皮损鲜红，灼热刺痛。**次症：**口苦咽干，烦躁易怒，便干，溲黄。**舌脉：**舌质红，苔黄，脉弦滑或弦数。

【治法】清热利湿，解毒止痛。

【代表方】龙胆泻肝汤加减。

【推荐方药】龙胆 6g，黄芩 9g，车前子 9g（包煎），柴胡 10g，通草 9g，生地黄 20g，当归 10g，栀子 9g，板蓝根 10g，牡丹皮 10g，赤芍 10g，紫草 10g。

2. 脾虚湿蕴证

【证候】**主症：**皮损颜色淡红，疼痛或轻或重。**次症：**渴不欲饮，食少腹胀，大便时溏。**舌脉：**舌质淡胖，苔白，脉沉或滑或濡。

【治法】健脾化湿止痛。

【代表方】除湿胃苓汤加减。

【推荐方药】苍术 10g，厚朴 10g，薏苡仁 10g，陈皮 12g，枳壳 12g，炒白术 15g，土茯苓 15g，泽泻 15g，茯苓 15g，栀子 10g，草薢 10g，炙甘草 6g。

3. 气滞血瘀证

【证候】**主症**：皮疹色暗，结痂，或皮疹消退后局部仍疼痛不已，难以忍受，并可放射至附近部位。**次症**：胸胁脘腹胀闷，或有痞块，时散时聚。**舌脉**：舌质淡，或紫暗，或有瘀斑，苔白或黄，脉弦涩或弦细。

【治法】理气活血，化瘀止痛。

【代表方】血府逐瘀汤加减。

【推荐方药】桃仁 12g，红花 9g，当归 9g，川芎 10g，白芍 6g，丹参 10g，郁金 10g，王不留行 10g，延胡索 10g，川楝子 10g，香附 10g，柴胡 10g，陈皮 10g，枳壳 6g，炙甘草 6g。

四、良方举隅

杨恩品（云南中医药大学第一附属医院）良方——疏肝止痛汤

醋滇柴胡 15g，川芎 15g，制香附 15g，炒枳壳 15g，甘草 15g，陈皮 15g，牡丹皮 15g，赤芍 30g，川楝子 15g，延胡索 15g，蜈蚣 2 条，土茯苓 30g，板蓝根 30g。

功用：疏肝清热，行气止痛。用于带状疱疹肝经郁热证。

五、其他疗法

1. 药物外治

以中医辨证论治为原则，根据不同的皮损情况选择应用不同的外治法，具体如下。

（1）水疱、大疱皮损给予抽吸疱液，脓疱给予清创处理。

（2）红斑、水疱、渗出皮损给予解毒祛湿中药湿敷，如以黄柏、马齿苋等清热解毒中药煎水后湿敷患处。

（3）水疱、糜烂、渗出皮损处外用青黛、大黄等清热解毒敛湿中药散剂外涂，或以中药油调敷，干燥结痂时则选用祛湿解毒而无刺激的中药油或软膏外敷。

2. 针灸治疗

可根据皮损及患者情况选择应用不同的针灸疗法，具体如下。

发病初期，有红斑、水疱时可选择的针灸方法：刺络拔罐法、疱疹局部围刺法、华佗夹脊穴针刺法、梅花针疗法和火针疗法等。

发病后期，无红斑、水疱时可选择的针灸方法：华佗夹脊穴针刺及电针法、梅花针疗法和火针疗法等。

具体针刺方法如下：①围针沿疱疹或疼痛分布带边缘每隔 3cm 取一针刺点，捻转得气后，留针 30 分钟，取针，每日 1 次，连刺 7 日。②体针取内关、曲池、阳陵泉、足三里、合谷、三阴交、支沟、阿是穴、夹脊穴等。③火针以毫针针尖经酒精灯火焰烧红后，迅速对疱疹进行快速点刺，再用棉签清理疱液，针刺不宜过深，脱皮即起，5～7 日 1 次。

3. 其他疗法

可酌情选用红外线、半导体激光、氦氖激光、红光、紫外线等照射，微波和中频电疗等物理疗法。

六、预防调摄

1. 发病期间应保持心情舒畅，以免肝郁气滞化火而加重病情。

2. 生病期间忌食肥甘厚味和鱼腥海味之物，饮食宜清淡，多吃蔬菜、水果。

3. 忌用热水烫洗患处，内衣宜柔软宽松，以减少摩擦。

4. 皮损局部保持干燥、清洁，忌用刺激性强的软膏涂敷，以防皮损范围扩大或加重病情。

第二节　特应性皮炎

特应性皮炎是一种慢性、复发性、炎症性皮肤病，以皮肤干燥、剧烈瘙痒和湿疹样皮疹为主要临床表现，常伴有个人或家族过敏性疾病史。在儿童中发病率较高，且近年来其患病率呈逐渐上升趋势。本病属于中医学"四弯风""奶癣"等范畴。

一、诊断标准

1. 症状

（1）急性发作期：皮疹多为红斑基础上的密集丘疹、丘疱疹，严重时可出现水疱，搔抓后可出现糜烂、渗出，瘙痒剧烈，常因搔抓而致病情加重，患儿常哭闹不安，睡眠受到严重影响。

（2）亚急性期：红肿和渗出减轻，以小丘疹、鳞屑和结痂为主，瘙痒仍较明显。

（3）慢性期：皮肤粗糙肥厚、苔藓样变，可有色素沉着或减退，瘙痒持续存在，常呈阵发性发作，夜间尤甚，影响患者生活质量。

2. 体征

（1）屈侧受累：常累及肘窝、腘窝、颈部、手腕、脚踝等屈侧部位，双侧对称分布。

（2）皮肤干燥：皮肤水分含量降低，表面粗糙，可见糠秕状鳞屑，严重时可有皲裂。

（3）苔藓样变：慢性期局部皮肤增厚，皮纹加深，形似苔藓。

3. 辅助检查

（1）外周血嗜酸性粒细胞增多：在部分患者中可见外周血嗜酸性粒细胞计数及百分比升高，提示存在过敏或炎症反应。

（2）血清总IgE升高：多数患者血清总IgE水平升高，但IgE水平与病情严重程度不完全相关。

（3）过敏原检测：可通过皮肤点刺试验、斑贴试验或血清特异性IgE检测等方法查找过敏原，常见的过敏原包括食物（如牛奶、鸡蛋、鱼虾等）、吸入物（如花粉、尘螨、动物皮屑等），但检测结果须结合临床实际情况综合判断。

4. 鉴别诊断

应与接触性皮炎、脂溢性皮炎、银屑病、疥疮、慢性单纯性苔藓等疾病相鉴别。通过详细询问病史、皮疹特点、发病部位、家族史及相关辅助检查等进行鉴别诊断。

二、病因病机

特应性皮炎多因先天禀赋不足，加之后天调养失宜，致使肺、脾、肾功能失调，卫外不固，风、湿、热、瘀等邪气客于肌肤而发病。病位主要在肺、脾、肾，涉及心、肝等脏，病性为本虚标实、虚实夹杂，病情反复，缠绵难愈。

1. 禀赋不耐

先天遗传因素在特应性皮炎的发病中起重要作用。父母一方或双方有过敏性疾病史，其子女患特应性皮炎的概率明显增加。患儿自幼体质特殊，对某些内外因素的刺激具有高度敏感性，容易引发皮肤过敏反应，导致本病的发生。

2. 肺卫不固

肺主皮毛，开窍于鼻。若肺气虚弱，卫外功能失调，外邪易侵袭人体，客于肌肤，使皮肤腠理疏松，津液失于固摄，进而出现皮肤干燥、瘙痒、皮疹等症状。风邪为百病之长，常兼夹其他邪气侵犯人体，风盛则痒，故瘙痒是特应性皮炎的主要症状之一。

3. 脾胃虚弱

脾为后天之本，气血生化之源，主运化水湿。若饮食不节、喂养不当或久病损伤脾胃，可致脾胃运化功能失常，水谷精微不能正常输布，湿浊内生，蕴积肌肤，发为本病。脾失健运，气血生化不足，肌肤失于濡养，也会导致皮肤干燥、粗糙。此外，脾胃虚弱还可影响肺卫之气的生成，使肺卫不固，更易受外邪侵袭。

4. 心火炽盛

心主神明，若心经有热，或因情志不遂，五志化火，导致心火内生，移热于小肠，使心经热盛，循经上炎，熏蒸肌肤，出现红斑、丘疹、瘙痒等症状。同时，心火炽盛可扰神，使患者心烦不安，瘙痒加重，进一步影响睡眠，形成恶性循环。

5. 肝肾阴虚

肾藏精，肝藏血，肝肾同源。若先天禀赋不足，或久病伤阴，或过用温燥药物，可致肝肾阴虚。阴虚则生内热，虚火内扰，灼伤阴血，肌肤失于濡润，出现皮肤干燥、脱屑、瘙痒等症状。肝肾阴虚还可影响脏腑功能的正常调节，使机体的免疫功能紊乱，病情反复难愈。

三、辨证论治

中医治疗特应性皮炎以扶正祛邪为总则，根据患者的具体病情和体质，进行辨证论治，调整脏腑功能，改善皮肤症状，减少复发。

1. 风热犯表证

【证候】**主症：**皮疹以红斑、丘疹为主，瘙痒剧烈。**次症：**发热，咽干，口渴，大便干结，小便黄赤。**舌脉：**舌红，苔薄黄，脉浮数。

【治法】疏风清热，解表止痒。

【代表方】消风散加减。

【推荐方药】荆芥 10g，防风 10g，牛蒡子 10g，蝉蜕 6g，苦参 10g，苍术 10g，石膏 30g（先煎），知母 10g，当归 10g，生地黄 15g，胡麻仁 10g，木通 6g，甘草 6g。

瘙痒甚者，加白鲜皮 15g、地肤子 15g 以增强祛风止痒之力；发热甚者，加金银花 15g、连翘

15g，清热解毒。

2. 湿热蕴肤证

【证候】**主症**：皮疹以红斑、水疱、糜烂、渗液为主，瘙痒剧烈，搔抓后渗液增多。**次症**：口苦、口黏、脘腹胀满、纳呆、大便溏薄或黏滞不爽、小便短赤。**舌脉**：舌红，苔黄腻，脉滑数。

【治法】清热利湿，解毒止痒。

【代表方】龙胆泻肝汤合萆薢渗湿汤加减。

【推荐方药】龙胆 6g，黄芩 10g，栀子 10g，泽泻 10g，木通 6g，车前子 10g（包煎），当归 10g，生地黄 10g，柴胡 10g，甘草 6g，萆薢 15g，薏苡仁 30g，黄柏 10g，滑石 15g，牡丹皮 10g。

渗液多者，加苦参 15g、土茯苓 30g，加强利湿解毒作用；瘙痒甚者，加地肤子 15g、白鲜皮 15g、徐长卿 15g，祛风止痒。

3. 脾虚湿蕴证

【证候】**主症**：皮疹表现为丘疹、丘疱疹、水疱，糜烂、渗液不明显，有鳞屑、结痂，皮肤粗糙肥厚，瘙痒。**次症**：面色萎黄，神疲乏力，纳呆腹胀，大便溏薄。**舌脉**：舌淡胖，苔白腻，脉濡缓。

【治法】健脾利湿，祛风止痒。

【代表方】除湿胃苓汤加减。

【推荐方药】苍术 10g，厚朴 10g，陈皮 10g，猪苓 10g，泽泻 10g，赤茯苓 15g，白术 10g，滑石 15g，防风 10g，栀子 10g，木通 6g，肉桂 6g，甘草 6g，灯心草 6g。

瘙痒甚者，加白鲜皮 15g、地肤子 15g 止痒；纳呆腹胀者，加砂仁 6g（后下）、木香 10g 理气开胃。

4. 血虚风燥证

【证候】**主症**：皮肤干燥、粗糙、肥厚、苔藓样变、脱屑。瘙痒剧烈，夜间尤甚。**次症**：头晕眼花，面色苍白，失眠多梦，口干咽燥，大便干结。**舌脉**：舌红少苔，脉细数。

【治法】养血润肤，祛风止痒。

【代表方】当归饮子加减。

【推荐方药】当归 10g，白芍 10g，川芎 6g，生地黄 15g，防风 10g，荆芥 10g，黄芪 15g，何首乌 15g，蒺藜 10g，甘草 6g。

皮肤干燥甚者，加玄参 15g、麦冬 15g、沙参 15g 滋阴润燥；瘙痒甚者，加全蝎 6g、乌梢蛇 10g 搜风止痒；失眠多梦者，加酸枣仁 15g、柏子仁 15g 养心安神。

5. 阴虚内热证

【证候】**主症**：皮肤干燥，瘙痒剧烈，皮疹以红斑、鳞屑为主。**次症**：口干咽燥，五心烦热，潮热盗汗，头晕耳鸣，腰膝酸软，失眠多梦。**舌脉**：舌红少苔，脉细数。

【治法】滋阴清热，养血润肤。

【代表方】知柏地黄丸合沙参麦冬汤加减。

【推荐方药】知母 10g，黄柏 10g，熟地黄 15g，山茱萸 10g，山药 15g，泽泻 10g，茯苓 15g，牡丹皮 10g，沙参 15g，麦冬 15g，玉竹 10g，天花粉 10g，白扁豆 10g，桑叶 10g，生甘草 6g。

皮肤瘙痒甚者，加地骨皮 15g、白薇 10g 清热止痒；失眠甚者，加珍珠母 30g（先煎）、灵磁石 30g（先煎）重镇安神。

四、良方举隅

1. 赵炳南（北京中医医院）良方——全虫方

全蝎 6g，皂角刺 12g，猪牙皂角 6g，刺蒺藜 15g，炒槐花 15g，威灵仙 12g，苦参 6g，白鲜皮 15g，黄柏 15g。

功用：息风止痒，除湿解毒。适用于风盛型特应性皮炎，皮疹以瘙痒为主，多为干性，抓破后有少量渗出，常伴有口干、咽干、大便干结等症状。

2. 朱仁康（中国中医科学院广安门医院）良方——皮炎汤

生地黄 30g，牡丹皮 10g，赤芍 10g，知母 10g，生石膏 30g（先煎），金银花 15g，连翘 15g，竹叶 10g，生甘草 6g。

功用：清热凉血，解毒除湿。用于热毒炽盛型特应性皮炎，皮疹红肿明显，有红斑、丘疹、水疱，甚至糜烂、渗液，瘙痒剧烈，伴有发热、口渴、大便秘结、小便短赤等症状。

3. 禤国维（广东省中医院）良方——固表解毒灵

黄芪 30g，白术 15g，防风 15g，玄参 15g，乌梅 10g，牡丹皮 15g，水牛角 30g（先煎），生地黄 15g，紫草 15g，蝉蜕 10g，甘草 6g。

功用：益气固表，解毒凉血。适用于特应性皮炎之血虚风燥兼夹热毒者，表现为皮肤干燥、瘙痒，皮疹反复，伴有口干、心烦、舌红等症状。

五、其他疗法

1. 湿敷

适用于急性渗出期皮疹。选用具有清热解毒、燥湿收敛作用的中药，如黄柏、苦参、马齿苋、野菊花等。将中药饮片加水煎煮，取汁放凉后，用 4～6 层纱布浸湿药液，稍拧至不滴水为度，敷于患处，每次 15～20 分钟，每日 2～3 次。湿敷可使药物直接作用于皮损处，起到清洁、收敛、减轻炎症渗出的作用，缓解瘙痒和红肿症状。若渗出较多，可增加湿敷次数；若皮损伴有感染，可加入适量清热解毒的中药，如金银花、连翘等。

2. 中药外洗

选用具有清热燥湿、祛风止痒作用的中药，如苦参、黄柏、地肤子、蛇床子、白鲜皮、苍耳子等，煎水外洗，或湿敷患处，可缓解皮肤瘙痒，减轻炎症反应。根据病情和皮损情况，可适当调整药物组成和用法。如急性渗出期，可选用黄柏、苦参、马齿苋等清热解毒、燥湿收敛之品，煎水湿敷，每次 15～20 分钟，每日 2～3 次；慢性期可选用当归、鸡血藤、白鲜皮等养血润肤、祛风止痒之药，煎水外洗，每周 2～3 次。

3. 中药熏蒸

通过中药蒸汽熏蒸皮肤，使药力直达病所，促进局部血液循环，改善皮肤代谢，增强皮肤的抵抗力。常用药物如荆芥、防风、艾叶、苦参、蛇床子、地肤子、白鲜皮等。将药物碾碎，装入布袋，放入锅中蒸 30 分钟后取出，待温度适宜时敷于患处，或用蒸汽熏蒸患处，每次 20～30 分钟，每日 1～2 次。

六、预防调摄

1. 饮食调理

饮食宜清淡、易消化，多吃新鲜蔬菜、水果，以及富含维生素、矿物质的食物，如胡萝卜、菠菜、苹果、橙子、牛奶、豆制品等，保持营养均衡。避免食用辛辣、油腻、海鲜、牛羊肉等刺激性食物及易过敏食物，以免加重病情或诱发过敏反应。对于明确过敏的食物，应严格忌食。同时，应注意饮食规律，避免暴饮暴食，戒烟限酒。

2. 皮肤护理

保持皮肤清洁，选择温和、无刺激的沐浴产品，避免过度清洁皮肤，以免破坏皮肤屏障功能。洗澡水温度不宜过高，以 32 ～ 37℃为宜，洗澡时间控制在 10 ～ 15 分钟。洗澡后及时擦干皮肤，并涂抹温和的保湿剂，保持皮肤湿润，减少皮肤水分蒸发，缓解皮肤干燥和瘙痒症状。避免搔抓皮肤，防止皮肤破损继发感染，加重病情。可通过轻轻拍打或冷敷等方式缓解瘙痒。

3. 生活起居

保持室内环境清洁，定期通风换气，保持室内适宜的温度和湿度，温度一般控制在 22 ～ 24℃，湿度保持在 50% ～ 60%。避免接触过敏原，如花粉、尘螨、动物毛发等，定期更换床单、被套，清洗衣物，使用空气净化器和吸尘器等。注意休息，保证充足的睡眠，避免熬夜和过度劳累，保持心情舒畅，避免精神紧张、焦虑、抑郁等不良情绪，可通过听音乐、阅读、运动等方式缓解压力。

4. 日常防护

避免接触刺激性物质，如洗涤剂、染发剂、化妆品等。在户外活动时，注意做好防晒措施，避免阳光直射皮肤，可涂抹防晒霜、戴帽子、打遮阳伞等。根据季节变化及时增减衣物，选择宽松、柔软、透气性好的棉质衣物，避免穿着化纤、毛织等刺激性衣物。加强体育锻炼，增强体质，提高机体免疫力，但应注意避免剧烈运动，以免出汗过多刺激皮肤。

第三节　湿　疹

湿疹是一种由多种内外因素引起的皮肤炎症反应，表现为皮肤的红斑、丘疹、水疱、糜烂、渗出及结痂等多形性损害，并伴有剧烈瘙痒。其临床特征为皮肤对称性、多形性、渗出性和易反复发作的慢性病程。皮损可遍布全身任何部位，但以头面、四肢屈侧及会阴部为多见。湿疹的病情轻重不一，轻者仅有局部皮肤瘙痒及散在的红斑、丘疹；重者可出现大片皮肤糜烂、渗出及结痂，严重影响患者的生活质量。

湿疹在全球范围内广泛存在，其患病率因地区、年龄、环境及生活习惯等因素而异。在我国，湿疹也是常见的皮肤病之一，给患者带来不小的困扰。根据病程，湿疹可分为急性湿疹（起病急，病程短，常伴渗出和糜烂）、亚急性湿疹（介于急性与慢性之间，渗出减少，但仍有瘙痒和皮损）和慢性湿疹（病程长，反复发作，皮损肥厚，苔藓样变）。此外，根据发病部位和特定诱因，湿疹还可进一步细分，如手部湿疹、乳房湿疹、阴囊湿疹及特应性皮炎。

本病在中医学中属于"湿疮""浸淫疮"等范畴，认为其发病与风、湿、热邪侵袭肌肤，以及禀赋不耐、脏腑功能失调等因素有关。治疗时多遵循清热解毒、利湿止痒、养血润燥等原则，结合内外治法，以达到标本兼治的目的。

一、诊断标准

1. 临床表现

湿疹的临床表现具有多样性，其典型特征包括皮肤的红斑、丘疹、水疱、糜烂、渗出、结痂及苔藓样变，这些皮损通常伴有显著的瘙痒感。湿疹的皮疹形态多样，边界多不清晰且易反复发作，形成慢性病程。对于大多数湿疹患者，仅凭其典型的临床症状，即可初步诊断。

2. 回顾既往史

湿疹的发病原因复杂，涉及内外多种因素，因此，应详细询问患者的病史、生活史、饮食习惯、生活环境变化及家族过敏史等，以综合分析、判断可能的致病因素。

3. 辅助检查

在基于病史和临床症状的基础上，必要时可选择性地开展实验室检查，如血常规、过敏原检测（包括 IgE 水平测定、变应原皮肤点刺试验或血清特异性 IgE 检测）、皮肤刮片镜检（寻找嗜酸性粒细胞或疥螨等）、真菌培养及鉴定（排除真菌性皮肤病）、免疫功能检测等，以进一步明确病因或排除其他诊断。

4. 鉴别诊断

湿疹需与多种皮肤病进行鉴别。需与急性湿疹鉴别的疾病包括接触性皮炎（有明确接触史，边界清楚，去除病因后易治愈）、急性荨麻疹（风团样皮疹，时起时消，不留痕迹）等；需与慢性湿疹鉴别的疾病包括神经性皮炎（阵发性剧烈瘙痒，皮肤苔藓样变）、手足癣（真菌感染，有传染性，抗真菌治疗有效）、银屑病（红斑鳞屑性皮肤病，刮除鳞屑可见薄膜现象及点状出血）等。上述疾病的鉴别主要依靠临床表现、实验室检查及组织病理学检查等。

二、病因病机

湿疹之病，根源在于机体内部失衡与外界环境因素的相互作用。其发病机制复杂，多因禀赋不耐，体质敏感，加之外界风、寒、暑、湿、燥、火六淫邪气侵扰，或生活饮食习惯不当，肠胃功能失调，湿热内生；又或因食物过敏、情绪波动、病灶感染等诱因，导致营卫不和，气血运行受阻，湿热毒邪内蕴不得发散，郁积于肌肤腠理之间而发病。

1. 禀赋特异

个体禀赋差异，对某些物质过敏，一旦接触即易触发湿疹反应。

2. 外邪侵袭

机体卫气虚弱，难以抵御外界风、湿、热邪的侵袭，这些邪气滞留肌肤，阻遏气血流通，引发湿疹。

3. 饮食失调

长期偏食辛辣油腻、海鲜发物，或暴饮暴食，损伤脾胃，湿热内生，循经上蒸于肌肤，或湿热下注于阴部，均可诱发湿疹。

4. 情志因素

情志不畅，如过度忧思、恼怒、惊恐等，导致心火旺盛，肝气郁结，脾失健运，气血运行不畅，湿热内生，外溢肌肤而成湿疹。

5. 气血两虚

体质虚弱，久病不愈，或劳累过度，耗伤气血，气虚则卫外不固，易受外邪；血虚则肌肤失养，生风化燥，加之湿热蕴结，共同作用于肌肤，形成湿疹。此外，女性患者还可能因冲任失调、气血不和，而加重湿疹病情。

三、辨证论治

湿疹的中医治疗注重整体观念，强调辨证施治，遵循"内外兼治、标本兼顾"的原则，以调和阴阳、清热利湿、养血润燥为大法。

1. 湿热蕴肤证

【证候】**主症**：皮肤红斑、丘疹、水疱密布，瘙痒剧烈，抓破后有糜烂、渗液。**次症**：伴有口苦口干，小便黄赤，大便秘结。**舌脉**：舌质红，苔黄腻，脉滑数。

【治法】清热利湿，解毒止痒。

【代表方】龙胆泻肝汤或萆薢渗湿汤。

【推荐方药】龙胆 10g，黄芩 10g，栀子 10g，泽泻 10g，木通 6g，车前子 10g（包煎），当归 10g，生地黄 10g，柴胡 10g，萆薢 10g，黄柏 10g，白鲜皮 15g，苦参 10g，甘草 6g。

2. 脾虚湿蕴证

【证候】**主症**：皮肤淡红色丘疹、丘疱疹，瘙痒，抓破后有少量渗液，或伴有消化不良，腹胀便溏。**次症**：面色苍白，四肢乏力，食欲缺乏。**舌脉**：舌质淡胖，苔白腻，脉濡缓。

【治法】健脾利湿，佐以清热。

【代表方】除湿胃苓汤或参苓白术散加减。

【推荐方药】党参 10g，白术 10g，茯苓 15g，山药 15g，薏苡仁 30g，白扁豆 10g，砂仁 6g（后下），莲子肉 10g，陈皮 10g，炙甘草 6g，苍术 10g，厚朴 10g，泽泻 10g。

3. 血虚风燥证

【证候】**主症**：皮肤干燥，红斑、丘疹、鳞屑、结痂，瘙痒剧烈，夜间尤甚。**次症**：面色苍白或萎黄，头晕心悸，失眠多梦。**舌脉**：舌质淡，苔薄白，脉细弱。

【治法】养血润燥，祛风止痒。

【代表方】当归饮或四物消风饮。

【推荐方药】当归 10g，生地黄 15g，熟地黄 15g，川芎 10g，白芍 10g，蒺藜 10g，防风 10g，荆芥 10g，何首乌 15g，黄芪 15g，甘草 6g。

4. 阴虚火旺证

【证候】**主症**：皮肤潮红，干燥脱屑，瘙痒剧烈，夜间加重，伴有心烦易怒，口燥咽干，手足心热。**次症**：失眠多梦，大便干结。**舌脉**：舌质红，少苔或无苔，脉细数。

【治法】滋阴降火，润燥止痒。

【代表方】知柏地黄丸或一贯煎加减。

【推荐方药】知母 10g，黄柏 10g，熟地黄 15g，山茱萸 10g，山药 15g，泽泻 10g，茯苓 15g，牡丹皮 10g，枸杞子 15g，当归 10g，沙参 15g，麦冬 15g，甘草 6g。

通过以上辨证分型及相应的治法、方药，湿疹的治疗能够更加精准有效，达到内外同治、标本兼治的目的。

四、良方举隅

1. 李华明（北京中医医院）良方——湿疹外洗方

苦参30g，黄柏30g，白鲜皮30g，地肤子30g，蛇床子30g，蒲公英30g，金银花30g，野菊花30g，艾叶20g，甘草15g。

功用：清热利湿，解毒止痒。适用于湿热蕴肤型湿疹，表现为皮肤红斑、丘疹、水疱、糜烂、渗出，瘙痒剧烈。将上述药材煎汤后，待药液冷却至适宜温度，用纱布蘸取药液湿敷患处，或进行全身药浴，每日1～2次，有助于减轻症状，促进皮损愈合。

2. 张志礼（中国中医科学院西苑医院）良方——湿疹内服方

生地黄30g，赤芍15g，白芍15g，当归15g，丹参30g，白鲜皮30g，地肤子15g，苦参15g，秦艽15g，防风12g，泽泻12g，生甘草6g。

功用：养血润燥，祛风止痒。主要用于血虚风燥型湿疹，表现为皮肤干燥、脱屑、瘙痒剧烈，伴有面色无华、头晕心悸、失眠多梦等症状。此方通过养血润燥、调和营卫，达到祛风止痒的目的，适用于慢性湿疹反复发作、迁延不愈的患者。

五、其他疗法

1. 中药熏蒸疗法

针对湿疹，中药熏蒸疗法常选用黄柏、黄芩、白鲜皮、地肤子、苦参、蛇床子、艾叶、防风等药材。将这些药物置于特制的熏蒸锅中，加水煎煮，产生含有药效的蒸汽。患者身处密闭的熏蒸室内，通过呼吸和皮肤吸收这些蒸汽中的药物成分，以达到清热解毒、祛湿止痒的效果。每次熏蒸约30分钟，每日1次，7日为1个疗程。此方法尤其适用于湿疹面积广泛、瘙痒剧烈的患者。

2. 中药外洗疗法

中药外洗疗法是湿疹治疗的常用方法之一。常用药材包括金银花、野菊花、蒲公英、紫草、地榆、白鲜皮等，这些药材具有清热解毒、凉血止痒的功效。将药材煎水后，待药液冷却至适宜温度（一般为37～40℃），患者可用此药液泡洗患处，每次15～20分钟。此法不仅能够直接作用于患处，缓解瘙痒，还能促进局部血液循环，加速皮损修复。

3. 敷脐疗法

敷脐疗法是一种简便易行的湿疹治疗方法。在经过消毒处理的脐部，涂上由黄柏、苦参、白鲜皮、防风等药材研磨成的粉末（或选用现成的消风散、玉屏风散等方剂），用温水调成糊状后敷于脐部（神阙穴），再用医用胶布固定。每次敷药2～4小时，每日换药1次，7日为1个疗程。消风散适用于湿疹伴有红肿热痛等热证、实证的患者；而玉屏风散则更适用于湿疹反复发作、体质虚弱、易受外邪侵袭的虚证患者。通过脐部给药，药物可直接作用于全身，达到调和阴阳、祛湿止痒的目的。

六、预防调摄

1. 预防

湿疹的预防关键在于积极探寻并消除潜在的病因及诱发因素。日常生活中，应避免接触可能引发湿疹的常见物质，如尘螨、花粉、动物毛发、化学清洁剂、染料、香料，以及海鲜、牛羊肉、芒果、菠萝等食物。此外，保持居住环境的清洁与通风，减少室内尘螨和细菌的滋生，对于预防湿疹也至关重要。对于已知的食物过敏原，应严格避免食用，以防湿疹复发或加重。

2. 调摄

湿疹患者在日常生活中应注重自我调摄。首先，要密切关注气候变化，适时增减衣物，保持身体舒适，避免过热或过冷刺激皮肤。其次，加强体育锻炼，增强体质，提高身体免疫力，有助于减少湿疹的发作。同时，培养良好的作息习惯，保证充足的睡眠时间，避免过度劳累，有助于调节身体功能，促进湿疹的康复。在心理方面，要学会调节情绪，保持乐观的心态，积极面对疾病，树立战胜湿疹的信心，这对于湿疹的治疗和预防同样重要。

第四节　荨麻疹

荨麻疹是由于皮肤、黏膜小血管扩张及渗透性增加而出现的一种局限性水肿反应。临床表现为大小不等的风团伴瘙痒，约 20% 的患者伴有血管性水肿。皮损通常在 2 ~ 24 小时消退，但新的皮疹会反复出现。荨麻疹是常见皮肤病，在我国荨麻疹的患病率约为 0.75%，女性患病率高于男性。

临床上根据诱发因素将荨麻疹分为自发性荨麻疹（无明确的诱发因素）和诱导性荨麻疹（有明确的诱发因素），前者可根据病程分为急性自发性荨麻疹（病程 < 6 周）和慢性自发性荨麻疹（病程 > 6 周），后者可根据发病是否与物理因素有关，分为物理性（人工性、冷接触性、热接触性、压力性、日光性等）和非物理性（胆碱能性、水源性、接触性等）荨麻疹。同一患者可同时存在两种或两种以上类型的荨麻疹，如慢性自发性荨麻疹合并人工荨麻疹。

本病属于中医学"瘾疹""风疹块""风团""风疙瘩"等范畴。

一、诊断标准

1. 临床表现

荨麻疹的临床表现比较典型，主要表现为突然发作的风团样皮疹，时发时止、反复出现，消退后不留痕迹，伴有瘙痒症状。对绝大多数患者来说，单纯根据临床症状就可以对荨麻疹做出诊断。

2. 回顾既往史

荨麻疹病因确定较为困难，应详细询问病史、生活史、生活环境变化等，分析、判断引起荨麻疹的可能致病因素。

3. 辅助检查

基于病史和症状、体征，在必要时选择性开展实验室检查，如血常规、C 反应蛋白和（或）红细胞沉降率、总 IgE、抗甲状腺过氧化物酶 IgG 抗体、抗甲状腺球蛋白 IgG 抗体、维生素 D、变应原筛查、幽门螺杆菌感染检测、自体血清皮肤试验及其他必要的相关检查，以尽量找出可能的致病因素。

4. 鉴别诊断

本病主要与荨麻疹性血管炎相鉴别，后者风团通常持续 24 小时以上，可有疼痛感，皮损恢复后留有色素沉着，病理提示有白细胞破碎性血管炎样改变。急性荨麻疹应与荨麻疹型药疹、严重过敏反应、丘疹性荨麻疹、败血症等相鉴别；慢性荨麻疹应与血清病样反应、大疱性类疱疮、肥大细胞增多症、自身炎症反应综合征等鉴别。上述疾病可依据相关临床表现、实验室检查或组织病理学检查明确。

二、病因病机

本病主要是由于禀赋不足，素体虚弱，卫外不固，外加六淫之邪的侵袭，或饮食不节、肠胃湿热；或因食物、药物、七情变化、病灶感染导致营卫失和，内不得疏，外不得泄，郁于皮毛腠理而发。

1. 禀赋不耐

禀赋不耐，外邪侵袭则易发为本病。

2. 外邪入侵

卫外不固，风热、风寒之邪客于肌表，阻于肌肤而致本病。

3. 饮食不节

嗜食鱼腥海味、辛辣等物，而致脾失健运，湿热内生，化热动风，或饮食不洁，虫积伤脾，湿热内生，熏蒸肌肤所致。

4. 情志内伤

情志内伤，脏腑功能失调，阴阳失衡，营卫失和而发为本病。

5. 气血虚弱

平素体虚，或久病、大病，或冲任不调，以致气血虚弱，气虚则卫外不固，风邪乘虚而入；血虚则虚热生风，肌肤失养而发为本病。

三、辨证论治

本病中医治疗当多方面、多层次，循序渐进，应遵循"由表及里""先清外风、后搜内风""扶正与祛邪并重"的原则。

1. 风寒束表证

【证候】**主症**：风团色淡红，自觉瘙痒，遇冷则剧，得暖则减。**次症**：伴恶风畏寒，口不渴。**舌脉**：舌质淡红，苔薄白，脉浮紧。

【治法】疏风散寒，调和营卫。

【代表方】桂枝麻黄各半汤或荆防败毒散。

【推荐方药】桂枝 12g，麻黄 12g，白芍 12g，大枣 6 枚，紫苏叶 10g，防风 10g，荆芥 10g，杏仁 12g，生姜 9 片，甘草 6g。

2. 风热犯表证

【证候】**主症**：风团色红，扪之有灼热感，自觉瘙痒，遇热则剧，得冷则缓。**次症**：发热恶风，心烦，口渴，咽干。**舌脉**：舌质红，苔薄黄，脉浮数。

【治法】疏风清热。

【代表方】银翘散或消风散。

【推荐方药】金银花 12g，连翘 12g，淡竹叶 9g，鱼腥草 10g，牛蒡子 10g，薄荷 9g，荆芥 9g，防风 10g，浮萍 10g，蝉蜕 6g，芦根 12g，白鲜皮 12g，甘草 6g。

3. 胃肠湿热证

【证候】**主症**：风团色泽鲜红，风团出现与饮食不节有关。**次症**：多伴腹痛、腹泻，或呕吐、胸闷，大便稀烂不畅或便秘。**舌脉**：舌红苔黄腻，脉数或濡数。

【治法】清热利湿，祛风止痒。

【代表方】防风通圣散或除湿胃苓汤。

【推荐方药】土茯苓 10g，绵茵陈 10g，金银花 10g，黄芩 10g，紫苏叶 10g，枳实 10g，厚朴 10g，连翘 10g，薏苡仁 10g，徐长卿 10g，白芍 10g，甘草 6g。

4. 毒热炽盛证

【证候】**主症：**发病突然，风团鲜红灼热，融合成片，状如地图，甚则弥漫全身；瘙痒剧烈。**次症：**伴壮热恶寒，口渴喜冷饮；或面红目赤，心烦不安。大便秘结，小便短赤。**舌脉：**舌质红，苔黄或黄干燥，脉洪数。

【治法】清营凉血，解毒止痒。

【代表方】犀角地黄汤合黄连解毒汤加减。

【推荐方药】水牛角 12g（先煎），生地黄 10g，鱼腥草 10g，紫草 10g，黄芩 10g，牡丹皮 12g，玄参 10g，麦冬 10g，生石膏 12g（先煎），赤芍 12g，芦根 10g，黄连 10g，栀子 10g，甘草 6g。

5. 气血亏虚证

【证候】**主症：**风团色泽淡红，或者与肤色相同，反复发作，迁延数月乃至数年不愈，或劳累后加重。**次症：**伴有头晕心悸，神疲乏力，唇色白，失眠。**舌脉：**舌质淡，苔薄白，脉细。

【治法】益气养血固表。

【代表方】八珍汤合玉屏风散或当归饮子加减。

【推荐方药】党参 10g，白术 10g，茯苓 8g，炒白芍 8g，熟地黄 12g，川芎 10g，当归 10g，桂枝 10g，黄芪 10g，防风 10g。

四、良方举隅

1. 沈宝藩（新疆维吾尔自治区中医医院）良方——荨麻疹方

麻黄 10g，荆芥 10g，防风 10g，防己 10g，白芷 10g，蝉蜕 6g，生姜皮 3g，当归 10g，川芎 10g，生甘草 6g。

功用：疏风散寒，祛湿止痒。用于风寒型急性荨麻疹。

2. 朱良春（国医大师）良方——朱老荨麻疹方

僵蚕 60g，蛇蜕 30g，生大黄 120g，片姜黄 45g。

功效主治：祛风散热，活血祛瘀。对顽固性风疹块有效，体质壮实者适用。

五、其他疗法

1. 中药熏蒸

多选用黄芪、白术、白芍、防风、五味子、蛇床子、地肤子、苍术、苦参、透骨草、干姜、桂枝等，将药物置于锅内分次加水煎煮，共用水 10L，将药液倒于浴盆中，放置于密闭空间，患者进入熏蒸，每日 1 次，7 日为 1 个疗程。

2. 中药外洗

多选用桑白皮、白鲜皮、蒺藜、紫草、桃仁、赤芍等祛风止痒、清热凉血的药物，煎水，适寒温外洗，药液温度一般以 39～42℃为宜，药液泡洗患处 15～20 分钟。

3. 敷脐疗法

脐部消毒后，取适量消风散或玉屏风散，温水调成糊状，直接填敷于脐部（神阙穴），然后用胶布固定，外敷 2～4 小时，每日换药 1 次,7 日为 1 个疗程。消风散用于热证、实证，玉屏风散用于虚证。

六、预防调摄

1. 预防

积极寻找和去除病因及可能的诱因，避免接触可诱发瘾疹的常见因素，如花粉、灰尘、动物皮屑、汽油、油漆、杀虫喷雾剂、农药、煤气等。忌食某些易引起过敏的食物，如鱼、虾、蟹、贝类、牛肉、牛奶、蘑菇、竹笋、酒类等。

2. 调摄

注意气候变化，冷暖适宜。加强体育锻炼，养成良好的作息习惯。调节情志，保持乐观情绪，树立战胜疾病的信心。

第五节 痤 疮

寻常痤疮又称"青春痘"，是一种累及毛囊皮脂腺的慢性炎症性皮肤病，好发于面部及前胸、后背，临床上主要表现为粉刺、丘疹、脓疱、囊肿或结节，常伴有毛孔粗大和皮脂溢出。寻常痤疮好发于青春期，青少年发病率高达 93%，已成为全球第八大慢性疾病，易出现炎症后红斑和色素沉着。据统计，31.8% 的寻常痤疮患者可继发敏感性皮肤，3%～7% 的患者可遗留瘢痕，严重者影响患者容貌和身心健康。寻常痤疮需要与特殊类型痤疮如反常性痤疮、暴发性痤疮、化学诱导性痤疮相鉴别。

依据皮损性质将寻常痤疮分为 4 级、3 度（强调皮损性质，不考虑皮损数量）：即 I 级（轻度），仅有粉刺；II 级（中度），有炎性丘疹；III 级（中度），出现脓疱；IV 级（重度），有囊肿、结节。

本病属于中医学"肺风粉刺"范畴，因所生丘疹如刺，可挤出白色碎米样粉汁而得名。本病是一种发生于毛囊、皮脂腺的慢性炎症性疾病。好发于颜面、颈、胸背部，临床主要表现为粉刺、丘疹、脓疱、结节、囊肿等，严重者可形成瘢痕。本病发病率高，常反复发作。

一、诊断标准

1. 临床表现

（1）**基本皮损**：初起多发生在毛囊口，为粟粒大小的粉刺、炎性丘疹，可演变为脓疱、结节，严重时形成囊肿和瘢痕，常伴有皮脂溢出。

（2）**好发部位**：以颜面、颈及胸背部为主。

（3）**发病特点**：本病呈慢性经过，反复发作。一般自青春期开始发病，青春期过后，部分患者病情可自然减轻。如病情迁延，至 25 岁以后仍有罹患者，称为迟发性痤疮。

2. 辅助检查

女性寻常痤疮常合并多囊卵巢综合征，若患者出现多毛、经期不规律、月经前皮损加重等，须进一步完善子宫、附件彩超及性激素测定等检查。

3. 鉴别诊断

（1）玫瑰痤疮：为一种主要累及面中部毛囊皮脂腺及血管的慢性炎症性皮肤病。此病多发生于中年女性，主要表现为以鼻部为中心的持续性红斑、毛细血管扩张，伴或不伴丘疹、脓疱，无原发粉刺，可有灼热、刺痛感。临床上依据亚型将玫瑰痤疮分为 4 型：红斑毛细血管扩张型、丘疹脓疱型、鼻赘型和眼型。不同亚型的临床表现可能存在重叠。

（2）颜面播散性粟粒性狼疮：为一种少见的慢性炎症性肉芽，好发于中青年男女，临床主要表现为面中部，特别是眼睑周围散在或成簇分布的粟粒至绿豆大小丘疹、结节，无原发粉刺及脓疱，无瘙痒及疼痛等自觉症状。

二、病因病机

中医认为，痤疮的发生涉及先天、后天两方面的因素。与素体禀赋、感受外邪、饮食不节、情志等因素有密切关系，湿、热、痰、瘀等病理因素在疾病的发生发展过程中起重要作用。此外，还涉及本虚等情况，导致痤疮的病情较为复杂。

1. 肺经风热

素体阳热偏盛，肺经蕴热，复感风邪，或肺热之邪侵袭肺经，导致面部熏蒸发为痤疮。

2. 湿热蕴结

患者嗜食辛辣发物或酒肉肥甘之物，日久脾胃受损，胃不受纳，脾失健运，致中焦运化失司，湿浊内生，久蕴化热，湿热不能下达，反循经上行颜面及胸背，蕴结于肌腠而发为痤疮。

3. 血瘀痰凝

粉刺日久不愈，邪毒不散，气血凝滞，则血凝成瘀，湿聚为痰；机体卫外不固，感受湿邪，或脾运不健，内生湿邪，湿聚成痰，炼液为痰，痰阻于脉道，则气血凝滞生瘀。《血证论》谓"血积既久，亦能化为痰水"，瘀血痰浊，互为因果，聚而成形，结聚于面而成结节、脓疱。

4. 冲任失调

女性由于经历月经、怀孕、生产、哺乳等生理阶段，伤阴耗血，阴常不足，阳常有余，冲任失调，天癸相火过旺，热盛上蒸于面，发为痤疮。

三、辨证论治

1. 肺经风热证

【证候】**主症**：以黑头或白头粉刺为主，伴红色丘疹。**次症**：颜面潮红，皮肤灼热，或伴痒痛。**舌脉**：舌质红，苔薄白或薄黄，脉浮数或数。

【治法】疏风清肺解毒。

【代表方】枇杷清肺饮。

【推荐方药】枇杷叶 9g，桑白皮 9g，黄连 6g，黄柏 9g，人参 6g，甘草 6g。

2. 湿热蕴结证

【证候】**主症**：以丘疹、脓疱为主，皮疹疼痛。**次症**：皮肤油腻，间有结节，或伴口臭，大便干，小便黄。**舌脉**：舌质红，苔黄腻。脉滑或滑数。

【治法】清热除湿解毒。

【代表方】茵陈蒿汤合五味消毒饮。

【推荐方药】茵陈 18g，栀子 9g，大黄 6g，金银花 20g，野菊花 15g，蒲公英 15g，紫花地丁 15g，紫背天葵子 15g。

3. 血瘀痰凝证

【证候】**主症**：以结节、囊肿为主，皮疹色暗，反复发作，易形成瘢痕。**次症**：纳呆、腹胀、便溏，面色晦暗或黧黑，女性月经色暗，或有血块。**舌脉**：舌质暗有瘀点，或舌质淡胖，苔白或白腻，脉滑或涩。

【治法】化痰散瘀解毒。

【代表方】二陈汤合血府逐瘀汤。

【推荐方药】半夏 15g，橘红 15g，茯苓 9g，桃仁 12g，红花 9g，当归 9g，川芎 4.5g，赤芍 6g，生地黄 9g，牛膝 9g，枳壳 6g，桔梗 4.5g，柴胡 3g，炙甘草 5g，乌梅 1 个。

4. 冲任失调证

【证候】**主症**：无论何种皮肤损害，女性患者，皮损的发生和加重与月经周期有关。**次症**：皮疹多发于口周或下颌，经前乳房胀痛或烦躁易怒，或伴月经不调、小腹胀痛。**舌脉**：舌质暗，苔薄白或略黄，脉弦细或沉细。

【治法】调理冲任。

【代表方】柴胡疏肝散合二至丸加减。

【推荐方药】陈皮 12g，柴胡 12g，川芎 9g，赤芍 9g，香附 9g，枳壳 9g，女贞子 20g，墨旱莲 10g，炙甘草 6g。

四、良方举隅

1. 禤国维（广东省中医院）良方——消痤汤加减

蔓荆子 15g，生地黄 20g，昆布 15g，女贞子 20g，墨旱莲 15g，布渣叶 15g，北沙参 15g，桑叶 15g，甘草 10g，丹参 30g，夏枯草 15g，白花蛇舌草 15g，薏苡仁 20g，蒲公英 20g，白芍 15g。

功用：滋阴泻火，调理冲任。用于痤疮冲任失调证。

2. 钟以泽（成都中医药大学附属医院）良方——钟氏黄芪茯苓白术汤

黄芪 30g，豆蔻 5g，白术 15g，鸡血藤 30g，茯苓 15g，皂角刺 15g，桔梗 10g，陈皮 15g，生山楂 30g，丹参 10g，白花蛇舌草 30g，升麻 10g。

功用：健脾利湿，益气托毒。用于治疗脾虚夹湿型中重度寻常痤疮。

五、其他疗法

1. 中药散剂

本剂型是将一种或多种药物制成混合均匀的干燥粉末，具有吸收水分、干燥皮肤、减少外界对皮肤摩擦的特点。其随主药不同，具有干燥、抗炎、清凉、止痒、收敛的作用。

（1）颠倒散（《医宗金鉴》）

组成：大黄、硫黄。

功用：破瘀活血，脱脂除垢。适用于湿热蕴结、血瘀痰凝证者。

用法：将上两味药物等量研末，用凉开水或绿茶水调敷于患处，每日 1～2 次，或配成 30% 的洗剂外涂。

（2）如意金黄散（《外科正宗》）

组成：天花粉、黄柏、大黄、姜黄、白芷、苍术、厚朴、陈皮、甘草、生天南星。

功用：清热解毒，消肿止痛。适用于肺经风热、湿热蕴结证者。

用法：可用绿茶水或醋调敷于患处，每日 1 ～ 2 次。

2. 中药面膜

本疗法是将中药粉和软膜粉混合均匀，用水将混合药粉调制成糊状，敷于面部治疗疾病的一种方法。其特点是灵活性强，可临方调配、辨证配方使用。

常用药物：茯苓、白芷、白及、大黄、硫黄、丹参、白附子、当归、红花等。

用法：将药物研成细粉后，加软膜粉与水调成糊状，外敷患处或整个面部。每日或隔日 1 次，每次 15 ～ 20 分钟。

3. 中药水剂

本剂型是将中药煎汤滤过后，可以作湿敷、涂擦、浸浴、洗涤用。中药水剂是皮肤病中医外治的重要组成部分，根据组成药物的不同，具有多种治疗功效。马齿苋水剂组成：马齿苋 30g（鲜马齿苋加倍）。

功用：清热解毒，凉血。适用于辨证为肺经风热、湿热蕴结证者。

用法：将马齿苋 30g 加水 1000mL，煎煮后滤过取汁，放至温凉，以 6 ～ 8 层纱布或纱布垫蘸取药液，拧至不滴水为度，外敷患处。每日 1 ～ 2 次，每次 15 ～ 20 分钟。

4. 湿敷

本疗法是指用纱布或湿敷垫蘸取药液外敷患处来治疗疾病的一种方法。古称溻法。根据病情配方，辨证施治，将选用的药物加水煎汤，适温使用。根据所用药物的不同而具有清热收敛、消肿止痛、控制感染等作用。

常用药物：马齿苋、蒲公英、黄柏、苦参等，可单味药物使用，亦可配伍组方应用。

用法：单味或复方药物加水煎煮 15 ～ 20 分钟，滤过药液，放至温凉或兑入清水。以 6 ～ 8 层纱布或纱布垫蘸取药液，拧至不滴水为度，外敷患处。每日 1 ～ 2 次，每次 15 ～ 20 分钟。

六、预防调摄

1. 生活规律，起居有常。

2. 避免紧张情绪和精神压力。

3. 节制饮食，少吃甜食、辛辣刺激食物。多吃含有维生素 B 族、维生素 C 的蔬菜、水果，尽量避免烟、酒的摄入。

4. 适度锻炼。注意皮肤护理，合理选用护肤品。

第六节　黄褐斑

黄褐斑是指人体颜面部的色素沉着斑，以褐色或者深褐色斑片为主要表现，常在颜面颊部呈对称性分布，构成蝴蝶状，也可发生于前额、鼻部等处，亚洲育龄期女性发病率高达 30%。黄褐斑在不同人种、不同经纬度地区间发病率存在差异，亚洲人、非洲人等深肤色人种比白种人发病率高，其中东南亚人群中黄褐斑发病率约为 40%，而在中美洲和南美洲，黄褐斑的发病率为 4% ～ 10%。女性患者发病率明显高于男性，尤以育龄期妇女为著，但在不同种族人群中男女发病比例有所不同。

根据色素所在位置分为两型：表皮型（表皮色素增多）和混合型（表皮色素增多 + 真皮浅层噬黑素细胞）。

本病属于中医学"黧黑斑""妊娠斑""肝斑"等范畴。

一、诊断标准

1. 症状

（1）面部淡褐色至深褐色、界限清楚的斑片，通常呈对称分布，无炎症表现及鳞屑。

（2）无明显自觉症状。

（3）女性多发，主要发生在青春期后。

（4）病情可有季节性，常夏重冬轻。

2. 鉴别诊断

黄褐斑需要与炎症后色素沉着、褐青色痣、太田痣、黑变病等疾病进行鉴别。

二、病因病机

本病多因气机不畅，腠理受风，忧思抑郁，肝、脾、肾功能失调所致。病机为肝郁气滞、气滞血瘀、脾胃虚弱、肝肾不足，气血不能上荣于面是主要病机。

1. 肝郁气滞

女子以肝为先天，肝主疏泄，性喜条达而恶抑郁，调畅情志、气机，使得人体脏腑、经络的气机升降出入调顺。情志失调可影响肝的疏泄功能，致使气机紊乱，郁结不畅；同时气为血之帅，气滞则血行不畅，瘀阻脉络，气血不能上荣于面部肌肤，则出现瘀滞症状，导致黄褐斑的发生和发展。

2. 气滞血瘀

久病耗伤气血，血虚则脉道空虚，加之气虚无以推动血液运行，久则成瘀，阻于颜面血络。气能行血，气为血之帅，血能养气，血为气之母，血又能载气。故久病伤及气血，最终入络、入血，气血瘀滞，发为黄褐斑。

3. 脾虚湿阻

人是统一的整体，脏腑功能紊乱则会反馈于肌表四肢。若肝疏泄不畅，肝气向上犯脾则致中焦水谷运化失衡，水湿停滞，致使气血生化乏源，从而导致面色失荣。故脾虚水滞、血弱不华则使得水湿上犯熏蒸皮肤而生斑。

4. 肝肾阴虚

房劳无度，肾水亏虚，而心火旺盛，水火不容，虚火上熏颜面，燥结成斑；或虚火上炎，暗耗津血，颜面失于濡养而枯萎发斑；或肾虚火旺，血热滞结，瘀于颜面亦可致黄褐斑。

三、辨证论治

黄褐斑的中医治疗方法多样，临床须根据黄褐斑的部位和颜色，结合患者体质、伴随症状及舌脉，选用适宜的治疗方法。中医治疗总则为疏肝健脾补肾，理气活血化瘀。

1.肝郁气滞证

【证候】**主症**：面部青褐色斑片，或浅或深，边界清楚，对称分布于两颧周围。**次症**：性格急躁或抑郁，喜嗳气；女子或有月经不调，乳房胀痛；失眠多梦。**舌脉**：舌质红，脉弦。

【治法】疏肝解郁，调理气血。

【代表方】逍遥散加减。

【推荐方药】白芍 10g，当归 10g，白术 6g，茯苓 15g，川芎 10g，柴胡 6g，陈皮 3g，枳壳 5g，香附 3g，炙甘草 5g，生姜 3g，薄荷 3g。

2.气滞血瘀证

【证候】**主症**：颜面出现黄褐色斑片，色泽较深。**次症**：急躁易怒，胸胁胀痛。**舌脉**：舌质暗，苔薄白，脉沉细。

【治法】疏肝理气，化瘀通络。

【代表方】桃红四物汤加减。

【推荐方药】桃仁 10g，红花 6g，熟地黄 10g，当归 10g，赤芍 10g，川芎 6g。

3.脾虚湿阻证

【证候】**主症**：面部淡褐色斑片如尘土，或灰褐色，边界不清，分布于鼻翼、前额及口周。**次症**：面色萎黄，神疲乏力，少气懒言，大便溏薄，脘腹胀满。**舌脉**：舌淡，苔薄微腻，脉濡细缓。

【治法】健脾理气，祛湿通络。

【代表方】参苓白术散加减。

【推荐方药】党参 10g，白茯苓 15g，白术 5g，白扁豆 10g，陈皮 3g，薏苡仁 15g，怀山药 20g，甘草 3g，莲子肉 10g，砂仁 10g（后下）。

4.肝肾阴虚证

【证候】**主症**：面部黑褐色斑片，大小不等，形状不规则，分布于两颧、耳前和颞部。**次症**：腰膝酸软，头晕目眩，耳鸣眼涩，月经不调，五心烦热。**舌脉**：舌淡红少苔，脉沉细。

【治法】补益肝肾。

【代表方】六味地黄丸加减。

【推荐方药】熟地黄 24g，怀山药 12g，山茱萸 12g，牡丹皮 9g，茯苓 9g，泽泻 9g。

四、良方举隅

1.禤国维（广东省中医院）良方——禤氏祛斑方

柴胡 15g，防风 15g，沙参 20g，冬瓜仁 15g，当归 10g，丝瓜络 15g。

功用：疏肝祛风，滋肾养阴。用于黄褐斑肾虚火旺者。

2.荣光辉（六安市中医院）良方——归白祛斑汤

当归 15g，炒白芍 15g，白术 15g，茯苓 15g，玫瑰花 9g，赤芍 9g，月季花 9g，白芷 9g，川芎 9g，柴胡 9g，郁金 9g，香附 9g，炙甘草 6g。

功用：疏肝解郁，调理气血。用于黄褐斑肝郁气滞者。

五、其他疗法

1. 针刺

主穴取血海、三阴交、足三里、曲池、肺俞。肝郁气滞加太冲、行间；脾虚湿盛加脾俞、丰隆；肝肾亏虚加蠡沟、肾俞、太溪。

2. 外敷

临床常用中药磨粉制成膏霜剂、面膜，或配成倒膜粉，或以内服方之药渣先熏后湿敷等。外用的中药以白及、白附子、白僵蚕、白茯苓、薏苡仁、荆芥、冬瓜仁、杏仁、积雪草等多见。

3. 穴位注射

选取双侧血海、三阴交、足三里注射当归注射液 3mL，频率为每周 1 次，24 次为 1 个疗程。适用于肝郁气滞证。

六、预防调摄

1. 预防

减少日光照射，外出时应用太阳伞或太阳帽遮挡，从事野外工作或外出旅游，应涂防晒霜或防晒油膏；减少烹饪热或职业热接触；避免使用汞、铅等含量超标的劣质化妆品；避免服用引起性激素水平变化的药物及光敏性药物。

2. 调摄

保持心情舒畅，消除急躁、抑郁和焦虑情绪，避免情绪紧张。保持充足的睡眠，忌熬夜及作息不规律。宜清淡饮食，以水果、蔬菜等清淡食物为主，少食油腻、辛辣等刺激性食物。

第七节　雄激素性脱发

雄激素性脱发是一种非瘢痕性脱发，多见于男性，常在青春期发病，表现为头部毛发进行性减少、变细和脱发或头发稀疏，在男性称为男性型脱发，而女性称为女性型脱发。我国 6 个城市的流行病学调查表明，本病我国男性的患病率为 21%，女性患病率为 6%。本病属于中医学"蛀发癣""发蛀脱发"等范畴。

一、诊断标准

1. 症状

男性雄激素性脱发早期表现为前额和双鬓角发际线后移，两侧头发开始变纤细而稀疏，逐渐向头顶延伸，额部发际线向后退缩，头顶头发也逐渐开始脱落；随病情发展，前额变高形成高额，呈"V"字形秃发，进而与顶部秃发融合成片，仅枕及两颞保留剩余头发，形成特征性"马蹄形"图案。脱发处皮肤光滑，可见纤细毳毛。女性症状较轻，多为头顶部毛发变稀疏，但前额发际线不后移。多无自觉症状。脱发进程一般很慢，其程度因人而异。

2. 体征

拉发试验阴性，即患者 5 日内不洗发，以拇指和示指拉起一束头发，约五六十根，轻轻顺毛干向发梢方向滑动，计算拔下的毛发数，少于 6 根为阴性结果。

3. 辅助检查

雄激素性脱发在毛发镜下表现为毛干粗细不一，直径变细的毛干增多，占全部毛干比例大于20%，早期病变可见褐色晕即毛周征，进展期时可有黄点征。女性患者以毛囊单位内的毛干数目减少为主，严重者存在无毛干的毛囊开口和头皮色素沉着。

4. 鉴别诊断

雄激素性脱发应与其他原因脱发，如休止期脱发、弥漫性斑秃、女性绝经期后前额纤维化秃发、营养不良、化疗药物、内分泌疾患，以及缺铁性贫血相鉴别。

二、病因病机

本病多以肾精亏虚、肝血不足为本，兼有脾虚湿盛、肺气不宣等脏腑失调，湿热、风邪、瘀血等邪气为标，病位主要在头部，与肾、肝、脾、肺密切相关。病性为本虚标实、虚实夹杂，病势缓慢渐进且易反复，病机可由湿热化燥伤阴、气血两虚或气滞血瘀证复杂化，最终导致毛发失养脱落。

1. 肾精亏虚

先天不足、房劳过度、久病耗损、年老体衰，致肾精亏虚。肾主生发，肾精亏虚则发失其本。肾精不足导致髓海空虚，血不足以濡养头发，毛发干枯易脱。

2. 肝血不足

久病耗血、饮食失节、情志不畅，致肝血亏虚。肝主藏血，发为血之余。肝血不足，毛发失其濡养，干枯易脱；肝气郁结则气血运行不畅，发根松动脱落。

3. 脾虚湿盛

饮食不节、劳倦伤脾，或湿浊内生，脾虚运化失常。脾主运化，化生气血以养发。脾虚则气血生化不足，湿浊内蕴，阻滞毛窍，导致发根营养不良，毛发脱落。

4. 湿热蕴结

嗜食肥甘厚味，湿热内生，或外感湿热邪气。湿热蕴结头皮，经络阻滞，气血运行不畅，毛发失养而脱落。湿热还可化燥伤阴，加重毛发枯槁。

5. 气滞血瘀

情志失调、气机郁滞，久则气滞血瘀。气滞血瘀，瘀血阻滞经络，头皮血脉不畅，毛发失养而脱落，久病不愈则加重脱发。

6. 阴虚火旺

久病失调、过度劳累，或湿热化燥伤阴。阴虚火旺，虚火扰动，消灼津液，血不养发，发失濡润而枯槁易脱。

三、辨证论治

本病中医主张根据其病因病机辨证施治，综合补肾填精、养血柔肝、健脾化湿、清热祛湿、活血化瘀及滋阴降火等治疗原则，从而改善毛发生长环境，恢复头发健康。

1. 肾精亏虚证

【证候】主症：头发稀疏，渐细渐软，脱发明显。次症：伴腰膝酸软，头晕耳鸣，精神疲乏，夜尿增多。舌脉：舌淡，苔薄，脉沉细。

【治法】补肾填精，益髓生发。

【代表方】七宝美髯丹加减。

【推荐方药】制何首乌 30g，枸杞子 15g，菟丝子 15g，熟地黄 20g，茯苓 15g，牛膝 10g，补骨脂 10g。腰膝酸软明显者，加杜仲 15g、桑寄生 15g。

2. 肝血不足证

【证候】**主症**：头发干枯脱落，数量减少。**次症**：头晕目眩，失眠多梦，面色萎黄，指甲脆薄。**舌脉**：舌淡红，苔少，脉细弱。

【治法】养血柔肝，滋养毛发。

【代表方】四物汤加减。

【推荐方药】熟地黄 15g，当归 12g，白芍 12g，川芎 10g，制何首乌 20g，黑芝麻 15g。头晕目眩明显者，加枸杞子 15g、女贞子 12g；失眠多梦者，加酸枣仁 15g、柏子仁 12g。

3. 脾虚湿盛证

【证候】**主症**：头发油腻稀疏，易脱落。**次症**：头皮油腻或瘙痒，伴脘腹胀满、食少便溏、四肢乏力。**舌脉**：舌淡胖，苔白腻，脉濡缓。

【治法】健脾化湿，生发护发。

【代表方】参苓白术散加减。

【推荐方药】党参 15g，白术 15g，茯苓 15g，山药 20g，薏苡仁 15g，陈皮 10g，砂仁 6g（后下），莲子 15g，桔梗 10g，制何首乌 15g，苍术 10g。头皮瘙痒明显者，加地肤子 12g、白鲜皮 12g。

4. 湿热蕴结证

【证候】**主症**：头发稀疏脱落，头皮油腻瘙痒或有小疹。**次症**：伴口苦口干，小便黄赤，大便黏滞不爽。**舌脉**：舌红，苔黄腻，脉滑数。

【治法】清热除湿，疏通毛窍。

【代表方】龙胆泻肝汤加减。

【推荐方药】龙胆 6g，黄芩 10g，栀子 12g，泽泻 15g，车前子 15g（包煎），木通 10g，生地黄 15g，当归 12g，柴胡 10g，甘草 6g。头皮小疹明显者，加苦参 10g、白鲜皮 12g。

5. 气滞血瘀证

【证候】**主症**：头发稀疏脱落，或发根松动，头皮暗紫或有瘀点。**次症**：伴胸胁胀满、情志抑郁，或痛经。**舌脉**：舌暗或有瘀斑，脉弦涩。

【治法】活血化瘀，通经生发。

【代表方】血府逐瘀汤加减。

【推荐方药】桃仁 12g，红花 10g，当归 12g，生地黄 15g，赤芍 12g，川芎 10g，柴胡 10g，枳壳 10g，甘草 6g，牛膝 12g，桔梗 10g。头皮瘀斑明显者，加丹参 15g、益母草 12g。

6. 阴虚火旺证

【证候】**主症**：头发干枯易落，伴头皮灼热感。**次症**：头晕目眩，五心烦热，盗汗，口干咽燥。**舌脉**：舌红少苔，脉细数。

【治法】滋阴降火，清热生发。

【代表方】知柏地黄丸加减。

【推荐方药】知母 12g，黄柏 10g，熟地黄 20g，山药 15g，山茱萸 15g，泽泻 12g，茯苓 15g，牡丹皮 12g，墨旱莲 15g，女贞子 15g。口干咽燥明显者，加麦冬 12g、石斛 12g；盗汗明显者，加浮小麦 15g、牡蛎 15g（先煎）。

四、良方举隅

1. 艾儒棣（成都中医药大学附属医院）良方——楂曲平胃散

山楂 20g，建曲 20g，苍术 15g，厚朴 15g，陈皮 15g，甘草 6g。

功用：益气健脾和胃，行气除湿祛脂。用于雄激素性脱发湿滞脾胃者。

2. 叶建州（云南省中医医院）良方——二至丸合丹栀逍遥散加减

牡丹皮 15g，炒栀子 15g，炒白术 15g，柴胡 15g，当归 15g，薄荷 10g，墨旱莲 15g，白芍 30g，茯苓 30g，女贞子 30g，黄精 30g，制何首乌 15g，天麻 10g，荷顶 10g，水蛭 10g。

功用：疏肝解郁，健脾生发。用于雄激素性脱发肝郁脾虚者。

五、其他疗法

1. 中药外洗

通过中药煎水洗头，改善头皮的血液循环，清除瘀滞，促进毛发生长。常用药方为桑叶 15g，侧柏叶 20g，墨旱莲 15g，何首乌 15g，苦参 10g，生姜 5 片。将药物煎水后过滤，趁温清洗头皮，每周 2 ～ 3 次。

2. 中药外敷

外敷药物直达病所，疏通毛孔，刺激毛囊。常用药方为何首乌 15g，侧柏叶 10g，丹参 12g，川芎 10g，补骨脂 10g。将药物研成细粉，加入适量温水调成糊状，敷于脱发部位，每次 30 分钟，每周 2 ～ 3 次。

3. 熏蒸疗法

通过中药蒸汽熏蒸头部，疏通经络，改善毛囊微循环。常用药方为桑叶 20g，侧柏叶 15g，苦参 15g，生姜 10g，陈皮 10g。将药材煎水后，用蒸汽熏蒸头部 20 分钟，每周 2 次。

六、预防调摄

1. 饮食调摄

多食用富含蛋白质、铁、锌、维生素 B 族的食物，如豆类、坚果、鱼类、瘦肉、蛋类、绿叶蔬菜等，有助于头发的生长和健康。避免进食辛辣、油腻、过甜的食物，防止湿热内生和油脂分泌过多，加重脱发。可适当多食用黑芝麻、核桃、黑豆、何首乌等滋补肝肾的食物。

2. 头皮护理

定期清洗头发，选择温和的洗发产品，避免刺激头皮。头发出油较多者，可增加清洗频率，但避免过度清洁。每日轻柔按摩头皮 5 ～ 10 分钟，促进血液循环，增强毛囊活力。避免频繁烫染头发或使用过热的吹风机，以免损伤毛囊。

3. 作息规律

保证每日 7 ～ 8 小时的高质量睡眠，有助于调节内分泌和改善头发生长环境。保持心情舒畅，避免长期精神紧张和焦虑，防止因肝气郁结导致脱发加重。

4. 生活方式调整

戒烟戒酒，吸烟会影响头皮的血液循环，饮酒容易生湿热，均可加重脱发。通过跑步、练瑜伽、打太极拳等运动增强体质，促进全身气血运行，有利于头发健康。

第十章　外科专病

第一节　急性乳腺炎

急性乳腺炎亦称急性乳房炎，是乳房的急性化脓性感染。大多数发生在产后哺乳期的最初 3 ～ 4 周，尤其以初产妇为多见。临床表现为乳房疼痛，排乳不畅，乳腺局部出现肿块，形状为楔形或不规则形，可发生于乳房的任何部位，乳房皮肤可出现红、肿、热、痛，病变区域皮温升高，有压痛，溃后脓出稠厚；全身症状为发热，体温可达 39 ～ 40℃，伴有寒战、全身出汗、头晕、乏力等。据统计，在世界范围内，哺乳期乳腺炎发生在 2% ～ 30% 的哺乳期妇女中且发病率在产后前 3 周达到高峰。目前，我国哺乳期急性乳腺炎的发病率为 33.01% 且呈逐年上升趋势。

急性乳腺炎是一种急性化脓性感染，根据其病因和病变过程，可分为急性炎症期、脓肿形成期和溃烂期三个阶段，宜分别采用相应的方法治疗。

本病属于中医学"乳痈"范畴。

一、诊断标准

1. 症状

（1）乳房肿胀疼痛：初起时患乳肿大，胀痛或触痛，翻身或吮乳时痛甚，疼痛部位多在乳房的外下象限。乳汁排泄不畅。病情发展到成脓阶段时，患部疼痛加剧，呈持续性搏动性疼痛或刺痛。脓成溃破后脓流通畅，则逐渐肿消痛止；若脓流不畅，肿势不消，疼痛不减，多为有袋脓现象或脓液波及其他乳腺叶而引起病变。

（2）发热：初起时可出现恶寒发热，化脓时可有高热、寒战。若感染严重，并发败血症者，常可在突然的剧烈寒战后，出现 40 ～ 41℃的高热。

（3）其他症状：初起时可出现骨节酸痛、胸闷、呕吐、恶心等症状，化脓时可有口渴、食欲缺乏、小便黄、大便干结等症状。

2. 体征

乳房触诊：初起时患部压痛，结块或有或无，皮色微红或不红。化脓时患部肿块逐渐增大，结块明显，皮肤红热水肿，触痛显著，拒按。脓已成时肿块变软，按之有波动感，若病变部位较深，则皮肤发红及波动感均不甚明显。已溃者创口流脓黄白而稠厚，若脓肿向乳管内穿破者，可自乳头流出脓液。患侧腋下常可扪及肿大的淋巴结，并有触痛。

3. 辅助检查

（1）实验室检查：血常规、C 反应蛋白、细菌培养及药敏试验。

（2）影像学相关检查：乳腺超声检查、乳腺 X 线检查、病理组织学检查。

4. 鉴别诊断

急性乳腺炎需要与炎性乳腺癌、乳腺导管扩张症、哺乳期外伤性乳房血肿等疾病进行鉴别。

（1）炎性乳腺癌：患乳迅速肿胀变硬，常累及整个乳房的 1/3 以上，以乳房下半部为甚。病变局部皮肤呈暗红或紫红色，毛孔深陷呈橘皮样，局部不痛或轻度压痛。同侧腋窝淋巴结明显肿大，质硬固定。病变可迅速波及对侧乳房，全身炎症反应较轻；血液白细胞总数及中性粒细胞比值无明显升高，抗感染治疗无效。

（2）乳腺导管扩张症：多有先天性乳头凹陷畸形，乳头孔有粉刺样或油脂样物溢出。在急性期，其表现类似急性乳腺炎，主要表现为乳房红肿疼痛、乳头溢液（浆液或脓液）、乳头内陷、乳房肿块与皮肤粘连，溃后疮口经久不敛或愈合又复发，形成多个通向乳头孔的瘘管。抗感染治疗疗效不佳。

（3）哺乳期外伤性乳房血肿：有乳房外伤史，局部可见红肿热痛，偶可触及边缘不清的肿块；局部穿刺吸出物为血液。

二、病因病机

产后多瘀多虚，卫表不固，易感风寒病邪，乳脉壅滞，排乳不畅；或因情志不畅，肝气不疏，乳头属肝，郁于乳络，乳汁淤积；或因乳头破损，加之气血虚弱，推动无力，乳汁不畅；或因饮食不节，过量进补滋腻厚味，脾胃腐熟功能太过，乳汁过多、过浓厚，未能及时排出。以上均可导致乳汁淤积化热，乳络阻塞，气血凝滞，热毒蕴结，毒盛则可化腐成脓。本病具有"本虚标实、虚实夹杂、传变迅速、易化腐成脓"之特点。

三、辨证论治

急性乳腺炎多发生于哺乳期女性，初产妇最为多见，临证须辨清标本虚实、阴阳寒热，治疗药物归经以肝、脾、胃经为主，以疏肝清热、通乳散结为原则。治疗以消为贵，以通为用，尤贵早治，切不可滥投苦寒药物，注重辨脓之有无。急性乳腺炎分为以下 5 个证型。

1. 肝郁胃热证

【证候】**主症**：乳房肿胀疼痛，结块或有或无，皮色不变或微红，排乳不畅。**次症**：恶寒发热，头痛骨楚，胸闷呕恶，大便干结。**舌脉**：舌质红，苔薄白或薄黄，脉浮数或弦数。

【治法】疏肝清胃，通乳消肿。

【代表方】瓜蒌牛蒡汤。

【推荐方药】瓜蒌子 10g，牛蒡子 10g，天花粉 10g，黄芩 10g，生栀子 10g，连翘 10g，皂角刺 5g，金银花 15g，生甘草 5g，陈皮 10g，青皮 10g，柴胡 10g。

2. 热毒炽盛证

【证候】**主症**：乳房肿痛加重，结块增大，皮肤焮红灼热，继之结块中软应指；或溃后脓出不畅，或切开后引流不畅，红肿热痛不消。**次症**：壮热不退，口渴喜饮，便秘溲赤。**舌脉**：舌质红，苔黄腻，脉洪数。

【治法】清热解毒，托里透脓。

【代表方】五味消毒饮合透脓散加减。

【推荐方药】金银花 20g，野菊花 12g，蒲公英 12g，紫花地丁 15g，紫背天葵 6g，生黄芪 12g，当归 6g，皂角刺 5g，川芎 9g。

3. 正虚毒恋证

【证候】**主症**：溃后乳房肿痛虽轻，但疮口脓液清稀，淋漓不尽，日久不愈；或乳汁从疮口溢出。**次症**：面色少华，神疲乏力，或低热不退，纳谷不馨。**舌脉**：舌质淡，苔薄，脉细。

【治法】益气和营，托毒生肌。

【代表方】托里消毒饮加减。

【推荐方药】人参 10g，川芎 10g，白芍 10g，黄芪 30g，当归 10g，白术 10g，茯苓 10g，金银花 15g，白芷 6g，甘草 3g，皂角刺 3g，桔梗 10g。

4. 气血凝滞证

【证候】**主症**：乳房结块质硬，微痛不热，皮色不变或暗红，日久不消。**次症**：两胁胀痛，急躁易怒，大便秘结。**舌脉**：舌质正常或瘀暗，苔薄白，脉弦涩。

【治法】疏肝活血，温阳散结。

【代表方】四逆散。

【推荐方药】炙甘草 5g，枳实 10g，柴胡 12g，芍药 10g。

5. 脾肾阳虚证

【证候】**主症**：畏寒怕冷，腰膝酸软或疼痛。**次症**：尿后滴沥，精神萎靡，阳痿或性欲低下，倦怠乏力，手足不温。**舌脉**：舌淡苔白，脉沉迟或无力。

【治法】温补脾肾，佐以行气活血。

【代表方】济生肾气丸加减。

【推荐方药】熟地黄 15g，山药 15g，山茱萸 15g，泽泻 10g，茯苓 15g，牡丹皮 10g，肉桂 6g，炮附子 10g（先煎），牛膝 10g，车前子 10g（包煎）。

四、良方举隅

1. 路志正（国医大师）良方——内消乳痈汤

橘叶 20g，大瓜蒌 1 个（切碎），荆芥 9g，连翘 12g，浙贝母 12g，甘草梢 10g，赤芍 10g。

功用：清热解毒，消肿散结。用于乳痈初起。

2. 刘丽芳（湖南中医药大学第一附属医院）良方——柴胡清肝汤加减

醋柴胡 10g，川芎 10g，当归 10g，生地黄 10g，黄芩 10g，炒栀子 10g，天花粉 10g，炒牛蒡子 10g，连翘 10g，金银花 10g，炒王不留行 10g，白芍 15g，蒲公英 15g，醋鳖甲 15g，炒麦芽 15g，薏苡仁 15g。

功用：疏肝清热，活血化瘀。用于乳腺炎肝经郁热者。

3. 许芝银（江苏省中医院）良方——乳痈散结汤

蒲公英 20g，青皮 5g，橘叶 10g，橘核 15g，牡丹皮 10g，赤芍 10g，葫芦 20g，生甘草 5g。

功用：疏通乳络，和营散结。用于急性乳腺炎，乳汁淤积，气滞热壅者。

五、其他疗法

1. 初起

急性炎症期外敷金黄散、金黄膏或玉露膏，每日 1 次。或用芒硝 60g 溶解于 100mL 开水中，以厚纱布或药棉蘸药液热敷患处。将仙人掌（去皮、刺）适量捣烂如泥，调成糊，直接涂于患处，并保持湿润。

2. 成脓

急性乳腺炎形成脓肿后，于皮薄、波动感及压痛点最明显处及时切开排脓或火针洞式切口引流排脓。若脓肿小而浅，可用针吸穿刺抽脓，并外敷金黄膏。

3. 溃后

脓肿切开或刺烙排脓后，可用八二丹或九一丹提脓祛腐，并用药线引流，脓净后改用生肌散收口，均可以红油膏纱布盖贴。如有袋脓现象，可在脓腔下方用垫棉法加压，使脓液不致潴留。如有乳汁从疮口流出，可在患侧用垫棉法束紧，以促使收口。

4. 推拿按摩

患者取坐位，先在患乳部搽以少量润滑剂，以一手托起乳房，另一手五指从乳房周边向乳头方向进行揉、推、挤、抓，再用手轻轻挤压乳头数次，以扩张乳头部的输乳管，直至宿乳呈喷射状排出，结块消失、乳房松软、淤乳排净、疼痛明显减轻。治疗前如先行热敷或涂水杨酸甲酯膏，效果更佳。此法适用于早期乳汁淤滞阶段。

5. 针灸治疗

选用肩井、内关、足三里（双侧）、乳根（患侧）等穴位，施强刺激手法，留针10～15分钟，以理气通络、散结止痛。此法适用于急性乳腺炎早期尚未化脓者。

6. 拔罐放血

运用刺络拔罐放血法治疗哺乳期急性乳腺炎，取大椎、膏肓点刺后拔罐，吸出血液2～3mL，通过改善血液和淋巴循环，调节免疫机制，促进炎症物质消退。

7. 刮痧疗法

刮痧疗法具有活血化瘀、舒筋通络的功效，选肝俞、胃俞、天宗、肩井进行刮痧，重点刮肿块硬结区域，若有发热者配合少泽放血。此法适用于哺乳期急性乳腺炎。

六、预防调摄

1. 预防

及早纠正乳头内陷，妊娠后期常用温水清洗或擦洗乳头，及时治疗乳头破损及身体其他部位的化脓性疾病。培养良好的哺乳习惯，注意乳头和乳儿口腔的清洁，每次哺乳后排空乳汁，防止淤积。忌食辛辣炙煿之品，不过食膏粱厚味。高热时要卧床休息，必要时物理降温。须用吸奶器吸尽乳汁或手法推拿排空乳汁。患乳用三角巾或乳罩托起，以减少疼痛，防止袋脓。脓水淋漓或乳汁较多浸渍皮肤者，应及时换药清洁。皮肤过敏时，注意更换外用药或胶布。

2. 调摄

乳房按摩，在乳腺导管走行的无肿胀区域进行适当力度按摩，保持乳腺导管通畅，用力不宜过大。产后抑郁、焦虑也是乳腺炎形成的诱因之一，及时到心理科就诊，保持心情舒畅，起居适宜。调节情志，保持乐观情绪，树立战胜疾病的信心。

第二节 乳腺增生病

乳腺增生病是指乳腺上皮和纤维组织增生，乳腺组织导管和乳小叶在结构上的退行性病变及进行性结缔组织的生长，是一种乳腺组织既非炎症也非肿瘤的良性增生性疾病。乳腺增生也称慢性囊性乳腺病，或称纤维囊性乳腺病。本病是妇女的常见病之一，多发生于 30～50 岁妇女。临床特点是乳房胀痛、乳房肿块及乳头溢液。有研究发现，本病有一定的癌变倾向，尤其是有乳腺癌家族史的患者更应引起重视。

本病属于中医学"乳癖""乳核"等范畴。

一、诊断标准

1. 症状

（1）疼痛：乳房疼痛以胀痛为主，可有刺痛或牵拉痛。疼痛常在月经前加剧，经后疼痛减轻，或疼痛随情绪波动而变化，痛甚者不可触碰，行走或活动时也有乳痛。乳痛主要以乳房肿块处为甚，常涉及胸胁部或肩背部。有些患者还可伴有乳头疼痛和作痒，乳痛重者影响工作或生活。

（2）肿块：乳房肿块可发生于单侧或双侧，大多位于乳房的外上象限，也可见于其他象限。肿块的质地中等或硬韧，表面光滑或呈颗粒状，活动度好，大多伴有压痛。肿块的大小不一，直径一般为 1～2cm，大者可超过 3cm。

（3）其他：患者常伴有月经失调、心烦易怒等症状；少数患者可有乳头溢液，呈黄绿色、棕色或血性，少数为无色浆液。

2. 体征

乳房触诊：一侧或两侧乳腺有增厚，可局限于乳腺的一部分，也可分布于整个乳腺；肿块呈颗粒状、结节状或片状，大小不一，质韧而不硬；增厚区与周围乳腺组织分界不明显，与皮肤无粘连。

3. 辅助检查

（1）实验室检查：细胞涂片检查。

（2）影像学相关检查：乳腺超声检查、乳腺钼靶、乳腺 X 线、乳腺 MRI、乳管镜、乳管造影、病理组织学检查。

4. 鉴别诊断

（1）乳房良性肿瘤：包括乳腺来源的良性肿瘤，如纤维腺瘤、导管内乳头状瘤等；以及其他来源的但生长于乳房部位的良性肿瘤，如错构瘤、脂肪瘤、血管病变、软骨瘤样变、假血管瘤性间质增生等。该类疾病可触及边界清楚的肿块，伴或不伴乳腺疼痛，超声可辅助检查，最终鉴别以病理诊断为准。

（2）非哺乳期乳腺炎：该类疾病临床主要表现为乳腺肿块和乳头内陷、乳头溢液、乳腺疼痛，其中乳腺肿块在慢性病变基础上可继发急性感染形成脓肿，终末期脓肿破溃可形成乳腺瘘管、窦道或者溃疡，经久不愈，发生发展过程与乳腺增生病大不相同，病理诊断是金标准。

（3）乳腺导管扩张症：常发生于 45～52 岁的中老年妇女；常在乳头、乳晕及其附近部位出现细小的结节，乳头常溢出棕黄色或血性分泌物，有时可挤出粉渣样分泌物。

（4）乳腺癌：本病早期应注意与乳腺囊性增生症的结节状肿块相鉴别。乳腺癌早期的肿块多为单发性，质地坚硬，活动性差，无乳房胀痛；主要应依据活体组织病理切片检查进行鉴别。

二、病因病机

乳腺增生病以肾气不足或后天劳损伤肾为基本病因，情志异常或饮食失节为诱因。其病位在肝、脾、肾及冲任，病机本虚为肝、脾、肾虚，标实为气、血、痰、瘀实，为本虚标实之病。

三、辨证论治

1. 冲任失调症

【证候】**主症**：多见于中年妇女，乳房肿块在月经前加重，经后减缓，乳房疼痛较轻或无疼痛；伴有腰酸乏力，神疲倦怠。**次症**：月经失调，或月经后期，量少，色淡暗，或闭经。**舌脉**：舌淡胖，苔薄白或腻，脉濡细或弦。

【治法】调摄冲任，和营散结。

【代表方】二仙汤加减。

【推荐方药】淫羊藿30g，熟地黄30g，龟甲30g（先煎），菟丝子20g，知母15g，肉苁蓉15g，巴戟天15g，仙茅15g，桃仁10g，红花10g。

2. 肝郁气滞证

【证候】**主症**：多见于青年女性，以乳房胀痛、窜痛、刺痛为主，肿块呈单一片块，质软，触痛明显且肿块与月经及情绪变化相关，伴有明显的精神情志改变，或精神抑郁，或烦躁易怒。**次症**：伴或不伴两胁胀痛。**舌脉**：舌淡红，苔薄白或薄黄，脉弦。

【治法】疏肝解郁，和血散结。

【代表方】柴胡疏肝散加减。

【推荐方药】柴胡10g，川芎10g，枳实10g，香附10g，陈皮10g，厚朴10g，白芍6g，半夏6g，甘草5g。

3. 肝郁痰凝证

【证候】**主症**：多见于青年妇女，乳房肿块，质韧不坚，胀痛或刺痛，症状随喜怒消长。**次症**：伴或不伴胸闷胁胀，抑郁易怒，失眠多梦，心烦口苦。**舌脉**：舌苔薄白或黄，脉弦细或滑。

【治法】疏肝解郁，化痰散结。

【代表方】逍遥蒌贝散加减。

【推荐方药】当归10g，白芍15g，柴胡10g，茯苓10g，白术10g，瓜蒌15g，贝母10g，半夏9g，胆南星6g，生牡蛎15g（先煎），山慈菇12g。

4. 痰瘀互结证

【证候】**主症**：多见于中年女性，乳房肿块形态多样，边界不清，质地较韧，多刺痛且痛处固定不移。**次症**：伴或不伴月经周期不调，或经行不畅，或伴有血块。**舌脉**：舌薄白或腻，舌质暗，边有瘀紫，脉弦或滑。

【治法】活血祛瘀，化痰散结。

【代表方】海藻玉壶汤加减。

【推荐方药】海藻 15g，昆布 15g，贝母 10g，陈皮 10g，青皮 6g，半夏 10g，连翘 10g，当归 10g，川芎 10g，独活 6g，甘草 6g。

四、良方举隅

1. 王玉章（北京中医医院）良方——消癖汤

当归 10g，香附 10g，女贞子 10g，淫羊藿 15g，白芍 10g，郁金 10g，菟丝子 15g，鸡血藤 30g，柴胡 10g，首乌藤 30g，墨旱莲 10g。

功用：疏肝安神，健脾补肾，养血调经。用于肝郁、脾虚、肾亏而引起的乳腺增生及由此导致的月经不调、心神不安。

2. 李可（灵石县中医院）良方——攻癌夺命汤

漂海藻 15g，柴胡 10g，白芥子 10g，夏枯草 30g，牡蛎粉 30g，炒王不留行 30g，丹参 30g，木鳖子 30g，桃仁 10g，红花 10g，泽兰叶 10g，六路通 10g，生甘草 15g，全蝎 12 只（研末冲服），蜈蚣 2 条（研末冲服），鲜生姜 5 片，大枣 6 枚。

功用：疏肝化瘀，软坚散结。可治一切气滞、血瘀、痰凝所致之肿物。

3. 顾伯华（上海中医药大学附属龙华医院）良方——乳癖灵Ⅰ、Ⅱ、Ⅲ号方

肝郁气滞型乳癖患者，给予乳癖灵Ⅰ号方内服，药物组成：柴胡 9g，香附 9g，青皮 9g，白术 9g，白芍 9g，当归 9g，陈皮 6g，茯苓 6g，八月札 12g，生甘草 4.5g。

冲任不调型乳癖患者，给予乳癖灵Ⅱ号方内服，药物组成：柴胡 9g，香附 9g，白芍 9g，当归 9g，仙茅 9g，淫羊藿 9g，巴戟天 9g，青皮 6g，陈皮 6g，熟地黄 12g，锁阳 12g，鹿角粉 15g。

囊性痰瘀型乳癖患者，给予乳癖灵Ⅲ号方内服，药物组成：柴胡 9g，白术 9g，当归 9g，金铃子 9g，桃仁 9g，三棱 9g，莪术 9g，云茯苓 12g，益母草 12g，海藻 12g，生甘草 4.5g。

4. 李廷冠（广西中医药大学附属瑞康医院）良方——乳癖Ⅰ、Ⅱ、Ⅲ号方

肝郁痰凝型乳癖患者，当疏肝解郁、化痰散结，予以乳癖Ⅰ号方内服，方药组成：当归 10g，白芍 15g，赤芍 15g，郁金 12g，青皮 10g，陈皮 10g，香附 12g，法半夏 10g，茯苓 15g，丝瓜络 15g。

冲任失调型乳癖患者，当补益肝肾、调理冲任、化痰散结，予以乳癖Ⅱ号方内服，方药组成：鹿角霜 15g，淫羊藿 10g，巴戟天 10g，菟丝子 10g，当归 10g，白芍 15g，柴胡 10g，益母草 15g，郁金 12g，香附 12g，丝瓜络 15g。

肝肾阴虚型乳癖患者，当滋补肝肾、活络散结，予以乳癖Ⅲ号方内服，方药组成：当归 10g，生地黄 15g，枸杞子 10g，川楝子 12g，玄参 15g，白芍 15g，墨旱莲 15g，女贞子 12g，鹿角霜 15g（先煎），丝瓜络 15g。

五、其他疗法

1. 中成药

（1）乳增宁，每次 3 片，每日 3 次。

（2）小金丹，每次 0.6g，每日 2 次。

（3）乳癖消，每次 3 片，每日 3 次。

（4）逍遥丸，每次 4.5g，每日 2 次。

2. 外敷

阳和解凝膏掺黑退消或桂麝散盖贴；或以生白附子或鲜蟾蜍皮外敷，或用大黄粉以醋调敷，对外敷药过敏者忌用。

3. 针灸治疗

以膻中、屋翳、合谷、足三里为主穴。肝郁气结者配太冲，肝肾阴虚者配太溪，伴有月经不调者配三阴交，伴胸闷心痛者配外关。常用穴位还有乳根、膺窗、期门、内关等，针刺有开郁结、调气血、止疼痛之功效。

4. 按摩疗法

（1）推抚法：患者取坐位或侧卧位，充分暴露胸部。先在患侧乳房上撒些滑石粉或涂上少许液状石蜡，然后双手全掌由乳房四周沿乳腺管轻轻向乳头方向推抚 50 ～ 100 次。

（2）揉压法：以手掌上的小鱼际或大鱼际着力于患部，在红肿胀痛处施以轻揉手法，有硬块的地方反复揉压数次，直至肿块柔软。

（3）揉、捏、拿法：以右手五指着力，抓起患侧乳房部，施以揉捏手法，一抓一松，反复施术 10 ～ 15 次。左手轻轻将乳头揪动数次，以扩张乳头部的输乳管。

（4）振荡法：以右手小鱼际部着力，从乳房肿结处，沿乳根向乳头方向做高速振荡推赶，操作 3 ～ 5 遍。局部出现微热感时，效果更佳。

5. 刮痧疗法

从乳房四周边缘向乳头以均匀力度刮拭，尤其对乳腺增厚有肿块的部位力度稍加大，至局部出痧（斑点或斑块），再取膻中穴、屋翳穴、患侧期门穴、阿是穴采用点按法各均匀按压 10 次，然后让患者服用 200 ～ 300mL 热开水；每日治疗 1 次，如患者感到皮肤疼痛，或出痧局部有灼热感，可隔 1 ～ 2 日治疗 1 次，10 次为 1 个疗程，共治疗 3 个疗程。

六、预防调摄

1. 预防

保持心情舒畅，情绪稳定；保证充足的睡眠，早睡早起少熬夜；保持乳房清洁卫生，避免外界刺激；保持"低脂高纤"的饮食原则，适当控制脂肪类食物的摄入，多吃全麦类食物、新鲜的蔬菜和水果等，控制动物蛋白摄入，以免雌激素过多，造成乳腺增生。

2. 调摄

及时治疗月经失调等妇科疾患和其他内分泌疾病；定期对乳房进行自我检查，对于发病高危人群要重视定期接受专业体检。

第三节　血栓闭塞性脉管炎

血栓闭塞性脉管炎也称 Buerger 病，是一种原因不明，以侵犯四肢血管为主的全身性非化脓性动静脉炎性疾病，以中、小动静脉为主，并以慢性、节段性、周期性为特征。以下肢最为多见，男性发病率明显高于女性。临床表现为患肢疼痛、肿胀、皮肤色泽改变、麻木、发凉等，随着病情加重可出现间歇性跛行、雷诺现象，甚者出现溃疡和坏疽。流行病学调查显示，由于缺乏有效的治疗手段，本病患者预后不佳，5 年截肢率为 25%，10 年致残率超过 38%，20 年后为 46%，造成了巨大的社会负担。

本病属于中医学"脱疽""脉痹"范畴。

一、诊断标准

1. 症状

（1）发凉和感觉异常：患肢发凉、肢冷、自觉凉感是早期的常见症状，患部体表温度降低，尤以趾（指）端最为明显。因神经末梢受缺血影响，患肢（趾、指）可出现发痒、胖胀感、针刺、麻木、灼热、酸胀等感觉异常。

（2）疼痛：为血栓闭塞性脉管炎的主要症状之一，其基本原因是肢体缺血，如伴有神经炎或继发感染则疼痛加剧。轻者休息时减轻或消失，行走或活动后疼痛复现或加重，出现间歇性跛行。重者疼痛剧烈而持续，尤以夜间为甚，表现为静息痛。情绪刺激或受凉均可影响血管的舒张和收缩，使疼痛加剧。

2. 体征

（1）皮肤色泽改变：初发病时患肢末端因缺血皮色苍白，伴有浅层血管张力降低，皮肤变薄，病情加重时皮色在苍白的基础上可呈潮红色或发绀，接近坏疽或坏疽时呈紫暗色。

（2）游走性血栓性浅静脉炎：约有半数患者早期或整个病程中反复出现此症。具体表现为浅静脉出现发硬、红肿的硬结或条索，伴有压痛，以足部及小腿多见，大腿偶可出现。病变呈迁移性发作，可单处亦可数处同时发病。

（3）营养障碍：病变部位由于缺血、营养不良而致皮肤干燥、皲裂、脱屑、少汗或无汗，趾背、足背及小腿汗毛脱落，趾（指）甲变厚、变形、生长缓慢，小腿肌肉萎缩。

（4）动脉搏动减弱或消失：足背动脉及胫后动脉或桡、尺动脉搏动减弱或消失。

（5）雷诺现象：患者早期受情绪刺激或受寒冷呈现指（趾）由苍白至潮红继而发绀的颜色变化，为末梢小动脉痉挛所致。

（6）坏疽和溃疡：当肢体脉管阻塞依靠其侧支循环难以维持局部营养，或因加温、药物刺激或损伤等，均可诱发局部坏疽或溃疡。Ⅰ级，坏死（坏疽）局限于足趾或手指。Ⅱ级，坏死（坏疽）扩展至足背或足底，超过跖趾关节（手部超过指掌关节）。Ⅲ级，坏死（坏疽）扩展至踝关节或小腿（手部至腕关节者）。

3. 辅助检查

（1）实验室检查：血常规、尿常规、肝肾功能、免疫球蛋白检测，如出现坏疽可行细菌培养及药敏试验等。

（2）血管相关检查：主要包括肢体动脉彩色多普勒超声、下肢动脉 CTA、核磁动脉成像（MRA）、踝肱指数等。

4. 鉴别诊断

血栓闭塞性脉管炎需要与肢体动脉硬化闭塞症、痛风、糖尿病性坏疽、红斑肢痛症、颈肋和前斜角肌综合征、动脉栓塞、多发性大动脉炎、雷诺病进行鉴别。

（1）动脉硬化性闭塞症：①本病年龄多在 45 岁以上，男女均可发生。②常伴有高血压、动脉硬化，或糖尿病、高脂血症。③发病部位可以是髂动脉等大血管，其次为腘动脉及其他部位动脉血管。

④ X 线检查可见动脉位置处有不规则钙化阴影；CT 及 MRI 可发现主动脉管腔内有粥样斑块及钙化；动脉造影提示动脉迂曲硬化，管腔内不规则狭窄或阻塞。

（2）痛风：本病为一种代谢性疾病，男女均可发病，但其疼痛往往为关节疼痛，血尿酸值升高，肢体无缺血表现，抗痛风药（如秋水仙碱）治疗有效，还常伴有肾结石、耳垂下结石（痛风结晶析出）。

（3）糖尿病性坏疽：具有糖尿病的特征，血糖升高，坏疽创面常呈湿性。

（4）红斑肢痛症：①青壮年，女性多于男性。②常发于手或足部。③表现为肢端皮肤发红、充血、灼痛，遇热加重，或高举患肢侧症状减轻。④患肢皮肤温度高而发红，动脉搏动增强。

（5）颈肋和前斜角肌综合征：①青年女性患者居多。②见上肢发凉、麻木、疼痛，皮肤苍白或青紫，桡动脉搏动减弱或消失。③严重时可发生肢体营养障碍或坏疽。④ X 线片可见颈肋存在，或提拉前斜角肌时症状加重。⑤血栓闭塞性脉管炎大多数先发生在下肢，继续进展可累及上肢，该点亦可供鉴别。

（6）动脉栓塞：①发病急，进展快。②常见血压下降，甚或休克。③并有心脏病、心脏手术、心房颤动等血栓来源的发病基础，阻塞断面较高。④肢体 5P 征，疼痛（pain）、苍白（pallor）、麻痹（paralysis）、感觉异常（paresthesia）、无脉（pulselessness）。

（7）多发性大动脉炎：主要是指主动脉及其主要分支的多发性、非化脓性炎性疾病。临床鉴别具有以下特点：①患者多为青年女性。②病变常同时侵入多条大动脉，如主动脉弓及其主要分支、主动脉及内脏主要分支，可有下肢发凉、间歇性跛行等缺血表现，上肢高血压，下肢血压测不出。如累及锁骨下动脉，上肢可出现麻木、酸软无力，血压测不出；如累及颈动脉则出现眩晕、一过性黑矇，甚至偏盲、昏迷等；如果累及肾动脉则出现肾性高血压表现，一般在上述受累动脉区可闻及收缩期血管杂音。③活动期伴低热、盗汗、红细胞沉降率加快等。④血管造影显示主动脉主要分支开口处狭窄或阻塞。

（8）雷诺病和雷诺征：肢体末梢动脉阵发性痉挛，手足皮肤颜色按"苍白—发绀—潮红—正常"顺序出现的间歇性变化的病变。临床上有如下特点：①肢端皮肤对称性、间歇性颜色改变。②病变发作与寒冷、情绪激动等因素密切相关。③多发于青壮年（20 ～ 40 岁）女性。④疾病后期可出现末梢动脉狭窄、闭塞，肢端皮肤干糙硬化，或发生浅表性溃疡、坏疽。⑤一般肢体动脉搏动正常。

5. 临床分期

根据病理变化可分为 3 期。

第一期（缺血期）：表现为患肢麻木、发凉、怕冷、酸胀、沉重及轻度间歇性跛行、皮肤温度低、皮色苍白、足背动脉或胫后动脉搏动减弱，可有游走性浅静脉炎的表现。

第二期（营养障碍期）：此期除麻木、发凉、肢冷、酸胀沉重加重外，间歇性跛行明显，并出现静息痛，以夜间尤甚，皮温下降，皮肤出现紫斑潮红，趾（指）甲变厚，汗毛脱落。足背及胫后动脉搏动消失，腘动脉及股动脉搏动可减弱。

第三期（坏死期）：患者诸症加重，由于严重缺血可出现趾（指）端发黑、干瘪坏死、溃疡、疼痛加剧，抱膝而坐、彻夜不眠，消瘦、贫血，可出现中毒感染症状。此期中医认为是热毒炽盛所致。

二、病因病机

血栓闭塞性脉管炎为本虚标实之证，以脾肾阳气亏虚为本，病因与寒邪侵袭、气血亏虚、寒湿凝滞有关，病机为患者脾肾阳气不足、气血亏虚，或烟毒寒湿等损伤造成血脉瘀阻，或感受外邪发病，具有"本虚标实、虚实夹杂"之特点。

三、辨证论治

1. 寒凝血脉证

【证候】**主症**：患肢沉重、酸痛、麻木感，小腿抽痛感。常伴有间歇性跛行，跌阳脉搏动减弱或消失，局部皮色苍白，触之冰凉、干燥。**次症**：面色暗淡无华，喜暖怕冷，或伴有迁移性静脉炎。**舌脉**：舌淡，苔白腻，脉沉细而迟。

【治法】温经散寒，化瘀通脉。

【代表方】阳和汤加减。

【推荐方药】熟地黄30g，麻黄2g，鹿角胶9g（烊化），白芥子6g，肉桂3g，生甘草3g，炮姜炭3g。

2. 血瘀脉络证

【证候】**主症**：患肢暗红，紫红或青紫，下垂时更甚，抬高则见苍白，跌阳脉搏动消失，患肢持久性静息痛，尤以夜间痛甚，患者往往抱膝而坐，或患肢悬垂在床边，不能入睡。**次症**：足趾毳毛脱落，皮肤、肌肉萎缩，趾甲变厚，并可有粟粒样黄褐色瘀点反复出现。**舌脉**：舌质红或紫暗，苔薄白，脉沉细而涩。

【治法】活血化瘀，通络止痛。

【代表方】活络效灵丹加减。

【推荐方药】当归15g，川芎15g，赤芍15g，延胡索10g，牛膝10g，制乳香、制没药各10g，蜈蚣2条，全蝎10g，土鳖虫10g。

3. 热毒蕴结证

【证候】**主症**：患肢皮肤暗红而肿，跌阳脉搏动消失，患肢如煮熟之红枣，皮肤上起黄疱，渐变为紫黑色，呈浸润性蔓延，甚则五趾相传，波及足背，肉枯筋痿，色黑而干枯溃破腐烂，创面肉色不鲜，疼痛异常，如汤泼火烧样，彻夜不得安眠，常须弯膝抱足按摩而坐。**次症**：伴有发热，口干，食欲减退，便秘，尿黄赤。**舌脉**：舌质红，苔黄腻，脉洪数或细数。

【治法】清热解毒，化瘀止痛。

【代表方】四妙勇安汤。

【推荐方药】金银花20g，玄参15g，当归15g，甘草10g。

4. 热毒伤阴证

【证候】**主症**：皮肤干燥，毫毛脱落，趾（指）甲增厚变形，肌肉萎缩，趾（指）呈干性坏疽。**次症**：口干欲饮，便秘溲赤。**舌脉**：舌红，苔黄，脉弦细数。

【治法】清热解毒，养阴活血。

【代表方】顾步汤加减。

【推荐方药】黄芪30g，石斛15g，当归15g，牛膝15g，紫花地丁15g，太子参15g，金银花20g，蒲公英15g，野菊花15g，甘草6g。

5. 气血两虚证

【证候】**主症**：患肢肌肉萎缩，皮肤干燥脱屑，趾甲干燥肥厚，坏死组织脱落后创面生长缓慢，经久不愈，肉芽暗红或淡而不鲜。**次症**：面容憔悴，萎黄消瘦，神情倦怠，心悸气短，畏寒自汗。**舌脉**：舌质淡，脉沉细而弱。

【治法】补养气血，益气通络。

【代表方】十全大补丸加减。

【推荐方药】白芍 9g，当归 9g，川芎 6g，熟地黄 15g，人参 9g，白术 9g，茯苓 9g，炙甘草 6g，生姜 6g，肉桂 10g，黄芪 15g，大枣 3g。

6. 气阴两虚证

【证候】**主症**：病程日久，坏死组织脱落后创面久不愈合，肉芽暗红或淡而不鲜。**次症**：倦怠乏力，口渴不欲饮，面色无华，形体消瘦，五心烦热。**舌脉**：舌淡尖红，少苔，脉细无力。

【治法】益气养阴。

【代表方】黄芪鳖甲汤加减。

【推荐方药】人参 10g，生地黄 10g，赤芍 10g，黄芪 15g，炙甘草 6g，桑白皮 10g，鳖甲 15g（先煎），秦艽 10g，茯苓 10g，地骨皮 9g，柴胡 10g，天冬 15g，桔梗 5g。

四、良方举隅

1. 唐祖宣（邓州市中医院）经验方

对于寒痛者，运用活血化瘀药合并温阳药，常用方：炮附子、白芍、白术、茯苓、潞党参各 30g，干姜、炙甘草各 15g，黄芪 60g。

对于热痛者，采用活血化瘀兼清热解毒之法，方以当归 30g，金银花、玄参、板蓝根、薏苡仁、蒲公英各 45g，苍术、黄柏、甘草各 15g。

2. 仝小林（中国中医科学院广安门医院）良方——中药熏洗方

黄柏 30g，苍术 30g，怀牛膝 30g，川芎 30g，桂枝 30g，生地黄 30g，生黄芪 45g，当归 15g。煎汤外洗。有温经通络、活血化瘀、清热利湿之功效。

五、其他疗法

1. 穴位埋针

将揿针刺入所选穴位并固定后留针的方法，埋针选穴在气海、双侧血海、双侧足三里、双侧三阴交，通过埋针对该穴位进行刺激，发挥改善下肢血运的作用，使肢体得以滋养。

2. 针刺疗法

上肢取合谷、内关、曲池，下肢取足三里、血海、三阴交、阳陵泉、复溜，以上述穴位为主穴，以昆仑、太溪、委中为配穴。强刺激，留针 15～20 分钟。

3. 中医外治

（1）外洗：重在保护，避免刺激，防止坏死。可用当归 15g，独活 30g，桑枝 30g，威灵仙 30g，煎水熏洗，每日 1 次。

（2）外敷：外用冲和膏、黄连膏、生肌玉红膏、紫草油等，功效为祛腐生肌。局部换药时要注意"蚕食"原则。如果出现浅静脉炎时，可选用金黄膏。

六、预防调摄

1. 预防

戒烟酒，忌过食肥甘厚腻及辛辣炙煿食物。养成良好、规律的生活习惯，加强锻炼，劳逸结合。

冬季户外工作时注意保暖，鞋袜宜宽大舒适，每日用温水泡洗双足。避免足部外伤或感染。

2. 调摄

患侧肢体锻炼可促进患肢侧支循环形成，具体方法：患者取仰卧位，抬高下肢45°～60°，保持20～30分钟，然后两足下垂床沿4～5分钟，同时两足及足趾向下、上、内、外等方向运动10次，再将下肢平放4～5分钟，每日运动3次。但坏疽感染时禁用。

第四节　闭塞性动脉硬化

闭塞性动脉硬化是由于动脉粥样硬化斑块形成，引起供血动脉内膜增厚、管腔狭窄或闭塞，病变部位血液供应不足，继而引起疼痛、皮温降低乃至发生溃疡或坏死、间歇性跛行等相关临床症状的慢性进展性疾病。本病是全身性疾患，发生在大、中动脉，涉及腹主动脉及其远侧主干动脉时，引起下肢慢性缺血。据估计，全球有2亿多人患有本病，其中约有1/4的患者有间歇性跛行，1/20的患者有严重的肢体缺血，每年有约20万患者因本病截肢。本病男性多见，发病年龄多在45岁以上，发生率有增高趋势。往往同时伴有其他部位的动脉硬化性病变。

本病属于中医学"脱疽""脉痹""筋疽"等范畴。

一、诊断标准

动脉硬化性闭塞症的表现与动脉硬化闭塞的程度、部位及侧支循环的多少有密切关系。

1. 症状

早期的症状主要为肢体发凉、间歇性跛行，可有肢体麻木，沉重无力，酸痛、刺痛及烧灼感，继而出现静息痛。如病变在主髂动脉者，其闭塞位置较高，引起双下肢、双臀、髂、大腿后侧或小腿腓肠肌部位症状，有时伴阳痿；如病变在股腘段动脉时，可有小腿肌群的症状。如果病变闭塞部位在胫前、胫后，则可表现以足部或小腿为主的症状。

2. 体征

（1）皮肤颜色变化：初期患肢末端皮色苍白，如时间久者因淤血可出现潮红、青紫等。

（2）皮肤温度下降：根据病变闭塞部位的不同，其皮肤温度由大腿股部至足部均可降低，但通常在远端足趾处其皮温明显下降。

（3）肢体失养：主要表现为肌萎缩、皮肤萎缩变薄、骨质疏松、毛发脱落、趾甲增厚变形、坏疽或溃疡。坏疽以足趾远端最为常见。溃疡多发生于缺血、局部压迫后或外伤后，如踝关节突出处等。

（4）动脉搏动减弱或消失：根据闭塞部位，可扪及胫后动脉、足背动脉及腘动脉、股动脉搏动减弱或消失。

3. 辅助检查

鉴于本症为全身性疾病，应做详细检查，包括血脂测定，心、脑、肾、肺等脏器的功能与血管的检查及眼底检查。除此之外，完善四肢和颈部动脉触诊及听诊，记录间歇性跛行时间与距离，对比测定双侧肢体对应部位皮温差异，肢体抬高试验、多普勒超声、踝肱指数、X线平片与动脉造影、DSA、MRA与CTA等，能显示动脉狭窄或闭塞的部位、范围、侧支及阻塞远侧动脉主干的情况，以确定诊断，指导治疗。

4. 分期

年龄＞45岁，出现肢体慢性缺血的临床表现，均应考虑本病。结合前述检查的阳性结果，尤其是大、中动脉为主的狭窄或闭塞，诊断即可确立。病情严重程度，可按 Fontaine 法分为四期。

Ⅰ期：病肢无明显临床症状，或仅有麻木、发凉自觉症状，检查发现病肢皮肤温度较低，色泽较苍白，足背和（或）胫后动脉搏动减弱；踝肱指数＜0.9。但是，病肢已有局限性动脉狭窄病变。

Ⅱ期：间歇性跛行为主要症状。根据最大间隔距离分为Ⅱa，大于200m；Ⅱb，小于200m。病肢皮温降低、苍白更明显，可伴有皮肤干燥、脱屑、趾（指）甲变形、小腿肌肉萎缩。足背和（或）胫后动脉搏动消失。下肢动脉狭窄的程度与范围较Ⅰ期严重，肢体依靠侧支代偿而保持存活。

Ⅲ期：以静息痛为主要症状。疼痛剧烈且持续，夜间更甚，迫使患者辗转或屈膝护足而坐，或借助肢体下垂以求减轻疼痛。除Ⅱ期所有症状加重外，趾（指）腹色泽暗红，可伴有肢体远侧水肿。动脉狭窄广泛、严重，侧支循环已不能代偿静息时的血供，组织濒临坏死。

Ⅳ期：症状继续加重，病肢除静息痛外，出现趾（指）端发黑、干瘪、坏疽或缺血性溃疡。如果继发感染，干性坏疽转为湿性坏疽，出现发热、烦躁等全身毒血症状。病变动脉完全闭塞，踝肱指数＜0.4。侧支循环所提供的血流，已不能维持组织存活。

5. 鉴别诊断

本病除须排除非血管疾病如腰椎管狭窄、椎间盘脱出、坐骨神经痛、多发性神经炎及下肢骨关节疾病等引起的下肢疼痛或跛行外，尚应与下列动脉疾病作鉴别。

（1）血栓闭塞性脉管炎：多见于青壮年，主要为肢体中、小动脉的节段性闭塞，往往有游走性浅静脉炎病史，常伴有冠心病、高血压、高脂血症与糖尿病。

（2）多发性大动脉炎：多见于青年女性，主要累及主动脉及其分支起始部位，活动期常见红细胞沉降率增高及免疫检测异常。

（3）糖尿病足：以糖尿病及其多脏器血管并发症同时存在为特点，除了因糖尿病动脉硬化引起肢体缺血临床表现外，由感觉神经病变引起肢体疼痛、冷热及振动感觉异常或丧失，运动神经病变引起足部肌无力、萎缩及足畸形，交感神经病变引起足部皮肤潮红、皮温升高与灼热痛。感染后引起糖尿病足溃疡或坏疽，多见于趾腹、足跟及足的负重部位，溃疡常向深部组织（肌腱、骨骼）潜行发展。

二、病因病机

《外科正宗·脱疽论》记载："夫脱疽者，外腐而内坏也。此因平昔厚味膏粱，熏蒸脏腑，丹石补药，消烁肾水，房劳过度，气竭精伤……其毒积于骨髓者，终为疽毒阴疮。"饮食不节，首伤脾胃。脾胃受伤，一则气血生化不足，血行失动力而致瘀，肌肉失温煦濡养；二则脾虚失运，痰饮内生；三则脾虚失运，水湿内生，湿性黏滞，滞涩脉道。以上病理终致血脉瘀阻。寒主收引，湿性黏滞，均为阴邪，易伤阳气，故外受寒湿可加重病情，而外伤感邪则可致变证。血脉瘀阻，气不能通达内外，则现脉络阴寒之象。血不能通达荣养脏腑、充养四肢，加之瘀久化热而见阴血不足，燥热内生而见脉络瘀热之证。复感外邪，化热而见脉络热毒证。总之，本病的发生以饮食不节为主要病因，脾虚为本，寒湿外伤为标，血脉瘀阻为其基本病机。

三、辨证论治

中医以辨证论治为主，但活血化瘀法贯穿始终。

1. 寒湿阻络证

【证候】**主症**：患趾（指）喜暖怕冷，麻木，酸胀疼痛，多走则疼痛加剧，稍歇痛减。**次症**：皮肤苍白，触之发凉，趺阳脉搏动减弱。**舌脉**：舌淡，苔白腻，脉沉细。

【治法】温阳散寒，活血通络。

【代表方】阳和汤加减。

【推荐方药】熟地黄 30g，麻黄 2g，鹿角胶 9g（烊化），白芥子 6g，肉桂 3g，生甘草 3g，炮姜炭 2g。

2. 血脉瘀阻证

【证候】**主症**：患趾（指）酸胀疼痛加重，夜难入寐，步履艰难，患趾（指）皮色暗红或紫暗，下垂更甚。**次症**：皮肤发凉干燥，肌肉萎缩，趺阳脉搏动消失。**舌脉**：舌暗红或有瘀斑，苔薄白，脉弦涩。

【治法】活血化瘀，通络止痛。

【代表方】桃红四物汤加减。

【推荐方药】当归 6g，川芎 10g，赤芍 6g，延胡索 10g，牛膝 10g，蜈蚣 3g，全蝎 3g，土鳖虫 6g。

3. 湿热毒盛证

【证候】**主症**：患肢剧痛，日轻夜重，局部肿胀，皮肤紫暗，浸淫蔓延，溃破腐烂，肉色不鲜。**次症**：身热口干，便秘溲赤。**舌脉**：舌红，苔黄腻，脉滑数。

【治法】清热利湿，解毒活血。

【代表方】四妙勇安汤加减。

【推荐方药】金银花 9g，玄参 9g，当归 6g，甘草 3g。

4. 热毒伤阴证

【证候】**主症**：皮肤干燥，毫毛脱落，趾（指）甲增厚变形，肌肉萎缩，趾（指）呈干性坏疽。**次症**：口干欲饮，便秘溲赤。**舌脉**：舌红，苔黄，脉弦细数。

【治法】清热解毒，养阴活血。

【代表方】顾步汤加减。

【推荐方药】黄芪 30g，石斛 30g，当归 30g，牛膝 30g，紫花地丁 30g，太子参 10g，金银花 90g，蒲公英 15g，野菊花 15g。

5. 气阴两虚证

【证候】**主症**：病程日久，坏死组织脱落后创面久不愈合，肉芽暗红或淡而不鲜。**次症**：倦怠乏力，口渴不欲饮，面色无华，形体消瘦，五心烦热。**舌脉**：舌淡尖红，少苔，脉细无力。

【治法】益气养阴。

【代表方】黄芪鳖甲汤加减。

【推荐方药】人参 5g，生地黄 10g，赤芍 10g，黄芪 15g，炙甘草 10g，桑白皮 10g，鳖甲 15g（先煎），秦艽 9g，茯苓 9g，地骨皮 9g，柴胡 9g。

四、良方举隅

1. 尚德俊（山东中医药大学附属医院）良方——活血通脉饮

丹参 30g，赤芍 60g，当归 15g，川芎 15g，鸡血藤 15g，川牛膝 15g。

功用：活血化瘀，通络止痛。用于脱疽早期间歇性跛行。

2. 侯玉芬（山东中医药大学附属医院）良方——脉络通洗剂

当归 100g，川芎 100g，丹参 100g，红花 100g，透骨草 100g，虎杖 100g。

功用：散寒通脉，活血止痛。针对局部寒凝血瘀，疼痛明显者。

用法：选择外用药物溻渍，水温 35～40℃，每次 30 分钟，日 1 次。

五、其他疗法

1. 穴位贴敷

常选用足三里、三阴交等穴位。穴位贴敷药包与熏洗沐足药方选药原则一致，将药物磨粉并混合赋形剂搅拌后摊成长宽均为 3cm、厚度为 3mm 药膏并通过棉纸包裹放于三阴交、足三里、上巨虚、委中等穴位，每次敷贴 4 小时，每周连续 5 日后休息 2 日。注意观察局部皮肤是否有潮红、瘙痒等不适。

2. 穴位注射

常选用三阴交、足三里、阳陵泉、丰隆等穴。药物可选血栓通、复方丹参注射液等。

3. 穴位按摩

穴位按摩选取双侧足三里、三阴交、阳陵泉、阴陵泉、太溪、太冲穴，用拇指进行穴位按摩，每次每穴 5 分钟，每日 1 次。

4. 中医外治药物

未溃时宜重在保护，避免刺激，防止坏死。可用当归 15g、独活 30g、桑枝 30g、威灵仙 30g，煎水熏洗，每日 1 次。已溃时，对于干性坏疽，应消毒后包扎，预防继发感染，限期手术治疗。常外用冲和膏、黄连膏、生肌玉红膏、紫草油等，功效为去腐生肌。局部换药时要注意"蚕食"原则，即换药去腐时要少量逐步清理，彻底的清创术宜待炎症消退后施行。如果出现浅静脉炎，可选用金黄膏。

5. 选择益气行血的中成药制剂

常用药物有通塞脉片、毛冬青片、血府逐瘀胶囊等。

六、预防调摄

1. 预防

（1）戒烟，并远离吸烟环境，少食辛辣、炙煿及醇酒之品。

（2）冬季户外工作时注意保暖，鞋袜宜宽大舒适，每日用温水泡洗双足。避免足部的外伤或感染。

（3）重视中老年人动脉粥样硬化的防治，积极治疗高脂血症和原发性高血压。

（4）对风湿性心脏病或冠心病合并心律失常（心房颤动）的患者，应进行规范的抗凝治疗。

2. 调摄

患侧肢体运动锻炼可促进患肢侧支循环的形成。方法是患者取仰卧位，抬高下肢 45°～60°，保持 20～30 分钟，然后两足下垂床沿 4～5 分钟，同时两足及足趾向下、上、内、外等方向运动 10 次，再将下肢平放 4 ～ 5 分钟，每日运动 3 次。但坏疽感染时禁用。

第五节 糖尿病足

糖尿病足，是指糖尿病患者因糖尿病所致的下肢远端神经病变和（或）不同程度的血管病变导致的足部溃疡和（或）深层组织破坏，伴或不伴感染。糖尿病高危足，是指糖尿病患者未出现足溃疡，但存在周围神经病变，不管是否存在足畸形或周围动脉病变或足溃疡史、截肢（趾）史。糖尿病足是糖尿病重要的临床并发症，糖尿病足溃疡是其最常见的临床表现，也是导致糖尿病患者截肢的主要原因。据统计，中国糖尿病患者 1 年内新发糖尿病足溃疡的发生率为 8.1%，愈合的患者 1 年内再发溃疡率为 31.6%。糖尿病足主要表现为感染、溃疡和坏疽。溃疡依据病因可分为神经性、缺血性和神经 – 缺血性溃疡；依据坏疽的性质可分为湿性坏疽、干性坏疽和混合性坏疽 3 种类型。

本病属于中医学"脱疽""筋疽""疮疡"等范畴。

一、诊断标准

1. 症状

早期的糖尿病高危足可有间歇性跛行，甚至出现静息痛等肢体缺血的表现，也可以有肢端皮肤感觉迟钝、痛觉减弱或消失、针刺、烧灼等感觉异常，还常有皮肤干燥无汗、角化皲裂、胼胝形成、足部畸形等神经病变的表现。足部出现不同程度的溃疡或坏疽是典型的糖尿病足临床特征。

2. 体征

（1）肢体供血不足，营养障碍：皮肤颜色苍白或紫红，皮肤光薄、脱屑、汗毛稀疏或脱落，趾甲增厚、甲嵴形成，足部或小腿肌肉萎缩，肤温降低，足部浅表动脉搏动减弱或消失。

（2）溃疡：常由局部外伤、感染诱发，皮肤溃破，经久难愈，也可以由初始病灶处很快向四周扩散，并沿肌腱和腱鞘向足深部间隙蔓延。

（3）坏疽：糖尿病足坏疽多为湿性坏疽和混合性坏疽，为神经、微循环障碍及感染并重的混合性病变，可表现为 1 个或数个足趾坏疽，伴有坏疽部位肿胀、渗出；足部也可见较大范围的坏死组织恶臭腐败，与正常组织分界不清，伴足深部间隙的脓肿形成，为局部外伤感染病灶迅速发展扩散所致。缺血性糖尿病足坏疽以血管病变为主，多为干性坏疽。

（4）夏科氏关节：是一种由于周围神经病变、痛觉消失、负重受压导致关节韧带损伤、骨与关节囊破坏而形成的关节畸形综合征。好发部位为足和踝关节，表现为软组织肿胀、轻微疼痛、关节半脱位畸形，可有胼胝和溃疡形成。

3. 辅助检查

（1）实验室检查：血糖、糖化血红蛋白、血常规、尿常规、肾功能、细菌培养及药敏试验等。

（2）血管相关检查：主要包括多普勒超声、踝肱指数、下肢动脉 CTA 或血管造影等。

（3）神经相关检查：常用 10g 尼龙丝及 128Hz 音叉测定、神经传导功能和肌电图检查等。

4. 鉴别诊断

糖尿病足男女均可患病，发病年龄多在 45 岁以上，血糖升高，尿糖呈阳性，受累血管为大、中动脉及微血管。根据流行病学特征、临床表现及辅助检查等，主要与以下疾病相鉴别。

（1）血栓闭塞性脉管炎：患病人群几乎都是男性，与吸烟史密切相关，发病年龄多在 20 ～ 40 岁，可合并游走性浅静脉炎，血压、血脂、血糖多正常，受累血管为中、小动静脉。

（2）下肢动脉硬化闭塞症：男性多见，发病年龄多在 45 岁以上，大部分有高血压，基本上同时患有冠心病，血脂升高，血糖正常，受累血管为大、中动脉。

（3）雷诺综合征（肢端动脉痉挛症）：因寒冷和精神刺激，四肢末端出现发凉、苍白，继而发绀、潮红，最后恢复正常的肤色变化。多与免疫功能缺陷有关。多有寒冷、情绪波动及其他诱发因素。本病多见于青年女性，上肢较下肢多见，好发于双手，患肢动脉搏动正常，一般不出现肢体坏疽。

二、病因病机

糖尿病足发于消渴之上，为本虚标实之证，以脾肾亏虚为本，病因与湿、热、火毒、气血凝滞、阴虚、阳虚和气虚有关，病机为消渴病患者伤阴耗气致络脉瘀结，正虚情况下内生毒邪，或感受外邪发病，具有"本虚标实、毒浸迅速、腐肉难去、新肌难生"之特点。

三、辨证论治

糖尿病足在糖尿病的各个阶段均可起病，常伴有多种其他并发症，临证需辨清标本虚实、阴阳寒热，把握好局部与整体的辨证统一，扶正与祛邪并重。在糖尿病足进展的急性期，多辨为湿热、湿毒炽盛，此时则要以清热解毒祛湿为主；而在糖尿病足的缓解恢复期，多辨为虚、瘀，治疗以扶阳、益气、通络为主。将糖尿病足分为以下五个证型。

1. 湿热毒盛，筋腐肉烂证

【证候】**主症**：患足局部漫肿、灼热、皮色潮红或紫红，触之患足皮温高，或有皮下积液、有波动感，切开可溢出大量污秽臭味脓液，周边呈实性漫肿，病变迅速，严重时可累及全足，甚至小腿。**次症**：多伴有高热、食欲缺乏。**舌脉**：舌质红绛，苔黄腻，脉滑数，趺阳脉可触及或减弱。

【治法】清热利湿，解毒化瘀。

【代表方】黄连解毒汤合茵栀连汤加减。

【推荐方药】黄连 3g，黄柏 10g，黄芩 15g，苦参 15g，茵陈 30g，栀子 15g，垂盆草 30g，水牛角片 30g（先煎），金银花 30g，玄参 15g，甘草 10g，生地黄 15g。

热甚加蒲公英、冬青、虎杖；湿重加车前子、泽泻、薏苡仁；肢痛加白芍、木瓜、海桐皮。

2. 气血亏虚，湿毒内蕴证

【证候】**主症**：足局部红肿不甚，创面脓液清稀，或腐肉已清，肉芽生长缓慢，久不收口，皮肤感觉迟钝或消失。**次症**：面色苍黄，少气乏力，精神不振。**舌脉**：舌淡胖，苔薄白，脉沉细无力或脉细涩，趺阳脉搏动减弱。

【治法】益气养血，清化湿毒。

【代表方】人参养荣汤合二妙散加减。

【推荐方药】黄芪 40g，人参 15g，白术 30g，苍术 15g，黄柏 10g，茯苓 10g，陈皮 10g，当归 15g，白芍 15g，熟地黄 15g，五味子 10g，肉桂粉 3g（冲服），远志 10g，甘草 6g。

伴湿盛者，加赤小豆、防己。

3. 气阴两虚，脉络瘀阻证

【证候】**主症**：足皮色暗红或见紫斑，肉芽生长缓慢，四周组织红肿已消，下肢麻木、疼痛，状如针刺，夜间尤甚，痛有定处。**次症**：神疲乏力，烦躁易怒，口渴喜冷饮。**舌脉**：舌质淡红，或紫暗，或有瘀斑，苔薄白，脉细涩，趺阳脉弱或消失。

【治法】益气养阴，化瘀通络。

【代表方】生脉饮合血府逐瘀汤加减。

【推荐方药】太子参 15g，麦冬 10g，桃仁 10g，五味子 5g，红花 5g，当归 10g，生地黄 15g，赤芍 15g，枳壳 10g，牛膝 10g，黄芪 40g，地龙 10g，川芎 15g。

疼痛剧烈者加乳香、没药；足部皮肤暗红且患肢皮肤发凉者加桂枝、细辛、延胡索；瘀重者加全蝎、水蛭、土鳖虫。

4. 肝肾阴虚，痰瘀互阻证

【证候】**主症**：足局部、骨和筋脉溃口色暗，肉色暗红，久不收口。**次症**：腰膝酸软，双目干涩，耳鸣耳聋，手足心热或五心烦热，肌肤甲错，口唇舌暗，或紫暗有瘀斑。**舌脉**：舌瘦苔腻，脉沉弦。

【治法】调补肝肾，化痰通络。

【代表方】六味地黄丸加减。

【推荐方药】熟地黄 30g，山药 12g，山茱萸 12g，牡丹皮 10g，茯苓 10g，三七粉 3g（冲服），鹿角片 9g，地龙 10g，枳壳 10g。

若口干、胁肋隐痛不适，加生地黄、白芍、沙参；腰膝酸软，加女贞子、墨旱莲。

5. 脾肾阳虚，经脉不通证

【证候】**主症**：足发凉，皮温低，皮肤苍白或紫暗，冷痛，沉而无力，间歇性跛行或剧痛，夜间更甚，严重者趾端干黑，逐渐扩大。**次症**：腰酸，畏寒肢凉，肌瘦乏力。**舌脉**：舌淡，苔白腻，脉沉迟无力或细涩，趺阳脉弱或消失。

【治法】温补脾肾，温阳通脉。

【代表方】金匮肾气丸合阳和汤加减。

【推荐方药】黄芪 40g，制附子 10g（先煎），桂枝 10g，熟地黄 15g，生地黄 15g，山药 10g，山茱萸 10g，黄精 15g，枸杞子 10g，三七粉 3g（冲服），水蛭 3g，海藻 15g，昆布 15g，肉桂粉 3g（冲服），麻黄 2g，鹿角胶 9g（烊化），白芥子 10g，姜炭 5g。

肢端不温，冷痛明显，重用制附子，加干姜、木瓜；气虚明显，重用黄芪。

四、良方举隅

1. 奚九一（上海市中西医结合医院）良方——茵栀莲汤

黄芩 15g，苦参 15g，茵陈 30g，栀子 15g，垂盆草 30g，水牛角片 30g（先煎），金银花 30g，玄参 15g，甘草 10g，生地黄 15g。

功用：清热凉血解毒。用于糖尿病足湿郁筋损。

2. 亓鲁光（成都中医药大学附属医院）良方——脉通方

黄芪 30g，桑椹 15g，丹参 15g，当归 10g，泽泻 15g，忍冬藤 30g。

功用：益气活血通络。用于糖尿病足分级 0 级患者。

五、其他疗法

1. 口服中成药

建议选用无糖颗粒剂、胶粒剂、浓缩丸或片剂。

（1）脉络宁口服液：成分为牛膝、玄参、金银花、石斛，清热养阴，活血祛瘀。口服，每次20mL，每日3次。脉络宁口服液性属寒凉，体质虚寒者慎用。

（2）龙血竭胶囊：成分为龙血竭，活血散瘀，定痛止血，敛疮生肌。口服，每次4～6粒，每日3次。

（3）通心络胶囊：成分为人参、全蝎、水蛭、蜈蚣、土鳖虫、蝉蜕，益气活血，通络止痛。口服，每次2～4粒，每日3次。

2. 中药外敷

（1）炎症坏死期，湿热毒盛。局部红肿，创面糜烂，有脓腔，秽臭难闻，肉腐筋烂，以清热解毒祛腐为主，外用周围疗法，方选如意金黄散、解毒生肌膏等。创面清洗时可加用复方黄柏液；脓腐未尽可选用涂有九一丹或复方黄柏液浸湿的纱条放入窦道引流及外敷于创面。

（2）肉芽增生期，邪正交争。创面分泌物少，异味轻，肉芽渐红，以祛腐生肌为主，方选红油膏、京万红软膏等外敷。

（3）长皮修复期，毒去正盛。创面干净，肉芽嫩红，以生肌长皮为主，外用生肌玉红膏、温阳生肌膏等敷于创面。若外敷期间出现过敏，应及时停止外敷。

3. 中药足浴熏洗

脓液多而臭秽重、引流通畅者，采取清化湿毒法，多选用土茯苓、马齿苋、苦参、明矾、黄连、重楼等。肾阳亏虚、寒邪阻络者，采用温通经脉法，多用桂枝、细辛、红花、苍术、土茯苓、黄柏、百部、苦参、毛冬青、忍冬藤等。局部红、肿、热、痛明显，热毒较甚者，采取清热解毒、活血化瘀法，多采用大黄、毛冬青、枯矾、马勃、元明粉等。将中药煎出液倒入足浴器内，加入适量水，温度要求为38～40℃。足浴前可根据足溃疡程度行清创换药，到达温度后受试者将双足放入足浴器内泡洗，根据病情可浸泡至踝关节上约10cm。浸泡时间宜30分钟左右。足浴后用干毛巾擦净并外盖无菌纱布，宜饮适量温开水。醉酒、过饥、过渴、极度疲劳等状态下不宜进行足浴。

4. 穴位贴敷

可选用足三里、三阴交等穴位。穴位贴敷药包与熏洗沐足药方选药原则一致，将药物磨粉并混合赋形剂搅拌后摊成长宽均为3cm、厚度为3mm药膏并通过棉纸包裹放于三阴交、足三里穴位，每次3小时。注意观察局部皮肤是否有潮红、瘙痒等不适。

5. 穴位注射

常选用三阴交、足三里等。药物可选黄芪注射液、丹红注射液、红花注射液、灯盏细辛注射液等。

六、预防调摄

1. 预防

（1）行为干预：戒烟酒，忌过食肥甘厚腻及辛辣炙煿食物，控制总热量，荤素搭配，粮菜混食，粗细粮配合，每餐保证充足的维生素、矿物质和蛋白质。养成良好、规律的生活习惯，加强锻炼，劳逸结合。

（2）健康宣教：教育患者要每日检查足部，查找有无小的损伤、真菌感染、颜色改变；使用低于37℃的温水洗脚，仔细擦干脚，尤其是趾间，避免皮肤干燥（洗后抹油）等。

2. 调摄

每日行小腿及足部运动 30 ~ 60 分钟，如甩腿、提踵、踝泵、下蹲运动，中国传统运动方式如八段锦、太极拳等也是糖尿病患者适宜的运动方式。运动前后要加强血糖监测，以免发生低血糖。

第六节 肛 瘘

肛瘘是肛门直肠瘘的简称，指肛管直肠因肛门周围间隙感染、损伤、异物等病理因素形成的与肛门周围皮肤相通的一种异常通道。其临床表现特点为肛门硬结，局部反复破溃流脓、疼痛、潮湿、瘙痒。肛瘘是一种常见的肛门直肠疾病，在我国发病占肛门直肠疾病的 1.67% ~ 3.6%，国外为 8% ~ 25%，且复发率较高。可发生于不同性别、年龄，以 20 ~ 40 岁青壮年为主。婴幼儿发病者亦不少见。男性发病率高于女性，男女比例为（5 ~ 6）:1。

临床按病原可分为化脓性肛瘘和结核性肛瘘；按病变程度分为低位单纯性肛瘘、低位复杂性肛瘘、高位单纯性肛瘘、高位复杂性肛瘘；根据 Parks 分类法分为括约肌间肛瘘、经括约肌肛瘘、括约肌上肛瘘、括约肌外肛瘘。临床以括约肌间肛瘘最为常见。此外，瘘管主管在肛提肌以下，呈环形或半环形的称为低位马蹄形肛瘘；瘘管主管在肛提肌以上，呈环形或半环形的称为高位马蹄形肛瘘。

本病中医学病名为"肛漏"。

一、诊断标准

1. 症状

（1）流脓：脓液的多少、性质与瘘管的长短、粗细、内口的大小等有关。初期流脓较多，色黄、质稠、味臭，随时间延长，脓液减少，或时有时无，呈间歇性流脓。若忽然脓液增多，提示有急性感染或有新的管腔形成。单口内瘘的脓液与血液混合，常从肛门流出。结核性肛瘘脓液多而清稀，色淡黄，呈米泔水样，可伴有干酪样坏死物。

（2）疼痛：若瘘管引流通畅，一般不感疼痛，仅感觉肛门坠胀不适，行走时肛门坠胀情况可加重。若瘘管外口闭合，或引流不畅，导致脓液积聚，可出现局部胀痛或跳痛。若内口较大，粪便进入瘘管，可引起局部炎性疼痛，尤其排便时疼痛加重。内盲瘘脓液不能引流时常出现直肠下部和肛门部灼热不适，排便时伴随疼痛。黏膜下瘘常引起肛门坠胀疼痛，有时疼痛可向腰骶部放射。

（3）瘙痒：分泌物反复刺激，肛周皮肤潮湿、瘙痒，甚至引起肛门湿疹，出现皮肤丘疹后表皮脱落。长期不愈可致皮肤增厚，呈苔藓样变。

（4）排便不畅：一般不影响排便。高位复杂性肛瘘或马蹄形肛瘘因慢性炎症刺激引起肛管直肠环纤维化，或瘘管围绕肛管形成半环状纤维条索，影响肛门括约肌收缩而出现排便不畅。

（5）全身症状：在急性炎症期和肛瘘反复发作时，可出现不同程度的发热，或伴有消瘦、贫血、体虚等长期慢性消耗症状。

2. 体征

（1）肛门视诊：观察肛瘘外口的数目、形态、位置和分泌物。

（2）肛门指诊：了解瘘管走向、深浅，初步确定内口、有无分支，检查括约肌松紧及其功能。

（3）肛门镜检查：在原发内口处一般可见到黏膜充血、水肿、瘢痕、凹陷或结节等，有时还可见脓液自内口溢出；挤压管道或从外口注入染色剂，可见脓液、染色剂自内口溢出。同时，注意肛管直肠内有无瘢痕、炎症、出血点、分泌物、结节、溃疡、内痔及肥大乳头等。

3. 辅助检查

血常规、直肠腔内超声；必要时可配合瘘管造影、CT 瘘管成像、MRI、肠镜检查、病理性检查和细菌检查等，用于准确判断肛瘘内口位置，明确瘘管走向及其与肛门括约肌的关系，排除肠道疾病及癌变等。

4. 鉴别诊断

肛瘘需与结核性肛瘘、炎症性肠病肛瘘、化脓性汗腺炎、肛周皮下囊肿感染、会阴部尿道瘘、骶尾部囊肿或畸胎瘤合并感染脓肿、绒毛窦感染、直肠子宫内膜异位症、巴氏腺囊肿感染等鉴别。另外，不常见的结核或放线菌等感染亦可表现为特异性肛瘘，临床详细的病史和相关检查有助于正确诊断。

二、病因病机

本病多因湿热下注肛门，或久病正气已虚，或痨虫内侵，肺、脾、肾阴液亏损，病位主要在肛门。

1. 湿热下注

多见于肛漏早期。湿热未清，瘀久不散，热盛肉腐成脓，则肛门流脓，脓质稠厚，肛门灼热，气血壅塞则肛门胀痛不适。

2. 正虚邪恋

本证多见于肛漏后期。由于病久正气已虚，湿热留恋，故肛周溃口，按之较硬，溃口时溃时愈，时有脓液从溃口流出，肛门隐隐作痛，可伴有神疲乏力。

3. 阴液亏损

多见于结核性肛瘘。由于痨虫内侵，肺、脾、肾阴液亏损，邪乘下位，郁久肉腐成脓，溃后成漏。可伴有潮热盗汗、心烦口干。肛周溃口周围常呈堤状，颜色淡红。

三、治疗

本病以手术治疗为主，根据不同的类型，采用不同的手术方式，内治法多用于手术前后以增强体质，减轻症状，控制感染。

1. 辨证论治

（1）湿热下注证

【证候】**主症：**肛周经常流脓液、脓质稠厚，肛门胀痛，局部灼热。**次症：**肛周有溃口，按之有条索状物通向肛内。**舌脉：**舌红，苔黄腻，脉滑数或弦数。

【治法】清热利湿。

【代表方】二妙丸合萆薢渗湿汤。

【推荐方药】萆薢 10g，苍术 15g，薏苡仁 30g，黄柏 15g，茯苓 15g，牡丹皮 15g，泽泻 15g，滑石 30g，通草 5g。

（2）正虚邪恋证

【证候】**主症**：肛周流脓液，质地稀薄，肛门隐隐作痛，外口皮色暗淡，漏口时溃时愈。**次症**：肛周有溃口，按之质较硬，或有脓液从溃口流出，且多有索状物通向肛内，伴神疲乏力。**舌脉**：舌淡，苔薄，脉濡。

【治法】托里透毒。

【代表方】托里消毒散。

【推荐方药】黄芪 40g，人参 15g，白芍 10g，当归 10g，川芎 5g，白芷 10g，白术 10g，茯苓 10g，金银花 15g，桔梗 10g，皂角刺 10g，甘草 10g。

（3）阴液亏损证

【证候】**主症**：肛周溃口，外口凹陷，漏管潜行，局部常无硬索状物可扪及，脓出稀薄。**次症**：潮热，盗汗，心烦口干。**舌脉**：舌红，少苔，脉细数。

【治法】养阴清热。

【代表方】青蒿鳖甲汤。

【推荐方药】青蒿 6g，鳖甲 15g（先煎），生地黄 12g，知母 6g，牡丹皮 9g。

2. 手术治疗

手术成败的关键在于正确寻找和处理内口，切除和清除全部瘘管，尽量保存括约肌和肛管直肠环的完整性，减少肛门失禁等后遗症，保证术后创面引流通畅。

（1）低位单纯性肛瘘：切开术或切除术，用探针自外口探入肛内齿线附近内口后，沿探针切开。或用亚甲蓝注射液自外口注入，沿亚甲蓝着色的轨迹切开外口、内口及管道。切扩创面呈倒"V"形，以利引流，并处理好感染的肛窦。

（2）高位单纯性肛瘘：切开挂线术，挂线部分应在肛管直肠环部，对肛管直肠环以下的管道可直接切开并充分扩创，探针尾部系上橡皮筋，沿着已切开的低位部分管道向深部探入，以左手食指伸入肛内引导，仔细探查内口，使探针自内口穿出并将探针缓缓拉出肛外，最终橡皮筋贯穿管道后，用血管钳钳夹橡皮筋，两端以丝线缚扎。此法长期应用于临床，治愈率高，但患者疼痛较甚。

（3）低位复杂性肛瘘：分段开窗旷置术，探针自外口探入，在距内口相对较近处切一引流口，以利引流，但不完全切开所有管道，将内口附近的管道彻底切开或切除，并处理好内口。在外口与开窗切口之间放置引流管或引流条。此法由于未将所有的管道切开，而是保留了一部分皮肤及其皮下组织，故能缩短患者的愈合时间。小儿多发性肛瘘用序贯紧线术，用七氟烷面罩吸入麻醉后加骶管麻醉，患儿取侧卧位，常规消毒，肛内用络合碘清洁。将其中 1 处瘘管以软质圆头探针从肛瘘的外口轻轻地经瘘管探入，准确找到内口位置后通出探针，在探针尾端用 7 号丝线系一橡皮筋（单股），随探针从内口引出橡皮筋，使橡皮筋贯通瘘管，两端分别留在内外口。内外口之间的皮肤及皮下组织切开，剥离瘘管壁组织，形成水滴样切口，适度调节橡皮筋松紧度，用止血钳夹住，于止血钳下方用 7 号丝线结扎以收紧橡皮筋，嵌于皮肤切口，除去止血钳，并剪断多余橡皮筋，末端保留 2cm 以防滑脱。其余瘘管处理方法同前，但不收紧橡皮筋，仅固定橡皮筋末端防止滑脱，松挂线以备后续紧线，余步骤同前。待第 1 根橡皮筋脱落，再收紧第 2 根橡皮筋，待第 2 根橡皮筋脱落再收紧第 3 根橡皮筋，以此类推。

（4）高位复杂性肛瘘：采用复杂性肛瘘切扩挂线＋分段开窗放置＋置管冲洗引流术。首先分清管道的走向及各管道之间的关系，找准内口，根据内口再确定主管道与支管道。对内口与主管道采用切开挂线法，而对于支管道，在其最末端切一开窗口，不完全切开支管道，而是保留主管道侧面与开窗口之间的皮肤及皮下组织，并置双管冲洗引流。虚实双挂线治疗，用探针明确内口位置、瘘管走行，如遇弯曲通道，用亚甲蓝注射液与双氧水混合加压注射。以探针沿瘘管向肛内探查，于瘘管转弯处将皮肤与皮下组织切开，穿出探针，做长 1.5～3cm 的人造外口，切除原外口处瘢痕组织以使引流通畅。另一支探针由人造外口探入，手指进行引导，从内口穿出，低位肛瘘予一次性切开引流。高位肛瘘者先切开高位肛瘘的低位部分，累及耻骨直肠肌、外括约肌深层管道，用橡皮筋挂线。以丝线结扎橡皮筋，结合具体病情确定其拉紧程度，修剪创缘。两外口之间管道不切开，但刮除管腔内腐烂组织。支管与主引流切口做对口引流，相接处管壁组织适当切除以利引流。用刮匙反复搔刮管腔，将管腔中坏死组织清除，生理盐水、双氧水冲洗，挂入橡皮筋，让其呈松弛状态。术毕用凡士林纱条填塞，加压包扎。

（5）瘘管性脓肿：瘘管性脓肿是由瘘管长期引流不畅所致，脓液潴留时需要及时手术和抗感染治疗。其方法可参照前面各类型肛瘘进行。

（6）多内口瘘：如果两个或两个以上的内口都在外括约肌深层以下的齿线处，可以同期一次切开处理。如果有两个内口均在耻骨直肠肌以上，就应分期处理，可以同时挂线，分别紧线，即一侧紧线，一侧暂作标记不紧线，待一侧创面基本愈合后，再行另一侧紧线。同期处理易引起肛门失禁，应采用括约肌保存手术分期处理。

（7）保留括约肌手术：经肛括约肌间切开术（TROPIS），沿肛瘘内口直接切开肛管近端皮肤、内括约肌和直肠远端，进入括约肌间隙对脓腔进行引流；对于高位肌间马蹄形脓肿或肛瘘，从肠腔内后正中切开，并向两侧弧形扩大创面；如果合并有直肠继发内口，切口可延伸至肛提肌上方直肠内口，术中应谨慎操作，防止出血，可在切开直肠黏膜顶端作袋形缝合，防止出血的同时也避免创面过早粘连影响引流。括约肌间瘘管结扎术，以经括约肌肛瘘为最佳适应证，但也同样适用于其他类型肛瘘。急性脓肿期和炎症期为禁忌证。沿外口注入双氧水以明确内口；使用探针从外口探入瘘管，从内口穿出作引导，并在括约肌间沟作一长 2～3cm 的弧形切口；锐性加钝性分离括约肌间沟，沿括约肌间完整游离瘘管，可见瘘管呈白色致密较韧的纤维化组织；分别结扎括约肌间瘘管内口侧和外口侧，靠近内口侧切断瘘管，并尽可能多地切除括约肌间瘘管，结扎点分别再加固缝合一针防止结扎线脱落；切开或隧道式挖除自外口至外括约肌外侧缘的瘘管；括约肌间切口全层间断缝合。

四、良方举隅

1. 唐汉钧（上海中医药大学附属龙华医院）良方——扶正解毒汤

党参 12g，白术 9g，云茯苓 12g，生甘草 3g，当归 12g，生地黄 15g，川芎 9g，赤芍 9g，金银花 9g，连翘 9g，黄芩 9g，黄连 6g，皂角刺 12g，土鳖虫 15g。

功用：益气养荣，清热托毒。用于肛瘘气血不足之正虚邪恋者。

2. 王坚（福建泉州中医院）良方——王氏促愈汤

黄柏 20g，苦参 20g，金银花 15g，连翘 15g，苍术 15g，乳香 12g，没药 12g，川芎 12g，黄芪 12g，当归 12g，白及 9g，冰片 9g，滑石 9g。

功用：清热利湿。用于肛瘘湿热下注者。

五、其他疗法

1. 坐浴

熏洗法常选用清热祛湿类中药，如黄柏、苦参、黄连、黄芩、苍术、大黄、防风等；清热解毒类中药，如冰片、马齿苋、野菊花、连翘、金银花、紫花地丁、蒲公英等；托毒排脓类中药，如皂角刺、黄芪、甘草等；活血止痛类中药，如当归、赤芍、没药、乳香等；利湿消肿类中药，如白芷、枯矾、芒硝等；收敛止血类中药，如五倍子、白及等；燥湿止痒类中药，如蛇床子等。

2. 外敷

主要以活血化瘀、解毒镇痛、消肿散结、敛疮生肌等作用的中药为主，如乳香、没药、血竭、紫草、当归、白芷等中药。常用的外敷中药剂型有油膏和掺药。

六、预防调摄

1. 调整饮食。肛瘘是直肠、肛管周围的脓肿发生破溃而形成，常在食用辛辣刺激食物或发生便秘后诱发，所以调整饮食、保持大便通畅是很好的预防措施，比如避免辣椒、酒类等辛辣刺激食物，适当多吃一些新鲜的水果和蔬菜预防便秘等。

2. 避免久坐。肛瘘和久坐有一定的关系，所以避免久坐或者避免太长时间的蹲厕都有助于预防肛瘘的发生。

3. 注意肛周卫生。肛瘘是由肛周脓肿导致，多和细菌感染有关，所以便后及时擦净或用清水冲洗后擦干均有助于保持肛周局部卫生，从而很好地预防肛瘘。

4. 发现肛瘘，宜早期治疗，避免外口堵塞而引起脓液积聚，排泄不畅，引发新的支管形成。

第七节　直肠脱垂

直肠脱垂是指直肠壁部分或全层向下移位，部分或全部脱出肛门以外。广义的直肠脱垂包括完全或不完全脱垂、外脱垂或内脱垂，以及成人型或幼儿脱垂。据统计，直肠脱垂患病率估计为成年人口的 0.25% ～ 0.4%，其中女性约为男性的 6 倍。

分型根据中华中医药学会肛肠专业委员会（2002 年）通过的诊断标准（试行草案）。

一型：不完全性直肠脱垂，即直肠黏膜脱垂。表现为直肠黏膜层脱出肛外，脱出物呈半球形，其表面可见以直肠腔为中心的环状的黏膜沟。

二型：完全性直肠脱垂，即直肠全层脱垂。脱垂的直肠呈圆锥形，脱出部分以直肠腔为中心，可见呈同心圆排列的黏膜环形沟。

二型根据脱垂程度分为三度：Ⅰ度为直肠壶腹内的肠套叠，即隐性直肠脱垂，排粪造影呈伞状阴影。Ⅱ度为直肠全层脱垂于肛门外，肛管位置正常，肛门括约肌功能正常，不伴有肛门失禁。Ⅲ度为直肠和部分乙状结肠及肛管脱出于肛门外，肛门括约肌功能受损，伴有肛门不全性或完全性失禁。

本病属于中医学"脱肛"范畴。

一、诊断标准

1. 临床症状

（1）脱出：直肠脱出肛门外是本病主要症状。早期排便时直肠黏膜脱出，便后可自行复位。随着病情的发展，逐渐不能复位，需用手复位，久之直肠全层或部分乙状结肠脱出，严重者咳嗽或打喷嚏、矢气时，均可脱出肛外。多因工作劳累或久行、久站、久坐，使症状诱发或进一步加重。常伴有肛门括约肌松弛。

（2）出血：一般无出血症状，当大便擦伤黏膜时有滴血或粪便带血，或手纸擦拭时有少量出血，色鲜红。

（3）肛门潮湿：由于肛门括约肌松弛，收缩无力，分泌物沿肛管流出，或反复脱出，复位困难，脱垂部分暴露时间较长，容易受刺激，致使分泌物增多。

（4）瘙痒：由于黏膜经常脱出在外，致使直肠黏膜充血、水肿、糜烂，直肠黏膜渗液刺激肛周皮肤，造成皮肤炎症，出现瘙痒。

（5）坠胀和疼痛：由于黏膜下垂，反复脱出，脱垂的长度和宽度逐渐增加，致使直肠或结肠套叠，压迫刺激肛门部，出现坠胀感，严重者可有腹部或下腹部钝痛，其痛多向下肢放射，引起尿频。

（6）嵌顿：如果肛门直肠黏膜脱出，未能及时复位，局部静脉回流受阻，继而发生黏膜充血、水肿，导致脱出肛门部分嵌顿。随着嵌顿时间的延长，黏膜颜色逐渐变为暗红色，甚至出现浅表黏膜糜烂、坏死，或脱垂段因肛门括约肌收缩导致缺血、坏死。

2. 体征

（1）黏膜或肠管脱出：直肠黏膜脱出，脱出物为淡红色，有放射状纵沟，触之柔软，有弹性，易出血；直肠全层脱出，脱出物呈圆锥状、淡红色，可见环状有层次感的黏膜皱襞，触之较厚，无弹性，肛门松弛；部分乙状结肠套入直肠，与肛管直肠一起脱出的严重直肠脱垂，脱出物呈圆锥状，触之很厚，肛门极度松弛甚至失禁。

（2）肛管外翻：部分乙状结肠套入直肠与肛管，直肠肛管一起脱出的严重直肠脱垂或者发病时间较长的直肠全层脱出，可出现肛管外翻。

3. 辅助检查

电子结肠镜、肛门直肠测压、排粪造影、MRI 排粪造影及阴部神经终末运动潜伏期检测等，主要用于完善诊断及了解盆底功能，对于合并肛门失禁和（或）便秘的患者尤为重要。

4. 鉴别诊断

直肠脱垂主要应与痔脱垂、直肠黏膜脱垂、直肠和乙状结肠息肉或者肿瘤导致的脱垂进行鉴别。痔脱垂组织团块与直肠黏膜脱垂均呈放射状皱褶，直肠全层脱垂呈同心圆状。肠管长期反复脱出的直肠脱垂患者，常在齿状线附近存在多发性炎性息肉。体格检查及内镜能够鉴别直肠、乙状结肠息肉或者肿瘤导致的继发性直肠脱垂。

二、病因病机

中医学认为本病的发生与肺、脾、肾功能失调有直接的关系。各种原因导致的肺、脾、肾虚损均可引发本病。小儿多因先天不足，形体未充，发育不全，随便秘、腹泻而发。也有因脏腑本虚、复感外邪，或饮食不节，湿热内盛，下注大肠而发者。老人年脏气不实，妇女产育过多，久痢、久泻、酒食伤脾等，致脾虚气陷，肾气不足，固摄无力，大肠外脱。

1. 气虚下陷

肺脾气虚，肺气虚则大肠失守而脱，脾气虚则升举无力，大肠失托而下陷。

2. 肾气不固

先天禀赋不足，肾气不足；年老体弱，肺脾肾亏虚，以致脾气虚，提升无力，肾气不充而关门不固，导致直肠滑脱不收，肛门下坠。

3. 气血两虚

气血亏虚，大肠久失温煦滋养而脱出。

4. 湿热下注

湿热内蕴，下注大肠，迫使直肠脱出，嵌顿不能还纳。

三、辨证论治

本病早期可采用辨证论治，可在一定程度上缓解症状。二型或Ⅱ度以上的患者一般需手术治疗。中西药物保守治疗可以用于减轻出血、肛门潮湿等兼证。

1. 脾虚气陷证

【证候】**主症**：便时肛内肿物脱出，轻重不一，色淡红，伴有肛门坠胀，大便带血。**次症**：神疲乏力，食欲缺乏，甚则有头晕耳鸣、腰膝酸软。**舌脉**：舌淡，苔薄白，脉弱。

【治法】补气升清，升举固托。

【方药】补中益气汤加减。

【推荐方药】黄芪18g，炙甘草9g，人参9g，当归身3g，橘皮6g，升麻6g，柴胡6g，白术9g。

2. 湿热下注证

【证候】**主症**：肛内肿物脱出，色紫暗或深红，甚则表面部分溃破、糜烂。**次症**：肛门坠痛，肛内指检有灼热感。**舌脉**：舌红，苔黄腻，脉弦数。

【治法】清热泻火，行气利湿。

【方药】止痛如神汤加减。

【推荐方药】秦艽10g，桃仁10g，皂角刺10g，苍术10g，防风10g，黄柏10g，当归15g，泽泻10g，槟榔15g，熟大黄6g。

四、良方举隅

1. 王振宜（上海中医药大学附属岳阳中西医结合医院）良方——黄芪固脱汤

黄芪45g，党参15g，白术15g，山药20g，当归12g，熟附子9g（先煎），陈皮6g，青皮6g，升麻9g，柴胡9g，桔梗6g，肉苁蓉15g，牛膝15g，牡丹皮12g，丹参12g，生地黄12g，熟地黄12g，炙甘草6g。

2. 张龙江（河南省中医院）良方——参芪举陷汤

黄芪30g，肉苁蓉30g，党参20g，升麻6g，柴胡12g，山药20g，桃仁9g，枳壳9g，乌药9g，怀牛膝15g，炙甘草6g。

3. 李帅军（湖南中医药大学第二附属医院）良方——温阳生气汤

生白术30g，黄芪25g，升麻12g，柴胡6g，党参8g，陈皮6g，当归5g，肉桂3g，炙甘草6g。

五、其他疗法

1. 熏洗法

可选用苦参汤或止痛如神汤加减，先熏后洗，每日2次。温度不宜超过40℃，每晚1次，每次10～15分钟。未婚或未生育的已婚患者不宜坐浴。

2. 敷药法

敷药法是运用中药归经原则，以气味俱厚药物为引导，率领群药，直接透过皮肤，切近病灶，直达病所。此方法简便易行，适用于小儿直肠脱垂患者，可用马勃、木贼烧灰存性，共研为细末，混合均匀，将药末撒布于患处，使之还纳复位。可以将砖块烧热后外包毛巾或布热敷局部，以半小时为宜。以五倍子、蒲黄、栝楼根等药物调匀热敷，效果更佳。

3. 提肛锻炼

提肛锻炼是指有规律地收缩上提肛门，然后放松，是一种简便、实用的肛门功能锻炼方法，具有预防和治疗肛门疾病的双重作用。

4. 穴位注射、穴位贴敷法

穴位注射法又称水针疗法，通过把中药提取液注入穴位形成刺激。一般选取黄芪、人参等提取物，取其益气提升之效，操作简便，疗效较好。此外，穴位贴敷疗法在直肠脱垂的治疗中也发挥着重要作用，根据不同辨证、辨病选择不同药物，在不同的穴位贴敷，即"辨证选药，辨病选穴"。

5. 针灸治疗

此法适用于小儿直肠脱垂和成人直肠脱垂较轻者。针灸疗法包括针刺和艾灸两种方法。其通过对人体表面腧穴的刺激达到治疗疾病的目的。作为传统中医的主要治疗方式之一，针灸对于直肠脱垂有良好的治疗效果。其原理是刺激患者的足太阳膀胱经、督脉等主升阳气的穴位，以改善患者肾气不足、气血异常运行的状态。常用穴为百会、长强、提肛、气海、足三里、天枢等。其中，提肛穴疗效较好，成人深刺 1.5～2 寸，可向正前、正后斜刺，可配合电针，阳虚者可配合艾灸。

6. 复位法

脱出发生后需要及时复位。较少的脱出者，可以涂以润滑剂，用手从其顶端四周向中心部位挤压，促使脱出物回纳。

7. 注射疗法

将药物注射于直肠黏膜下层，使黏膜与肌层粘连；注射到直肠周围间隙，使直肠壁与周围组织粘连固定。此法对儿童效果良好，对成人配合肛门紧缩手术也可治愈。

8. 激光疗法

其主要原理是插入直肠周围后除直接焊接作用外，产生无菌性炎症使直肠固定。优点是快速疗效好，无注射术产生的疼痛，不易发生感染、脓肿、直肠坏死和出血等现象。

六、预防调摄

本病的病机以虚为主，所以增强脏腑功能在直肠脱垂的预防中尤为重要，此外应积极治疗能引起脱垂的慢性疾病。

1. 预防

锻炼身体，增强体质，经常做提肛运动。调理大便，防止便秘及腹泻。

养成良好的排便习惯，尤其是儿童不宜如厕时间过长。

2. 调护

劳逸结合，避免久站、久坐及劳累。妇女产后应充分卧床休息，避免过早负重劳动。如有会阴撕裂，要及时治疗。积极治疗易产生腹压增大的疾病，如咳嗽、气喘、腹胀等。已患直肠脱垂者，应注意局部卫生，及时将脱出肠段还纳复位，防止病情加重。

第八节 混合痔

混合痔是指内痔同一方位的内、外痔静脉丛曲张,通过齿线相互沟通吻合,内痔部分和外痔部分形成一整体的痔,多发生于肛门截石位 3、7、11 点处,兼有内痔、外痔双重症状,以出血、肿胀、脱出等不适症状为特征。本病可发生于任何年龄段,且随着年龄增大,发病率可增高。据统计,混合痔占肛肠类疾病的 87.25%。

临床分类:以外痔性质分为炎性混合痔、血栓性混合痔、结缔组织性混合痔、静脉曲张性混合痔。以数目分为单纯性混合痔、多发性混合痔、环状混合痔、复杂性混合痔。

混合痔是同一部位齿状线上、下均有,兼有内、外痔的症状。其中内痔指发生在齿状线以上,以便鲜血为主要症状的痔。根据痔脱垂情况分为四期:Ⅰ期,主要以便血、分泌物多、肛门瘙痒为主,无脱垂;Ⅱ期,有便血,痔随排便脱垂,但能自行还纳;Ⅲ期,内痔脱垂于肛门口外,或每次排便脱出肛门口外,不能自行还纳,必须用手送回;Ⅳ期,内痔脱出不能回纳,可伴发嵌顿、绞窄。外痔指发生在齿状线以下的肛管及肛门缘,可分为四型:炎性外痔,常有肛缘皮肤损伤和感染,肛缘皮肤突出如水疱状,肿胀疼痛明显;血栓性外痔,肛门静脉丛破裂,血液漏出血管外,形成血栓在皮下隆起,多起病突然,局部青紫,肿胀、疼痛明显;结缔组织性外痔,因慢性炎症刺激,反复发炎、肿胀,致使肛缘皮肤皱襞增大,结缔组织增生,形成大小不等的皮赘;静脉曲张性外痔,肛缘皮下曲张的静脉团,下蹲腹压增加及排便时增大,恢复正常体位后症状可不同程度地减轻。

本病属于中医学"痔"的范畴。

一、诊断标准

1.临床症状

(1)便血:为内痔早期主要症状,喷射状或点滴出血,血色鲜红,可发生在便前或便后。

(2)疼痛:单纯的内痔无疼痛,少数有坠胀感,合并炎性外痔、血栓外痔或脱出嵌顿,出现水肿、感染、坏死时,则有不同程度的疼痛。

(3)痔块脱垂:常是混合痔晚期的症状,因晚期痔体增大,逐渐与肌层分离,排便时常被推出肛门外。轻者只在大便时脱垂,便后可自行回纳,重者需用手回纳,更严重者是稍加腹压即脱出肛外。少数患者脱垂是首发症状。

(4)其他:部分患者还可出现肛周瘙痒、肛周潮湿、痔核嵌顿等症状。

2.体征

(1)肛门外观:肛门周围可见赘生皮瓣,或水肿,或可见青紫色,若为内痔脱出,则可见黏膜充血、水肿,甚至可见糜烂、出血点。

(2)指诊:包括质地软硬(初期痔核一般柔软,反复脱出后因纤维化质地偏硬)、压痛(炎性外痔及血栓外痔可有压痛)、出血(指套退出是否染血)及大小等。

(3)镜检:早期可见局部黏膜鲜红、充血、糜烂,有时可见出血点,中后期可见痔核较大且可呈环状,表面发生纤维化则呈灰白色。

3. 辅助检查

完善肛门镜、肠镜、三维肛周彩超和 MRI 检查等，用于排除肛周、肛肠及盆腔脏器可能存在的其他疾病。

4. 鉴别诊断

（1）肛裂：以周期性疼痛为主，便血色鲜红，局部检查肛周可见正前、正后方有梭形裂口。

（2）直肠脱垂：脱出物呈环状或螺旋状，色淡红，质地中等，无静脉曲张，一般不出血，分泌物较多。

（3）肛乳头肥大：呈锥状或乳头状，灰白色，质地中等偏硬，一般无便血，过度肥大可脱出肛门外。

（4）肛管或直肠癌：多见于中老年人，粪便中混有暗红色脓血、黏液、腐臭的分泌物，伴有大便习惯改变、里急后重感，晚期可出现大便变细。指诊可触及菜花状或凹凸不平的溃疡，质地坚硬，触及易出血，病理学检查可明确诊断。

二、病因病机

多因静脉壁薄弱，兼因久坐，负重远行，或长期便秘，或泻痢日久，或临厕久蹲不挣，或饮食不节，过食辛辣肥甘之品，导致脏腑功能失调，风燥湿热下迫，气血瘀滞不行，阻于魄门，结而不散，筋脉横解而生痔；或因气血亏虚，摄纳无力，气虚下陷，则痔核脱出。本病多与湿、热、瘀、虚有关。

1. 风伤肠络

风燥侵犯，瘀阻魄门，瘀血浊气，结滞不散，久则筋脉横解而成痔。

2. 湿热下注

湿性重者，常犯于下，湿热蕴阻肛门，经络阻滞，瘀结不散而发为本病。

3. 气滞血瘀

局部气血运行不畅，筋脉阻滞，日久瘀结不散，肠道气机不畅，不通则痛。

4. 脾虚气陷

年高、体弱多病者，脾胃功能失常，中气不足，脾虚气陷，无力摄纳，而致肛门坠胀，肿物难以消退。

三、辨证论治

本病中医主张综合治疗，注意调护，辨证论治为主，临床以复合证型多见。应抓住气血瘀滞、风燥湿热、脾虚不固 3 个基本病理环节，分清主次，权衡用药。

1. 风伤肠络证

【证候】**主症**：粪便带血、滴血或喷射状出血，血色鲜红，或有肛门瘙痒。**次症**：口干，大便秘结，还可出现外感症状。**舌脉**：舌质红，苔薄白或薄黄，脉浮数。

【治法】清热凉血祛风。

【代表方】凉血地黄汤加减。

【推荐方药】当归尾 4.5g，生地黄 6g，赤芍 3g，炒黄连 6g，枳壳 3g，炒黄芩 3g，炒槐角 9g，炒地榆 6g，炒荆芥 3g，升麻 1.5g，天花粉 2.4g，甘草 1.5g。

2. 湿热下注证

【证候】**主症**：便血色鲜红，量较多，肛内肿物外脱，可自行还纳，肛门灼热。**次症**：肛周潮湿，肛门瘙痒，或可见斑丘疹，便溏，口臭，脘痞。**舌脉**：舌质红，苔黄腻，脉弦数。

【治法】清热利湿止血。

【代表方】黄连丸加减。

【推荐方药】黄连 6g，黄芩 10g，地黄 10g，赤芍 12g，当归 10g，槐角 8，槐花 8g，荆芥穗 6g，地榆炭 8g，阿胶 10g。

3. 气滞血瘀证

【证候】**主症**：肛内肿物脱出，甚或嵌顿，肛管紧缩，坠胀疼痛，甚则肛缘水肿、血栓形成，触痛明显。**次症**：肛周皮肤发暗，身体疼痛，情绪不稳等。**舌脉**：舌质红或暗红，苔白或黄，脉弦细涩。

【治法】清热利湿，祛风活血。

【代表方】止痛如神汤加减。

【推荐方药】秦艽 10g，苍术 10g，黄柏 10g，熟大黄 10g，当归 10g，泽泻 10g，槐花 10g，地榆 15g，桃仁 6g，防风 6g，槟榔 6g，荆芥穗 6g。

4. 脾虚气陷证

【证候】**主症**：肛门松弛，痔核脱出须手法复位，便血色鲜红或淡。**次症**：面白少华，神疲乏力，少气懒言，纳少便溏。**舌脉**：舌质淡，边有齿痕，苔薄白，脉弱。

【治法】补中益气。

【代表方】补中益气汤加减，贫血较甚时合四物汤。

【推荐方药】黄芪 18g，炙甘草 9g，人参 9g，当归 3g，橘皮 6g，升麻 6g，柴胡 6g，白术 9g。

四、良方举隅

1. 陈民藩（福建中医药大学附属人民医院）良方——黄白合剂

黄柏 9g，地榆 15g，侧柏叶 15g，仙鹤草 15g，枳壳 6g，白芷 9g，火麻仁 15g，瓜蒌子 15g，甘草 3g。

功用：清热利湿，凉血止血。用于湿热下注证。

2. 丁泽民（南京中医药大学）良方——痔血合剂

地榆炭 12g，槐花炭 12g，侧柏炭 12g，荷叶 9g，黄芩炭 5g，当归炭 6g，炒枳壳 3g，仙鹤草 15g，鸡冠花 9g，生地黄 9g，生甘草 1.5g。

功用：祛风散邪，健脾扶正。用于风袭肠络证。

五、其他疗法

1. 坐浴

以药物加水煮沸，先熏后洗，或用毛巾蘸药汁趁热敷患处，冷则再换。常用五倍子汤或苦参汤加减。具有活血消肿、止痛止痒、收敛等作用。

2. 敷药法

每次大便后，先坐浴，再将药物敷于患处，必要时每日 1 次。根据病情选用九华膏、五倍子散、黄连膏、消痔膏（散）等，具有消炎、止痛、生肌、收敛、止血等作用。此外，尚有清热消肿的金黄膏（散）、提脓化腐的九一丹和生肌收口的生肌散、白玉膏等。

3. 磁疗

近年来，磁疗也被证明对内痔有明显疗效，尤其对于内痔的便血、疼痛、肛内肿物脱出及痔区黏膜充血、水肿等情况的改善均有较好效果。其原理是通过改善局部微循环，促进组织修复，使局部水肿消散，达到治疗痔病的目的。

4. 针灸治疗

对患者长强穴、商丘穴等针灸以减轻脾虚气陷型内痔患者的疼痛，缩小痔核。也可用挑治痔点（第 7 胸椎至骶椎旁开 1.5 寸范围内寻找痔点，即 1 个或数个不等的红色丘疹）的方法治疗以疼痛、出血为主症的痔病。无痔点时找腰背部阿是穴或大肠俞穴、秩边穴等。

六、预防调摄

1. 预防

调整饮食结构，包括摄入足量的液体和膳食纤维，以及形成良好的排粪习惯，避免腹泻和便秘，临厕勿久蹲努挣，便后保持肛门干燥清洁。

2. 调摄

避免久坐、久站，适当进行体育活动，保持健康的体重，避免腹压过大，时常行提肛运动。

第十一章　妇科专病

第一节　异常子宫出血

异常子宫出血是指育龄期非妊娠妇女，与正常月经周期频率、规律性、经期长度、经期出血量任何 1 项不符的、源自子宫腔的异常出血。本节主要讨论排卵障碍相关异常子宫出血，其发病率为 37% ～ 49%。

本病属于中医学"崩漏"及"月经不调"范畴。

一、诊断标准

1. 病史

应注意患者年龄、月经史、婚育史及避孕措施；排除妊娠；是否存在引起异常子宫出血的器质性疾病，包括生殖器肿瘤、感染、血液系统以及肝、肾、甲状腺疾病等，了解疾病经过和诊疗情况；近期有无服用干扰排卵的药物等。通过详细询问病史，确认其特异的出血模式。

2. 症状

不规则子宫出血，常表现为月经周期、经期、经量异常，或非排卵期出血。

3. 体征

通过妇科检查和全身检查，及时发现相关体征。妇科检查应排除阴道、宫颈结构异常和器质性病变，确定出血来源。

4. 辅助检查

（1）全血细胞计数、凝血功能检查。

（2）尿妊娠试验或血 HCG 检测：除外妊娠相关疾病。

（3）超声检查：了解子宫内膜厚度及回声，以明确有无宫腔占位性病变及其他生殖道器质性病变等。

（4）基础体温测定：为诊断排卵障碍相关异常子宫出血最常用的手段，无排卵时基础体温呈单相型；黄体功能不足时呈双相型，但高温相小于 11 日；子宫内膜不规则脱落呈双相型，但下降缓慢。

（5）生殖内分泌测定：通过测定下次月经前 5 ～ 9 日（相当于黄体中期）血孕酮值评估有无排卵，孕酮浓度小于 3ng/mL，提示无排卵。同时应在早卵泡期测定血黄体生成素（LH）、促卵泡激素（FSH）、催乳素（PRL）、雌二醇（E_2）、睾酮（T）、促甲状腺激素（TSH）水平，以了解无排卵的病因。

（6）诊断性刮宫或子宫内膜活组织检查：以明确子宫内膜病理诊断，而刮宫兼有诊断和止血双重作用。适用于有性生活史、长期不规则子宫出血、药物治疗无效或存在子宫内膜癌高危因素的异常子宫出血患者。为确定有无排卵或黄体功能，应在月经来潮前 1～2 日或月经来潮 6 小时内刮宫；为尽快减少大量出血、除外器质性疾病，可随时刮宫；为确定是否子宫内膜不规则脱落，须在月经第 5～7 日刮宫。

（7）宫腔镜检查：可直接观察到宫颈管、子宫内膜的生理和病理情况，直视下活检的诊断准确率显著高于盲刮。

（8）宫颈黏液结晶检查：根据羊齿植物叶状结晶的出现与否判断有无排卵，月经前仍可见羊齿状结晶表示无排卵。目前已较少应用。

5. 鉴别诊断

（1）全身性疾病：如血液病、肝功能损害、甲状腺功能亢进或减退等。通过检查血常规、肝功能和甲状腺激素等得以鉴别。

（2）异常妊娠或妊娠并发症：如流产、异位妊娠、葡萄胎、子宫复旧不良、胎盘残留等。

（3）生殖器感染：如急性或慢性子宫内膜炎、子宫肌炎等。

（4）生殖器肿瘤：如子宫内膜癌、子宫颈癌、子宫肌瘤、卵巢肿瘤、滋养细胞肿瘤等。

（5）生殖道损伤：如阴道裂伤出血、阴道异物等。

（6）性激素类药物使用不当、宫内节育器或异物引起的异常子宫出血。

二、病因病机

1. 崩漏

无排卵性异常子宫出血属于中医学"崩漏"范畴。崩漏的主要病机是冲任不固，不能制约经血。引起冲任不固的常见原因有肾虚、脾虚、血热和血瘀等。

（1）肾虚：先天肾气不足，或少女肾气虚弱，或围绝经期肾气渐衰，或早婚多产，房事不节，致肾气损伤。若肾阴虚损，阴虚内热，热伏冲任，迫血妄行，以致经血非时而下；若命门火衰，肾阳虚损，封藏失职，冲任不固，不能制约经血，亦致经血非时而下，遂成崩漏。

（2）脾虚：素体脾虚，或忧思不解，或饮食劳倦，损伤脾气，气虚下陷，统摄无权，冲任不固，经血失约以致出血。

（3）血热：素体阳盛，或忿怒抑郁，肝郁化火；或感受热邪；或过食辛辣助阳之品，火热内盛，热扰冲任，迫经妄行。素体阴虚，或久病、失血伤阴，阴虚水亏，虚火内炽，扰动血海，经血失约为患而出血。

（4）血瘀：经期产后，余血未尽，又感寒热湿邪，邪与血结，或七情内伤，气滞血瘀，瘀阻冲任，血不循经，非时而下，发为崩漏。

2. 月经不调

主要病因病机是脏腑、冲任、气血失调，胞宫藏泻失常。其病位在冲任、胞宫，主要涉及肾、肝、脾三脏，临床上病机不外虚实两端，虚者包括肾虚、脾虚、血虚、虚热，实者包括肝郁、血瘀、血热、血寒、湿热、痰湿，或为虚实错杂的复合病机。

三、辨证论治

1. 崩漏

本病应根据病情的缓急轻重、出血的久暂，采用"急则治其标，缓则治其本"的原则，灵活运用

"塞流""澄源""复旧"三法。"塞流"即止血，"澄源"即辨证求因以治本，是治疗崩漏的重要阶段，"复旧"即调理善后。

（1）肾虚证

1）肾阳虚证

【证候】**主症**：经来无期，经量或多或少，色淡质清。**次症**：畏寒肢冷，面色晦暗，腰膝酸软，小便清长。**舌脉**：舌质淡，苔薄白，脉沉细。

【治法】温肾固冲，止血调经。

【代表方】右归丸加减。

【推荐方药】制附子 10g（先煎），熟地黄 12g，山药 15g，山茱萸 10g，枸杞子 12g，黄芪 15g，覆盆子 10g，赤石脂 15g，杜仲 10g，鹿角胶 15g（烊化），艾叶炭 10g，补骨脂 10g，黄芪 12g。

2）肾阴虚证

【证候】**主症**：经乱无期，出血量少，或淋漓不净，色鲜红，质黏稠。**次症**：伴头晕耳鸣，腰膝酸软或心烦。**舌脉**：舌质红，苔少，脉细数。

【治法】滋肾养阴，调经止血。

【代表方】左归丸去牛膝合二至丸。

【推荐方药】熟地黄 12g，山药 15g，枸杞子 15g，山茱萸 12g，菟丝子 12g，鹿角霜 15g（先煎），龟甲胶 10g（烊化），女贞子 12g，墨旱莲 10g。

（2）血热证

1）虚热证

【证候】**主症**：经血非时突然而下，量多势急，或淋漓少许，血色鲜红而质稠。**次症**：心烦潮热，或小便黄少，或大便干结。**舌脉**：苔薄黄，脉细数。

【治法】滋阴清热，止血调经。

【代表方】保阴煎合生脉散加阿胶。

【推荐方药】生地黄 10g，熟地黄 12g，白芍 10g，黄芩 10g，黄柏 10g，续断 10g，山药 15g，甘草 6g，人参 12g，麦冬 12g，五味子 10g。

2）实热证

【证候】**主症**：经血非时暴下，或淋漓日久不断，色深红，质稠。**次症**：口渴烦热，小便黄，大便干结。**舌脉**：舌红，苔黄，脉洪数。

【治法】清热凉血，止血调经。

【代表方】清热固经汤加沙参、麦冬。

【推荐方药】黄芩 10g，炒栀子 10g，生地黄 10g，地骨皮 10g，地榆 10g，阿胶 10g（烊化），生藕节 10g，陈棕榈炭 10g，炙龟甲 10g（先煎），牡蛎 10g（先煎），生甘草 6g。

（3）脾虚证

【证候】**主症**：经血非时暴下，继而淋漓不止，色淡、质稀。**次症**：神倦懒言，面色㿠白，或肢体面目浮肿。**舌脉**：舌淡，苔白，脉缓无力。

【治法】补气摄血，固冲调经。

【代表方】固本止崩汤合举元煎加减。

【推荐方药】人参 12g，黄芪 15g，白术 10g，熟地黄 12g，炮姜 10g，升麻 6g，山药 12g，大枣

10g，海螵蛸 15g。

（4）血瘀证

【证候】主症：经血骤然而下或淋漓不断，或经闭数日又忽然暴下，色暗质稠，夹有血块。次症：小腹胀痛，块下则减。舌脉：舌紫暗，苔薄白，脉涩。

【治法】活血化瘀，止血调经。

【代表方】逐瘀止崩汤。

【推荐方药】当归 10g，川芎 10g，三七 6g，没药 10g，五灵脂 10g，牡丹皮炭 10g，炒丹参 10g，炒艾叶 10g，阿胶 10g（蒲黄炒），龙骨 20g（先煎），牡蛎 20g（先煎），海螵蛸 10g。

2. 月经失调

治疗应以补肾健脾、疏肝理气、调理气血为主，同时应根据月经周期各阶段阴阳气血变化规律而灵活用药。

（1）肾气虚证

【证候】主症：月经提前或错后，或先后不定，量少，色淡暗，质清稀。次症：腰酸腿软，头晕耳鸣，小便频数，面色晦暗或有暗斑。舌脉：舌淡暗，苔薄白，脉沉细。

【治法】补肾益气，养血调经。

【代表方】大补元煎。

【推荐方药】人参 10g，熟地黄 9g，杜仲 6g，当归 9g，山茱萸 6g，枸杞子 9g，炙甘草 6g。

（2）脾气虚证

【证候】主症：月经提前，量多，色淡，质稀。次症：面色不华，精神怠倦，气短懒言，小腹空坠，食欲不振。舌脉：舌淡，脉细弱无力。

【治法】健脾益气，固冲调经。

【代表方】补中益气汤加味。

【推荐方药】党参 10g，黄芪 15g，白术 10g，当归 10g，陈皮 10g，升麻 6g，柴胡 6g，炙甘草 6g。

（3）虚热证

【证候】主症：经来持续不断，淋沥十余日方止，色鲜红，质稠。次症：伴见两颧潮红，五心烦热，口咽干燥。舌脉：舌红少苔，脉细数。

【治法】滋阴清热，调经止血。

【代表方】两地汤加味。

【推荐方药】生地黄 12g，地骨皮 12g，玄参 12g，麦冬 10g，阿胶 10g（烊化），白芍 12g。

（4）血虚证

【证候】主症：经期错后，量少，色淡质稀。次症：头晕眼花，心悸失眠，皮肤不润，面色苍白或萎黄。舌脉：舌淡苔薄，脉细无力。

【治法】补血益气调经。

【代表方】人参养荣汤。

【推荐方药】黄芪 20g，白芍 10g，五味子 10g，白术 10g，熟地黄 12g，当归 10g，陈皮 6g，党参 12g，茯苓 10g，远志 6g，炙甘草 6g，生姜 3 片，大枣 5 枚。

（5）肝郁证

【证候】**主症**：经期错后，或先后无定期，量或多或少，经色暗红，或有血块。**次症**：胸胁、乳房、少腹胀痛，精神抑郁，胸闷不舒，嗳气食少。**舌脉**：舌质正常，苔薄，脉弦。

【治法】疏肝理气，活血调经。

【代表方】逍遥散。

【推荐方药】炙甘草 15g，当归 10g，茯苓 12g，白芍 12g，炒白术 10g，柴胡 10g。

（6）血瘀证

【证候】**主症**：经来不断，淋沥十余日方净，色黑，有块。**次症**：伴见小腹疼痛，拒按，小便黄，大便干。**舌脉**：舌质暗红，或有瘀斑，脉弦或涩。

【治法】活血化瘀，调经止血。

【代表方】桃红四物汤合失笑散加减。

【推荐方药】桃仁 10g，红花 10g，熟地黄 12g，当归 10g，川芎 10g，白芍 12g，炒蒲黄 12g（包煎），炒五灵脂 10g（包煎）。

（7）血寒证

【证候】**主症**：经期错后、量少，经色紫暗有块。**次症**：小腹冷痛，得热痛减，畏寒肢冷。**舌脉**：舌暗苔白，脉沉紧或沉迟。

【治法】温经散寒，活血调经。

【代表方】温经汤。

【推荐方药】当归 10g，川芎 10g，肉桂 6g，莪术 10g，醋炒牡丹皮 6g，人参 10g，牛膝 10g，甘草 6g。

（8）血热证

【证候】**主症**：月经提前，量多，经色鲜红或紫红，质稠，光亮。**次症**：面红颧赤，心烦，口渴，小便短赤，大便干结。**舌脉**：舌红苔黄，脉滑数有力。

【治法】清热凉血，止血调经。

【代表方】清经散加减。

【推荐方药】牡丹皮 10g，熟地黄 12g，地骨皮 12g，青蒿 10g，黄柏 10g，白芍 12g，茯苓 15g。

（9）湿热证

【证候】**主症**：经间期出现点滴阴道出血，色暗红，质稠，可见白带中夹血，或赤白带下，腰骶酸楚。**次症**：下腹胀痛，小便短赤。**舌脉**：舌质淡，苔黄腻，脉濡或滑数。

【治法】清热利湿，调经止血。

【代表方】清肝止淋汤加减。

【推荐方药】当归 10g，白芍 12g，生地黄 12g，牡丹皮 10g，黄柏 12g，怀牛膝 15g，制香附 10g，黑豆 15g。

（10）痰湿证

【证候】**主症**：经期错后，量少，色淡，质黏。**次症**：头晕体胖，心悸气短，脘闷恶心，带下量多。**舌脉**：舌淡胖苔白腻，脉滑。

【治法】燥湿化痰，活血调经。

【代表方】苍附导痰丸。

【推荐方药】苍术 10g，制香附 10g，陈皮 6g，茯苓 12g，制南星 6g，枳壳 10g，法半夏 9g，川芎 10g，神曲 10g，滑石 12g（先煎）。

四、良方举隅

1. 蔡小荪（上海市第一人民医院）良方——育肾固冲汤

生地黄 12g，炙龟甲 9g（先煎），煅牡蛎 30g（先煎），牡丹皮炭 9g，墨旱莲 20g，白芍 12g，党参 12g，黑芥穗 9g，生蒲黄 15g（包煎）。

功用：补肾滋阴，清热止崩。用于经期提前，或经行色鲜量多如注，或月经淋沥日久不止，颧红潮热或手心灼热，咽干口燥，腰酸头晕；舌红少苔，脉细数或细弦。

2. 夏桂成（江苏省中医院）良方——四草汤

马鞭草 30g，鹿衔草 30g，茜草 15g，益母草 15g。

功用：化瘀，清热，利湿。用于崩漏血热夹瘀证，对围绝经期崩漏尤为常用。如加入炙龟甲、大小蓟、炒续断、生地黄等，止血之效尤捷；血瘀为主之崩漏者，加入当归、赤芍、失笑散、制香附、花蕊石、血竭。

五、其他疗法

1. 中药人工周期疗法

（1）行经期：治宜活血行滞调经，常选用五味调经散加减。

（2）经后期：治宜滋阴养精，方取归芍地黄汤加味。

（3）经间期：治宜补肾调血通络，方用补肾促排卵汤。

（4）经前期：治宜益肾养血助阳，方选毓麟珠加减。

2. 针灸治疗

在患者手背第二、三掌骨之间，指端下 1 寸处的"断红"穴先针后灸，留针 20 分钟，或灸百会、神阙、隐白。昏厥者，急刺人中、合谷、足三里、百会；或用耳针，针子宫、内分泌、皮质干。留针 15 ～ 20 分钟，止血效果较好。

3. 中成药

（1）云南白药：口服，每日 3 次，每次 2.5g，用于本病出血较多者。

（2）宫血宁胶囊：口服，每日 3 次，每次 2 粒，用于出血较多气血两虚者。

（3）血竭胶囊：口服，每日 3 次，每次 4 粒，用于本病出血夹瘀者。

（4）三七末：口服，每日 2 次，每次 2 ～ 3g，用于本病出血夹瘀者。

六、预防调摄

1. 预防

注重调节情志，避免过度的精神刺激，保持心情舒畅，积极乐观向上。重视经期卫生，尽量避免或减少宫腔手术，及早治疗月经过多、经期延长、月经先期等有出血倾向的月经病，防止发展为异常子宫出血。须重视饮食调养，宜用富含高蛋白的营养食品，忌食辛辣燥热和寒凉之品，宜进食补气养血之品。出血期间避免重体力劳动，必要时卧床休息，禁止性生活。

2. 调摄

出血期间不宜涉水冒雨或负重过劳，必要时卧床休息，注意卫生，禁止性生活。应加强营养，忌服辛辣、生冷之品，以防动血凝血。暴怒伤肝、悲哀太过、五志过极化火，均足以导致本病，故宜调和情志。注意做好避孕，防止多次做人工流产术，以免损伤肾气，导致本病。

第二节 闭 经

闭经是指年龄超过 16 岁，女性第二性征已发育但月经从未来潮，或年满 14 岁仍无第二性征发育者；或以往曾建立正常月经，但此后因某种病理性原因而月经停止 6 个月，或按自身原来月经周期计算停经 3 个周期以上者。前者称为原发性闭经，约占 5%；后者称为继发性闭经，约占 95%。本病属于中医学"女子不月""月事不来""血枯""血隔"等范畴。

一、诊断标准

1. 病史

详细询问月经史，包括初潮年龄、月经周期、经期、经量、闭经期限及伴随症状等。发病前有无导致闭经的诱因，如精神因素、环境改变、体重增减、饮食习惯、剧烈运动、各种疾病及用药情况、职业等，对于已婚妇女须询问生育史及产后并发症史。原发性闭经应询问第二性征发育情况，了解生长发育史，有无先天缺陷或其他疾病及家族史。

2. 症状

以闭经为主要临床症状。结合以上病史，除外其他疾病。

3. 体征

原发性闭经多由器质性病变所致，继发性闭经多由功能性病变引发。故应结合上述不同病史、出现的不同体征进行确定，必要时经特殊检查确诊。如结核病者，可伴有发热、盗汗、乏力、食欲缺乏、日渐消瘦等；糖尿病所致闭经，可见过度肥胖；慢性消耗性疾病所致的闭经，多有精神萎靡不振、极度衰弱等。

4. 辅助检查

（1）子宫检查

①诊断性刮宫：适用于已婚妇女。用以了解宫腔大小、形态、宫颈管及宫腔有无粘连；子宫内膜活检，了解有无排卵，排除器质性病变，如结核性子宫内膜炎等。

②子宫、输卵管碘油造影术：了解子宫形态、大小及输卵管情况，用以明确生殖系统发育情况，有无畸形、结核及宫腔粘连等情况。

③基础体温测定：呈双相曲线，提示卵巢有排卵或黄体生成。

④阴道脱落细胞学检查：角化细胞及嗜伊红细胞指数，呈周期性变化。

⑤宫颈黏液结晶检查：多呈周期性变化。

⑥药物撤退试验：可选用孕激素试验，或雌孕激素序贯试验，以了解内源性雌激素水平和子宫内膜功能。

⑦妇科检查：哺乳过久者，子宫萎缩而致继发性闭经，或先天无子宫，或子宫发育不良。外生殖器及第二性征发育良好，子宫偏小或仅有残迹，提示卵巢功能良好。子宫切除者，有病史可查。

（2）卵巢功能检查

①基础体温测定：呈双相变化，提示卵巢功能正常。为单相型，或为先天性卵巢发育不全，或为多囊卵巢综合征。

②阴道脱落细胞检查：观察表、中、底层细胞的百分比，表层细胞的百分比越高，反映雌激素水平也越高。卵巢功能早衰患者的涂片出现不同程度的雌激素低落或持续雌激素轻度影响。

③血甾体激素测定：血中雌二醇、孕酮及睾酮的含量测定。若雌、孕激素浓度低，提示卵巢功能不正常或衰竭；若睾酮值高，提示有多囊卵巢综合征、卵巢男性化肿瘤或睾丸女性化等疾病的可能；若血雌激素水平低，而血促性腺激素水平增高，则为无反应卵巢综合征。

④促性腺激素测定：特纳综合征患者，尿中 FSH 量明显增高。多囊卵巢综合征患者，LH 基值偏高，FSH 基值偏低，LH/FSH ≥ 2.5 或正常。

⑤垂体兴奋试验：LH 值显著上升，FSH 值轻度上升，提示有多囊卵巢综合征。

（3）垂体功能检查

1）垂体功能减退症

①血常规：呈轻、中度贫血。

②血糖测定：空腹血糖值低。

③心电图：显示低电压，T 波平坦、倒置或双相。

④垂体 – 卵巢功能测定：雌激素值和促性腺激素值均低。

⑤垂体 – 甲状腺功能测定：基础代谢率较低；血清 T3、T4 值低于正常；血清蛋白结合碘亦低于正常；甲状腺摄碘率低于正常值。

⑥垂体 – 肾上腺皮质功能测定：24 小时 17– 酮类固醇及 17– 羟皮质类固醇排泄量明显低于正常；ACTH 兴奋试验，显示延迟反应。

2）垂体肿瘤

①X 线检查：通过头颅正侧位断层像、脑室造影、脑血管造影了解有无肿瘤、肿瘤大小，以及有无浸润等。

②CT 扫描：可提高肿瘤的检出率。

③内分泌功能测定：包括垂体 – 性腺功能、垂体 – 甲状腺功能、垂体 – 肾上腺皮质功能检查，指数均低于正常。

（4）下丘脑检查：若为功能异常者：

①雌 – 孕激素试验多呈阴性。

②垂体功能检查 FSH、LH 比例失调，PRL 正常，E$_2$、P 降低。

③甲状腺、肾上腺功能测定均正常。

④若为器质性疾病如脑膜炎、脑炎、退行性损害、外伤或肿瘤、先天性缺陷，以及放射治疗所致的闭经，应进行脑电图检查、脑脊液检查、脑室造影、脑血管造影及 CT 检查。

⑤疑有先天性畸形者，应进行染色体核型分析及分带检查。疑有闭经与甲状腺功能异常时，测定 T3、T4、FSH。闭经与肾上腺功能有关时，可做 17– 酮类固醇、17– 羟类固醇或血皮质醇测定。

5. 鉴别诊断

（1）早期妊娠：除月经停闭外，常有晨起呕吐、倦怠、厌食、择食等妊娠反应。妇科检查子宫增大与停经月份相符。尿妊娠试验阳性。亦可通过超声检查鉴别。

（2）闭经泌乳综合征：除闭经外，还有溢乳，并伴生殖器官萎缩；PRL 增高。

二、病因病机

闭经病因不外虚实两类。虚者多因冲任，空虚无血可下所致。实者多因冲任阻隔，经血不得下行所致。

1. 肾气亏损

素禀肾虚，或早婚多产，或房事不节，耗伤肾气，以致肾精亏损，冲任不足、血海不能按时满溢，遂致闭经。

2. 肝肾不足

素体肝肾不足，精亏血少；或早婚多产，房劳伤肾，肾精亏损，肝血耗伤，冲任不足，血海空虚，胞宫无血可下而致闭经。《景岳全书·妇人规》引薛立斋语云："有因肾水亏，不能生肝血而闭者。"

3. 气血虚弱

脾胃素虚，或饮食劳倦，或思虑伤脾，或大病久病，损伤气血，气血虚弱，化源不足，冲任空虚，胞宫无血可下而致闭经。《兰室秘藏》云："妇人脾胃久虚，或形羸气血俱衰，而致经水断绝不行。"

4. 阴虚血燥

素体阴虚，或久病伤阴，或久病阴血亏耗，或过食辛辣香燥，灼伤营阴，致血海干涸，无血可下，故成闭经。如《景岳全书·妇人规》说："正因阴竭，所以血枯。"

5. 气滞血瘀

七情内伤，肝气郁结，气血瘀滞，冲任气机不畅，胞脉阻滞，经血不得下行致闭经。《万氏女科》云："有忧思怨怒，气郁血滞而经不行。"此型多见于因精神因素影响丘脑下部及垂体前叶功能所致的闭经。

6. 寒凝血瘀

经期、产时血室开放，风冷寒邪客于胞宫，或临经涉水，或内伤生冷，血为寒凝，胞脉阻隔，经水不得下行，故成闭经。如《妇人大全良方》云："寒气客于血室，以致血气凝滞。"也有因肾阳素虚，阴寒内盛，寒凝经脉，影响血的生化与运行发为闭经者。

7. 痰湿阻滞

素体阳虚，脾阳不振，运化失职，水湿内停，聚而成痰，痰湿阻滞，胞脉壅塞，经水不行；或因肥胖之体，脂膜壅塞胞宫，胞脉受阻，致经水不行。《女科切要》曰："肥白妇人，经闭而不通者，必是痰湿与脂膜壅塞之故也。"此型可见于垂体功能减退、甲状腺功能不足引起的内分泌失调所致的闭经。

三、辨证论治

根据虚实的不同，虚证采用"补而通之"的原则，以滋养肝肾、补气养血为主；实证采用"泻而通之"的原则，以行气活血、温通经脉、祛痰除湿为主。虚实夹杂者，要补中有通，攻中有养，灵活化裁。因他病而致经闭者，当先治他病，或治病调经并用。

1. 肾气亏损证

【证候】主症：年逾 16 周岁尚未行经，或初潮较迟，时有月经停闭，或月经周期建立后，出现周期延后，渐至停闭。次症：伴发育欠佳，第二性征发育不良，腰膝酸软，头晕耳鸣，倦怠乏力，夜尿频多，性欲淡漠，面色晦暗，目眶暗黑。舌脉：舌淡嫩，苔薄白，脉沉弱。

【治法】补肾益气，养血调经。

【代表方】加减苁蓉菟丝子丸加淫羊藿、紫河车。

【推荐方药】熟地黄 12g，肉苁蓉 10g，覆盆子 10g，当归 10g，枸杞子 12g，桑寄生 10g，菟丝子 10g，艾叶 10g，淫羊藿 10g，紫河车 6g。

2. 肝肾不足证

【证候】主症：年满十六周岁尚未行经，或初潮较晚，月经量少，经期延后，渐至闭经。次症：头晕耳鸣，腰膝酸软。舌脉：舌质淡黄，苔少，脉沉细或细涩。

【治法】滋肾柔肝，养血调经。

【代表方】育阴汤加减。

【推荐方药】熟地黄 12g，白芍 10g，山药 15g，山茱萸 10g，续断 10g，桑寄生 12g，杜仲 15g，阿胶 10g（烊化），茯苓 12g，牛膝 10g，龟甲 15g（先煎），当归 10g，菟丝子 12g。

3. 气血虚弱证

【证候】主症：月经后期，量少，色淡，质稀，渐至闭经。次症：头晕眼花，心悸气短，神疲肢倦，或食欲缺乏，毛发不华，唇色淡红。舌脉：舌苔薄白，脉沉缓或沉细。

【治法】补气养血调经。

【代表方】人参养荣汤加减。

【推荐方药】人参 10g，黄芪 20g，白术 10g，茯苓 10g，远志 10g，陈皮 10g，当归 10g，白芍 15g，熟地黄 15g，肉桂 3g，炙甘草 10g。

4. 阴虚血燥证

【证候】主症：经血由少渐至闭经。次症：五心烦热，潮热汗出，两颧潮红，或骨蒸劳热，或咳嗽咯血。舌脉：舌红，苔少，脉细数。

【治法】养阴清热，凉血调经。

【代表方】加减一阴煎。

【推荐方药】生地黄 15g，芍药 15g，麦冬 10g，熟地黄 10g，炙甘草 6g，知母 15g，地骨皮 12g，当归 10g，北沙参 15g。

5. 气滞血瘀证

【证候】主症：月经数月不行。次症：精神抑郁，烦躁易怒，胸胁胀满，少腹胀痛或拒按。舌脉：舌边紫暗，或有瘀点，脉沉弦或沉涩。

【治法】理气活血，祛瘀调经。

【代表方】血府逐瘀汤加减。

【推荐方药】桃仁 10g，红花 10g，当归 15g，川芎 10g，生地黄 10g，赤芍 15g，牛膝 10g，桔梗 10g，柴胡 10g，枳壳 15g，甘草 10g。

6. 寒凝血瘀证

【证候】主症：以往月经正常，突然闭经，数月不行。次症：小腹疼痛拒按，得热痛减，四肢不温，或带下量多、色白。**舌脉**：舌质淡或紫暗，或边有瘀点，脉沉涩。

【治法】温经祛寒，活血化瘀。

【代表方】温经汤加减。

【推荐方药】制吴茱萸 6g，当归 10g，芍药 10g，川芎 10g，党参 12g，桂枝 6g，阿胶 10g（烊化），生姜 5g，甘草 10g，半夏 10g，丹参 15g。

7. 痰湿阻滞证

【证候】**主症**：月经停闭。**次症**：胸胁胀满，呕恶痰多，神疲倦怠，或面浮肢肿，或带下量多，色白，质黏稠，大便溏。**舌脉**：舌体胖嫩，苔腻，脉沉缓或滑。

【治法】燥湿化痰，活血通经。

【代表方】丹溪治痰湿方加减。

【推荐方药】苍术 10g，半夏 10g，滑石 30g，茯苓 15g，白术 10g，香附 10g，川芎 10g，当归 10g。

四、良方举隅

1. 蔡小荪（上海市第一人民医院）良方——调经方

炒当归 9g，熟地黄 9g，川芎 4.5g，白芍 9g，怀牛膝 9g，丹参 9g，制香附 9g，桂枝 3g，红花 4.5g，泽兰叶 9g。

功用：活血调气通经。用于原发性闭经。

2. 裘笑梅（浙江省中医院）良方——养血补肾助阳饮

当归 12g，丹参 15g，白芍 9g，熟地黄 30g，菟丝子 9g，肉苁蓉 9g，巴戟天 9g，淫羊藿 12g，仙茅 9g，鹿角胶 6g（烊化），阿胶 12g（烊化），紫河车粉 3g（分吞）。

功用：补督脉，壮元阳，养血液，生精髓。用于产后脱血，肾阳虚损，致闭经。

五、其他疗法

1. 中药周期疗法

依据西医学理论中月经产生的机制，按卵巢周期性变化规律，结合中医辨证论治。在月经后期或孕酮撤退出血后，常用山茱萸、女贞子、墨旱莲、鳖甲胶、菟丝子、山药等滋阴补肾，调养冲任，促进卵泡的发育及肾阴的恢复；经间期，即排卵前期及排卵期，以补肾活血，促排卵为重点，使气充血活而功能增强，常用药物有丹参、桃仁、刘寄奴、土鳖虫、赤芍、天花粉等，以促使阴转阳，提高排卵率。排卵之后的分泌期，以补肾阳、调冲任为治法，以健全黄体功能，常用巴戟天、仙茅、淫羊藿、补骨脂等药物。经前期则应进一步以活血调经为主，促进月经正常来潮，月经期，以活血化瘀为主，促使子宫内膜剥脱。

2. 外用

当归、益母草、川红花各 30g，三棱、莪术各 10g，麝香 1.5g，土鳖虫 6g。上药除麝香外，共研极细末，再入麝香同研细，和匀，贮瓶备用（密封），勿泄气。可活血通经，主治原发性闭经。

用法：用时取药末 25g，以白酒调和成软膏状分别敷于涌泉（双）、肚脐上，上盖敷料，胶布固定。每日换药 1 次，10 次为 1 个疗程。

3. 灸疗

配穴方取中脘、神阙、关元、气海、归来、命门、肾俞、三阴交。用艾炷隔姜灸，各灸 3～5 壮，每日灸 1 次，或用艾条温和灸，各灸 15 ～ 20 分钟，每日灸 1 次，均以 10 日为 1 个疗程，主治闭经。

六、预防调摄

1. 预防

经期尽量避免涉水、感寒或过食酸冷；经期、产后注意卫生；加强避孕措施，避免多次人流、刮宫；哺乳期不宜过长；不宜过分节食减肥；注意及时治疗某些可以导致闭经的疾病，如月经后期、月经量少、内生殖器炎症及结核、糖尿病、肾上腺及甲状腺疾病；对服用避孕药闭经的患者，建议改用其他避孕措施；使用皮下埋植剂的妇女如果闭经，应做妇科检查，怀疑妊娠时，应做妊娠试验。确诊为妊娠后，必须取出埋置剂；若未妊娠，可继续使用。不论是出血、滴血或闭经，埋置剂取出后，都能较快地恢复月经周期。

2. 调摄

（1）生活调护：劳逸结合，加强营养及锻炼，增强体质。

（2）饮食调养：党参杜仲鲈鱼汤、桑椹猪腰、当归南枣鸡蛋茶、柚皮焖鸭、陈皮扁豆酿猪肠、薏仁红花粥、胡桃烩海参等。

（3）精神调理：调整情绪，不急不躁，宽厚待人处世，保持心情轻松愉快。

第三节 痛 经

痛经是指在经期及经行前后出现明显下腹部痉挛性疼痛、坠胀或腰酸痛等不适，影响工作和生活。痛经可分为原发性和继发性两类，前者是指生殖器无器质性病变的痛经；后者系由盆腔器质性疾病，如子宫内膜异位症、子宫腺肌病、盆腔炎性疾病或宫颈狭窄等所引起的痛经。痛经是妇科最常见的症状之一，痛经的发病率为 33.1%，原发性痛经占痛经的 36.6%。原发性痛经以青少年女性多见，继发性痛经则常见于育龄期妇女。本病属于中医学"经行腹痛"范畴。

一、诊断标准

1. 病史

应注意患者年龄、发育状况、婚否、分娩史、月经史（有无周期性发作、持续时间、疼痛程度及发生时间等）和有无起居不慎、情志刺激、烦劳过度、经期感寒或过食生冷食物等。

2. 症状

（1）原发性痛经在青少年期常见，多在初潮后 1 ～ 2 年发病。

（2）疼痛多自月经来潮后开始，最早出现在经前 12 小时，以行经第 1 日疼痛最剧，持续 2 ～ 3 日后缓解。疼痛常呈痉挛性，通常位于下腹部耻骨上，可放射至腰骶部和大腿内侧。

（3）可伴发恶心、呕吐、腹泻、头晕、乏力等症状，严重时面色发白、出冷汗。

3. 体征

经前、经时或经后小腹疼痛，患者呈痛苦状，甚至捧腹而卧，或冷汗淋漓，四肢厥冷，或晕厥。腹部检查无肌紧张及反跳痛。

4. 鉴别诊断

临床诊断时须和子宫内膜异位症、子宫腺肌病等疾病引起的继发性痛经相鉴别。继发性痛经常在初潮后数年方出现症状，多有月经过多、不孕、放置宫内节育器或盆腔炎病史，妇科检查有异常发现，必要时可行腹腔镜检查加以鉴别。

二、病因病机

痛经的发生与冲任胞宫的周期性气血变化密切相关。主要病机在于邪气内伏或精血素虚，更值经行前后冲任气血变化急骤，导致其运行不畅，胞宫经血运行受阻，以致"不通则痛"；或冲任胞宫失于濡养，"不荣则痛"，从而引起痛经。

1. 气滞血瘀

素多抑郁致肝气不舒，气机不利，导致气滞血瘀，瘀阻于胞宫胞脉，经血流通不畅，不通则痛，发为痛经。正如《沈氏女科辑要笺正》所云："经前腹痛无非厥阴气滞，络脉不疏。"

2. 寒湿凝滞

平时贪凉饮冷，致寒湿风冷内侵，寒为阴，易伤阳气，血失温，阳则行迟，血遇寒则凝泣，阻滞于冲任胞脉，经血流通不畅，"不通则痛"。

3. 湿热瘀阻

素体湿热内蕴，或经期、产后调养不慎，感受湿热邪气，与血相搏，流注下焦，蕴结胞中，气血凝滞，"不通则痛"，发为痛经。

4. 气血虚弱

素体气血不足，或大病久病之后，气血亏虚，经行之后，血海益空，胞脉失养，而致疼痛。如《景岳全书》曰："凡妇人但遇经期则必作痛……是必素禀气血不足。"

5. 肝肾亏虚

素体虚弱，肝肾不足，或多产房劳，以致精亏血少，冲任不盛，经行之后，血海空虚，胞脉失养，"不荣则痛"。

三、辨证论治

痛经的治疗以调理冲任气血为原则。经期重在理血止痛以治标，于痛前 3 ～ 5 日开始服药，用至止痛；平时应辨证求因以治本，须连续治疗 3 个月经周期以上。

1. 气滞血瘀证

【证候】主症：经前或经期下腹胀痛，拒按，经量少，色紫暗有块，块下痛减。次症：胸胁、乳房作胀。舌脉：舌质暗或边有瘀点，脉弦或弦滑。

【治法】理气行滞，逐瘀止痛。

【代表方】膈下逐瘀汤加减。

【推荐方药】炒五灵脂 10g，当归 12g，川芎 10g，赤芍 15g，牡丹皮 12g，红花 10g，延胡索 15g，乌药 12g，甘草 5g，香附 10g，桃仁 10g，枳壳 10g，蒲黄 10g（包煎）。

2. 寒湿凝滞证

【证候】主症：经前或经期小腹冷痛，得热痛减，拒按，经量少，色暗有块。次症：畏寒身痛，恶心呕吐。舌脉：舌淡暗，苔白腻，脉沉紧。

【治法】温经祛寒，活血止痛。

【代表方】少腹逐瘀汤加减。

【推荐方药】五灵脂10g，当归12g，川芎10g，赤芍15g，延胡索15g，乌药12g，小茴香10g，肉桂10g，生蒲黄10g（包煎），炙没药10g，干姜6g，甘草5g，苍术10g，茯苓12g，乌药10g。

3. 湿热瘀阻证

【证候】**主症**：经前或经期小腹胀痛或疼痛，灼热感，或痛连腰骶，或平时小腹疼痛，经前加剧；经血量多或经期延长，色暗红，质稠或夹较多黏液；带下量多，色黄质黏有臭味。**次症**：低热起伏，小便黄赤。**舌脉**：舌红，苔黄腻，脉滑数。

【治法】清热除湿，化瘀止痛。

【代表方】清热调血汤加减。

【推荐方药】黄连3g，牡丹皮15g，生地黄15g，当归12g，白芍15g，川芎10g，红花10g，桃仁10g，延胡索12g，莪术10g，香附12g，车前子15g（包煎），薏苡仁30g，败酱草30g，蒲公英20g。

4. 气血虚弱证

【证候】**主症**：经期或经净后小腹隐隐作痛，喜揉喜按，月经量少，色淡，质薄。**次症**：神疲乏力，面色萎黄，或食欲缺乏。**舌脉**：舌淡，苔薄。

【治法】益气补血，活血止痛。

【代表方】黄芪建中汤加减。

【推荐方药】饴糖10g，桂枝10g，白芍15g，生姜10g，大枣15g，黄芪15g，炙甘草10g，党参12g，当归12g。

5. 肝肾亏虚证

【证候】**主症**：经后小腹隐痛，经来色淡，量少。**次症**：腰膝酸软，头晕耳鸣。**舌脉**：舌质淡红，脉沉细。

【治法】滋肾养肝。

【代表方】调肝汤加减。

【推荐方药】当归15g，白芍15g，山茱萸15g，巴戟天10g，阿胶15g（烊化），山药30g，甘草5g，桑寄生15g，肉苁蓉10g。

四、良方举隅

1. 夏桂成（江苏省中医院）良方——补阳消癥汤

怀山药10g，续断10g，菟丝子10g，鹿角片10g，当归10g，赤芍10g，白芍10g，牡丹皮10g，茯苓10g，白芥子10g，石见穿15g，五灵脂9g，生山楂10g。

功用：温补肾阳，消瘀化痰。主治子宫内膜异位症痛经。方中五灵脂、当归、生山楂可根据症状加减；小腹与肛门坠痛，神疲乏力，大便易溏，加黄芪、党参、升麻；胸闷烦躁，乳房胀痛，大便艰者，加川楝子、栀子、薏苡仁。

2. 蔡小荪（上海市第一人民医院）良方——温经散寒汤

当归12g，川芎10g，赤芍15g，白术10g，紫石英15g（先煎），葫芦巴10g，五灵脂10g，川楝子10g，延胡索12g，制香附12g，小茴香10g，艾叶10g。

功用：温经散寒，活血止痛。若经行不畅、血块多者，加川牛膝、泽兰；若痛甚呕吐者，加法半夏、吴茱萸。

五、其他疗法

1. 穴位贴敷法

肉桂、细辛、吴茱萸、延胡索、乳香、没药各 10g，研细末，经前取药粉 2～3g，置于 5 号阳和膏中拌匀，贴于神阙穴，用于寒凝证。丁香、肉桂、延胡索、木香各 10g，研末过筛和匀，经前或疼痛发作时，取 2g 药粉置于胶布上，贴于关元穴。若疼痛不止，加贴双侧三阴交，用于气滞血瘀证。

2. 热熨疗法

（1）食盐（研细）300g，生姜（切碎）120g，葱头 1 根（洗净）。

制用法：炒热熨腹部痛处阿是穴，用干净白布包裹，葱头改成葱白亦可。

功用：温经散寒止痛。治疗虚寒性痛经。

（2）香附 12g，延胡索 10g，桂枝、肉桂各 8g，木香 6g，鸡血藤 20g。

制用法：上药共捣烂，炒热，用布包裹，外敷小腹丹田，然后配合按揉或温灸。气滞血瘀证加桃仁 12g，赤芍 10g，加敷关元、命门；寒湿凝滞证加小茴香 12g，蒲黄 6g，加敷八髎、肚脐。

功用：温经散寒，行气止痛。治疗痛经气滞血瘀、寒湿凝滞证。

（3）老陈醋 9g，香附 30g，共研末，青盐 500g。

制法：先将青盐炒爆，加入香附末拌炒半分钟，再将老陈醋均匀地洒入盐锅，随洒随炒，半分钟后起锅装入 10cm×18cm 布袋中，趁热熨脐下。

功效：行气止痛。治疗气滞血瘀证痛经。

（4）食盐、葱白各 250g，生姜 125g。

制用法：上药共炒热，装布袋熨下腹部，药凉后可再炒热再熨。每日数次，每次 30 分钟。

功用：温经散寒止痛。治疗虚寒为主的痛经。

六、预防调摄

1. 预防

（1）正确地认识和对待痛经：月经是生理现象，一般盆腔充血可能出现轻度腰酸、下坠感、嗜睡、疲倦等不适，但当行经前后出现的疼痛或不适影响个人的工作、学习和生活就是一种病理状态。原发性痛经患者如按照月经前后的保健原则，采用多层次和综合性防治保健措施，痛经症状可明显减轻甚至消失。

（2）制订科学的个体化保健计划：原发性痛经患者科学的个体化保健计划应在医生指导下制订，其内容包括良好的生活方式和饮食习惯、健康的精神心理、科学的营养补充、恰当的运动量、避免环境刺激和有害物质的摄入，以及坚持定期体检等。定期进行妇科普查，妇科普查应每年进行 1 次，内容包括妇科、内科、内分泌科。特别注意子宫、卵巢、乳腺和内分泌疾病的防治。所有药物治疗均应在医生的指导下进行。

2. 调摄

（1）生活调护：加强卫生宣教，广泛宣传月经生理和月经期卫生知识，使女性了解月经来潮的正常生理过程，消除其顾虑和精神负担。积极参加适当的体育锻炼，增强体质，提高抵抗力，防止痛经。注意劳逸结合，睡眠充足，生活规律，经期避免过度疲劳和紧张，避免重体力劳动和剧烈体育运动。

避免寒凉，经期不宜当风感寒、冒雨涉水、冷水洗脚或冷水浴等。保持外阴清洁，月经期禁止性交、盆浴和游泳。

（2）饮食调养：痛经患者要注意少吃寒凉生冷食物，以免经脉凝涩，血行受阻；避免摄入咖啡因；禁酒。均衡饮食，避免进食过甜或过咸的食品，多吃蔬菜、水果、鸡肉、鱼、瘦肉等。注意补充维生素及矿物质。

（3）精神调理：大力开展心理健康教育，普及相关卫生知识。帮助患者了解月经来潮的变化规律，告知患者月经来潮是正常的生理现象。

（4）家属朋友协助配合：患者家属、朋友协助配合，给予同情、安慰和鼓励。

（5）社会调节：医务人员应耐心解答患者提出的问题，并给予指导解决。

第四节　多囊卵巢综合征

多囊卵巢综合征是一种以雄激素过高的临床或生化表现、稀发排卵或无排卵、卵巢多囊改变为特征的病变。好发于青春期及育龄期妇女。国外报道本病发病率占育龄妇女的 5% ～ 10%，中国汉族育龄妇女多囊卵巢综合征患病率为 5.61%，其不孕不育率为 6.36%。国外青春期本病发病率为 8.39%，国内约为 5.74%。本病属于中医学"闭经""崩漏""不孕""癥瘕"等范畴。

一、诊断标准

1. 病史

多起病于青春期。

2. 症状

（1）月经失调：月经稀发、量少甚或闭经。

（2）不孕：持续性无排卵导致不孕，因偶发排卵妊娠者，易因黄体功能不全导致流产。

（3）高雄激素症状：①多毛，唇周、胸、下腹正中等部位及阴毛粗浓而黑。②痤疮。

（4）肥胖：肥胖诊断标准为体质指数 BMI ≥ 25kg/m^2。

（5）黑棘皮症：指颈后、腋下、外阴、腹股沟等皮肤皱褶处呈灰棕色、天鹅绒样、片状、角化过度等病变，有时可呈疣状，皮肤色素加深。

（6）卵巢多囊性变：参见卵巢病理变化。

3. 体征

妇科检查可触及一侧或双侧增大的卵巢，个别患者可有阴蒂肥大。

4. 辅助检查

（1）激素测定：①LH、FSH 比例异常，LH 升高，FSH 降低，LH/FSH ≥ 2.5 ～ 3。②高雄激素血症，血清睾酮、雄烯二酮升高。③高雌酮血症，雌二醇正常或稍高，血 E_1/E_2 > 1。④高胰岛素血症，胰岛素水平增高。⑤催乳素升高，25% ～ 40% 的患者催乳素 ≥ 25ng/mL。

（2）超声检查：双侧卵巢均匀性增大，包膜回声增强，轮廓光滑，内部回声强弱不均，可见多个大小不等的无回声区围绕卵巢边缘，或散在分布于卵巢内。

（3）腹腔镜检查：腹腔镜检查可窥视卵巢，了解有无多囊性改变，并取卵巢组织做病理检查以明确诊断。

5. 鉴别诊断

多囊卵巢综合征需要与卵巢男性化肿瘤、皮质醇增多症、高催乳素血症、卵泡膜细胞增生症等疾病相鉴别。

二、病因病机

本病病因概括起来，不外乎虚、实两类，属虚者常因失血、劳损、脾虚、肾虚而致，属实者有风冷、气郁、血滞、痰阻等原因，当各种病因导致肾虚精血不足，血海空虚，无血可下，或使血气失调，冲任阻滞，胞脉闭塞，血不下行，则可发生闭经。

1. 肾虚

先天肾气不足，禀赋素虚，或幼年多病，发育障碍，天癸不能如期泌至，任脉不通，冲脉不盛，而致月事迟迟不行，或经来后期量少，行后又闭。也可因房劳过度、多产、屡孕屡堕，或流产手术不当，损伤肾气、冲任而导致经闭。

2. 痰湿阻滞

脾阳不运，湿聚成痰，痰湿下注，阻滞冲任，闭塞胞脉而致经不行；或因肥胖之体，脂膜壅塞胞宫，占据血海，冲任不通，胞脉受阻致经水不行。

3. 肝肾不足

禀赋不足，肾精未充，肝血虚少，冲任不充，无以化为经血，而致经闭。或因早婚多产，房劳过度，屡孕屡堕，或久病失养，致肾精亏损，肝血耗伤，精血匮乏，源竭流断，冲任俱虚，血海无血可下而成闭经。

4. 肝经湿热

素性抑郁，或郁怒伤肝，肝气郁结，疏泄失常，郁而化火；或肝气犯脾，脾虚生湿，湿热蕴结冲任胞脉，冲任失调，气血不和，致月经停闭或失调、不孕等。

5. 气滞血瘀

情志不遂，郁怒伤肝，或环境改变，精神紧张，或突受刺激，致肝气郁结，气机不通，血滞不行，发为经闭。

三、辨证论治

本病治疗虚者补肾滋肾，补气健脾，实者除湿化痰，或行气活血，或清肝经湿热，虚实夹杂者，攻补兼施，随证治之。

1. 肾虚证

（1）肾阴虚证

【证候】**主症：**月经迟至，后期，量少，渐至停闭；或月经周期紊乱，经血淋漓不净，婚后日久不孕。**次症：**形体瘦小，头晕耳鸣，腰膝酸软，手足心热，便秘溲黄。**舌脉：**舌红少苔或无苔，脉细数。

【治法】滋阴补肾，调补冲任。

【代表方】左归丸加减。

【推荐方药】枸杞子 15g，山茱萸 10g，山药 15g，菟丝子 10g，鹿角胶 10g（烊化），熟地黄 12g，牛膝 10g。

（2）肾阳虚证

【证候】**主症**：月经后期，量少，色淡，质稀，渐至经闭；或月经周期紊乱，经量多或淋漓不净，婚久不孕。**次症**：头晕耳鸣，腰膝酸软，形寒肢冷，小便清长，大便不实，性欲淡漠，形体肥胖，多毛。**舌脉**：舌淡苔白，脉沉无力。

【治法】温肾助阳，调补冲任。

【代表方】右归丸加减。

【推荐方药】制附子 10g（先煎），肉桂 6g，熟地黄 12g，山药 10g，山茱萸 10g，枸杞子 15g，菟丝子 10g，鹿角胶 10g（烊化），当归 10g，杜仲 10g。

2. 痰湿阻滞证

【证候】**主症**：月经延后渐至闭经。**次症**：形体肥胖，胸脘满闷，或呕恶痰多，倦怠乏力，或面浮足肿，或带下量多、色白、质黏。**舌脉**：舌淡，苔白腻，脉滑。

【治法】祛痰除湿，活血通经。

【代表方】苍附导痰丸合佛手散。

【推荐方药】茯苓 15g，半夏 10g，陈皮 10g，甘草 10g，苍术 10g，香附 10g，胆南星 10g，枳壳 15g，生姜 5g，神曲 12g，当归 10g，川芎 10g。

3. 肝经湿热证

【证候】**主症**：月经紊乱，量多或淋漓不断；或月经延后，量少，婚久不孕，带下色黄、量多。**次症**：毛发浓密，面部痤疮，经前胸胁、乳房胀痛，或有溢乳，大便秘结。**舌脉**：舌苔黄腻，脉弦数。

【治法】清肝解郁，除湿调经。

【代表方】龙胆泻肝汤。

【推荐方药】龙胆 6g，栀子 10g，黄芩 10g，车前子 10g（包煎），木通 6g，泽泻 10g，生地黄 10g，当归 10g，柴胡 10g，甘草 6g。

4. 气滞血瘀证

【证候】**主症**：月经延后，量少不畅，经行腹痛拒按，甚或经闭，婚后不孕。**次症**：精神抑郁，胸胁胀满，面额出现痤疮，或颈项、腋下、腹股沟等处色素沉着。**舌脉**：舌紫暗，或边尖有瘀点，脉沉弦或沉涩。

【治法】行气活血，祛瘀通经。

【代表方】膈下逐瘀汤加减。

【推荐方药】桃仁 10g，红花 10g，当归 15g，川芎 10g，枳壳 10g，赤芍 15g，延胡索 10g，五灵脂 10g，牡丹皮 10g，乌药 15g，香附 10g，甘草 6g。

四、良方举隅

1. 俞瑾（复旦大学附属妇产科医院）良方——补肾化痰方

熟地黄 15g，山药 15g，补骨脂 15g，淫羊藿 12g，黄精 15g，桃仁 6g，皂角刺 12g，冰球子 12g。

功用：补益肝肾，化痰通络。主治多囊卵巢综合征。

2. 戴德英（上海中医药大学附属曙光医院）良方——知柏方

生地黄 15g，知母 10g，黄柏 9g，胆南星 10g，陈皮 6g，枳实 10g，香附 10g，当归 9g，桃仁 9g，川牛膝 10g，生甘草 5g。

功用：滋阴清热，化痰活血。主治多囊卵巢综合征。

五、其他疗法

1. 阴道纳药法

（1）葶苈适量，研为末，蜜丸如弹子大，棉裹纳阴中入 3 寸，每丸一宿易之，有汁出则止。能下气破坚通经，治疗实证闭经。

（2）土大黄 15g（或川牛膝 10g），茜草 10g，二药一同捣烂后用纱布包成小团，系一线在外，塞入阴道中，24 小时后取出。每日 1 次，连用 5 ～ 7 天。

（3）蟋蟀 2 个，洗净，捣烂，棉裹，纳入阴中。能治妇人无故经血周岁不行。

2. 敷脐法

香白芷、小茴香、红花各 40g，当归 50g，益母草 60g，细辛、肉桂、延胡索各 30g。

制用法：上药共煎水 2 次，取汁浓缩成稠状，混入适量 95% 乙醇浸泡的乳香、没药液，烘干后研细末，加樟脑备用。每次取 9g，用黄酒数滴拌成浆糊状，外敷脐中神阙或关元，用护伤膏固定，药干则调换 1 次。

功用：温经散寒，活血化瘀。治疗闭经、痛经、产后腹痛、恶露不下、人流术后腹痛之寒凝血瘀证。

3. 敷贴法

仙鹤草根 30g，香附子 6g。

制用法：捣烂调饼，敷贴脐下小腹部。

功用：理气活血，化瘀通经。治疗气滞血瘀闭经。

4. 热熨疗法

茺蔚子、晚蚕砂各 300g，大曲酒 100mL。

制用法：先将前两药各 150g，放入砂锅中炒热，旋以大曲酒 50mL 撒入拌炒片刻，将炒热的药末装入白布袋中，扎紧袋口热熨脐腹部。至袋中药冷，再取另一半药同法炒热再熨脐腹，连熨 2 次后，覆被静卧半天。每日 1 次，连用 3 日为 1 个疗程。

功用：活血通经。治疗实证闭经伴腰腹胀痛、头晕、周身乏力等症。

六、预防调摄

1. 预防

（1）青春期月经不调应及时治疗。

（2）注意饮食，勿过食肥甘油腻、生冷辛辣燥热之物。

（3）形体肥胖者要控制饮食，加强体育运动，防止体重过度增加。

（4）避免工作学习过度紧张，保持心情舒畅。

（5）有糖尿病家族史者，更要控制饮食，注意体育锻炼，一旦月经异常要及时治疗。

2. 调摄

（1）树立战胜疾病的信心。

（2）泻火通便，保持大便通畅。

（3）经行量少、经行不畅者，可服益母红糖姜水（益母草30g，红糖适量，生姜5g，煎水后弃渣服用）。

（4）经期勿食生冷，勿冒雨受寒，以防寒邪入里。

第五节　绝经综合征

绝经综合征是指妇女绝经前后出现的由性激素波动或减少所致的一系列躯体及精神心理症状。绝经分为自然绝经和人工绝经。自然绝经是指卵巢内卵泡生理性耗竭所致的绝经；人工绝经指两侧卵巢经手术切除或放射线照射等所致的绝经，人工绝经者更易发生绝经综合征。绝经期是妇女由中年向老年过渡的一个自然生理过程，它标志着卵巢生殖功能的停止。本病患者大多症状轻微，不能视为病态；少数妇女症状较严重，甚至影响工作、生活。临床以月经改变、血管舒缩症状、精神神经症状、泌尿生殖道症状、心血管疾病、骨质疏松为特征，其发病率为82.73%。本病属于中医学的"经断前后诸症""绝经前后诸证""年老血崩""老年经断复来""脏躁""百合病"等范畴。

一、诊断标准

1. 病史

发病年龄多在45～55岁，若在40岁之前发病者，应考虑为卵巢功能早衰。注意询问发病前有无工作、生活的改变，有无精神创伤及双侧卵巢切除或放射治疗史。

2. 症状

多发于45岁以上的妇女，月经量逐渐减少，周期延长，亦可有月经不规则，经量增多或闭经，出现潮热、出汗、头晕、心悸、抑郁，性欲降低、易激动与失眠等症状。常并发骨质疏松、高血压、假性心绞痛等。

3. 体征

月经紊乱渐至停止，白带减少，生殖器有不同程度的萎缩。

4. 辅助检查

（1）阴道细胞学检查：显示以底层、中层细胞为主。

（2）血激素测定：①血清FSH值及E_2值测定：经过过渡期血清FSH＞10IU/L，提示卵巢储备功能下降；闭经FSH＞10IU/L且E_2＜10～20pg/mL，提示卵巢功能衰竭。②抗米勒管激素（AMH）测定：AMH低至1.1ng/mL提示卵巢储备功能下降；若低于0.2ng/mL提示即将绝经；绝经后AMH一般测不出。

（3）放射线检查：发现骨皮质变薄，骨质疏松。

5. 鉴别诊断

绝经综合征症状几乎涉及全身各系统，主要与以下疾病相鉴别。

（1）原发性高血压家族：有高血压史，多年来以高血压为主症，病程缓慢，发作期收缩压和舒张压同时升高，晚期常合并心、脑、肾损害。

（2）心绞痛：每劳累过度、情绪激动或饱餐等诱发胸骨后疼痛，甚至放射至左上肢，持续 1～5 分钟，经休息或舌下含服硝酸甘油片后，症状得以缓解和控制。

（3）围绝经期精神病：进入围绝经期首次出现抑郁症、妄想症（如嫉妒妄想、被迫害妄想、疑病妄想等）和神经症。

（4）子宫肌瘤、子宫内膜癌：子宫肌瘤好发于 30～50 岁的女性，子宫内膜癌多发生于 50 岁以上者。二者均可见不规则阴道出血，前者通过妇科检查和 B 超可行鉴别，后者通过病检可与围绝经期月经失调鉴别。

（5）尿道及膀胱炎：虽有尿频、尿急、尿痛，甚至尿失禁，但尿常规化验可见白细胞，尿培养有致病菌，经抗感染治疗能迅速缓解和消除症状。

（6）增生性关节炎：如脊柱、髋、膝等关节酸痛和发僵且随年龄增长而加重。X 线检查，关节有骨质增生，或有骨刺，或关节间隙变窄等。

二、病因病机

主要为绝经前后，天癸将绝，肾气渐虚，肾阴阳失调，易波及其他脏腑，而其他脏腑病变久必及肾，故本病之本在肾，常累及心、肝、脾等多脏、多经，致使本病证候复杂。

1. 肝肾阴虚

久病及肾，或房事过度，情志内伤，损伤肝肾之阴。肾主藏精，肝主藏血，精血同源，相互资生。若肾阴不足，水不涵木，肝失濡养，肝阴不足。或肝肾阴虚，肝阳上亢为患。

2. 肾虚肝郁

肝肾同源，肾阴亏虚，肝血不足，肝失濡养，疏泄失常，肝气失调，导致肾虚肝郁，出现烦躁易怒、乳房胀痛、月经紊乱等绝经前后诸症。

3. 心肾不交

心为君火，肾主元阴，肾阴不足，天癸渐竭，肾水不能上济于心，心火独亢，热扰心神，神明不安，从而出现绝经前后心悸怔忡、虚烦失眠、多梦健忘等心肾不交之证。

4. 肾阴阳两虚

素禀肾虚，绝经前后，肾气由盛渐衰，肾气益虚。肾藏元阴而寓元阳，久之肾阴亏损，阴损及阳，或肾阳亏虚，阳损及阴，终致肾阴阳俱虚为患。

三、辨证论治

本病的治疗，以调补肾之阴阳为主，并根据兼夹症选择阴阳双补、滋养肝肾、平肝潜阳、养血疏肝、交通心肾等治疗方法。

1. 阴虚肝旺证

【证候】**主症**：经断前后，陈发性烘热汗出，月经紊乱，月经先期，月经量时多时少，色鲜红，质稠。**次症**：头晕目眩，腰膝酸软，口燥咽干，失眠多梦，健忘，阴部干涩，感觉异常，溲黄便秘。**舌脉**：舌红少苔，脉细数。

【治则】滋养肝肾，育阴潜阳。

【代表方】杞菊地黄丸加减。

【推荐方药】熟地黄 15g，山茱萸 12g，山药 15g，枸杞子 15g，牡丹皮 10g，茯苓 15g，菊花

10g，白芍 15g，夏枯草 15g，石决明 15g，制鳖甲 20g（先煎），生龙骨 30g（先煎），生牡蛎 30g（先煎）。

2. 肾虚肝郁证

【证候】**主症**：经断前后，阵发性烘热汗出，妇女月经紊乱。**次症**：腰膝酸软，烦躁易怒，情绪异常，头晕耳鸣，乳房胀痛，月经紊乱，或胸闷善太息。**舌脉**：舌淡红或偏暗，苔薄白，脉弦细。

【治法】滋肾养阴，疏肝解郁。

【代表方】一贯煎加减。

【推荐方药】生地黄 18g，枸杞子 9g，当归 9g，北沙参 9g，麦冬 9g，川楝子 6g。

3. 心肾不交证

【证候】**主症**：绝经前后，心悸怔忡，心烦不宁，月经后期量少，甚或过早停闭。**次症**：腰膝酸软，多梦易惊，烘热汗出，眩晕耳鸣，失眠健忘。**舌脉**：舌质偏红，少苔，脉细数。

【治法】滋阴降火，交通心肾。

【代表方】天王补心丹加减。

【推荐方药】生地黄 15g，当归 12g，五味子 12g，天冬 12g，麦冬 12g，柏子仁 12g，酸枣仁 12g，太子参 10g，丹参 10g，玄参 10g，茯苓 10g，远志 6g，桔梗 6g，桑椹 10g。

4. 肾阴阳两虚证

【证候】**主症**：绝经前后，头晕耳鸣。**次症**：健忘，乍寒乍热，颜面烘热，汗出恶风、腰背冷痛。**舌脉**：舌淡，苔薄，脉沉弱。

【治则】阴阳双补。

【代表方】二仙汤合二至丸加减。

【推荐方药】仙茅 12g，淫羊藿 12g，当归 10g，巴戟天 10g，黄柏 10g，知母 10g，墨旱莲 15g，女贞子 10g。

四、良方举隅

1. 凌绥百（蓬溪县中医院）良方——益肾汤

组成：沙参 20g，熟地黄 20g，山药 20g，枸杞子 20g，菟丝子 20g，五味子 15g，女贞子 15g，桑椹 15g，当归 10g，茺蔚子 20g，柏子仁 12g，首乌藤 20g。

功用：益肾补阴，养血安神，滋水涵木，平肝潜阳。主治妇女绝经综合征。

2. 丁蔚然（原天津中医学院第一附属医院）良方——甘麦大枣合剂

组成：夏枯草 10g，白芍 10g，石菖蒲 10g，远志 10g，浮小麦 30g，甘草 3g，大枣 5 枚，牡丹皮 10g，龙齿 15g（先煎），茺蔚子 10g，蒺藜 10g。

功用：调养心脾，安神定志。主治妇女绝经综合征。

3. 赵棣华（成都市第三人民医院）良方——更年调冲汤

组成：当归 12g，川芎 12g，白芍 12g，生地黄 12g，桃仁 10g，红花 10g，柴胡 10g，枳壳 10g，牛膝 10g，桔梗 10g，甘草 3g，续断 12g，牡蛎 12g（先煎）。

功用：补肾，活血，理气。主治妇女绝经综合征。

4. 李振华（天津市中医医院）良方——安神润燥汤

组成：全当归 12g，杭白芍 15g，天冬 12g，麦冬 12g，女贞子 15g，龟甲 15g（先煎），玄参 15g，茯神 15g，竹茹 10g，浮小麦 30g，生地黄 12g，甘草 5g。

功用：滋阴润燥，安神除烦。主治妇女绝经综合征。

5. 查玉明（辽宁省中医药研究院）良方——明志汤

组成：石决明 20g（先煎），决明子 20g，远志 18g，蝉蜕 15g，生牡蛎 15g（先煎），川芎 15g，菊花 25g，蒺藜 18g，荷叶 10g。

功用：育阴潜阳，息风，镇志安神。主治绝经综合征。

五、其他疗法

1. 针刺疗法

可用毫针针刺三阴交、足三里、太冲、百会等穴，以调补肝肾，健运脾胃；亦可选用梅花针在上述穴位上进行轻度叩打。

2. 饮食疗法

（1）佛手郁藻粥：佛手 15g，郁金 6g，海藻 15g，粳米 100g，冰糖适量。将前 3 味药共煮，去渣留汁，入粳米再煮至粥熟。可以疏肝解郁理气。适用于肝火旺、肝气郁滞、烦躁易怒人群。

（2）莲子百合粥：莲子、百合、粳米各 30g，同煮粥，每日早晚各服 1 次。适用于绝经前后伴有心悸不寐、怔忡健忘、肢体乏力、皮肤粗糙者。

六、预防调摄

1. 预防

（1）正确地认识和对待围绝经期：采用多层次和综合性防治保健措施，维持自身生殖生理和生殖内分泌功能，预防绝经相关的疾病，乃可从容而健康地度过围绝经期。更重要的是全社会和每个家庭成员，均应关心和爱护围绝经期妇女，并帮助她们顺利地度过围绝经期。

（2）定期做健康检查：在全面体检的基础上，遵照个体化原则制订恰当的治疗方案以保证治疗的全面性。除一般体检外，妇科相关疾病筛查应包括外阴、阴道和子宫颈炎症及肿瘤，子宫和卵巢肿瘤，盆腔炎症，乳腺良性疾病和肿瘤等。

（3）制订科学的个体化保健计划：围绝经期科学的个体化保健计划应在医生指导下制定，其内容包括良好的生活方式和饮食习惯、健康的精神心理、正确的激素替代、科学的营养补充、恰当的运动量、避免环境因素、避免有害物质的摄入、坚持定期体检和抗衰老的康复性治疗等。

2. 调摄

（1）生活调摄：①加强卫生宣教，使妇女了解围绝经期正常的生理过程，消除其顾虑和精神负担，保持心情舒畅。②积极参加适当的体育锻炼，增强体质，提高抵抗力，防止早衰。③注意劳逸结合，睡眠充足，生活规律，防止过度疲劳和紧张，适当限制脂类和糖类物质的摄入，参加体育锻炼，增强体质。④维持适度的性生活，有利于心理与生理健康，以防早衰。⑤居室床的高度要适当，以方便上下床，避免摔倒。楼梯、地板勿太滑，最好有防滑地毯，或楼梯有坚固的扶手。楼梯的照明要好，楼梯或通道上不要放置妨碍行动的物品，春天或冬天外出时要特别小心，鞋底不要太陈旧或太光滑，应有防滑的条纹。浴室内放置防滑垫，冲洗外阴及洗脚设备要考虑适合性。⑥夜间外出应携带可发出荧光的物品或照明灯，过街要注意红绿灯。⑦养成规律排便的习惯。⑧应定期进行体格检查，尤其要进行妇科检查，包括防癌检查，必要时做内分泌检查。⑨医务人员做手术时，应尽量保留无病变的卵巢组织，防止患者过早出现绝经综合征。

（2）饮食调养：围绝经期妇女的食谱要低脂肪、低糖、高蛋白。在食物搭配时，蛋白质、脂肪、糖类三种主要产生热量的营养素比例要恰当。

（3）精神调理：帮助患者了解绝经是正常生理过程，以乐观积极的态度对待疾病，减轻恐惧忧虑心理，同时使其家属协助配合，给予同情、安慰和鼓励，医务人员应耐心解答患者提出的问题，并给予指导。

第六节 盆腔炎性疾病

盆腔炎性疾病指女性上生殖道的一组感染性疾病，主要包括子宫内膜炎、输卵管炎、输卵管卵巢脓肿、盆腔腹膜炎等。炎症可局限于一个部位，也可同时累及几个部位，以输卵管炎、输卵管卵巢炎最常见。盆腔炎性疾病多发生在性活跃的生育期妇女，初潮前、无性生活和绝经后妇女很少发生盆腔炎性疾病，即使发生也常常是邻近器官炎症的扩散。盆腔炎性疾病若未能得到及时、彻底治疗，可导致不孕、输卵管妊娠、慢性盆腔痛、炎症反复发作，从而严重影响妇女的生殖健康并增加家庭与社会的经济负担。中医古籍无盆腔炎性疾病之名，根据其临床表现，可参照中医学的"产后发热""妇人腹痛""癥瘕"等辨证论治。

一、诊断标准

1. 病史

多有近期妇产科手术、盆腔炎史，或经期、产后不注意卫生、房事不节等。

2. 症状

持续性下腹痛、发热、阴道分泌物增多。若病情严重者可有寒战、高热、头痛、食欲缺乏。若有腹膜炎，则出现消化系统症状如恶心、呕吐、腹胀、腹泻等。月经期发病可出现经量增多、经期延长。若有脓肿形成，可有下腹包块及局部压迫刺激症状。

3. 体征

（1）一般检查：轻者无明显体征；重者呈急性病容，体温升高，心率快，腹胀，下腹有肌紧张、压痛、反跳痛，肠鸣音减弱或消失。

（2）妇科检查：轻者仅发现子宫颈举痛、子宫体压痛、附件区压痛。重者阴道充血，大量脓性臭味分泌物；宫颈充血、水肿，宫颈举痛；宫体稍大，有压痛，活动受限；子宫两侧压痛明显，若为单纯输卵管炎，可触及增粗的输卵管，压痛明显；若为输卵管积脓或输卵管卵巢脓肿，则可触及包块且压痛明显，不活动；宫旁结缔组织炎时，可扪及宫旁一侧或两侧片状增厚，或两侧宫骶韧带高度水肿、增粗，压痛明显。

4. 辅助检查

（1）后穹隆穿刺检查：临床怀疑直肠子宫陷凹内脓肿形成者行阴道后穹隆穿刺检查，抽出脓液即可确诊。

（2）B超：对盆腔脓肿有较好的诊断价值，并可初步排除其他疾病，如子宫内膜异位症、生殖器恶性肿瘤等。

①子宫内膜炎时声像图无特异性表现，往往仅有非特异性的内膜增厚、不规则，或有少量的宫腔积液。

②卵巢、输卵管病变在疾病的早期声像图表现可以完全正常，诊断必须结合临床。

③宫腔积脓时超声检查可见宫腔扩张，感染和出血程度不同，液体的回声不同。发现宫腔积脓后，应考虑宫颈口闭塞的原因，寻找有无占位性病变。

④典型的输卵管积水或积脓，输卵管积水形成梭形或腊肠形的无回声区，内见不完整分隔（输卵管皱襞），积脓时无回声区内见点状低回声，或呈低回声表现，大小粗细在不同病例间差异较大。包块壁由输卵管形成，壁的厚薄在急慢性炎症中表现不同，一般急性期输卵管壁增厚，边界不清；慢性期壁薄。有时沿着扩张的输卵管可以追踪到子宫角区域。

⑤输卵管卵巢脓肿时，附件区见多房囊性混合回声区，囊肿壁增厚，壁上可见多个结节样强回声突起，大小均匀，内有光点及中等回声光团，为脓液、细胞碎片和结缔组织产生的回声，包块与周围组织粘连；直肠子宫陷凹内可见积液。图像与卵巢浆液性肿瘤相似。

（3）实验室检查：血白细胞升高，以粒细胞为主；红细胞沉降率升高；C反应蛋白升高。

5. 鉴别诊断

（1）输卵管妊娠流产或破裂：由于腹腔内出血，临床可见腹痛、阴道出血甚至晕厥等症状，与盆腔炎性疾病相似。而盆腔炎性疾病患者可出现高热且白细胞明显升高；异位妊娠患者则表现为血 β–HCG 升高。盆腔炎性疾病患者后穹隆穿刺可吸出脓液；异位妊娠患者则可吸出不凝固的积血可资鉴别。

（2）急性阑尾炎：急性阑尾炎与盆腔炎性疾病均可见发热、腹痛、白细胞升高。盆腔炎性疾病痛在下腹部，病位较低，常伴有月经及带下异常；而急性阑尾炎多局限于右下腹部，有压痛、反跳痛表现。

（3）卵巢囊肿蒂扭转或破裂：常有突然腹痛，逐渐加重，甚至伴有恶心呕吐，一般体温高。超声检查或妇科盆腔检查可鉴别。

二、病因病机

本病多为产后、流产后、宫腔内手术后，或经期卫生保健不当，邪毒乘虚侵袭，稽留于冲任及胞宫脉络，与气血相搏结，邪正交争，而发热疼痛。邪毒炽盛则腐肉酿脓，甚至泛发为急性腹膜炎、感染性休克。

1. 热毒炽盛

经期、产后、流产后、手术损伤，胞脉空虚，气血不足，房事不节，邪毒内侵，客于胞宫，滞于冲任，化热酿毒，则致高热、腹痛不宁。

2. 湿热瘀结

经行产后，血室正开，余血未净，若摄生不镇，或房事不禁，则湿热内侵，蕴结冲任、胞宫、胞脉，或留滞于少腹而发病。

三、辨证论治

1. 热毒壅盛证

【证候】主症：高热恶寒，甚或寒战，头痛，下腹疼痛拒按。次症：精神不振，口干口苦，恶心纳少，大便秘结，小便黄赤，带下量多，色黄如脓，秽臭。**舌脉**：舌苔黄糙或黄腻，脉洪数或滑数。

【治法】清热解毒，化瘀止痛。

【代表方】五味消毒饮合大黄牡丹皮汤加减。

【推荐方药】金银花18g，野菊花6g，蒲公英6g，紫花地丁6g，紫背天葵6g，大黄18g，牡丹皮9g，桃仁12g，冬瓜仁30g，芒硝9g。

2. 湿毒壅阻证

【证候】**主症**：发热恶寒，或低热起伏，下腹疼痛拒按，带下黄稠臭秽。**次症**：腰部酸痛，口干便秘，胸脘满闷，食欲不振，尿黄，大便干燥。**舌脉**：舌红，苔黄腻或薄黄，脉弦滑数。

【治法】清热利湿，活血止痛。

【代表方】仙方活命饮加减。

【推荐方药】防风3g，赤芍3g，三棱6g，莪术6g，白芷3g，贝母6g，当归尾6g，天花粉6g，金银花6g，甘草节6g，皂角刺6g，乳香6g，没药6g，陈皮9g，薏苡仁12g，冬瓜仁10g。

四、良方举隅

1. 庞泮池（上海中医药大学附属曙光医院）良方——通管汤

组成：当归9g，熟地黄9g，赤芍9g，白芍9g，川芎9g，桃仁12g，红花9g，生茜草9g，海螵蛸12g，制香附12g，路路通9g，石菖蒲9g，生薏苡仁12g，皂角刺9g，败酱草15g，大血藤15g。

功用：活血化瘀，清障滞，通胞络。主治盆腔炎引起的输卵管阻塞性不孕症。

2. 张琼林（六安市中医院）良方——红藤六妙饮

组成：苍术15g，黄柏15g，大血藤30g，败酱草30g，生薏苡仁40g，甘草8g。

功用：活血燥湿，清热止带。主治带下色黄白，质腐味秽（急慢性宫颈炎、附件炎、宫内膜炎、盆腔炎性肿块等）。

3. 罗元恺（广州中医药大学）良方——蒿蒲解毒汤

组成：青蒿12g，牡丹皮12g，黄柏12g，蒲公英30g，白薇20g，丹参20g，连翘20g，赤芍15g，桃仁15g，青皮10g，川楝子10g。

功用：清热解毒，行气化瘀。主治急性盆腔炎，症见壮热、恶寒、小腹灼热，腹痛拒按，尿黄便秘，带下增多，色黄质稠而臭秽。

4. 王渭川（成都中医药大学附属医院）良方——银甲汤

组成：金银花15g，连翘15g，升麻15g，大血藤24g，蒲公英24g，生鳖甲24g（先煎），紫花地丁30g，生蒲黄12g（包煎），椿根皮12g，大青叶12g，琥珀末12g（冲服），桔梗12g，茵陈12g。

功用：清热利湿解毒。主治湿热蕴结下焦所致带下病，症见黄白带、赤白带（相当于西医学的盆腔炎、子宫内膜炎、宫颈炎等）。

5. 刘奉五（北京中医医院）良方——清热解毒汤

组成：金银花15g，连翘15g，蒲公英15g，紫花地丁15g，黄芩9g，车前子9g（包煎），牡丹皮9g，地骨皮9g，瞿麦12g，萹蓄12g，冬瓜子30g，赤芍6g。

功用：清热解毒，利湿活血，消肿止痛。主治急、慢性盆腔炎属于湿毒热盛者。

五、其他疗法

1. 中成药

（1）金刚藤糖浆：每次 6mL，每日 3 次。用于下焦湿热证。

（2）妇乐冲剂：每次 1 包，每日 3 次。用于癥瘕积聚诸证。

（3）宫血宁胶囊：每次 1 ～ 2 粒，每日 3 次。用于湿热证。

2. 单方验方

羚羊角散：羚羊角 1.5g（另煎），龟甲 15g（先煎），生地黄 15g，牡丹皮 9g，白芍 10g，柴胡 10g，薄荷 5g，蝉蜕 6g，菊花 6g，石决明 20g（先煎）。水煎，每日 1 剂，分 2 次温服。可清热解毒。

3. 外治法

红藤汤保留灌肠：大血藤 30g，败酱草 30g，蒲公英 30g，紫花地丁 30g，鸭跖草 30g。浓煎成 100mL，保留灌肠，每日 1 剂，10 剂为 1 个疗程。本方清热解毒，治湿毒证。

4. 针刺疗法

可取中极、关元、三阴交、次髎、阴陵泉等穴位，每次选 2 ～ 3 个穴，交替进行，每次刺激 5 分钟，留针 15 分钟，可利湿止痛。

5. 饮食疗法

忍冬藤 30g 洗净，加粳米 100g 入水煮熟成粥，每日食两次，可解毒利湿。

六、预防调摄

1. 预防

（1）做好经期、孕期及产褥期的卫生宣传，严禁经期房事。

（2）严格掌握产科、妇科手术指征，做好术前准备，术中注意无菌操作，包括人工流产、放置宫内节育器、诊断性刮宫等手术，术后做好护理，预防感染。

（3）彻底治愈急性盆腔炎，防止转为慢性，防止出现癥瘕包块。

2. 调摄

（1）发病时，卧床休息，取半卧位有利于脓液聚于直肠子宫凹陷而使炎症局限。

（2）饮食清淡，营养充分，易消化。

（3）腹痛包块者，可用鲜蒲公英 500g，捣烂外敷患处，或外敷芒硝。

（4）避免反复妇科检查以免引起炎症扩散。

第七节　盆腔炎性疾病后遗症

盆腔炎性疾病后遗症是指女性盆腔炎性疾病未能得到及时、正确、彻底的治疗，炎症迁延不愈而转为慢性，临床表现多样，多为下腹疼痛，腰骶部坠痛，带下量多，经行腹痛，月经不调，久不孕育，性交痛等。有些病例临床症状不明显，患者常以不孕症、痛经等就诊，或于查体中发现。

中医古籍无此病名记载，根据其临床表现，属于"癥瘕""妇人腹痛""带下病""月经不调""不孕症"等范畴。

一、诊断标准

1. 症状

慢性盆腔痛如下腹部坠胀、疼痛及腰骶部酸痛，常在劳累、性交后及月经前后加剧；不孕及异位妊娠；月经异常如经量增多、月经不规律等；可伴有低热、易感疲倦、神经衰弱等症状。当患者抵抗力差时，易有急性或亚急性发作。

2. 体征

若为子宫内膜炎，则子宫增大、有压痛；若为输卵管炎，则在子宫一侧或两侧触及条索状增粗的输卵管，并有压痛；若为输卵管积水或输卵管卵巢囊肿，则在盆腔一侧或两侧触及囊性肿物，活动多受限，可有压痛；若为盆腔结缔组织炎，子宫一侧或两侧有片状增厚、压痛，或有子宫骶韧带增粗、变硬、触痛。

3. 辅助检查

（1）病原学：阴道微生态检查观察有无阴道炎症、子宫颈分泌物沙眼衣原体及淋病奈瑟菌（NG）基因扩增检测、子宫颈分泌物培养及药敏试验等。子宫颈分泌物的取材要特别注意，先用棉签擦去宫颈口表面的分泌物，再用长拭子插入子宫颈口，停留数秒，并旋转1周后取出。

（2）感染指标的检查：血常规、C反应蛋白及红细胞沉降率等。

（3）盆腔器官超声检查：如能发现输卵管积水、卵巢囊肿、盆腔积液等病变，还可观察到盆腔内组织器官的粘连情况，表现为器官边界不清、活动度差等，对于诊断和鉴别诊断具有重要作用。

4. 鉴别诊断

（1）盆腔淤血综合征：亦以腰痛、少腹疼痛为主。妇科检查亦可见附件或宫旁结缔组织增厚、压痛，故极易混淆。然而，盆腔淤血综合征多发生于绝育术后，或长时期采用体外排精方式避孕者。其腰腹疼痛向下肢放散，妇科检查时，可见宫颈呈紫蓝色、质硬，附件检查时有压痛，但轻轻揉按后疼痛常可减轻，则可与盆腔炎相鉴别，盆腔静脉造影可明确诊断。

（2）子宫内膜异位症：二者临床表现很相似，子宫内膜异位症的痛经呈进行性加重，妇科检查时可触及触痛明显、表面不光滑的结节，腹腔镜检查可明确鉴别。

二、病因病机

本病病因较为复杂，但可概括为湿、热、瘀、寒、虚5个方面。湿热是本病主要的致病因素，瘀血阻遏为本病的根本病机。

1. 湿热瘀结

湿热内蕴，余邪未尽，正气已伤，气血阻滞，湿热与瘀血交结，阻滞冲任、胞宫、胞脉。

2. 气滞血瘀

素性抑郁，肝失条达，气机不利，气滞而血瘀，阻滞冲任、胞宫、胞脉。

3. 寒湿瘀滞

经行产后，余血未尽，冒雨涉水，感寒饮冷；或久居寒湿之地，寒湿伤及冲任、胞宫、胞脉，血为寒湿所凝，血行不畅，凝结瘀滞而发病。

4. 气虚血瘀

素体虚弱，或大病久病，正气不足，余邪留恋或复感外邪，留着于冲任、胞宫、胞脉，血行不畅，瘀血停聚而发病。

5. 肾虚血瘀

素禀肾气不足，或房劳多产，损伤肾气，冲任气血失调，血行瘀滞，或久病不愈，肾气受损，瘀血内结而发病。

三、辨证论治

1. 湿热瘀结证

【证候】**主症**：下腹疼痛或灼痛，腰骶酸痛，经行加重，带下量多，色黄黏稠、臭秽。**次症**：月经失调，或经行发热，性交痛，久不受孕。**舌脉**：舌质正常或红，苔薄黄或薄黄腻，脉弦滑或滑数。

【治法】清利湿热，活血化瘀。

【代表方】银翘红藤汤加减。

【推荐方药】金银花 15g，连翘 15g，大血藤 15g，三棱 12g，莪术 12g，黄芩 10g，牡丹皮 15g，赤芍 15g，薏苡仁 12g，狗脊 15g，片姜黄 12g，川楝子 10g。

2. 寒湿瘀结证

【证候】**主症**：下腹冷痛，遇寒加重，得热痛减，腰骶部酸痛，带下带血，色白质稀，或腥臭。**次症**：经行腰腹痛增，或经行错后，量少，色暗红，夹血块，性交痛，性欲淡漠，久不孕育。**舌脉**：舌质淡暗，苔薄滑，脉沉细兼弦。

【治法】温经散寒，活血祛湿。

【代表方】温经化瘀汤加减。

【推荐方药】桂枝 10g，三棱 15g，莪术 12g，细辛 3g，赤芍 15g，牡丹皮 15g，昆布 15g，水蛭 10g，制没药 10g，茯苓 15g，川牛膝 15g。

3. 气滞血瘀证

【证候】**主症**：下腹胀痛，腰骶坠痛或胀痛，带下带血，色白。**次症**：经前乳房、胸胁胀痛，心烦易怒，少腹胀痛加重，月经或先或后，量或多或少，色暗红，夹血块，婚久不孕。**舌脉**：舌质紫暗，苔薄白，脉弦或弦涩。

【治法】活血化瘀，行气止痛。

【代表方】疏肝宁坤汤加减。

【推荐方药】醋柴胡 10g，枳壳 15g，三棱 12g，莪术 12g，桃仁 12g，红花 12g，鬼箭羽 12g，路路通 10g，白术 12g，茯苓 15g。

4. 肾虚血瘀证

【证候】**主症**：下腹绵绵作痛或刺痛，腰膝酸痛，带下量多，色白质清稀。**次症**：遇劳累下腹或腰骶酸痛加重，头晕耳鸣，经量多或少，经血色暗夹块，夜尿频多。**舌脉**：舌质淡暗，或有瘀点、瘀斑，苔白或腻，脉沉涩。

【治法】补肾活血，化瘀止痛。

【代表方】温胞饮合失笑散加减。

【推荐方药】白术 30g，巴戟天 30g，补骨脂 9g，菟丝子 9g，杜仲 9g，山茱萸 9g，芡实 9g，山药

9g，肉桂 6g，制附子 3g（先煎），五灵脂 6g，蒲黄 6g（包煎）。

5. 气虚血瘀证

【证候】**主症**：少腹疼痛，或小腹坠痛，腰膝酸痛，带下量多，色白质稀。**次症**：精神萎靡，体倦乏力，不耐劳作，月经或多或少，或经期过长，间或腹痛时增，性交痛，性欲低下，面色萎黄。**舌脉**：舌质淡，苔薄白或白腻，脉细弱。

【治法】益气健脾，养血活血。

【代表方】益气化瘀汤加减。

【推荐方药】党参 12g，黄芪 12g，白术 15g，茯苓 15g，当归 15g，桃仁 12g，红花 12g，赤芍 15g，延胡索 10g，川牛膝 15g，功劳叶 12g。

四、良方举隅

1. 蔡小荪（上海市第一人民医院）良方——盆炎方

赤芍 10g，云茯苓 12g，牡丹皮 12g，川桂枝 3g，败酱草 30g，鸭跖草 20g，大血藤 20g，川楝子 10g，延胡索 10g，柴胡 5g，怀牛膝 10g

功用：清热解毒，活血化瘀，行气止痛，利湿消肿。主治急慢性盆腔炎、输卵管炎。

2. 罗元恺（广州中医药大学）良方——蒿蒲解毒汤

青蒿 12g，牡丹皮 12g，黄柏 12g，蒲公英 30g，白薇 20g，丹参 20g，连翘 20g，赤芍 15g，桃仁 15g，青皮 10g，川楝子 10g。

功用：清热解毒，行气化瘀。治疗急性盆腔炎。

3. 王渭川（成都中医药大学附属医院）良方——银甲汤

金银花 15g，连翘 15g，升麻 15g，大血藤 24g，蒲公英 24g，生鳖甲 24g（先煎），紫花地丁 30g，生蒲黄 12g（包煎），椿根皮 12g，大青叶 12g，琥珀末 12g（冲服），桔梗 12g，茵陈 12g。

功用：清热利湿解毒。治疗湿热蕴结下焦所致的带下病。

4. 刘奉五（北京中医医院）良方——清热解毒汤

金银花 15g，连翘 15g，蒲公英 15g，紫花地丁 15g，黄芩 9g，车前子 9g（包煎），牡丹皮 9g，地骨皮 9g，瞿麦 12g，萹蓄 12g，冬瓜子 30g，赤芍 6g。

功用：清热解毒，利湿活血，消肿止痛。治疗急慢性盆腔炎属于湿毒热盛者。

五、其他疗法

1. 肛门导入

清解宁坤液：败酱草 30g，大血藤 15g，黄芩 10g，牡丹皮 15g，赤芍 15g，连翘 15g，半枝莲 15g，蒲公英 15g，桃仁 12g，水蛭 10g，川楝子 10g。浓煎保留灌肠。具有清热解毒，利湿化瘀的功效。用于慢性盆腔炎亚急性发作及湿热瘀结证。

2. 外敷疗法

宁坤散：透骨草 100g，三棱 15g，莪术 15g，赤芍 15g，牡丹皮 15g，大血藤 15g，昆布 15g，水蛭 10g，桂枝 10g，皂角刺 10g，桃仁 12g，温盐水拌匀，纱布袋包装，蒸后热敷小腹部。具有温经散寒、活血化瘀、通经活络的功效。用于本病除湿热痰结证外之各证。

六、预防调摄

1. 加强卫生宣教，注意经期、孕期及产褥期卫生。

2. 提高妇科生殖道手术操作技术，严格遵守无菌操作规程，术后做好护理，预防感染。

3. 增强体质，提高机体抗病能力，积极彻底治愈急性盆腔炎，防止转为慢性。

4. 急性期宜卧床休息，取半卧位。饮食宜选高热量、易消化的半流质食物。保持大便通畅。

第八节　自然流产

流产是指妊娠在 28 周，胎儿体重＜ 1000g 而终止者。其中发生在妊娠 12 周前者，称为早期流产；发生于妊娠 12 ～ 28 周者，为晚期流产。流产又有自然流产和人工流产之分，本节讨论内容仅限于自然流产。自然流产的发生率占全部妊娠的 15% ～ 20%，以早期流产居多。属于中医学 "胎漏" "胎动不安" "堕胎" "胎动欲堕" "小产" "暗产" "滑胎" 等范畴。

一、诊断标准

1. 病史

应询问患者有无停经史和反复流产史，有无早孕反应、阴道出血，阴道出血的量及持续时间，有无腹痛及腹痛的部位、性质、程度，有无阴道排液及妊娠物排出。了解有无发热、阴道分泌物性状及有无臭味，可协助诊断流产是否合并感染。

2. 症状

主要症状为阴道出血及腹痛。晚期流产就诊时可无明显腹痛；早期流产全过程均伴有阴道出血；晚期流产往往先有腹痛，然后出现阴道出血。不同的流产类型，其临床表现各不相同。

（1）先兆流产：指妊娠 28 周前先出现少量阴道出血，常为暗红色或血性白带无妊娠物排出，随后出现阵发性腹痛或腰背痛。

（2）难免流产：常由先兆流产发展而来。阴道出血增多，阵发性腹痛加重，或出现阴道流液（胎膜破裂）。

（3）不全流产：多由难免流产发展而来。由于宫腔内残留组织影响子宫收缩，可致出血不止，孕妇可出现贫血，甚或出血过多而休克，常伴阵发性下腹坠痛。

（4）完全流产：可由难免流产而来。妊娠物已全部排出，阴道出血逐渐停止，腹痛逐渐消失。

（5）稽留流产：又称过期流产。早孕反应消失，子宫不再增大反而缩小；若已至中期妊娠，孕妇腹部不见增大，无胎动或胎动消失。

（6）复发性流产：指与同一性伴侣发生 2 次及以上的自然流产（包括生化妊娠）。复发性流产大多数为早期流产，少数为晚期流产。

（7）流产感染：除流产一般症状外，可有高热寒战、腹痛拒按，排血性白带、有臭味等症状。

3. 体征

（1）一般检查：测量体温、脉搏及血压，观察全身状况，有无贫血。

（2）腹部检查：腹肌柔软或紧张，下腹部有无压痛及反跳痛。

（3）妇科检查：注意宫颈口是否扩张，宫颈有无撕裂、糜烂或赘生物；羊膜囊是否膨出，有无妊娠产物堵塞于宫颈口内；双合诊或三合诊了解子宫大小与停经周数是否相符，有无压痛；附件有无压痛或块状物等。

4. 辅助检查

（1）B型超声检查：对疑为先兆流产者，可根据妊娠囊的形态、有无胎心反射及胎动，确定胚胎或胎儿是否存活，以指导正确的治疗方法。不全流产及稽留流产等均可借此检查加以确定。

（2）妊娠试验：用免疫学方法，近年临床多用早早孕诊断试纸条法，对诊断妊娠有价值。为进一步了解流产的预后，多选用放射免疫法进行血 β-HCG 的定量测定。

（3）激素测定：主要测定血孕酮水平，可协助判断先兆流产的预后。早孕时如孕妇 24h 尿孕二醇 < 15.6μmol，有 95% 的孕妇可能发生流产。

5. 鉴别诊断

不同类型流产的鉴别如下。

（1）先兆流产：妇科检查发现宫颈形态并无改变，宫口未扩张，经治疗及休息后有希望继续妊娠。

（2）难免流产：子宫颈口已扩张，有羊膜囊或组织物堵塞于子宫颈口，难以继续妊娠。

（3）不全流产：是难免流产的继续发展，部分妊娠物已排出宫腔，继续妊娠会导致大出血，多需要紧急清宫。

（4）完全性流产：胚胎及组织物全部排出，检查宫口已关闭，子宫接近正常大小。

（5）稽留流产：又称过期流产，指宫内胚胎和胚胎死亡后未及时排出者，一经发现都需要清宫处理。

（6）复发性流产：指与同一性伴侣连续发生 2 次及以上的自然流产。

（7）感染性流产：流产合并生殖器感染称为感染性流产，多见于阴道出血时间较长的患者，常发生在不全流产或不洁流产后，需要在抗感染的同时进行清宫手术。

二、病因病机

引起胎漏、胎动不安发生的病因病机有胎元及母体两个方面的因素。因"胎病"而使"胎不牢固"，多因父母先天之精气不足，两精虽能结合但胎元不固；或因胎元本身有缺陷而使"胎不成实"。胎元方面所致胎漏、胎动不安，多数因胎元本身有缺陷，故药物治疗往往无效而最终导致堕胎。母体方面则因肾虚、气血虚弱、血热、血瘀、外伤、毒物等损伤冲任，以致胎元不固而发生本病。

1. 肾虚

因先天禀赋不足，素体肾虚；或因早婚、房劳、多产、孕后房事不节，耗伤肾气而肾虚。肾虚则冲任不固，胎失所系，而发生胎漏、胎动不安。

2. 气血虚弱

胎儿的生长发育须靠母体气载血养，若素体气血虚；或因脾胃虚弱、妊娠恶阻日久伤及脾胃；或孕后饮食不节而伤及脾胃，导致气血化源不足，而气血亏少；或大病久病之后，正气不足，又失于调养以致气虚血少。气虚则载胎无力，血少则胎失滋养而发为本病。

3. 血热

平素阳气偏盛，或外感热邪，或七情内伤郁久化火，或孕后过食辛辣助火之品，或阴虚生内热，热扰冲任，冲任不固，或外感热毒，均损伤胎元，导致胎漏、胎动不安。

4. 血瘀

因肝郁气滞，气滞血瘀；或素体癥瘕，瘀血内阻。瘀血阻滞，气血运行不畅，以致冲任血少，胎儿营养有碍而发生胎元不固，导致胎漏、胎动不安。

5. 外伤

孕后因生活不慎，登高持重，跌仆闪挫，以致气血失和，气乱不能载胎，血乱不能养胎。也可因外伤直接损伤冲任、伤及胎元而发生本病。

6. 感染邪毒

孕后因误食毒物、有损胎元之药，内伤母体，损及胎元而发生胎漏、胎动不安。如《陈素庵妇科补解》说："妊娠误食毒药，如硝石、巴豆、砒霜、乌附等味，毒物如野菌及无名草药酿酒，病死牛、羊、鸡、豚等，内则伤胎气。"

三、辨证论治

1. 胎漏、胎动不安

治法以止血安胎为主，并根据不同的证型分别采用益气、清热等法。若经治疗阴道出血迅速控制，多能继续妊娠。若发展为胎殒难留，应下胎益母。但治疗过程中若有他病，应遵循治病与安胎并举的原则。

（1）肾虚证

【证候】**主症：**妊娠期阴道出血，量少，色淡暗，或屡孕屡堕。**次症：**腰酸，腹胀坠痛，头晕耳鸣，小便频数。**舌脉：**舌质淡红，苔薄白，脉沉滑尺弱。

【治法】固肾安胎，佐以益气。

【代表方】寿胎丸加减。

【推荐方药】续断 20g，桑寄生 30g，菟丝子 30g，阿胶 10g（烊化），党参 10g，白术 10g。

（2）气血虚弱证

【证候】**主症：**妊娠期阴道少量出血，色淡红，质稀薄。**次症：**腰酸，面色不华，头晕乏力，口淡无味，小腹坠胀而痛，食少纳呆。**舌脉：**舌质淡红，苔薄白，脉细滑无力。

【治法】补气养血，固肾安胎。

【代表方】胎元饮加减。

【推荐方药】人参 20g，黄芪 15g，升麻 6g，阿胶 10g（烊化），桑寄生 12g，杜仲 10g，熟地黄 12g，陈皮 6g，白术 10g，炙甘草 6g，白芍 15g。

（3）血热证

【证候】**主症：**妊娠期阴道少量出血，色深红或鲜红，质稠。**次症：**心烦少寐，口渴饮冷，便秘溲黄。**舌脉：**舌红，苔黄，脉滑数。

【治法】滋阴清热，养血安胎。

【代表方】保阴煎加减。

【推荐方药】黄芩 10g，黄柏 10g，生地黄 15g，熟地黄 12g，白芍 15g，山药 15g，续断 10g，炙甘草 6g，苎麻根 10g。

（4）血瘀证

【证候】主症：宿有癥积，或孕后阴道下血，色暗红或红。次症：腰酸腹坠。舌脉：舌暗或边有瘀点，脉弦滑或沉涩。

【治法】活血消癥，补肾安胎。

【代表方】桂枝茯苓丸合寿胎丸。

【推荐方药】桂枝 6g，茯苓 10g，芍药 10g，牡丹皮 10g，桃仁 6g，桑寄生 30g，续断 10g，菟丝子 15g，阿胶 10g（烊化）。

2. 滑胎

治疗应"预防为主，防治结合"。孕前须检查相关流产原因，治疗以补肾健脾、益气养血、调理冲任为主，预培其损。经不调者，当先调经；若因他病而致滑胎者，当先治他病。另外，再次受孕应距上次殒堕 1 年左右，以利于恢复健康。一旦妊娠或怀疑有孕，应按"胎动不安"治疗。

（1）肾气亏损证

【证候】主症：屡孕屡堕，甚或如期而堕，月经初潮晚，月经周期延后，或时前时后，经量较少，色淡暗。次症：头晕耳鸣，腰膝酸软，夜尿频多，眼眶暗黑，或面有暗斑。舌脉：舌质淡或淡暗，脉沉弱。

【治法】补肾益气，调固冲任。

【代表方】补肾固冲丸。

【推荐方药】续断 10g，菟丝子 15g，白术 10g，鹿角霜 20g（先煎），巴戟天 10g，枸杞子 10g，熟地黄 10g，砂仁 6g（后下），党参 10g，阿胶 10g（烊化），杜仲 10g，当归 10g，大枣 10g。

（2）气血虚弱证

【证候】主症：屡孕屡堕，月经量少，或月经周期延后，或闭经。次症：面色㿠白或萎黄，头晕心悸，神疲乏力。舌脉：舌质淡，苔薄，脉细弱。

【治法】益气养血，调固冲任。

【代表方】泰山磐石散。

【推荐方药】人参 10g，当归 10g，芍药 10g，熟地黄 10g，续断 10g，黄芩 10g，黄芪 15g，白术 10g，糯米 10g，炙甘草 6g，川芎 6g，砂仁 3g（后下）。

四、良方举隅

1. 罗元恺（广州中医药大学）良方——育胎丸

菟丝子 25～30g，川续断 15g，桑寄生 15g，阿胶 12g（烊化），党参 25～30g，白术 15～25g，荆芥炭 6～12g，制何首乌 30g。

功用：补肾，健脾，固冲。主治胎漏，胎动不安。

2. 徐志华（安徽中医药大学）良方——安胎汤

太子参、黄芪、当归、白芍、生地黄、白术、杜仲、续断、桑寄生、菟丝子、苎麻根各 10g。

功用：补益气血，固肾安胎。主治胎动不安或滑胎。

3. 王渭川（成都中医药大学附属医院）良方——益气化瘀安胎方

潞党参 30g，莪术 10g，茯神 12g，桑寄生 20g，菟丝子 10g，阿胶 10g（烊化），京半夏 10g，厚朴 6g，仙鹤草 10g，制香附 10g，杜仲 10g，焦艾叶 10g，生黄芪 60g，广藿香 6g，炒升麻 20g。

功用：益气化瘀，止血安胎。主治胎动不安，气虚痰滞，胞宫失调。

4. 裘笑梅（浙江中医药大学）良方——摄血安胎方

炒党参 15g，炙黄芪 24g，阿胶 12g（烊化），艾叶炭 1.2g。

功用：补气摄血，引血归经。主治气血两虚之胎漏、胎动不安，月经量多若崩。

5. 刘奉五（北京中医医院）良方——凉血安胎方

黄芩 10g，黄连 6g，侧柏叶 10g，椿根皮 10g，阿胶 10g（烊化），山药 15g，石莲子 10g。

功用：清热凉血，止血安胎。主治妊娠初期胎动下血、腰酸腹痛，属于胎热者。

五、其他疗法

敷贴法

（1）井底泥、灶心土、青黛等量。

【制用法】先将井底泥、灶心土混合碾碎为末，加入青黛共碾均匀，温水掺和调成膏状备用。取药膏适量敷贴于患者脐孔上，外以纱布覆盖，胶布固定。每日换药 1 次，连敷 5～7 天为 1 个疗程。

【功用】清热安胎。治疗血热证胎动不安。

（2）苎麻根、杜仲、补骨脂、阿胶各 15g，艾叶 10g。

【制用法】将以上药共研细末，患者取平卧位，取神阙穴，清洁局部皮肤，取保胎膏适量，用水调成稀糊状，制成 1cm×1cm×0.2cm 的药饼，敷于神阙穴，上盖纱布，用胶布固定，24 小时更换 1 次，7 日为 1 个疗程。

【功用】益气血，补肝肾，固肾安胎。治疗肾虚型胎漏。

（3）阿胶、艾叶各 10g。

【制用法】先将阿胶烊化，再把艾叶焙干研末，然后将艾叶末倒阿胶液中调和均匀，制成糊状备用。取药糊直接涂敷于患妇脐中神阙穴上，盖以纱布，胶布固定，再以热水袋置脐药面上熨之，每日 1～2 次。

【功用】温经养血安胎。治疗气血虚弱证胎漏、胎动不安。

（4）白苎麻根内皮 120g。

【制用法】捣烂敷脐部，胎安后即去药。

【功用】治疗劳损所致的胎动不安。

（5）人参 15g，当归 3g，白术 6g，川芎 3g，黄芩 6g，防风 3g，陈皮 1.5g，荆芥 6g，生甘草 3g，紫草茸 6g，赤芍、柴胡、白芷、葛根、砂仁各 1.5g，糯米、阿胶各适量。

【制用法】除糯米、阿胶外，其余药物混合碾为细末，待用。继之将糯米、阿胶（约 15g）加水适量煎煮至完全溶化后，再取药末加入，煎熬成浓稠药膏。用时取药膏约 30g，摊布于 6cm×8cm 纱布中间，用药膏敷于患者脐上，外以胶布贴紧。每日换药 1 次，频贴频换，直至病情稳定。

【功用】本方适用于气血不足、肾气不固、虚火内生所致的胎动不安。

六、预防调摄

1. 预防

（1）找出流产原因，配合病因治疗。

（2）孕前强健夫妇体质，未孕之前即采取补肾健脾、益气养血、调经固冲等方法防治。

（3）孕后立即保胎治疗，不要等到有了先兆流产症状之后再施安胎。服药时间应该超过以往流产的月份，在无胎漏、胎动不安之征象后方可停药观察。

（4）孕后严禁房事。勿急行、攀高，慎防跌仆闪错，以免扰动胎元。并嘱孕妇要避免劳累，注意休息。

2. 调摄

（1）饮食合理，加强营养，经常服用安胎药膳。

（2）稳定情绪，安心养胎，不急躁，不焦虑，不恐惧。

（3）避免劳累，多卧床休息。

（4）注意围产期保健，谨防感冒。

（5）保持大便通畅，切忌大便时过分用力。若有便秘，可多食富含粗纤维的果蔬，或用蜂蜜、芝麻等润肠之物。

（6）不吃有损于胎儿的药物，不用大黄、番泻叶之类的泻药。

第九节 产后缺乳

产后缺乳是指哺乳期内产妇乳腺无乳汁分泌，或泌乳量少，不能满足婴儿喂养者。据报道，产后1个月内及以后因乳量不足母乳喂养失败者约占34.39%。本病按病情轻重分级，可分为轻度——满足婴儿需要量的2/3；中度——满足婴儿需要量的1/3；重度——几乎没有乳汁，不能喂养婴儿。

本病属于中医学"产后缺乳""产后乳汁不足""产后乳汁不行"等范畴。

一、诊断标准

1. 病史

素体气血不足，或脾胃虚弱，或素性抑郁，或产后情志不遂，或产时、产后失血过多等。

2. 症状

产妇在哺乳期中，乳汁甚少，不足以喂养婴儿，或全无乳汁。

3. 体征

乳腺发育正常，乳房柔软，不胀不痛，挤出乳汁点滴而下，质稀；或乳房胀满而痛，挤压乳汁疼痛难出，质稠；或乳房胀大而柔软，乳汁不多。

4. 辅助检查

可行乳房B超、红外线、X线检查及女性激素测定，以排除先天性乳腺发育不良或乳房手术、乳腺受损所致者。

5. 鉴别诊断

产后缺乳需要与急性乳腺炎相鉴别，还应注意有无乳头凹陷和乳头皲裂等造成的哺乳困难、乳汁壅积不通。

二、病因病机

本病的主要病机有乳汁化源不足和乳汁运行不畅两方面。其病位在脾、胃、肝；病性有虚实之分，虚证以气血虚弱为主，实证以肝郁气滞、痰湿阻滞为多。

1. 气血虚弱

素体脾胃虚弱，或产后忧思伤脾，或操劳过度损耗中气，气血化源不足；或孕妇年岁已高，而气血虚衰，或产后失血过多，均致乳汁乏源，继而乳汁甚少或全无。

2. 肝郁气滞

素善忧郁，肝气抑郁，又产后情志不遂，肝之疏泄失职，气机不畅，则乳脉涩滞，乳汁运行受阻而缺乳。

3. 痰湿阻滞

素体阳虚，痰湿内阻，或产后恣食肥甘厚腻，脾失健运，痰湿内生，痰脂充溢，壅阻于乳络乳脉之间，以致乳汁不行。

三、辨证论治

本病中医主张以调理气血、通络下乳为主。虚者补益气血，实者疏肝解郁，健脾化痰，均宜佐以通乳之品。

1. 气血虚弱证

【证候】**主症**：产后乳汁不足，或全无，乳汁稀薄，乳房柔软而无胀感，或乳汁自行漏出。**次症**：面色少华，神疲乏力，食欲缺乏，或头晕心悸，或伴恶露色淡，量多或不绝。**舌脉**：舌淡白，脉虚细。

【治法】益气养血，通络下乳。

【代表方】通乳丹加减。

【推荐方药】人参 10g，黄芪 15g，当归 10g，麦冬 15g，通草 6g，桔梗 6g，猪蹄 1 ~ 2 只。

2. 肝郁气滞证

【证候】**主症**：产后乳汁分泌少，甚或全无，乳汁浓稠，乳房胀硬或疼痛。**次症**：胸胁胀满，或有微热，情志抑郁，口苦咽干，食欲缺乏。**舌脉**：舌质正常或暗红，苔薄黄，脉弦或弦数。

【治法】疏肝解郁，通络下乳。

【代表方】下乳涌泉散。

【推荐方药】柴胡 9g，青皮 6g，白芍 12g，当归 10g，川芎 6g，生地黄 12g，天花粉 10g，桔梗 6g，通草 6g，路路通 10g，王不留行 10g，甘草 6g。

3. 痰湿阻滞证

【证候】**主症**：乳汁稀少或点滴全无，乳房丰满柔软。**次症**：形体肥胖，胸闷泛恶，纳食欠佳，或食多乳少，大便偏溏。**舌脉**：舌质胖，苔白腻，脉沉细而滑。

【治法】健脾化痰，通络下乳。

【代表方】漏芦散合苍附导痰汤。

【推荐方药】苍术 10g，香附 10g，陈皮 10g，法半夏 10g，茯苓 15g，炙甘草 6g，白芥子 6g，通草 6g，石菖蒲 6g，白芷 6g，漏芦 10g，全瓜蒌 15g，蛇蜕 10g。

四、良方举隅

1. 罗元恺（广州中医药大学）良方

（1）通乳丹：黄芪 30g，当归 12g，麦冬 15g，木通、桔梗各 10g，猪蹄（去毛、爪）1 ~ 2 只。

功用：益气补血，佐以通乳。用于气血虚弱型乳汁甚少或全无。

（2）通肝生乳汤：熟地黄、白芍各20g，柴胡、白术各10g，当归2g，麦冬15g，广藿香、通草各9g，远志6g。

功用：疏肝解郁，通络下乳。用于产后或哺乳期间缺乳者。

2. 韩百灵（黑龙江中医药大学）良方——八珍汤

人参9g，白术9g，茯苓9g，甘草6g，当归9g，白芍9g，川芎6g，熟地黄9g，王不留行9g，通草9g。

功用：健脾和胃，益气养血。用于气虚血少乳汁缺乏。

五、其他疗法

1. 外敷法

可用葱汤熏洗乳房，或用橘皮煎水湿敷乳房，或用手指按摩乳房；适用于肝郁气滞证。

2. 体针

取膻中、乳根，配取少泽、天宗、合谷，得气后留针5～10分钟，每日1次。气血虚弱者，加足三里、三阴交、脾俞、胃俞、膈俞；肝气郁结者，加太冲、内关、肝俞；痰湿阻滞者，加丰隆。

3. 灸法

取膻中、乳根，用艾条温和灸10～20分钟，每日2次，7～10日为1个疗程。

4. 推拿

取俯卧位，用单掌或双掌推揉胸、腹、背腰、骶部，点按脾俞、肝俞、膈俞。用拇指按摩乳根、膻中、中脘、关元等穴位。

六、预防调摄

1. 预防

（1）饮食宜淡，多喝淡汤水。

（2）保持心情舒畅。

（3）养成定时哺乳的习惯和正确的哺乳方法。

（4）尽可能减少抗生素的使用。

2. 调摄

（1）营养和休息的重要性：营养含有治本之意，如猪蹄、鲫鱼、糯米、红豆、酒酿等是主要的食疗品，同时注意口味宜淡不宜咸，因咸能耗血，并要忌辛辣之品。应注意休息，要有足够的睡眠。

（2）早期哺乳，早期治疗：产后第2日即可哺乳，1周内可知乳汁是否充足。有些产妇因为早期乳房不胀，而中断或减少哺乳次数更造成缺乳。也有难产妇往往因过迟开始哺乳而影响乳汁的生成。如在早期哺乳就发现缺乳，及时治疗，疗效也较好。若在产后1～2个月时才治疗缺乳，效果往往不佳。

（3）注意恶露情况：如恶露过多或不止，则必耗血，影响乳汁化生，所以要及时治疗。

（4）注意乳房乳腺发育：发育差者虽经治疗，效果不佳。如有乳头凹陷或乳头皲裂，授乳困难，可用乳罩帮助之。

（5）注意精神情志变化：若产后情志不畅、忧郁、恐惧、紧张，必然影响乳汁分泌。服用逍遥散或下乳涌泉散的同时，必须对这种患者进行心理治疗。

第十节　不孕症

不孕症是指女性未避孕，性生活正常，至少 12 个月而未孕，对男性则称为不育症。不孕症分为原发性和继发性两类。其中既往从未有过妊娠史，无避孕且从未妊娠者，称为原发性不孕；既往有过妊娠史，而后未避孕连续 1 年未再妊娠者，称为继发性不孕。不孕症的发病率由于种族、地域及年龄的不同而存在差别，我国不孕症发病率为 7% ～ 10%。

中医学将原发性不孕称为"全不产""绝产""绝嗣""绝子"等，继发性不孕称为"断绪"。

一、诊断标准

1. 病史

女方病史包括不孕年限，近期心理、情绪、体重等改变史；月经史、婚姻及性生活情况、避孕情况、孕产史及有无并发症；既往有无生殖道感染病史、结核等特殊传染病史、自身免疫性疾病史，以及家族中有无出生缺陷史。男方包括不育时间、性生活史、近期不育和相关检查及治疗经过；既往发育史、疾病史及相关治疗史、家族史、个人职业和环境暴露史等。

2. 症状

本病不同的原因引起者伴有不同的症状。如排卵功能障碍引起者，常伴有月经紊乱、闭经等。生殖器官病变引起不孕症者，又因病变部位不同而症状不一，如输卵管炎引起者，常伴有下腹痛、白带增多等；子宫内膜异位症引起者，常伴有痛经，经量过多或经期延长；宫腔粘连引起者常伴有周期性下腹痛，闭经或经量少；免疫性不孕症患者可无症状。

3. 体征

因致病原因不同，体征各异，如输卵管炎症引起者，妇科检查可见有附件增厚、压痛；子宫肌瘤者，可伴有子宫增大；多囊卵巢综合征者常伴有多毛、肥胖，或扪及胀大卵巢等。

4. 辅助检查

（1）女方检查：卵巢功能检查；激素测定；超声监测卵泡发育；输卵管通畅检查；宫腔镜检查；腹腔镜检查；必要时配合免疫试验，包括抗精子抗体、抗子宫内膜抗体等；对疑有垂体瘤者可行蝶鞍 CT 或 MRI 检查；腹、盆腔情况检查。

（2）男方检查：精液常规是不育症患者首选的检查项目，包括精液量、精子数量、活动度、畸形率等，初诊时男方一般要进行 2 ～ 3 次精液检查。必要时可配合激素检测、生殖系统超声等。

5. 鉴别诊断

不孕症主要与暗产进行鉴别。暗产是指早早孕期，胚胎初结而自然流产者。此时孕妇尚未有明显的妊娠反应，一般不易觉察而误认为不孕。通过基础体温测定、早孕试验及病理学检查可明确。

二、病因病机

本病多因脏腑功能失常，气血失调导致冲任不能相资，胞宫不能摄精成孕。其病位在冲任，胞宫与肾、肝、脾有关。其病性有虚实之别，虚证以肾气虚、肾阳虚、肾阴虚、血虚为主；实证以肝郁、痰湿、湿热、血瘀为多。

1. 肾虚

肾为先天之本、元气之根，主生殖。肾气不足、肾阳虚衰、肾精亏虚，均可造成不孕。

（1）肾气不足：肾气乃肾精所化之气，概指肾的功能活动。若肾精亏虚不能化气，肾的功能虚衰，影响月经、生育及伴有其他肾虚证候者，称为肾气虚。肾气的盛衰与天癸的至竭有着直接关系，因而对月经及生育的影响颇大。

（2）肾阳虚：先天禀赋薄弱，肾气不充，或后天房劳多产，久病及肾，或阴损及阳等导致肾阳虚弱，命门火衰，冲任不足，胞宫失于温煦，宫寒不能摄精成孕。

（3）肾阴虚：房劳多产，失血伤津，精血两亏；或素体性躁多火，嗜食辛辣，暗耗阴血等导致肾阴不足，冲任失滋，子宫干涩，不能摄精成孕。

2. 肝气郁结

情志不畅，或求子心切，致肝气郁滞，疏泄失常，气血不和，冲任失调，以致不孕。

3. 痰湿壅阻

脾肾阳虚，脾阳不振则运化失司，肾阳虚衰则气化不利，水精不布，反化为饮，聚而成痰，或恣食膏粱厚味，痰湿内生，痰湿阻滞，气机不畅，冲任不通，胞脉受阻，而致不孕。

4. 瘀滞胞宫

多因情志内伤，气滞血瘀；或经期、产后、余血未净，感受寒邪，血为寒凝，结而成瘀，瘀血停滞，气血运行不畅，冲任失调，而难于成孕。

5. 湿热内蕴

手术、产后、经期将息失宜，湿热之邪乘虚而入，流注下焦，阻滞冲任胞脉，壅塞胞宫，不能摄精成孕。

三、辨证论治

主要根据月经、带下、全身症状及舌脉等综合分析，审脏腑、冲任、胞宫之病位，辨气血、寒热、虚实之变化。重视辨病与辨证相结合。

1. 肾虚证

（1）肾气虚证

【证候】**主症**：婚久不孕，月经不调，经量或多或少。**次症**：头晕耳鸣，腰酸腿软，精神疲倦，小便清长。**舌脉**：舌淡，苔薄，脉沉细，两尺尤甚。

【治法】补肾益气，填精益髓。

【代表方】毓麟珠。

【推荐方药】人参 9g，白术 9g，茯苓 12g，炒白芍 g，川芎 9g，炙甘草 6g，当归 9g，熟地黄 12g，盐菟丝子 12g，鹿角霜 15g（先煎），酒炒杜仲 9g，川椒 6g。

（2）肾阳虚证

【证候】**主症**：婚久不孕，月经后期，量少色淡，甚则闭经，平时白带量多。**次症**：腰痛如折，腹冷肢寒，性欲淡漠，小便频数或失禁，面色晦暗。**舌脉**：舌淡苔白滑，脉沉细而迟，或沉迟无力。

【治法】温肾助阳，化湿固精。

【代表方】温胞饮。

【推荐方药】巴戟天 12g，补骨脂 9g，菟丝子 12g，肉桂 6g，制附子 9g（先煎），杜仲 15g，白术 9g，山药 15g，芡实 9g，人参 9g。

（3）肾阴虚证

【证候】**主症**：婚久不孕，月经错后，量少色淡。**次症**：头晕耳鸣，腰膝酸软，眼花心悸，皮肤不润，面色萎黄。**舌脉**：舌淡苔少，脉沉细。

【治法】滋肾养血，调补冲任。

【代表方】养精种玉汤。

【推荐方药】大熟地黄 12g，酒当归 9g，炒白芍 12g，炙山茱萸 12g。

2. 肝气郁结证

【证候】**主症**：多年不孕，月经愆期，量多少不定，经前乳房胀痛。**次症**：胸胁不舒，小腹胀痛，精神抑郁，或烦躁易怒。**舌脉**：舌红，苔薄，脉弦。

【治法】疏肝解郁，理血调经。

【代表方】开郁种玉汤。

【推荐方药】当归 9g，白芍 12g，白术 10g，茯苓 9g，牡丹皮 9g，香附 9g，天花粉 9g。

3. 痰湿壅阻证

【证候】**主症**：婚久不孕，形体肥胖，经行延后，甚或闭经，带下量多，色白质黏无臭。**次症**：头晕心悸，胸闷泛恶，面色㿠白。**舌脉**：舌苔白腻，脉滑。

【治法】燥湿化痰，理气调经。

【代表方】启宫丸。

【推荐方药】制半夏 9g，苍术 9g，炒香附 9g，茯苓 12g，炒神曲 9g，陈皮 6g，川芎 9g。

4. 瘀滞胞宫证

【证候】**主症**：多年不孕，月经后期，量少或多，色紫黑，有血块，经行不畅，甚或漏下不止。**次症**：腰骶酸痛，少腹坠痛，或低热起伏。**舌脉**：舌紫暗，或舌边有瘀点，脉弦涩。

【治法】活血化瘀，温经通络。

【代表方】少腹逐瘀汤。

【推荐方药】小茴香 6g，干姜 9g，延胡索 9g，没药 9g，当归 9g，川芎 9g，肉桂 6g，赤芍 12g，蒲黄 9g（包煎），五灵脂 9g。

5. 湿热内蕴证

【证候】**主症**：继发不孕，月经先期，经期延长，淋漓不断，赤白带下。**次症**：少腹疼痛拒按，经前痛剧。**舌脉**：舌红，苔黄腻，脉弦数。

【治法】清热除湿，活血调经。

【代表方】清热调血汤加减。

【推荐方药】牡丹皮 10g，黄连 9g，当归 9g，川芎 9g，生地黄 9g，白芍 9g，红花 10g，桃仁 10g，莪术 9g，香附 9g，延胡索 10g，大血藤 10g，败酱草 15g，车前子 10g（包煎），薏苡仁 12g。

四、良方举隅

1. 韩百灵（黑龙江中医药大学）良方——保育灵

熟地黄 25g，白芍 20g，山茱萸 15g，龟甲 15g（先煎），续断 20g，桑寄生 20g，杜仲 20g，山药

15g，牡蛎 15g（先煎），牛膝 15g，牡丹皮 15g。

功用：滋补阴精。用于肾阴虚不孕。

2. 朱小南（中华医学会妇产科分会委员）良方——逍遥助孕汤

香附 9g，郁金 9g，当归 9g，茯苓 9g，合欢皮 9g，娑罗子 9g，路路通 9g，白芍 6g，陈皮 6g，柴胡 4g。

功用：疏肝解郁。用于肝气郁滞不孕。

3. 夏桂成（江苏省中医院）良方

（1）滋阴抑抗汤：炒当归 10g，赤白芍 10g，怀山药 10g，山茱萸 9g，甘草 6g，牡丹皮 10g，钩藤 15g（后下），生地黄 10g。

功用：滋阴降火，调肝宁神。主治免疫性不孕。

（2）助阳抑抗汤：黄芪 15g，党参 10g，鹿角片 10g，丹参 10g，赤芍 10g，白芍 10g，茯苓 10g，续断 10g，山楂 10g。

功用：补肾健脾，温阳化瘀。用于免疫性不孕。

4. 蔡小荪（上海市第一人民医院）良方——育肾催孕方

孕 I 方：茯苓 12g，生地黄 9g，熟地黄 9g，怀牛膝 9g，路路通 9g，皂角刺 9g，公丁香 2.5g，淫羊藿 12g，石楠叶 9g，制黄精 12g，桂枝 2.5g。

孕 II 方：茯苓 12g，生地黄 9g，熟地黄 9g，淫羊藿 12g，石楠叶 9g，紫石英 12g，熟女贞子 9g，狗脊 9g，仙茅 9g，鹿角霜 9g（先煎），胡芦巴 9g，肉苁蓉 9g。

功用：促排卵、健黄体。用于不孕症、黄体功能不全者。

5. 罗元恺（广州中医药大学）良方——补肾种子汤

金樱子 18 ～ 30g，菟丝子 30g，桑寄生、熟地黄各 24g，淫羊藿 10g，金狗脊 10g，何首乌 30g，枸杞子 15g，当归 12g，党参 20g，白术 10g，炙甘草 6g，砂仁 6g（后下）。

功用：补肾健脾，益气养血。用于肾虚型不孕症。

五、其他疗法

1. 调整月经周期

按照冲任胞宫气血阴阳的转化关系，针对行经期、经后期、经间期、经前期各自的特点分别选方用药，以调整月经周期，提高疗效。

（1）行经期为重阳转化期，重在排泄月经为顺，宜活血调经，用五味调经散。

（2）经后期为阴分增长期，重在阴分的恢复，宜补益肝肾，用归芍地黄汤。

（3）经间期为重阴转化期，以排卵为要，宜益肾活血，用益肾促排卵汤。

（4）经前期为阳长期，宜温肾暖宫，用毓麟珠。

2. 中成药

（1）六味地黄丸，口服，适用于肾阴虚证。

（2）桂附地黄丸，口服，适用于肾阳虚证。

（3）五子衍宗丸，口服，适用于肾气虚证。

（4）定坤丹，口服，适用于肝郁血虚证。

（5）桂枝茯苓丸，口服，适用于瘀滞胞宫证。

（6）坤泰胶囊，口服，适用于阴虚火旺证。

3. 外治法

保留灌肠法：丹参30g，三棱、莪术、枳实、皂角刺、当归、透骨草各15g，乳香、没药、赤芍各10g。加水浓煎至100mL，药液以37～39℃保留灌肠，每10日为1个疗程。用于盆腔因素包括输卵管梗阻、盆腔炎性疾病后遗症、子宫内膜异位症等所致的不孕，经期停用。

六、预防调摄

1. 预防

（1）了解性的有关知识，避免婚前性行为。

（2）保持外阴清洁，性生活前男女双方要进行必要的清洁准备，经行前后禁止性生活。

（3）在不想生育的前提下，要做好避孕，减少人工流产。

（4）保持心情舒畅，适当参加身体锻炼，注意营养均衡。

（5）戒除烟酒等恶习。

2. 调摄

（1）对患者要耐心开导，解除心理障碍。

（2）让患者坚持测量基础体温，掌握排卵期的测定，增加妊娠机会。

（3）男方如果也有不育原因，要双方同时治疗。

（4）保持大便通畅，减少盆腔瘀血症状。

（5）经期乳房有块疼痛，平素坚持服用逍遥丸效佳。

（6）查有衣原体阳性或抗精子抗体阳性者要采用避孕套避孕3～6个月。

（7）盆腔炎症、输卵管梗阻者配合灌肠治疗，疗效可提高。

第十一节 子宫肌瘤

子宫肌瘤是女性生殖器官常见的良性肿瘤，由平滑肌及结缔组织组成，常见于30～50岁妇女，20岁以下少见。子宫肌瘤的发病率难以准确统计，估计育龄期妇女的患病率可达25%。

中医称本病为"石瘕""癥瘕""崩漏"等。在古代文献中也属于"月经先期""月经过多""经期延长"等范畴。

一、诊断标准

1. 病史

可有家族史；有月经量多、经期延长史；有尿急、尿频史；有排便困难史；有不孕史等。

2. 症状

多无明显症状，仅在体检时偶然发现。症状与肌瘤部位、有无变性相关，而与肌瘤大小、数目关系不大。常见症状有如下。

（1）月经异常：多表现为经量增多、经期延长，少数表现为不规则阴道出血或血样脓性排液。

（2）下腹包块：肌瘤较小时在腹部摸不到肿块，当肌瘤逐渐增大使子宫超过3个月妊娠大时可从腹部触及。巨大的黏膜下肌瘤可脱出于阴道外，患者可因外阴脱出肿物而就医。

（3）白带增多：肌壁间肌瘤使宫腔面积增大，内膜腺体分泌增多，并伴有盆腔充血致使白带增多；子宫黏膜下肌瘤一旦感染，可有大量脓样白带。若有溃烂、坏死、出血时，可有血性或脓血性、有恶臭的阴道溢液。

（4）压迫症状：子宫体下段前壁或宫颈肌瘤压迫膀胱或输尿管可发生尿频、尿急、排尿困难、尿潴留，子宫后壁特别是子宫体下段肌瘤可压迫直肠引起便秘等。

（5）其他：下腹坠胀，腰背酸痛，可伴不孕、继发性贫血等。浆膜下肌瘤蒂扭转时可出现急性腹痛。肌瘤发生红色变性时，腹痛剧烈且伴发热。

3. 体征

子宫增大超过3个月妊娠大小或出现较大宫底部浆膜下肌瘤时，可在耻骨联合上方或下腹部正中扪及包块，实性，无压痛；若为多发性子宫肌瘤，则肿块外形呈不规则状。妇科检查示子宫增大，表面可扪及单个或多个不规则结节凸起，或触及单个球形肿块与子宫相连（浆膜下肌瘤），质硬；或宫颈口扩张，可见红色、实质、光滑包块位于宫颈管内，或脱出于宫颈外口，位于阴道内（黏膜下肌瘤）；伴感染时可有坏死、出血及脓性分泌物附着。

4. 辅助检查

超声检查可显示子宫增大、形状改变，肌瘤数目、部位、大小及肌瘤内部是否均匀或液化、囊变等。宫腔镜检查可直接观察宫腔形态，有助于黏膜下肌瘤的诊断。腹腔镜检查可直接观察子宫大小、形态、肿瘤生长部位并初步判断其性质。MRI在肌瘤大小、数目和位置的判断上有明显优势。

5. 鉴别诊断

子宫肌瘤需要与妊娠子宫、卵巢肿瘤、子宫腺肌病、子宫恶性肿瘤（子宫肉瘤、子宫内膜癌、子宫颈癌）、盆腔炎性包块、卵巢子宫内膜异位囊肿、子宫畸形等疾病进行鉴别。

二、病因病机

脏腑功能失调、气血失常，痰浊、瘀血、湿热蕴结，聚结胞宫，日久成癥。本病的发生是由于经期、产后，或感寒饮冷或经血恶露等瘀浊未净而行房；劳倦内伤或七情失和等摄生不当，导致脏腑功能失调，气血运行失常，痰浊、瘀血蕴结日久而成。

1. 气滞血瘀

情志不遂，肝失疏泄，气机不畅，或暴怒伤肝，肝郁气滞，血行受阻，瘀滞冲任胞宫，日久而为癥。

2. 痰湿瘀阻

饮食不节，嗜食肥甘，或肝郁犯脾，脾失健运，痰浊内生，痰湿阻滞冲任胞宫，痰血搏结，渐积成癥。

3. 气虚血瘀

素体气虚，或大病久病耗伤气血，或劳倦过度耗伤中气，气虚血运无力，血行迟滞，瘀积冲任胞宫，日久成癥。

4. 肾虚血瘀

多产房劳，损伤肾气，肾虚则脏腑之气失于资助，故血行无力，停滞为瘀，瘀滞冲任胞宫，日久积而成癥。

5. 湿热瘀阻

经行、产后胞脉空虚，湿热之邪客于胞宫，与血搏结，或脾虚生湿，流注下焦，湿蕴化热，湿热之邪阻滞气机，血行瘀阻，湿热瘀血互结于冲任胞宫，日久可成癥。

三、辨证论治

活血化瘀、软坚散结为本病的治疗大法。治疗时应根据患者体质强弱，病之久暂，酌用攻补，或先攻后补，或攻补兼施，或先补后攻，随证施治。不可一味猛攻、峻伐，以免损伤正气。用药尚须注意经期与非经期之不同，标本兼治。

1. 气滞血瘀证

【证候】**主症**：小腹包块坚硬，胀痛拒按，月经量多，经行不畅，色紫暗有块。**次症**：精神抑郁，经前乳房胀痛，胸胁胀闷，或心烦易怒，小腹胀痛，或有刺痛。**舌脉**：舌边有瘀点、瘀斑，苔薄白，脉弦涩。

【治法】行气活血，化瘀消癥。

【代表方】膈下逐瘀汤加减。

【推荐方药】炒五灵脂 10g，当归 12g，川芎 10g，赤芍 15g，牡丹皮 12g，红花 10g，延胡索 15g，乌药 12g，甘草 5g，香附 10g，桃仁 10g，枳壳 10g，蒲黄 10g（包煎）。

2. 痰湿瘀阻证

【证候】**主症**：小腹有包块、胀满，月经后期，量少不畅，或量多有块，经质黏稠，带下量多，色白质黏。**次症**：形体肥胖，脘闷痞满，嗜睡肢倦。**舌脉**：舌体胖，色质紫暗苔白腻，脉沉滑。

【治法】化痰除湿，活血消癥。

【代表方】苍附导痰丸加减。

【推荐方药】苍术 10g，制香附 10g，陈皮 6g，茯苓 12g，制南星 6g，枳壳 10g，法半夏 9g，川芎 10g，神曲 10g，滑石 12g（先煎）。

3. 气虚血瘀证

【证候】**主症**：小腹包块，小腹空坠，月经量多，经期延长，色淡质稀有块。**次症**：面色无华，神疲乏力，气短懒言，纳少便溏。**舌脉**：舌淡暗，边尖有瘀点或瘀斑，脉细涩。

【治法】益气养血，消癥散结。

【代表方】理冲汤加减。

【推荐方药】党参 12g，黄芪 12g，白术 10g，山药 15g，天花粉 10g，知母 10g，三棱 10g，莪术 10g，生鸡内金 10g，桂枝 10g，山慈菇 15g，煅龙骨 30g（先煎），煅牡蛎 30g（先煎）。

4. 肾虚血瘀证

【证候】**主症**：小腹包块，月经量多或少，色紫暗，有血块。**次症**：腰膝酸软，头晕耳鸣，夜尿频多。**舌脉**：舌暗，舌边有瘀点或瘀斑，脉沉涩。

【治法】补肾活血，消癥散结。

【代表方】金匮肾气丸合桂枝茯苓丸加减。

【推荐方药】熟地黄 10g，山药 10g，山茱萸 10g，茯苓 10g，牡丹皮 10g，桂枝 10g，泽泻 10g，制附子 10g（先煎），赤芍 10g，桃仁 10g。

5. 湿热瘀阻证

【证候】**主症：**小腹包块，疼痛拒按，经行量多，经期延长，色红有块，质黏稠，带下量多，色黄秽臭。**次症：**腰骶酸痛，溲黄便结。**舌脉：**舌暗红、边有瘀点瘀斑，苔黄腻，脉滑数。

【治法】清热利湿，活血消癥。

【代表方】大黄牡丹汤加减。

【推荐方药】大黄 10g，牡丹皮 12g，桃仁 10g，冬瓜仁 15g，芒硝 10g，红藤 10g，败酱草 15g，石见穿 10g，赤芍 12g。

四、良方举隅

1. 沈仲理（上海中医药大学附属岳阳中西医结合医院）良方——消瘤散结汤

生地黄 10g，熟地黄 10g，生白芍 15g，生甘草 10g，牡丹皮 6g，蒲公英 15g，半枝莲 30g，三棱 20g，石见穿 20g，重楼 30g，五灵脂 20g。每日 1 剂，水煎服。

功用：养血化瘀，消瘤缩宫。用于中小型子宫肌瘤。

2. 蔡小荪（上海市第一人民医院）良方——消坚汤

桂枝 5g，赤芍 10g，牡丹皮 10g，茯苓 12g，桃仁 10g，三棱 10g，莪术 10g，鬼箭羽 20g，水蛭 5g，夏枯草 12g，海藻 10g。每日 1 剂，水煎 2 次，早晚分服，经尽后服。

功用：消瘕散结。用于子宫肌瘤。

3. 吴熙（福州市台江区中医院）良方——吴氏肌瘤丸

桃仁 10g，赤芍 12g，三棱 10g，香附 12g，红花 10g，川芎 6g，莪术 10g，鳖甲 30g（先煎），生地黄 12g，当归 12g，枳实 12g，刘寄奴 15g。

功用：行气活血化瘀。用于气滞血瘀者。

4. 何子淮（杭州市中医院）良方——血竭化癥汤

血竭末（酒吞）6g，干漆 5g，桃仁 6g，参三七 3g（吞服），五灵脂 10g，三棱 10g，莪术 10g，制没药 6g，片姜黄 10g，制大黄 6g。

功用：活血化瘀消癥。用于败瘀聚结的包块型癥瘕。

5. 刘奉五（北京中医医院）良方——芩连四物汤加减

黄芩 90g，马尾连 90g（或黄连末 3g），生地黄 9～15g，白芍 9～15g，当归 9g，川芎 4.5g。

功用：清热燥湿，凉血固冲。用于血热湿蕴癥瘕者。

五、其他疗法

1. 中药外敷

大黄 100g，香附 200g，拌米醋适量，炒热后加芒硝 100g，外敷下腹部。

2. 中药保留灌肠

陈皮、三棱、莪术、大血藤、桃仁、川芎、枳实、路路通、木通、昆布各 15g，水煎至 100mL，药温 40℃灌肠，每 30 日为 1 个疗程。

3. 针刺疗法

主要操作穴位为脾俞、胃俞、天枢、行间、气海、肾俞、子宫、会阴、三焦俞、中极、复溜。

六、预防调摄

1. 预防

（1）正确认识子宫肌瘤，消除对子宫肌瘤的恐惧、紧张情绪。

（2）生活要有条理，注意情志的调节，心胸宽广，尤其在经期要注意避寒保暖，以免气滞血凝、寒湿凝滞而致癥瘕。

（3）勿过食膏粱厚味，因膏粱厚味之人易积湿生痰以致痰湿凝滞。勿过食生冷之物，因其易使阴寒凝聚胞宫而致癥瘕。

（4）因人因地适当参加体育锻炼，以调顺气血，防止气滞血瘀而致病。

（5）若有月经过多，月经不调，下腹部疼痛，盆腔包块，白带增多时应进行妇科检查。一旦确诊为子宫肌瘤后，应在医生指导下进行治疗，并定期复诊，以防肌瘤增大、变性。

（6）对近绝经的妇女，子宫小于12孕周、月经正常、无压迫症状者，可观察不予治疗，2～3个月随访一次，绝经后肌瘤会逐渐萎缩。但患者年龄偏小，肌瘤增大较快，或月经量增多时，应考虑手术根治。

（7）有子宫肌瘤者慎用雌激素类药物。

2. 调摄

（1）对患者要给予精神安慰，告知肌瘤尚属良性，消除患者的恐惧心理。

（2）有痛经、腹痛者可轻揉下腹部。腹部有冷感者可用热水袋或其他温暖之物敷于下腹部。腹痛伴有呕吐者，可给予红糖生姜水趁热服下。

（3）月经过多者除服用止血药外，让患者镇静，适当给予镇静剂，卧床休息，补充液体。

（4）饮食要清淡，少吃油腻煎炸之品，保持大便通畅。

（5）定期随访，观察病情，尤其包块的变化。

第十二节　卵巢早衰

卵巢早衰是指女性40岁以前出现闭经、促卵泡激素（FSH）> 40U/L和雌二醇（E_2）水平降低，并伴有不同程度的围绝经期症状的疾病，是卵巢功能衰退的终末阶段。卵巢早衰在国内报道的发病率为1%～3.8%，且趋于年轻化。根据是否曾经出现自发闭经，将其分为原发性卵巢功能早衰和继发性卵巢功能早衰。

中医虽无卵巢早衰的病名，但其发病特点在中医古籍中早有记载，属于"血枯""血隔""不孕""经水早断""绝经前后诸证"等范畴。

一、诊断标准

1. 病史

详细的病史采集，包括初潮年龄、月经情况、闭经的年限，有无诱因，有无药物使用史，有无家族史，有无放化疗、卵巢手术史等。

2. 症状

月经不规则是首要线索（最早出现的症状），患者一般是先出现月经周期延后、经期缩短、经量减少、不规则子宫出血而后逐渐发展为闭经；少部分患者月经周期可正常，突然出现闭经；部分患者出现潮热、汗出、情绪抑郁或心烦易怒、失眠、阴道干涩、性欲下降等绝经过渡期症状，如由自身免疫性疾病引起的卵巢早衰可出现相关疾病的表现。

3. 体征

如果停经时间较长可能会出现生殖器官萎缩，阴道黏膜充血、皱襞消失。

4. 辅助检查

生殖内分泌激素测定；免疫指标和内分泌指标检测（根据临床表现可以有选择地进行相关疾病的指标检测：抗卵巢抗体、抗缪勒管激素、红细胞沉降率、免疫球蛋白、类风湿因子测定，甲状腺功能、甲状腺抗体、肾上腺功能、甲状旁腺及血糖测定）；染色体检查（对于25岁以下闭经或第二性征发育不良者，可行染色体核型分析）；B超检查。

5. 鉴别诊断

卵巢早衰需要与多囊卵巢综合征、卵巢抵抗综合征、完全性雄激素不敏感综合征、Asherman综合征、下丘脑性闭经进行鉴别。

二、病因病机

主要有"血枯"和"血隔"两种类型，临床常见的病机有肝肾阴虚、脾肾阳虚、肝郁肾虚、血枯瘀阻等。

1. 肝肾阴虚

先天肝肾不足，或房劳多产伤肾耗精，或久病必及肾，肝肾乙癸同源，精血互生，肝肾亏虚则精血匮乏，经血乏源，虚则无有不滞而为血瘀，肾虚与血瘀互为因果，肾水日益涸竭，导致冲任亏虚，天癸早竭则经水早断。

2. 肝郁肾虚

素性忧郁或七情内伤而致肝气郁结，疏泄失常，气血不和而为瘀；又肝为肾之子，子病及母而致肾虚，肝郁肾虚血瘀，冲任失调，天癸匮乏无以充养胞宫而致经闭；或肝郁克脾，脾虚气血生化不足，肾、肝、脾三经同病导致经水早断。

3. 脾肾阳虚

脾肾阳气素虚，或房劳多产伤肾，饮食失宜，劳倦思虑过度伤脾，脾肾阳虚生化失期或气化失常，则气血生化乏源，冲脉气血亏虚，虚滞不通，或气血失于温煦，血行滞涩而为血瘀，脾肾阳虚血瘀，先后天不足导致精血匮乏，冲任亏虚，则天癸早竭，胞宫失养则经水早断。

4. 血枯瘀阻

素体阴血不足，或产时产后亡血；或多次流产伤及气血，或久病大病伤阴，阴血涸竭。又因久虚成瘀，血枯瘀阻，任虚冲衰，天癸早竭，胞宫失养则经水早断。

三、辨证论治

治疗原则是以补肾贯穿治疗始终。在治疗中切勿破血行气以通经见血为快，应补中有通，通中有养；补肾兼顾养血、疏肝、健脾、清心之法。

1. 肝肾阴虚证

【证候】**主症**：月经周期延后，量少、色红、质稠，或闭经。**次症**：五心烦热，烘热汗出，失眠多梦，阴户干涩、灼痛，头晕耳鸣，腰酸膝软，两目干涩，视物昏花。**舌脉**：舌质红，苔少，脉弦细数，或细数。

【治法】滋补肝肾，养血调经。

【代表方】左归丸。

【推荐方药】熟地黄 24g，山药 12g，山茱萸 12g，菟丝子 12g，鹿角胶 12g（烊化），龟甲胶 12g（烊化），枸杞子 12g，牛膝 9g。

2. 肝郁肾虚证

【证候】**主症**：月经周期延后，量少，色暗，夹有血块或闭经。**次症**：腰膝酸软，烘热汗出，精神抑郁，胸闷叹息，烦躁易怒。**舌脉**：舌质暗淡，舌苔薄黄，脉弦细，尺脉无力。

【治法】补肾疏肝，理气调经。

【代表方】一贯煎合逍遥散加减。

【推荐方药】北沙参 9g，麦冬 9g，当归 9g，生地黄 18g，川楝子 6g，枸杞子 9g，柴胡 9g，白芍 9g，白术 9g，茯苓 9g，薄荷 6g，生姜 3 片，甘草 4.5g。

3. 脾肾阳虚证

【证候】**主症**：月经周期延后，量少、色淡、质稀，或闭经。**次症**：腹中冷痛，面浮肢肿，畏寒肢冷，腰膝酸软，带下清冷，性欲淡漠，或久泻久痢，或五更泻。**舌脉**：舌质淡胖，边有齿痕，舌苔白滑，脉沉迟无力或脉沉迟弱。

【治法】温肾健脾，养血调经。

【代表方】毓麟珠。

【推荐方药】鹿角霜 15g（先煎），川芎 9g，白芍 9g，白术 9g，茯苓 12g，花椒 6g，人参 9g，当归 9g，杜仲 9g（酒炒），炙甘草 6g，制菟丝子 12g，熟地黄 12g。

4. 血枯瘀阻证

【证候】**主症**：月经周期延后或停闭，经量少，色红质稠。**次症**：五心烦热，颧红唇干。**舌脉**：舌红，苔少，脉细数。

【治法】养血清热调经。

【代表方】加减一阴煎加减。

【推荐方药】生地黄 12g，熟地黄 12g，白芍 12g，麦冬 10g，知母 9g，地骨皮 10g，炙甘草 9g，丹参 12g，黄精 10g，女贞子 12g，香附 10g。

四、良方举隅

1. 尤昭玲（湖南中医药大学第一附属医院）良方——助卵方

生地黄 10g，熟地黄 10g，沙参 10g，黄精 10g，莲子肉 10g，桑椹 10g，覆盆子 10g，橘叶 10g，月季花 10g，三七花 10g，代代花 10g，石斛 15g，菟丝子 15g，山药 20g，百合 20g，甘草 5g。

功用：补肾活血。用于卵巢功能早衰者。

2. 韩延华（黑龙江中医药大学附属第一医院）良方——补肾活血调冲汤

熟地黄 20g，山药 20g，当归 20g，女贞子 15g，枸杞子 15g，菟丝子 15g，巴戟天 15g，丹参 15g，益母草 15g，红花 15g，牛膝 10g。

功用：调肝益肾，养血调冲。用于卵巢功能早衰肝郁肾虚者。

五、其他疗法

1. 中成药

可用二妙丸配合红花逍遥片。

2. 中医外治法

（1）中药保留灌肠方法：方药以二仙汤加减（仙茅、淫羊藿、巴戟天、当归、盐知母、盐黄柏），药液温度 38℃，患者侧卧位，将灌肠管缓慢插入肛管内，深度 14cm 左右，将 100mL 药液缓慢灌注。月经干净第 3 日开始，连续 3 个月，经期停用。

（2）耳穴压豆：将王不留行籽置 0.5cm^2 胶布上并贴压肾、子宫、卵巢、内分泌、下丘脑、皮质下等穴，以胶布固定，同时用指尖间断按压耳穴，以患者略感胀、刺痛为度，每次每穴点压 20 下，每日 3 次，每周 3 日，连续 3 个月。

3. 针刺疗法

主要针刺三阴交、关元、中极、子宫、气海、足三里、丰隆、肾俞、太冲、阴陵泉、血海等穴。

六、预防调摄

1. 预防

（1）调整生活方式：平衡膳食、充分摄入维生素 D 和钙、负重锻炼、维持适宜体脂量、戒烟、避免接触生殖毒性物质。

（2）生育咨询：有卵巢早衰家族史或携带卵巢早衰相关遗传变异的女性建议尽早生育或适时进行生育力保存。

2. 调摄

（1）早干预：确诊卵巢储备功能减退或早发性卵巢功能不全后应尽早治疗，在医生指导下尽早规范使用激素补充治疗。

（2）生活方式强化：严格遵循健康生活方式（营养、运动、睡眠、戒烟酒），并更加强调负重运动以强健骨骼，注重钙与维生素 D 的摄入，预防骨质疏松。

（3）心理健康支持：积极寻求家人支持，加入病友团体或进行专业心理咨询，以应对诊断带来的生育能力丧失、衰老恐惧等心理冲击，重建生活信心。

（4）定期监测与随访：需定期复查性激素、AMH、超声、乳腺、骨密度、血脂、肝肾功能等，持续评估卵巢功能、疗效及长期健康风险。

第十二章　男科专病

第一节　前列腺炎

　　前列腺炎是指前列腺在病原体或（和）某些非感染因素作用下，患者出现以排尿异常、骨盆区域疼痛或不适等症状为特征的疾病。本病是中青年男性常见疾病，据统计，前列腺炎患者占泌尿外科门诊患者的 8%～25%。随着研究的深入，逐渐认识到前列腺炎不是单一疾病，而是具有更多独特形式的综合征，故称前列腺炎综合征（prostatitis syndromes）更确切。

　　临床分为急性细菌性前列腺炎（Ⅰ型）、慢性细菌性前列腺炎（Ⅱ型）、慢性前列腺炎 / 慢性骨盆疼痛综合征（Ⅲ型）、无症状性前列腺炎（Ⅳ型）四种类型。临床以Ⅲ型前列腺炎最为常见。

　　本病属于中医学"精浊""淋证""白浊"等范畴。

一、诊断标准

1. 症状

　　（1）排尿异常：患者表现为不同程度的尿频、尿急、尿痛，尿不尽感，尿道灼热，于晨起、尿末或排便时尿道有少量白色分泌物流出；还可有排尿等待、排尿无力、尿线变细或中断及排尿时间延长等。

　　（2）疼痛症状：会阴部、外生殖器区、下腹部、耻骨上区、腰骶及肛周坠胀疼痛不适。

　　（3）其他：部分患者还可出现头晕、乏力、失眠、记忆力减退、性功能异常、射精不适或疼痛，以及焦虑、抑郁等症状。

2. 体征

　　前列腺指诊：包括质地（腺体饱满，或软硬不匀，或有结节，或质地较硬）、压痛（可有局限性压痛）、大小（可轻度增大或正常）等。

3. 辅助检查

　　尿常规分析及尿沉渣；前列腺液常规检查；前列腺液培养。必要时可配合 B 超、尿流率、尿动力学、膀胱镜、尿道镜、CT 和 MRI 检查等，用于排除泌尿生殖系统及盆腔脏器可能存在的其他疾病。

4. 鉴别诊断

　　Ⅲ型前列腺炎需要与良性前列腺增生，膀胱过度活动症，神经源性膀胱，腺性膀胱炎，膀胱、前列腺肿瘤，肛门直肠疾病，腰椎疾病等可能导致骨盆区域疼痛和排尿异常的疾病进行鉴别。

二、病因病机

本病多因湿热蕴结下焦精室，或久病及肾，或气血运行受阻而成，与肝、肾、膀胱等脏腑功能失常有关，病位主要在精室。其核心病机以肾虚为本，湿热、肝郁为标，瘀滞为变。

1. 湿热蕴结

外感六淫湿热火毒，或下阴不洁，湿热毒邪蕴结，精汁不散，瘀滞不化，水道不利；或饮酒及食辛辣炙煿之品，湿热内生，或素食肥甘厚味之品，脾失健运，水湿潴留，郁而化热，湿热循经下注，蕴结下焦。

2. 气滞血瘀

房事不节，或外肾受伤，或气机不畅，久则及血，均可损伤精室脉络，以致气滞血瘀，精窍不利而发为本病。或湿热、寒湿之邪久滞不清，则致精道气血瘀滞，使本病迁延难愈。

3. 肝气郁结

情志不舒，思欲不遂，而致肝气郁结，发为本病。

4. 肾阴不足

素体阴虚，房事不节，热病伤阴，久病及肾，肾精亏虚，水火失济，阴虚则火旺，相火妄动，而生内热，发为本病。

5. 脾肾阳虚

禀赋不足，素体阳虚，劳累过度，导致肾阳不足，或肾气亏虚，精室不藏；或素体脾虚，饮食劳倦，脾失健运，以致中气不足，正气虚损，乃发为本病。

三、辨证论治

本病中医主张综合治疗，注意调护，以辨证论治为主，临床以复合证型多见。应抓住肾虚、湿热、肝郁、气血瘀滞四个基本病理环节，分清主次，权衡用药。

1. 湿热蕴结证

【证候】**主症**：小便灼热涩痛，尿频尿急。**次症**：尿黄短赤，尿后滴沥，小便白浊，阴囊潮湿，心烦口干，口臭，脘痞。**舌脉**：舌苔黄腻，脉滑实或弦数。

【治法】清热利湿。

【代表方】八正散、程氏萆薢分清饮或龙胆泻肝汤加减。

【推荐方药】萹蓄10g，瞿麦10g，滑石15g（先煎），黄芩9g，车前子10g（包煎），萆薢15g，乌药10g，茯苓10g，栀子10g，甘草6g。

2. 气滞血瘀证

【证候】**主症**：会阴部，或外生殖器区，或下腹部，或耻骨上区，或腰骶及肛周疼痛、坠胀。**次症**：尿后滴沥，尿刺痛，小便淋沥不畅。**舌脉**：舌质暗，或有瘀点、瘀斑，脉弦或涩。

【治法】行气活血。

【代表方】前列腺汤或少腹逐瘀汤加减。

【推荐方药】蒲公英15g，败酱草15g，制乳香10g，制没药10g，小茴香6g，川楝子10g，白芷10g，青皮10g，王不留行10g，桃仁10g，红花10g，赤芍10g，丹参10g，泽兰10g。

3. 肝气郁结证

【证候】**主症**：会阴部，或外生殖器区，或下腹部，或耻骨上区，或腰骶及肛周坠胀不适，以上部位似痛非痛，精神抑郁。**次症**：小便淋沥不畅，胸闷善太息，性情急躁焦虑，疑病恐病。**舌脉**：舌淡红，脉弦。

【治法】疏肝解郁。

【代表方】柴胡疏肝散或逍遥散合金铃子散加减。

【推荐方药】柴胡 12g，白芍 15g，枳实 10g，甘草 6g，川楝子 10g，延胡索 15g，川芎 10g，香附 10g，陈皮 10g。

4. 肾阴不足证

【证候】**主症**：腰膝酸软或疼痛，五心烦热，失眠多梦。**次症**：小便白浊如米泔样或短赤，遗精、早泄、性欲亢进或阳强，口干咽燥。**舌脉**：舌红少苔，脉沉细或弦细。

【治法】滋补肾阴，清泻相火。

【代表方】大补阴丸、知柏地黄丸或左归丸加减。

【推荐方药】知母 10g，黄柏 10g，熟地黄 15g，山药 10g，山茱萸 10g，牡丹皮 10g，泽泻 10g，茯苓 10g，龟甲 10g（先煎）。

5. 脾肾阳虚证

【证候】**主症**：畏寒怕冷，腰膝酸软或疼痛。**次症**：尿后滴沥，精神萎靡，阳痿或性欲低下，倦怠乏力，手足不温。**舌脉**：舌淡苔白，脉沉迟或无力。

【治法】温补脾肾，佐行气活血。

【代表方】济生肾气丸或补中益气丸加减。

【推荐方药】制附子 6g（先煎），肉桂 6g，熟地黄 10g，山药 10g，山茱萸 10g，牡丹皮 10g，泽泻 10g，茯苓 10g。

四、良方举隅

1. 徐福松（江苏省中医院）良方——萆菟汤

萆薢 15g，菟丝子 10g，茯苓 15g，车前子 15g（包煎），泽泻 10g，牡蛎 20g（先煎），川续断 10g，山药 20g，沙苑子 10g，丹参 20g，石菖蒲 3g，黄柏 6g，甘草 3g。

功用：补肾利湿。用于慢性前列腺炎湿浊留于下焦兼肾虚者。

2. 谭新华（湖南中医药大学第一附属医院）良方——前炎清方

黄芪 20g，女贞子 12g，墨旱莲 10g，车前草 15g，虎杖 15g，黄柏 15g，乌药 10g，菟丝子 12g，枸杞子 10g，益母草 15g，蜂房 10g，甘草 6g。

功用：益气固肾，泄浊通瘀。用于慢性前列腺炎。

五、其他疗法

1. 坐浴

应辨证用药进行坐浴，湿热蕴结证选用黄柏、益母草、苦参、大黄、冰片等；气滞血瘀证选用红花、黄柏、延胡索、川楝子、鸡血藤、野菊花等；肝气郁结证选用青皮、香附、柴胡、白芍、丹参等；肾阴不足证选用黄柏、红花、大黄、冰片、赤芍等；脾肾阳虚证选用桂枝、益母草、蛇床子等。温度不宜超过 30℃，每晚 1 次，每次 10 ～ 15 分钟。未婚或未生育的已婚患者不宜坐浴。

2. 外敷

丁香、肉桂、红花、延胡索等，用醋或温水调匀，取适量用一次性医用敷料贴敷肚脐（神阙穴），睡前贴敷 1 次，晨起去除。适用于气滞血瘀证导致的疼痛。

3. 保留灌肠

应用清热利湿、解毒活血、行气止痛、消肿散结类中药，如白花蛇舌草、败酱草、大血藤、王不留行、乳香、冰片等，煎煮药液 100 ～ 150mL，微温（35℃左右）保留灌肠，每日 1 次。适用于湿热蕴结或气滞血瘀证者。

六、预防调摄

1. 预防

戒烟酒，忌过食肥甘厚腻及辛辣炙煿食物。养成良好、规律的生活习惯，加强锻炼，劳逸结合，严禁憋尿、久坐或骑车时间过长，性生活规律，注意前列腺部位保暖。

2. 调摄

前列腺按摩用力不宜过大，按摩时间不宜过长，也不宜过于频繁，以每周 1 次为宜。调节情志，保持乐观情绪，树立战胜疾病的信心。

第二节　良性前列腺增生

良性前列腺增生是中老年男性泌尿生殖系统的常见疾病，主要表现为解剖学上的前列腺增大以及临床的下尿路症状，如尿频、尿急、夜尿频多，排尿不畅、滴沥不尽，甚或尿闭、水液潴留。本病是中老年男性常见的泌尿生殖系统疾病，一般发生在 40 岁以后，发生率随年龄的增长而逐年增加，51 ～ 60 岁男性人群中良性前列腺增生的发生率约20%，61 ～ 70 岁达50%，81 ～ 90 岁高达83%。良性前列腺增生的主要危险因素为年龄增大，此外还发现焦虑症、抑郁症、心脏疾病、代谢综合征等疾病与良性前列腺增生的发生、发展亦有一定关联。

本病属于中医学"精癃""癃闭"等范畴。

一、诊断标准

1. 症状

（1）下尿路症状：下尿路症状包括储尿期症状、排尿期症状及排尿后症状。储尿期症状包括尿频、尿急、尿失禁及夜尿增多等；排尿期症状包括排尿踌躇、排尿困难及排尿间断等；排尿后症状包括排尿不尽感、尿后滴沥等。

（2）常见并发症：急性尿潴留是最常见的并发症，其他并发症有尿路感染、膀胱憩室、结石、肾积水、血尿、肾衰竭、痔疮、疝气等。

2. 体征

前列腺指诊可以了解前列腺的大小、形态、质地、有无结节及压痛、中央沟是否变浅或消失，以及肛门括约肌张力情况。

3. 辅助检查

尿常规；血清前列腺特异性抗原检测；经直肠或经腹部超声检查；可选检查包括尿流率及残余尿测定、生活质量评分、膀胱过度活动症症状评分等。特殊情况下建议做的检查包括肾功能检测、上尿路超声检查、尿道膀胱镜检查、尿流动力学检查、影像尿动力学检查。

4. 鉴别诊断

良性前列腺增生需要与前列腺炎、前列腺癌、神经源性膀胱、膀胱癌、尿道狭窄、膀胱结石等排尿异常的疾病进行鉴别。

二、病因病机

肾气虚衰为本病发生的根本，瘀血、湿热、痰浊等则为发展过程中产生的病理产物，它们彼此影响，互为因果，为本虚标实之证。虚以肾虚、气虚为主，实以湿热、瘀血、痰浊多见。

1. 肾阳亏虚

肾处下焦，主水而司二便，与膀胱互为表里，统摄全身之水液，为气化之本。《素问·阴阳应象大论》曰："年六十，阴痿，气大衰，九窍不利。"这说明随着年龄的增长，人体肾气由盛渐衰。年老体弱，命门火衰，或久病损伤肾阳，不能蒸化水液，致膀胱气化不利而发生尿闭。

2. 中气下陷

脾居中焦，脾主运化，分清降浊，为水饮上达下输之枢机。《灵枢·口问》曰："中气不足，溲便为之变。"饮食不节，损伤脾胃；或久病体弱，或年老阳明气衰等而导致脾虚，脾虚则清气不升，浊气不解，水湿不化而成本病。

3. 气滞血瘀

情志未遂，肝气郁结，气机不调，影响血行，血凝为瘀。

4. 湿热蕴结

膀胱湿热，州都之官失司，过食辛辣肥腻，生热酿湿，湿热不解，下注则遗溺、癃闭，或素体湿热，湿热下移膀胱，膀胱不得清利，气化失调，发为本病。

5. 肾虚血瘀

肾虚日久，无力行血，必定成瘀，瘀血又可阻滞经络，影响新血的生成，血虚不能养肾，则加重肾虚。

三、辨证论治

良性前列腺增生的治疗以改善症状和提高生活质量为主要目标，短期目标是缓解患者的下尿路症状，长期目标是延缓疾病的临床进展，预防并发症。临证时，当根据患者具体临床表现进行辨证论治。

1. 肾阳亏虚证

【证候】**主症**：排尿困难，尿频，腰膝酸软。**次症**：面色㿠白，畏寒肢冷，神疲乏力，夜尿增多。**舌脉**：舌淡，苔薄白，脉沉迟或无力。

【治法】温肾助阳，化气行水。

【代表方】右归丸或金匮肾气丸加减。

【推荐方药】熟地黄 10g，山药 10g，菟丝子 10g，枸杞子 10g，鹿角胶 3g（烊化），杜仲 10g，当归 10g，肉桂 5g，制附子 10g（先煎），泽兰 10g。

2. 中气下陷证

【证候】主症：小腹坠胀，排尿无力，小便欲解不爽或不出，尿失禁或遗尿。次症：少气懒言或语声低微，脱肛，食欲缺乏，乏力。舌脉：舌淡，苔薄白，脉细弱。

【治法】补中益气，升清降浊。

【代表方】补中益气汤加减。

【推荐方药】黄芪 15g，党参 10g，白术 10g，当归 10g，陈皮 10g，升麻 6g，柴胡 6g，桂枝 10g，茯苓 10g。

3. 气滞血瘀证

【证候】主症：小便点滴不畅，尿细如线或闭塞不通。次症：小腹胀满隐痛，会阴或睾丸胀痛、刺痛，血尿或血精。舌脉：舌质紫暗或有瘀斑，苔白或黄，脉沉弦或细涩。

【治法】疏肝理气，行瘀散结。

【代表方】沉香散合代抵当丸加减。

【推荐方药】沉香 8g，石韦 10g，陈皮 10g，乌药 10g，王不留行 15g，郁金 10g，川牛膝 10g，桃仁 10g，当归 10g。

4. 湿热蕴结证

【证候】主症：小便频数短涩、灼热黄赤。次症：小便点滴不通，大便干结或不畅，口苦黏腻或口渴不欲饮。舌脉：舌红，苔黄腻，脉滑数。

【治法】清热化湿，通利小便。

【代表方】程氏萆薢分清饮加减。

【推荐方药】萆薢 10g，黄柏 10g，石菖蒲 6g，白术 10g，莲子心 3g，丹参 10g，车前子 10g（包煎），茯苓 10g，瞿麦 10g，赤芍 10g，冬葵子 10g，萹蓄 10g。

5. 肾虚血瘀证

【证候】主症：尿后滴沥，腰膝酸软，排尿困难。次症：夜尿频数，神疲乏力，小腹部、会阴部、耻骨区或腰骶及肛周疼痛。舌脉：舌暗淡，或有瘀点、瘀斑，苔薄白，脉沉涩。

【治法】补肾活血，散结利尿。

【代表方】金匮肾气丸合少腹逐瘀汤加减。

【推荐方药】熟地黄 15g，山药 15g，山茱萸 10g，牡丹皮 10g，泽泻 10g，桂枝 10g，小茴香 10g，干姜 10g，延胡索 10g，没药 10g，当归 10g，川芎 10g，赤芍 10g，蒲黄 10g。

四、良方举隅

1. 王世民（山西省中医药研究院）良方——三核汤

橘核 20g，山楂核 20g，荔枝核 20g，杜仲 15g，熟地黄 10g，益智仁 10g，川楝子 10g，延胡索 10g，小茴香 10g，木香 10g，鬼箭羽 20g，蛇床子 10g，柴胡 10g，甘草 8g。

功用：调补肾阴肾阳，疏肝理气，活血化瘀。用于肾虚为本，气滞血瘀为标的良性前列腺增生。

2. 谭新华（湖南中医药大学第一附属医院）良方——尿癃康方

熟地黄 15g，山茱萸 10g，山药 15g，茯苓 10g，泽泻 10g，牡丹皮 10g，蒲黄 10g，五灵脂 10g，赤芍 10g，桃仁 10g，莪术 10g，肉桂 6g，牛膝 10g，炙甘草 6g。

功用：补肾祛瘀，利水消结。用于肾虚血瘀型良性前列腺增生。

五、其他疗法

1. 针灸治疗

针灸治疗良性前列腺增生，具有操作便利、起效较快等特点，临床应用较广。对尿潴留、膀胱逼尿肌功能的恢复具有一定效果。针刺关元、肾俞用补法，中极、次髎、秩边、膀胱俞、三阴交用泻法。艾灸长于温补阳气、活血通络，常用的灸法有隔盐灸、隔姜灸等。

2. 外敷

可在下腹部、会阴部热敷或用食盐热熨小腹。

3. 刺络拔罐

患者取俯卧位，暴露腰骶部皮肤，于$L_1 \sim S_5$寻找反应点$2 \sim 5$处，于反应点局部皮肤消毒后，医者左手拇、食、中指夹紧反应点处皮肤，右手持一次性采血针，对准反应点快速点刺$3 \sim 5$下，后于反应点处以闪火法拔罐，留罐10分钟。

六、预防调摄

1. 预防

注意保暖，特别是下半身保暖，预防感冒。避免憋尿，养成良好的排尿习惯；避免或减少辛辣刺激性食物的摄入，戒除烟、酒，不喝咖啡及浓茶，多吃清淡易消化食物；用药应避免使用影响膀胱功能的药物，防止尿潴留。

2. 调摄

适当锻炼身体，增强抵抗力，适当改变饮水习惯；调畅情志，避免心理因素导致病情加重；避免长时间压迫会阴部，如久坐、骑车等。

第三节　早　泄

早泄是指射精潜伏期较短，缺乏射精控制能力，造成伴侣双方无法满意的疾病，是射精障碍中最常见的疾病，发病率占成年男性的35%～50%。《沈氏尊生书》曰"未交先泄，或乍交即泄"即指早泄。

参照最新的国际性医学会（international society for sexual medicine，ISSM）的定义，将早泄分为原发性早泄和继发性早泄。

中医称本病为"鸡精"，如《秘本种子金丹》云："男子玉茎包皮柔嫩，少一挨，痒不可当，故每次交合，阳精已泄，阴精未流，名曰鸡精。"

一、诊断标准

1. 症状

（1）从初次性交开始，射精往往或总是在插入阴道前或插入阴道后大约1分钟以内发生（原发性早泄）；或者射精潜伏时间显著缩短，通常小于3分钟（继发性早泄）。

（2）总是或几乎总是不能控制或延迟射精。

（3）消极的身心影响，如苦恼、忧虑、沮丧和（或）躲避性生活等。

2. 体征

重点是男性外生殖器和第二性征检查，是否伴随包皮过长、包茎、阴茎头包皮炎、阴茎弯曲畸形、阴茎硬结症等生殖器异常，另外还应该检查其他血管、内分泌和神经系统，排除其他慢性疾病、内分泌疾病、自主神经病、慢性前列腺炎等。

3. 辅助检查

（1）实验室检查：血常规、尿常规、空腹血糖，血脂及肝肾功能检查，对发现糖尿病、血脂代谢和慢性肝肾疾病等引起的勃起功能障碍，有诊断意义。

（2）泌尿生殖系统的常规检查：如前列腺的检查、生殖道的炎症检查等。

（3）心血管系统的检查：如心功能测定、心电图等。以了解心肌耗氧量、心排血量、有效循环血量、血液黏稠度、血管弹性系数及总外周阻力，帮助诊断血管性阳痿。

（4）性激素水平测定：男性雄性激素睾酮的高低对勃起功能及性欲的强弱有一定的影响，内分泌的失调可影响性激素水平，检测激素水平有助于内分泌性性功能障碍的诊断。

（5）专科检查：阴茎神经电生理检查、阴茎生物感觉阈值测定、球海绵体反射潜伏时间测定等。

4. 鉴别诊断

临床上对生殖器勃起未进入阴道即射精，诊断为早泄很容易，而能进入阴道进行性交者，究竟多少时间为早泄，甚难肯定。一般认为，早泄是指男子在生殖器勃起之后，未进入阴道之前，或正当纳入以及刚刚进入而尚未抽动时便已射精，生殖器也自然随之疲软并进入不应期。早泄的原因多种多样，但新婚之夜夫妻之间第一次性生活，心情激动，神经高度兴奋，新郎可能在刚刚接触到性器官时或生殖器刚刚放入阴道就发生射精，还有夫妻久别重逢，性兴奋较快，男子射精出现得早一些，这些情况不能诊断为早泄。随着夫妻在一起生活，逐渐会正常，不必治疗。

临床上早泄与阳痿、遗精的发病特点及临床症状有相似之处，应予以鉴别。

（1）阳痿：阳痿指阴茎不能勃起，或勃起不坚而不能进行性交。早泄是指性交时阴茎能勃起但因过早射精以致影响正常性交。两者关系密切，常见相继或相兼发病。早泄进一步发展，可出现阳痿。临床上早泄是阳痿的常见病因，是性兴奋性过度增高所致。由于性兴奋过度增高，各中枢负担过重，逐步导致衰竭而进入抑制状态，这时即可出现阳痿。早泄主要是功能性的，阳痿除功能性以外，还有部分属器质性病变。早泄经药物、心理治疗及性行为疗法治疗后预后较好；阳痿属功能性的预后较好，而器质性的药物及心理治疗预后较差，甚至无效。

（2）遗精：遗精是在无性交状态下，频繁出现精液遗泄，而当进行性交时，可以完全正常排精；早泄则是在有性交准备，并开始性交或性交前射精过快而不能完成正常的性交过程。

二、病因病机

本病的基本病理在于精关约束无权、精液封藏失职。早泄的发生与心、脾、肝、肾等脏腑的功能失调有密切的关系。如元代著名医家朱丹溪说："主闭藏者肾也，司疏泄者肝也。二脏皆有相火，而其系上属于心。"其指出了精液的封藏和疏泄与人体脏腑、经络有着非常密切的关系，它有赖于心、肝、脾、肾等脏器的共同作用。精液的疏泄与肾、肝、心相关，以肾为本。临床上，早泄的病因病机大致分为肾气不固、心脾两虚、阴虚内热、肝经湿热四类。

1. 肾气不固

禀赋不足，遗精日久，或频犯手淫恶习，或过早结婚，戕伐太过，以致肾气虚衰，封藏失固，而致早泄。

2. 心脾两虚

思虑劳倦，惊恐不定，损伤心脾肾，心脾气虚，摄敛无权，致使过早射精而发为早泄。

3. 阴虚内热

房事不节，色欲过度，或频犯手淫，竭其明精，肾阴不足，阴亏火旺，相火妄动，精室受扰，固摄无权，则发为早泄。

4. 肝经湿热

平素抑郁或郁怒伤肝，日久化热，湿热蕴结，下注阴器，疏泄失常，约束无能，则易出现早泄。

三、辨证论治

早泄一病，需辨虚实、明脏腑、审寒热、分阴阳。早期、湿热、年轻健壮者多属实证，多用泻法，以清利为主。早泄日久、久病体虚、年老体弱者多属虚证，当以补虚固精为主。根据不同病机，采取"虚则补之，实则泻之""男女双方同治""坚持两个配合"总则。

1. 肾气不固证

【证候】**主症**：未交即泄，或乍交即泄，性欲减退。**次症**：腰膝酸软或疼痛，小便清长或不利，面色不华。**舌脉**：舌淡，苔薄白，脉沉弱或细弱。

【治法】补肾固精。

【代表方】金匮肾气丸加减。

【推荐方药】熟地黄 15g，山药 10g，酒山茱萸 10g，茯苓 10g，牡丹皮 10g，泽泻 10g，肉桂 3g，制附子 10g（先煎）。

2. 心脾两虚证

【证候】**主症**：行房早泄，性欲减退。**次症**：四肢倦怠，气短乏力，多梦健忘，纳少便溏，心悸寐差。**舌脉**：舌淡，苔薄，舌边有齿痕，脉细。

【治法】健脾养心，安神摄精。

【代表方】归脾汤加减。

【推荐方药】白术 10g，当归 10g，白茯苓 10g，炒黄芪 10g，远志 10g，龙眼肉 10g，炒酸枣仁 10g，人参 15g，木香 6g，炙甘草 3g。

3. 阴虚内热证

【证候】**主症**：阳事易举，乍交即泄，或未交即泄。**次症**：五心烦热，潮热盗汗，腰膝酸软。**舌脉**：舌红苔少，脉细数。

【治法】滋阴降火，补肾涩精。

【代表方】知柏地黄汤加减。

【推荐方药】山药 12g，牡丹皮 9g，白茯苓 9g，山茱萸肉 12g，泽泻 9g，黄柏 9g，熟地黄 24g，知母 9g。

4. 肝经湿热证

【证候】**主症**：交则早泄，性欲亢进。**次症**：烦躁易怒，口苦咽干，阴囊湿痒，小便黄赤。**舌脉**：舌质红，苔黄腻，脉弦滑，或弦数。

【治法】清肝泻火，利湿泄浊。

【代表方】龙胆泻肝汤加减。

【推荐方药】龙胆6g，黄芩9g，栀子9g，泽泻12g，木通9g，车前子9g（包煎），当归8g，生地黄20g，柴胡10g，生甘草6g。

四、良方举隅

1. 徐福松（江苏省中医院）验方——保精汤

菟丝子、巴戟天、熟地黄、生地黄、何首乌、怀牛膝、车前子、茯苓、泽泻、金樱子。

功用：广泛应用于遗精、早泄、前列腺增生症、乳糜尿、血精等病症。

2. 郭军（中国中医科学院西苑医院）验方——翘芍合剂

连翘20g，白芍15g，柴胡15g，石菖蒲15g，巴戟天15g，生黄芪10g。

功用：疏肝，补气，固精。

配合外洗经验方：五味子20g，五倍子30g，细辛10g，丁香20g。浸泡龟头及阴茎，水煎浓缩至300mL，每次用100mL，药液温度以患者自觉舒适为宜，每日浸泡2次，性交时清水洗净。

3. 沈雪康（上海市奉贤区中医院）验方——金锁固泄汤

金樱子15g，芡实12g，煅龙骨15g（先煎），煅牡蛎15g（先煎），枸杞子15g，生地黄12g，巴戟肉10g，怀山药12g，当归12g，炒酸枣仁12g，炙甘草5g。

功用：补肾固精。主治肾气不固型早泄。

五、其他疗法

1. 外治法

用丁香、细辛各20g，浸泡于100mL95%乙醇中15日，过滤取汁，性交前涂擦龟头1.5～3分钟，10次为1个疗程；用五倍子10g、石榴皮15g、细辛10g水煎，性交前温洗前阴并揉擦阴茎、龟头。

2. 针灸治疗

（1）体针

主穴：腰阳关、肾俞、气海、命门、三阴交、会阴。

配穴：关元、委中、血海、足三里、阳陵泉、太溪。

操作：患者取仰卧位，用毫针直刺1～1.5寸，平补平泻，留针30分钟，中间行针1次，每日1次，10次为1个疗程。

（2）灸法：灸气海、关元、中极、足三里、三阴交、天枢。

3. 行为治疗

（1）性技巧的改变：如改变性交体位，像女上位可以减少性刺激，延缓射精；延长性前戏，克服心理障碍；间歇性抽动或间歇性插入等。

（2）动—停法：在性生活进行中，由伴侣刺激阴茎，当阴茎勃起，男方感到射精紧迫的时候，立即停止刺激，待射精紧迫感消失后再重新开始性生活，这样反复几次后再射精。

（3）挤捏法：与前者相似，女方反复刺激阴茎，当男方有射精紧迫感时，采用手法压迫阴茎头，使阴茎疲软，再进行性刺激，反复多次后再射精。通过此方法可以增加患者的射精兴奋度和对性刺激的耐受性，使射精时间延缓。其需要夫妻双方持久紧密的配合。

六、预防调摄

1. 预防

戒烟酒，忌过食肥甘厚腻及辛辣炙煿食物。养成良好、规律的生活习惯，加强锻炼，劳逸结合，禁憋尿、久坐或骑车时间过长，性生活规律。

2. 调摄

针对精神心理压力导致的早泄，应调整紧张、焦虑的情绪，培养舒畅的情绪，注意劳逸结合，积极参加体育锻炼。偶尔出现早泄，无须大惊小怪，夫妻双方坦然面对，相互理解，并积极地进行调整。针对性技巧不足的早泄，可以了解有关的性常识和性技巧，增进彼此的理解并消除误会。

第四节 勃起功能障碍

勃起功能障碍是指患者 6 个月内，有正常性欲，在足够的性刺激下阴茎仍不能正常勃起达到同房需求的疾病，包括勃起不坚，坚而不久，无法正常性生活。根据勃起功能障碍发生的时间可以分为原发性勃起功能障碍和继发性勃起功能障碍。根据勃起的程度可以分为完全性勃起功能障碍和不完全性勃起功能障碍。据统计，40 岁以上的男性中，勃起功能障碍的发病率超过 50%。

本病属于中医学"阳痿""阴痿""筋痿"等范畴。

一、诊断标准

1. 症状

（1）性功能障碍：阴茎无法正常勃起或勃起不坚，无法顺利进入阴道。

（2）心理症状：可能伴有焦虑、抑郁等心理问题。

2. 体征

（1）阴茎发育不全或畸形。

（2）其他内分泌、心血管或神经系统方面的体征。

3. 辅助检查

通过性激素、甲状腺功能、血糖明确内分泌系统情况；通过夜间勃起试验排除心理性的问题，必要时做海绵体血管活性注射试验及彩超检查明确血管情况。

4. 鉴别诊断

勃起功能障碍主要与性欲淡漠相鉴别，性欲较低，也可影响阴茎的勃起，但强刺激下可以正常勃起。

二、病因病机

阳痿的病因复杂，病位在肾，并与脾、胃、肝关系密切。

1. 命门火衰

常因先天禀赋不足，或素体命火衰微，或房事不节，阴损及阳而致。

2. 肝气郁结

若情志不遂，忧思郁怒，肝失疏泄条达，不能疏通血气而畅达前阴，则宗筋所聚无能。

3. 肾精亏损

常因先天禀赋不足，少年误犯手淫，青壮年恣情纵欲，或久病损伤肾精，肾精亏虚，宗筋失养而成痿。

4. 心脾两虚

若忧愁思虑不解，饮食不调，损伤心脾，病及阳明冲脉，以致气血两虚，宗筋失养，而成阳痿。

5. 瘀血瘀滞

跌打击仆、外伤手术，或新婚强力入房损伤前阴，伤及脉络，瘀血阻滞，阳气不达玉茎，血不养茎而痿。

三、辨证论治

本病中医主张综合治疗，注意调护，辨证论治为主，临床以复合证型多见。应抓住肾虚、肝郁、心脾两虚、瘀血瘀滞4个基本病理环节，分清主次，权衡用药。

1. 命门火衰证

【证候】主症：阴茎不举或举而不坚，性欲低下，精液清冷。次症：面色苍白，腰膝发冷，四肢欠温，可伴有胡须减少，便溏。舌脉：舌淡，苔薄白，脉沉细。

【治法】温补肾阳。

【代表方】右归丸加减。

【推荐方药】熟地黄10g，炮附子6g（先煎），肉桂3g，山药10g，酒山茱萸10g，菟丝子10g，鹿角胶6g（烊化），枸杞子10g，当归10g，盐杜仲10g。

2. 肝气郁结证

【证候】主症：阴茎痿软不起，抑郁不舒，多愁善感。次症：可有失眠多梦，伴有性欲减退，甚至畏惧同房，胸闷不舒，少腹胀痛。舌脉：舌暗红，苔薄白，脉弦细。

【治法】疏肝解郁。

【代表方】逍遥散加减。

【推荐方药】柴胡10g，白芍15g，枳实10g，甘草6g，川楝子10g，延胡索15g，川芎10g，香附10g，陈皮10g。

3. 肾精亏虚证

【证候】主症：阴茎勃起不坚，夜勃晨勃减少，精液量少偏稀。次症：眩晕耳鸣，腰膝酸软，性功能减退，神疲健忘。舌脉：舌淡，苔少，脉沉细。

【治法】补肾填精。

【代表方】五子衍宗丸加减。

【推荐方药】枸杞子10g，炒菟丝子10g，覆盆子10g，五味子6g，盐车前子10g（包煎）。

4. 心脾两虚证

【证候】主症：阴茎不举，或坚而不久，性欲减少。次症：神疲乏力，心悸自汗，纳少，肢体倦怠，少气懒言，面色萎黄或淡白。**舌脉**：舌淡，苔薄白，脉细弱。

【治法】健脾养心。

【代表方】归脾汤加减。

【推荐方药】党参 10g，炒白术 10g，炙黄芪 10g，炙甘草 6g，茯苓 10g，制远志 6g，炒酸枣仁 10g，龙眼肉 10g，当归 10g，木香 6g，大枣（去核）10g。

5. 血脉瘀滞证

【证候】**主症**：阴茎不举，多见于糖尿病患者。**次症**：口渴不喜饮，胸闷不舒，疼痛时作。**舌脉**：舌紫暗，可伴有瘀点，脉涩或结。

【治法】活血化瘀，通络振痿。

【代表方】血府逐瘀汤加减。

【推荐方药】柴胡 10g，当归 10g，地黄 10g，赤芍 10g，红花 6g，桃仁 10g，麸炒枳壳 10g，甘草 6g，川芎 10g，牛膝 10g，桔梗 6g。

四、良方举隅

1. 徐福松（江苏省中医院）良方——二地鳖甲煎

生地黄 10g，熟地黄 10g，菟丝子 10g，云茯苓 10g，枸杞子 10g，五味子 6g，金樱子 10g，生鳖甲 20g（先煎），牡蛎 20g（先煎），牡丹皮 10g，丹参 10g，天花粉 10g，川续断 10g，桑寄生 10g。

功用：滋阴降火，补肾活血。用于阳痿之素体阴虚或性欲亢进，房事过频者。

2. 王琦（北京中医药大学）良方——宣志汤加减

茯苓 15g，石菖蒲 3g，甘草 3g，白术 10g，酸枣仁 15g，远志 3g，柴胡 3g，当归 10g，人参 3g，山药 15g，巴戟天 10g，柏子仁 10g，五味子 9g。

功用：疏肝解郁，补肾宁心。用于阳痿之肝气失畅，肾精不足者。

五、其他疗法

针刺疗法：选关元、中极、太溪、次髎、肾俞、命门、三阴交等，毫针补法或平补平泻法。中极穴针尖向下斜刺，力求针感向前阴传导。次髎以 65° 角朝向耻骨联合深刺，力求针感向前阴传导。

六、预防调摄

1. 控制性欲，切忌恣情纵欲，房事过频，手淫过度，以防精气虚损，命门火衰，导致阳痿。宜清心寡欲，摒除杂念，怡情养性。

2. 不应过食醇酒肥甘，避免湿热内生，壅塞经络，造成阳痿。

3. 及早治疗易造成阳痿的原发病，如糖尿病、动脉硬化、甲状腺功能亢进、皮质醇增多症等。

4. 情绪低落、焦虑惊恐是阳痿的重要诱因，精神抑郁是阳痿患者难以治愈的主要因素。调畅情志，愉悦心情，防止精神紧张是预防及调护阳痿的重要环节。

第五节　男性不育症

夫妇有正常性生活 1 年以上，未采用任何避孕措施，由于男方因素造成女方无法自然受孕的，称为男性不育症。据统计，有 15% 的夫妇在 1 年内不能受孕而寻求药物治疗，不能受孕的夫妇中至少 50% 存在男性精子异常的因素。随着人们生活方式的改变和环境污染的加重，不孕不育的发生率仍有增高趋势。男性不育症的病因复杂，通常由多种病因共同引起，仍有 30% ~ 40% 的男性不育症患者找不到明确的病因。

本病属于中医学"无子""艰嗣"等范畴。中医药以辨证论治为诊治疾病的基本原则，具有充分的开放性和兼容性，经过几千年的发展，在男性生殖领域，包括辅助生殖技术的干预中，均发挥着重要的作用。

一、诊断标准

1. 症状

多数不育的患者往往无明显的临床症状，主要表现为不育症。对不育症的诊断应注重病史采集，详细了解患者的职业、既往史、个人生活史、婚姻史、性生活情况，以及过去精液检查结果和配偶健康状况等。还应了解有无与放射线、有毒物品接触史及高温作业史，有无腮腺炎并发睾丸炎病史，有无其他慢性病及长期服药情况，是否经常食用棉籽油，有无酗酒、抽烟习惯等。

2. 体征

（1）全身情况检查：包括体型、发育营养状况，胡须、腋毛分布，乳房发育等。

（2）泌尿生殖器官的发育情况检查：包括阴毛的发育和分布情况，阴茎、尿道有无异常（如包茎、系带过短、尿道上裂或下裂等），睾丸附睾的大小、质地、位置等有无异常，阴囊是否空虚、精索静脉有无曲张、输精管有无结节和触痛或缺如等。

3. 辅助检查

辅助检查包括精液常规分析、生殖内分泌激素检查、精子 DNA 碎片指数（DFI）检查，必要时可配合 B 超、CT、MRI、输精管造影及遗传学检查等，用于排除泌尿生殖系统及盆腔脏器可能存在的其他造成不育结果的疾病。

4. 鉴别诊断

应判断不育的原因在男方、女方，还是男女双方都存在不育的因素，进一步检查并找出病因。

二、病因病机

本病的发生有先后天因素。先天禀赋不足，或后天饮食劳倦、情志内伤、外感六淫之邪等导致痰浊水湿、瘀血等阻滞于精室，伤及气血，致脏腑功能失调而成。男性生育其本在肾，与脾、肝、心等脏腑联系密切，大多为精少、精弱、死精、无精、精稠、阳痿及不射精等引起。

1. 肾之阴阳虚损

若禀赋不足，肾气虚弱，命门火衰，可致阳痿不举，甚至阳气内虚，无力射出精液；病久伤阴，精血耗散，则精少精弱；元阴不足，阴虚火旺，相火偏亢，精热黏稠不化，均可导致不育。

2. 肝郁气滞

情志不舒，郁怒伤肝，肝气郁结，疏泄无权，可致宗筋痿而不举，或气郁化火，肝火亢盛，灼伤肾水，肝木失养，宗筋拘急，精窍之道被阻，亦可影响生育。

3. 湿热下注

素嗜肥甘滋腻、辛辣炙煿之品，损伤脾胃，脾失健运，痰湿内生，郁久化热，阻遏命门之火，可致阳痿、死精等进而造成不育。

4. 气血两虚

思虑过度、劳倦伤心而致心气不足，心血亏耗；大病久病之后，元气大伤，气血两虚，血虚不能化生精液而精少精弱，甚或无精，亦可引起不育。

三、辨证论治

本病中医主张综合治疗，注意调护，辨证论治为主。治疗应围绕肾、脾、肝三脏，补以生精为基础，攻以祛邪为要。

1. 肾阳虚衰证

【证候】**主症**：性欲减退，阳痿早泄，精子数少、成活率低、活动力弱，或射精无力。**次症**：腰酸腿软，疲乏无力，小便清长。**舌脉**：舌质淡，苔薄白，脉沉细。

【治法】温补肾阳，益肾填精。

【代表方】金匮肾气丸合五子衍宗丸加减。

【推荐方药】熟地黄 20g，山药 15g，酒山茱萸 15g，茯苓 10g，泽泻 10g，桂枝 5g，制附子 5g（先煎），怀牛膝 10g，车前子 10g（包煎），菟丝子 15g，覆盆子 10g。

2. 肾阴不足证

【证候】**主症**：遗精滑泄，精液量少，精子数少，精子活动力弱，或精液黏稠不化，畸形精子较多。**次症**：头晕耳鸣，手足心热。**舌脉**：舌质红，少苔，脉沉细。

【治法】滋补肾阴，益精养血。

【代表方】左归丸合五子衍宗丸加减。若阴虚火旺者，宜滋阴降火，用知柏地黄汤。

【推荐方药】山药 15g，熟地黄 20g，山茱萸 10g，枸杞子 10g，怀牛膝 10g，菟丝子 10g，鹿角胶 10g（烊化），龟甲 20g（先煎），覆盆子 10g，五味子 5g。

3. 肝郁气滞证

【证候】**主症**：性欲低下，阳痿不举，或性交时不能射精，精子稀少、活力下降。**次症**：精神抑郁，两胁胀痛，嗳气反酸。**舌脉**：舌质暗，苔薄，脉弦细。

【治法】疏肝解郁，温肾益精。

【代表方】柴胡疏肝散合五子衍宗丸加减。

【推荐方药】柴胡 15g，白芍 15g，枳实 10g，甘草 10g，延胡索 15g，郁金 10g，川芎 10g，香附 10g，陈皮 10g，菟丝子 10g，五味子 5g，覆盆子 10g，枸杞子 10g。

4. 湿热下注证

【证候】**主症**：阳事不兴，或勃起不坚，精子数少，或死精子较多。**次症**：小腹急满，小便短赤。**舌脉**：舌苔薄黄，脉弦滑。

【治法】清热利湿。

【代表方】程氏萆薢分清饮加减。

【推荐方药】萆薢 15g，苍术 15g，白术 20g，黄柏 10g，石菖蒲 10g，莲子心 10g，丹参 15g，怀牛膝 10g，车前子 10g（包煎），茯苓 10g。

5. 气血两虚证

【证候】**主症**：性欲减退，阳事不兴，或精子数少、成活率低、活动力弱。**次症**：神疲倦怠，面色无华。**舌脉**：舌质淡，苔薄白，脉沉细无力。

【治法】补益气血。

【代表方】十全大补汤。

【推荐方药】熟地黄 15g，当归 10g，菟丝子 15g，山药 10g，枸杞子 15g，巴戟天 10g，鹿角胶 10g（烊化），杜仲 10g，山茱萸 10g，人参 10g，白术 15g，茯苓 10g，炙甘草 10g。

四、良方举隅

1. 班秀文（首届国医大师）验方——活精汤

熟地黄 15g，山茱萸 10g，山药 15g，牡丹皮 10g，茯苓 10g，泽泻 6g，麦冬 10g，当归 10g，白芍 6g，女贞子 10g，素馨花 6g，红花 2g，枸杞子 10g，桑椹 15g。

功用：滋肾调肝。用于肾阴亏虚型死精子症所致的不育。

2. 徐福松（江苏省中医院）验方——徐氏温胆汤

萆薢 15g，菟丝子 10g，茯苓 15g，车前子 15g（包煎），泽泻 10g，牡蛎 20g（先煎），川续断 10g，山药 20g，沙苑子 10g，丹参 20g，石菖蒲 3g，黄柏 6g，甘草 3g。

功用：祛痰化湿，清热除烦，解郁安神。用于肝气郁结、痰气交阻所致的畸形精子症。

3. 施汉章（首批全国有独特学术经验和技术专长的老中医药专家）验方——化精汤

薏苡仁 30g，生地黄 10g，麦冬 15g，女贞子 10g，滑石 20～30g（先煎），茯苓 10g，虎杖 12g。

功用：滋阴清热，健脾渗湿。用于湿热下注所致的精液不液化症。

4. 陈文伯（国家级名老中医，北京市鼓楼中医医院）验方——生精赞育汤

淫羊藿 15g，肉苁蓉 10g，仙茅 15g，枸杞子 10g。

功用：健脾益肾，生精填髓。用于精气不足之无精子症。

5. 贺菊乔（湖南中医药大学第一附属医院）验方——生精育子汤

熟地黄 15g，枣皮 10g，菟丝子 15g，枸杞子 15g，女贞子 15g，鹿角胶 10g（烊化），黄芪 15g，淫羊藿 12g，仙茅 10g，金樱子 15g，怀山药 20g，当归 15g。

功用：益肾填精，生精种子。用于肾精亏虚所致的少弱精症。

五、其他疗法

1. 西药治疗

根据病情可选用人绒毛膜促性腺激素（HCG）、睾酮、克罗米芬、精氨酸、左卡尼汀、维生素类、硫酸锌糖浆等。

2. 手术治疗

精索静脉曲张、输精管梗阻等所致的不育，经保守治疗无效者，可考虑手术。

3. 辅助授孕技术

对保守治疗无效的少精、弱精、无精症等，可考虑辅助生殖技术等。

4. 针刺疗法

选肾俞、关元、膀胱俞、三阴交等穴，毫针平补平泻，每次 15 ～ 30 分钟，每日或隔日 1 次。

六、预防调摄

1. 预防

勿过量饮酒及大量吸烟，不食棉籽油。消除有害因素的影响，因接触放射线、有毒物品或高温环境而致不育者，可适当调动工作。

2. 调摄

提倡进行婚前教育，宣传生殖生理方面的有关知识，科学地指导青年男女正确认识两性关系，使夫妻和睦，性生活和谐。性生活适度，不能过频，也不宜相隔时间太长，否则会影响精子质量。如果能利用女方排卵的时间进行性交，往往可以提高受孕的机会。调节情志，保持乐观情绪，树立成功受孕的信心。

第六节　遗　精

遗精是指男子青春期后非性活动而出现精液自行泄出的一种症状，有梦遗和滑精之分，有梦而遗精者，名为梦遗；无梦而遗精，清醒时精液自流者，名为滑精。西医学也认为遗精有生理和病理之分：未婚健康青壮年，或婚后夫妇两地分居的男子，1 个月出现 1 ～ 2 次遗精而不伴有明显不适症状者，属于生理现象；也有许多青年男子梦遗频繁，或清醒时精液自流，或在色相思维及与异性一般接触时便出现遗精，同时伴有头昏、精神萎靡、腰膝酸软、失眠等症状者则属于病理现象。

本病属于中医学"遗精""滑精""梦遗""梦泄""尿精"等范畴。

一、诊断标准

1. 症状

遗精主要表现为非性交或非手淫时精液自溢，每周 2 次以上，严重者一夜 2 ～ 3 次，或清醒时精液自流，或有所思慕而精液自流，或见色而精液自流，或与异性一般接触时精液自流，同时伴有头晕耳鸣、腰膝酸软、神疲乏力、心悸、失眠多梦、记忆力减退等症状。有的患者同时可伴有性功能减退，如阳痿、早泄等。

2. 体征

通常无明显体征。当有生殖器炎症时，则可见相关疾病的相应体征。

3. 辅助检查

辅助检查包括尿常规、前列腺液常规检查、精液常规。必要时可进行脑电图检查，排除由于大脑皮质持续存在兴奋灶诱发的遗精。

4. 鉴别诊断

遗精需要与早泄、慢性前列腺炎、淋病等疾病相鉴别。

二、病因病机

遗精的基本病机为肾失封藏，精关不固。遗精的病理性质有虚实之分且多虚实夹杂，初起多因于湿热、痰火，以实证为主，久病则肾气虚损，精关不固，转为虚证，病情演变过程中常出现阴虚火旺、阴虚湿热等虚实夹杂之证。

1. 心肾不交

劳心过度、暗耗心阴，阴不制阳，心火亢盛；或肾阴素亏，或后天房室所伤，肾水不足，水亏火旺，不能上济于心。最终心肾不交，扰动精室，精不内守而外溢。

2. 肾气不固

先天禀赋不足，或房事不节，或手淫过度，或久病体虚，致肾虚固摄无力，精关不固而精液滑泄。

3. 湿热下注

外感六淫湿热火毒，或下阴不洁，湿热毒邪蕴结流注下焦；或嗜食肥甘厚味、辛辣炙煿之品，饮酒过度，湿热内生，而发本病。

4. 阴虚火旺

素体阴虚，或纵欲过度、房事不节，致肾阴亏耗，水火失济，阴不制阳，阴虚火旺，扰动精室，发为本病。

5. 心脾两虚

素体脾虚，或忧郁过度，或久病脾虚，损伤心脾，心伤则神无以藏，或饮食不节，脾失健运，以致脾伤而气不摄精，精关不固，精液遗泄。

三、辨证论治

本病中医主张综合治疗，辨病与辨证相结合，注意调护，分清主次，权衡用药。

1. 心肾不交证

【证候】**主症**：心中欲念不遂，夜寐多梦，梦则遗精，心悸怔忡。**次症**：头晕目眩，小便短赤。**舌脉**：舌质红，苔白，脉细数。

【治法】交通心肾，清火止遗。

【代表方】交泰丸合三才封髓丹加减。

【推荐方药】黄连10g，肉桂3g，天冬10g，熟地黄10g，人参10g，莲子10g，煅龙骨20g（先煎），煅牡蛎20g（先煎），黄柏10g，砂仁6g（后下），炙甘草6g。

2. 肾气不固证

【证候】**主症**：遗精滑泄，腰膝酸软。**次症**：面色无华，精神不振，勃起不坚，或举坚时短。**舌脉**：舌质淡，苔白，脉沉细尺弱。

【治法】补益肾气，固精止遗。

【代表方】金锁固精丸合右归饮加减。

【推荐方药】熟地黄10g，山茱萸10g，菟丝子15g，枸杞子15g，肉桂6g，制附子10g（先煎），芡实 10g，莲须 10g，蒺藜 20g，煅龙骨 20g（先煎），煅牡蛎 20g（先煎），炙甘草 6g。

3. 湿热下注证

【证候】**主症**：茎中涩痛，小便赤热，时见浑浊。**次症**：遗精频作，阳事易举，口苦咽干，但不欲饮水。**舌脉**：舌质红，苔黄腻，脉滑数。

【治法】清热利湿，固涩精气。

【代表方】程氏萆薢分清饮加减。

【推荐方药】黄柏 10g，车前子 10g（包煎），莲子 10g，石菖蒲 10g，丹参 15g，白术 10g，茯苓 15g，芡实 10g，甘草 6g。

4. 阴虚火旺证

【证候】**主症**：五心烦热，头晕耳鸣，腰膝酸软。**次症**：遗精频作，阳事易举，口渴欲饮。**舌脉**：舌红少津，舌苔少，脉细数。

【治法】滋阴清热，益肾固精。

【代表方】知柏地黄丸加减。

【推荐方药】知母 10g，黄柏 10g，熟地黄 15g，山药 10g，山茱萸 10g，牡丹皮 10g，泽泻 10g，茯苓 10g，龟甲 10g（先煎）。

5. 心脾两虚证

【证候】**主症**：滑精频作，遇劳尤甚，心悸健忘，乏力短气。**次症**：食少纳呆，脘腹胀满，大便溏软。**舌脉**：舌质淡边有齿痕，舌苔白，脉虚弱。

【治法】补益心脾，固摄止遗。

【代表方】归脾汤加减。

【推荐方药】党参 10g，黄芪 15g，茯苓 15g，白术 10g，龙眼肉 10g，当归 10g，远志 10g，酸枣仁 20g，莲子肉 10g，补骨脂 10g，芡实 10g，木香 10g。

四、良方举隅

谭新华（湖南中医药大学第一附属医院）良方——经验方

黄芪 20g，党参 15g，白术 10g，茯苓 15g，金樱子 20g，芡实 20g，丹参 15g，紫花地丁 15g，煅龙骨 20g（先煎），煅牡蛎 20g（先煎），沙苑子 15g，莲子肉 10g，金钱草 15g，甘草 6g。

功用：调补气血，健脾益肾，固精止遗。用于遗精者。

五、其他疗法

合并泌尿系统感染者，可给予敏感抗生素治疗；合并包皮过长或包皮嵌顿者，可施行包皮环切术。临床伴有心悸、失眠多梦、神疲乏力等症状者，可给予自主神经调节药；伴有精神紧张、容易焦虑、紧张等症状者，可给予镇静药。

六、预防调摄

1. 预防

戒烟酒，饮食清淡，忌过食肥甘厚腻及辛辣炙煿食物；正确认识生理性遗精现象，避免不必要的心理负担；注意性卫生，规律性生活，戒除手淫，避免色情刺激；注意运动，劳逸结合，避免过度劳累。

2. 调摄

调节情志，保持乐观情绪，树立战胜疾病的信心。

第七节　睾丸附睾炎

睾丸附睾炎是男性生殖系统中常见的非特异性感染性疾病，由于两者常常同时发病，所以合称为睾丸附睾炎。主要见于中青年，以 15 ～ 35 岁人群为主。多因尿路感染和前列腺炎、精囊炎的致病菌经后尿道和前列腺、精囊腺逆行扩散而感染，由于血 – 睾屏障的存在，淋巴蔓延和血性感染少见，可分为急性和慢性。

本病属于中医学"子痈"的范畴。

一、诊断标准

1. 症状

（1）急性睾丸附睾炎：急性发作，多见于单侧，阴囊可有急性肿胀、皮肤发红、发热和疼痛，患侧睾丸肿痛并可向同侧腹股沟、会阴及下腹部放射，可伴寒战、高热等全身症状。

（2）慢性睾丸附睾炎：久治不愈或反复发作可演变成慢性睾丸附睾炎。慢性者，表现为阴囊轻度不适，伴见睾丸疼痛不适、慢性肿大。

2. 体征

（1）急性睾丸附睾炎：可发现附睾、睾丸及精索均增大增粗，触压痛明显；附睾、睾丸早期分界清楚，后期因肿大则分界不清，若有脓肿形成可触及波动感；可伴见膀胱刺激征、脓尿和血尿。

（2）慢性睾丸附睾炎：阴囊内可触及睾丸、附睾局限性增厚肿大，睾丸质硬表面光滑，精索、输精管可增粗，睾丸附睾边界清楚，轻压痛或无明显压痛，重者可发现睾丸萎缩。

3. 辅助检查

（1）血常规：白细胞升高，尿常规可正常或有镜下血尿，亦可见脓尿。

（2）B 超：可见睾丸附睾肿大，内部回声不均匀，边界清，内部血流丰富，血流速度加快。

4. 鉴别诊断

需与阴囊内的其他病变如睾丸扭转、附睾结核、睾丸肿瘤等疾病相鉴别。

二、病因病机

子痈病变部位在肾子（睾丸、附睾），肝脉循会阴，络阴器，睾丸属肾，遂子痈的发病多与肝肾相关，急性子痈多为邪郁肝经，热壅血脉，血腐化脓，为实证、热证；若急性子痈失治误治，可转为慢性子痈，多为虚证、寒证，或本虚标实。肝肾经气不利，气血失和为其基本病机特点。

1. 湿热蕴结证

外感六淫，如坐卧湿地，郁化湿热；或过食辛辣炙煿，湿热内生；或房事不洁，外染湿热秽毒，湿热浊毒壅结肾子，发为本病。

2. 寒湿凝滞证

素体阳虚，复感寒湿，寒湿之邪阻遏经络气血；或久病不愈，伤及阳气，阳虚生寒，凝则血滞，痰聚则络阻。

3. 气滞血瘀证

情志不畅，郁怒伤肝，肝失疏泄，络脉瘀阻，结成硬块，或久病不愈，气滞血瘀而发。

三、辨证论治

本病主要由肝失条达，气血瘀积，湿热下注所致，中医辨证论治应根据病情缓急分别以清热解毒、利湿消肿和疏肝散结、活血消肿为主。

1. 湿热蕴结证

【证候】**主症**：突然发病，睾丸、附睾肿大疼痛，触痛明显，阴囊皮肤发红。**次症**：甚则向腹股沟及下腹部放射痛，可伴发热恶寒、口渴、小便短赤等全身症状。**舌脉**：舌红苔黄腻，脉滑实或弦数。

【治法】解毒利湿，清热消肿。

【代表方】龙胆泻肝汤加减。

【推荐方药】酒炒龙胆6g，酒炒黄芩9g，酒炒栀子9g，泽泻12g，木通9g，车前子9g（包煎），酒炒当归8g，生地黄20g，柴胡10g，生甘草6g。

2. 寒湿凝滞证

【证候】**主症**：睾丸、附睾坠胀疼痛，遇寒加重，得热则减。**次症**：阴囊及睾丸发冷发硬感，腰部酸痛，遗精。**舌脉**：舌淡，苔白，脉弦紧。

【治法】温经散寒止痛。

【代表方】橘核丸加减。

【推荐方药】炒橘核15g，海藻15g，海带15g，川楝子15g，桃仁15g，姜制厚朴15g，木通15g，炒枳实15g，炒延胡索15g，桂心15g，木香15g。上药共为细末，酒糊为丸，如梧桐子大。每服70丸，空腹时用盐酒或盐汤送下。

3. 气滞血瘀证

【证候】**主症**：慢性发病，睾丸、附睾肿大疼痛，刺痛感。**次症**：日久不愈，阴囊皮肤颜色变为暗红色，部分可形成脓肿，破溃流脓，收口慢。**舌脉**：舌淡，苔薄白或有瘀点，脉弦细或细涩。

【治法】理气活血，化瘀散结。

【代表方】少腹逐瘀汤加减。

【推荐方】炒小茴香1.5g，干姜3g，延胡索3g，当归9g，川芎3g，没药3g，官桂3g，赤芍6g，蒲黄9g，炒五灵脂6g。

四、良方举隅

1. 谭新华（湖南中医药大学第一附属医院）验方——谭氏经验方

柴胡10g，川楝子10g，荔枝核10g，女贞子10g，墨旱莲10g，杜仲10g，鱼腥草15g，乌药10g，大血藤10g，败酱草10g，茯苓15g，薏苡仁20g，冬瓜仁15g，甘草6g。

功用：清热利湿。适用于急性附睾炎湿热下注证。

2. 袁少英（广东省中医院珠海医院）验方——丹红通经方

五灵脂 10g，蒲黄 10g，水蛭 3g，红景天 15g，黄芪 30g，丹参 20g，桃仁 10g，红花 6g，穿破石 15g，牡蛎 30g（先煎），牛膝 10g，盐橘核 20g，荔枝核 15g，桃仁 10g，红花 10g，柴胡 10g，芍药 10g，炙甘草 6g，枳实 10g，延胡索 15g，地龙 10g，川楝子 15g，青皮 9g。遇附睾结节肿大明显、疼痛较重者，加用全蝎 5g，三棱 10g。

功用：活血祛瘀，散结止痛。用于慢性附睾炎血瘀痰凝之证。

五、其他疗法

1. 外敷

取中成药如意金黄膏适量，适当加热后均匀涂于 3 ～ 4 层纱布之上，厚约 0.5cm，完全贴敷患侧阴囊并包扎固定，抬高阴囊，次日清晨去除药膏，每日 1 次，适用于睾丸附睾炎急性发作。取中成药阳和解凝膏适量，适当加热后均匀涂于 3 ～ 4 层纱布之上，厚约 0.5cm，完全贴敷患侧阴囊并包扎固定，抬高阴囊，次日清晨去除药膏，每日 1 次，适用于寒湿凝滞，气滞血瘀型附睾炎。

2. 中药熏蒸疗法

将黄柏、车前子、大黄、元胡、泽兰、皂角等药物加适量清水浸泡半小时，使药材充分湿润，使用小火煎煮 30 分钟，确保药材的有效成分能够充分溶解在药液中，并将煮好的药液加温水稀释至 2000mL，倒入智能型中药熏蒸自控治疗仪中，设置温度为 34 ～ 36℃，适用于急慢性附睾炎。

六、预防调摄

1. 预防

忌食辛辣刺激食物，注意外阴清洁，减少感染机会，锻炼身体，增强体质，勿劳后涉水，久坐湿地。

2. 调摄

急性期应卧床休息，抬高阴囊，并禁止性生活；调节情志，保持乐观情绪，树立战胜疾病的信心。

第十三章　儿科专病

第一节　急性上呼吸道感染

急性上呼吸道感染是由各种病原引起的上呼吸道的急性感染，临床以发热、恶寒、鼻塞、流涕、喷嚏、咳嗽、头痛、全身酸痛等为主要表现，是小儿最常见的急性呼吸道感染性疾病。

本病属于中医学"感冒"范畴。

一、诊断标准

1. 症状

（1）局部症状：鼻塞、流涕、喷嚏、干咳、咽部不适和咽痛等，多于 3 ～ 4 日自然痊愈。

（2）全身症状：发热、烦躁不安、头痛、全身不适、乏力等。部分患儿有食欲缺乏、呕吐、腹泻、腹痛等消化道症状。腹痛多为脐周阵发性疼痛，无压痛，可能为肠痉挛所致；如腹痛持续存在，多并发急性肠系膜淋巴结炎。

婴幼儿起病急，以全身症状为主，常有消化道症状，局部症状较轻。多有发热，体温可高达 39 ～ 40℃，热程在 2 ～ 3 日至 1 周，起病 1 ～ 2 日可因发热引起惊厥。

2. 体征

体格检查可见咽部充血、扁桃体肿大，有时可见下颌和颈淋巴结肿大，肺部听诊一般正常。肠道病毒感染者可见不同形态的皮疹。

3. 辅助检查

（1）血常规：病毒感染者，白细胞总数正常或偏低；合并细菌感染者，白细胞总数及中性粒细胞增高。

（2）病原学检查：鼻咽部分泌物病毒分离或桥联酶标法检测，可做病毒学诊断。咽拭子培养可有病原菌生长；链球菌感染者，血中抗链球菌溶血素 O（ASO）滴度增高。

4. 鉴别诊断

（1）急性传染病早期：急性上呼吸道感染常为各种传染病的前驱症状，如麻疹、流行性脑脊髓膜炎、百日咳、猩红热等，应结合流行病史、临床表现及实验室资料等综合分析，并观察病情演变加以鉴别。

（2）流行性感冒：由流感病毒引起，流感有明显的流行病史，局部症状较轻，全身症状较重。主要症状为发热，体温可达 39 ～ 40℃，多伴头痛、四肢肌肉酸痛、乏力，少部分出现恶心、呕吐、腹泻，儿童消化道症状多于成年人，婴幼儿流感的临床症状往往不典型。新生儿流感少见，但如患流感易合并肺炎。大多数无并发症的流感患儿症状在 3 ～ 7 日缓解，但咳嗽和体力恢复常需 1 ～ 2 周。

（3）变应性鼻炎：某些学龄前或学龄儿童"感冒"症状，如流涕、打喷嚏持续超过 2 周或反复发作，而全身症状较轻，则应考虑变应性鼻炎的可能，鼻拭子涂片嗜酸性粒细胞增多有助于诊断。

在排除上述疾病后，尚应对上呼吸道感染的病原进行鉴别，以便指导治疗。

二、病因病机

本病多以感受风邪为主，风为百病之长，常夹寒、热、暑、湿、燥邪，以及时邪、疫毒等致病。若小儿正气不足，并遇气候变化、寒温交替、调护失宜等诱因，六淫之邪均可乘虚而入，发为感冒。感冒的病位在卫表，病机为外邪犯表，卫阳被遏，肺卫失宣。

1. 感受风寒

风寒之邪，由皮毛而入，束于肌表，郁于腠理。寒主收引，致使肌肤闭郁，卫阳不得宣发，导致恶寒、发热、无汗；寒邪束肺，肺气失宣，则鼻塞、流涕、咳嗽；寒邪郁于太阳经脉，经脉拘急收引，气血流通不畅，则致头痛、身痛、肢节酸痛等症。

2. 感受风热

风热之邪，由口鼻而入，侵犯肺卫，肺气失宣，卫气不畅，则致发热较重、恶风、微有汗出；上扰清窍则头痛；热邪客肺，肺气失宣，则鼻塞、流涕、打喷嚏、咳嗽；咽喉为肺胃之门户，风热上乘咽喉，则致咽喉肿痛等症。小儿肌肤薄，藩篱疏，感邪之后易于传变，外感风寒，寒易化热，形成表寒里热证。

3. 感受暑湿

夏季暑湿当令，暑为阳邪，其性开泄，易致发热、汗出；湿为阴邪，黏腻重浊，遏于肌表，则身重困倦；上蒙清窍，则头晕头痛；困于中焦，阻碍气机，脾胃升降失司，则致胸闷、泛恶、食欲缺乏，甚至呕吐、泄泻。

4. 感受时邪

外感时疫毒邪，侵犯肺、胃二经。疫毒性烈，易于传变，故起病急，病情重；邪犯肺卫，郁于肌表，则初起发热、恶寒、肌肉酸痛；毒热上炎，则目赤咽红；邪毒犯脾，升降失司，则见恶心、呕吐、泄泻等症。

由于小儿肺脏娇嫩，感邪之后，失于宣肃，气机不畅，津液输布不利而内生痰液，痰壅气道，则咳嗽加剧，喉间痰鸣，为感冒夹痰；小儿脾常不足，乳食不知自节，感邪之后，脾胃纳运失司，乳食停滞，则脘腹胀满，不思乳食，甚或呕吐、大便稀薄，为感冒夹滞；小儿神气怯弱，肝气未充，筋脉未盛，感邪之后，化热化火，热盛生风，内扰心肝，易致心神不宁，睡卧不安，惊惕龄齿，甚则动风抽搐，为感冒夹惊。

三、辨证论治

本病辨证，重在辨风寒、风热、暑湿、表里、虚实，以疏风解表为基本治疗原则。根据辨证，分别采用辛温解表、辛凉解表、清暑解表、清瘟解毒等治法。根据小儿的特点，在小儿感冒的治疗用药方面要注意：须兼顾兼夹证的治疗，应在解表基础上，分别佐以化痰、消滞、镇惊之法。治疗中以轻清疏解为主，不宜过汗，防止耗伤津液；慎用下法，以防苦寒伤伐脾胃；体质虚弱者可采用扶正解表法，益气、养阴以助正气祛邪外泄。

1. 风寒感冒证

【证候】**主症**：恶寒、发热、无汗。**次症**：头痛、身痛，鼻流清涕、打喷嚏，咳嗽，口不渴，咽无红肿及疼痛。**舌脉指纹**：舌淡红苔薄白，脉浮紧，指纹浮红。

【治法】辛温解表。

【代表方】荆防败毒散加减。

【推荐方药】荆芥 3g，防风 3g，羌活 3g，紫苏叶 5g，桔梗 5g，前胡 5g，甘草 2g。（3～5 岁小儿剂量）

2. 风热感冒证

【证候】**主症**：发热重，恶风，有汗或少汗。**次症**：头痛，鼻塞流浊涕、打喷嚏，咳嗽，痰稠色白或黄，咽红肿痛，口干渴。**舌脉指纹**：舌质红，苔薄黄，脉浮数，指纹浮紫。

【治法】辛凉解表。

【代表方】银翘散加减。

【推荐方药】金银花 5g，连翘 5g，薄荷 3g（后下），桔梗 5g，牛蒡子 5g，大青叶 5g，荆芥 3g，淡豆豉 5g，芦根 5g，淡竹叶 5g。（3～5 岁小儿剂量）

3. 暑邪感冒证

【证候】**主症**：发热，无汗或汗出热不解，身重困倦。**次症**：头晕、头痛，鼻塞，胸闷呕恶，口渴心烦，食欲缺乏，或有呕吐、泄泻，小便短黄。**舌脉指纹**：舌质红，苔黄腻，脉滑数，指纹紫滞。

【治法】清暑解表。

【代表方】新加香薷饮加减。

【推荐方药】香薷 5g，金银花 5g，连翘 5g，厚朴 3g，白扁豆 10g。（3～5 岁小儿剂量）

4. 时行感冒

【证候】**主症**：起病急骤，高热，恶寒，无汗或汗出热不解，肌肉酸痛。**次症**：头痛，心烦，目赤咽红，腹痛，或有恶心、呕吐、大便稀薄。**舌脉指纹**：舌质红，苔黄，脉数，指纹紫。

【治法】清瘟解毒。

【代表方】银翘散合普济消毒饮加减。

【推荐方药】金银花 5g，连翘 5g，荆芥 3g，羌活 3g，绵马贯众 5g，栀子 3g，黄芩 3g，板蓝根 5g，桔梗 5g，牛蒡子 5g，薄荷 3g（后下）。（3～5 岁小儿剂量）

四、良方举隅

1. 王烈（长春中医药大学附属医院）良方——清感方

柴胡 10g，黄芩 10g，重楼 3g，射干 10g，金莲花 10g，野菊花 10g，紫草 2g，青蒿 10g，蝉蜕 10g，地龙 10g。

功用：疏风解表，清热解毒。用于治疗急性上呼吸道感染风热证。

2. 张涤（湖南中医药大学第一附属医院）良方——小儿荆防汤

荆芥 3g，芦根 10g，连翘 3g，防风 3g，牛蒡子 3g，蒲公英 3g，淡竹叶 5g，生石膏 20g（先煎），桑白皮 5g，地骨皮 3g，知母 3g，甘草 2g。

功用：疏风解表，清热解毒。用于治疗急性上呼吸道感染外感风寒，入里化热证。

五、其他疗法

点刺放血疗法：耳尖、少商点刺放血，用于高热不退。

六、预防调摄

1. 预防

经常进行户外活动，呼吸新鲜空气，多晒太阳，加强锻炼。随气候变化，及时增减衣服。避免与感冒患者接触，感冒流行期间少去公共场所。

2. 调摄

居室保持空气流通、新鲜。每日可用食醋加水熏蒸 1 次，进行空气消毒。饮食宜清淡、易消化，忌食辛辣、冷饮、肥甘厚味。注意观察病情变化。

第二节　急性支气管炎

急性支气管炎是指由各种致病源引起的支气管黏膜感染。常继发于上呼吸道感染或为急性传染病的一种表现，是儿童时期常见的呼吸道疾病，婴幼儿多见，临床以咳嗽为主症。

本病属于中医学"咳嗽"范畴。

一、诊断标准

1. 症状

咳嗽为主症，可有咳痰。婴幼儿症状较重，常有发热、呕吐及腹泻等症状。

2. 体征

肺部听诊两肺呼吸音粗糙，可闻及干啰音或不固定的粗湿啰音。婴幼儿有痰常不易咳出，可在咽喉部或肺部闻及痰鸣音。

3. 辅助检查

（1）X 线检查：胸片显示肺纹理增粗模糊，肺门阴影加深。

（2）血常规：病毒感染者血白细胞总数正常或偏低；细菌感染者血白细胞总数及中性粒细胞增高。

（3）病原学检查：取鼻咽或气管分泌物标本做病毒分离，或桥联酶标法检测，有助于病毒学的诊断。血肺炎支原体抗体 IgG、IgM 检测用于肺炎支原体感染的诊断。痰细菌培养可作为细菌学诊断的依据。

4. 鉴别诊断

与肺炎喘嗽、原发性肺结核、支气管异物相鉴别。

二、病因病机

咳嗽的病因分外感与内伤，常见病因有外邪犯肺、痰浊内生、脏腑失调等。小儿因肺脏娇嫩，卫外不固，易为外邪所侵，故以外感咳嗽为多见。病位在肺，常涉及脾，病机为肺失宣肃，肺气上逆。

1. 外邪犯肺

小儿肺常不足、卫外不固，多寒暖不能自调，最易感受六淫之邪。风邪为百病之长，常夹他邪入侵，外邪从皮毛或口鼻而入，肺卫受邪，肺失宣肃，肺气上逆而发为咳嗽。小儿为稚阴稚阳及纯阳之体，感邪后易化热，可见热性咳嗽。

2. 痰浊内生

小儿脾常不足，若饮食喂养不当，致脾失健运，水湿内停，则酿生痰湿；小儿肺常不足，外邪犯肺，肺津失布，聚而为痰，上贮于肺，肺失宣肃而为咳嗽，此即"脾为生痰之源，肺为贮痰之器"。

3. 脏腑失调

肺为娇脏，感受外邪，日久耗伤肺气，或正虚邪恋，肺气不足，肺失宣肃，气逆于上，发为气虚咳嗽；肺热伤津，燥热耗液，肺阴受损，致阴虚咳嗽。咳嗽一症虽为肺脏所主，但与其他脏腑功能失调也密切相关，故《素问·咳论》云"五脏六腑皆令人咳，非独肺也"。

三、辨证论治

本病辨证，根据病程的长短和表证的有无辨外感、内伤，并结合咳嗽的声音、咳痰性状辨寒热、虚实。本病以宣肃肺气为基本治则，外感咳嗽者，佐以疏风解表；内伤咳嗽者，佐以燥湿化痰，或清热化湿，或益气健脾，或养阴润肺等法随证施治。

1. 外感咳嗽

（1）风寒咳嗽

【证候】主症：咳嗽频作，咽痒声重，痰白清稀，鼻塞流清涕，恶寒无汗。次症：发热头痛，全身酸痛。舌脉指纹：舌质淡红，苔薄白，脉浮紧，指纹浮红。

【治法】疏风散寒，宣肃肺气。

【代表方】杏苏散加减。

【推荐方药】苦杏仁 3g，紫苏叶 5g，陈皮 5g，茯苓 5g，法半夏 3g，桔梗 5g，甘草 2g。（3 ~ 5 岁小儿剂量）

（2）风热咳嗽

【证候】主症：咳嗽不爽，咳声高亢或声浊，痰黄黏稠、不易咳出，口渴、咽痛，鼻流浊涕。次症：或伴发热恶风，头痛，微汗出。舌脉指纹：舌质红，苔薄黄，脉浮数，指纹浮紫。

【治法】疏风清热，宣肃肺气。

【代表方】桑菊饮加减。

【推荐方药】桑叶 5g，菊花 5g，薄荷 3g（后下），连翘 5g，苦杏仁 3g，桔梗 5g，黛蛤散 5g，浙贝母 5g，大青叶 5g，牛蒡子 5g，芦根 5g，甘草 2g。（3 ~ 5 岁小儿剂量）

2. 内伤咳嗽

（1）痰热咳嗽

【证候】主症：咳嗽痰多，色黄黏稠，咯吐不爽，咳剧气促，喉间痰鸣。次症：发热口渴，烦躁不宁，尿少色黄，大便干结。舌脉指纹：舌质红，苔黄腻，脉滑数，指纹紫滞。

【治法】清热泻肺，宣肃肺气。

【代表方】清金化痰汤加减。

【推荐方药】黄芩 3g，栀子 3g，桑白皮 5g，前胡 5g，款冬花 5g，鱼腥草 5g，浙贝母 5g，天竺黄

3g，桔梗 5g，麦冬 10g，甘草 2g。（3～5 岁小儿剂量）

（2）痰湿咳嗽

【证候】**主症**：咳嗽重浊，痰多壅盛，色白而稀，喉间痰声漉漉。**次症**：胸闷纳呆，神乏困倦，形体虚胖。**舌脉指纹**：舌淡红，苔白腻，脉滑，指纹沉滞。

【治法】燥湿化痰，宣肃肺气。

【代表方】二陈汤加减。

【推荐方药】陈皮 5g，法半夏 3g，茯苓 5g，甘草 2g，麻黄 2g，苦杏仁 3g，白前 5g。（3～5 岁小儿剂量）

（3）气虚咳嗽

【证候】**主症**：咳嗽无力，痰白清稀，面色苍白，气短乏力。**次症**：胃纳不振，自汗畏寒。**舌脉指纹**：舌淡嫩，边有齿痕，脉细无力，指纹淡。

【治法】益气健脾，化痰止咳。

【代表方】六君子汤加减。

【推荐方药】党参 5g，茯苓 5g，白术 5g，甘草 2g，半夏 3g，陈皮 3g，五味子 2g。（3～5 岁小儿剂量）

（4）阴虚咳嗽

【证候】**主症**：干咳无痰，或痰少而黏，或痰中带血，不易咳出。**次症**：口渴、咽干，喉痒声嘶，午后潮热或手足心热。**舌脉指纹**：舌质红，苔少，脉细数，指纹紫。

【治法】养阴润肺，化痰止咳。

【代表方】沙参麦冬汤加减。

【推荐方药】南沙参 10g，麦冬 10g，地黄 5g，玉竹 5g，天花粉 5g，甘草 2g，桑白皮 5g，款冬花 5g，枇杷叶 5g。（3～5 岁小儿剂量）

四、良方举隅

1. 汪授传（江苏省中医院）良方

炙麻黄 3g，杏仁 10g，前胡 10g，桑叶 10g，瓜蒌皮 10g，浙贝母 6g，黄芩 6g，炙紫菀 6g，僵蚕 6g，黛蛤散 10g，辛夷 6g，生甘草 3g。

功用：祛风化痰，宣肃肺气。用于治疗风痰阻肺之久咳。

2. 张涤（湖南中医药大学第一附属医院）良方

代赭石 10g（先煎），茯苓 10g，桑白皮 10g，地骨皮 10g，白前 5g，百部 5g，款冬花 5g，紫菀 5g，薏苡仁 10g，甘草 2g，厚朴 3g。

功用：宣肺疏风，止咳化痰。用于治疗风痰伏肺之久咳难愈者。

五、其他疗法

1. 穴位贴敷

用白芥子末、面粉各 30g，加水调和，用纱布包后，敷贴于天突、膻中、肺俞、足三里等穴位，每日 1 次，每次约 15 分钟，至出现皮肤发红为止，连敷 3 日，治疗痰湿咳嗽。

2. 推拿疗法

手法包括揉小天心，补肾水，揉二马，揉板门，逆运内八卦，清肺经，推四横纹，揉小横纹，清天河水。咳喘轻者，每日 2 次；咳喘严重者，每日 4 ～ 6 次。咳喘以夜间为重者，停推四横纹，分推肩胛各 50 次，以平喘止咳。高热者，揉小天心后加揉一窝风。

六、预防调摄

1. 预防

适当到户外活动，加强体育锻炼，增加小儿抗病能力。

2. 调摄

注意休息，保持环境安静，保持室内空气新鲜、流通，室温以 20 ～ 24℃为宜，相对湿度约 60%。饮食宜清淡、易消化、富含营养，忌辛辣刺激、过甜过咸饮食。咳嗽时防止食物呛入气管引起窒息，经常变换体位及轻拍背部，有助于排出痰液。

第三节　支气管哮喘

支气管哮喘，简称哮喘，是儿童常见的一种反复发作的哮鸣咳喘性呼吸道疾病，以慢性气道炎症和气道高反应性为主要特征。临床以发作时喉间哮鸣、喘促气急、咳嗽胸闷、呼气延长等为主要表现，甚者出现呼吸困难、张口抬肩、口唇青紫、烦躁不安等特征，常在清晨、夜间发作和（或）加剧。

儿童免疫系统及呼吸系统发育尚不成熟，哮喘的发病率高于成年人。儿童哮喘的预后相对优于成年人，经规范治疗后，约 60% 的哮喘患儿在青春期症状可消失。

根据临床表现，哮喘可分为急性发作期、慢性持续期和临床控制期。

本病属于中医学"哮喘""哮证""喘证"等范畴。

一、诊断标准

1. 症状

（1）呼吸道症状：反复发作性喘息、气促，伴或不伴胸闷或咳嗽，夜间及晨间多发。

（2）发作诱因：常与接触变应原、冷空气、物理、化学性刺激，以及上呼吸道感染、运动等有关。

2. 体征

肺部听诊：发作时及部分未控制的慢性持续性哮喘，双肺可闻及散在或弥漫性哮鸣音，呼气相延长。

3. 辅助检查

辅助检查包括血常规、肺功能检查、过敏原测试。肺功能检查主要用于 5 岁以上儿童，哮喘儿童可存在可逆性阻塞性通气功能障碍；支气管舒张试验阳性，或呼气流量峰值（PEF）日间变异率 ≥ 13%。

4. 鉴别诊断

哮喘需要与急性喘息性支气管炎、喘息性支气管肺炎等可能出现喘息症状的下呼吸道感染疾病进行鉴别。

二、病因病机

哮喘的发病，内因责之于素体肺、脾、肾不足，痰饮留伏及先天禀赋异常，其成为哮喘反复发作之夙根；感受外邪、接触异物、饮食不慎、情志失调及劳倦过度等，是哮喘的诱发因素。本病的核心病机是外因诱发，触动伏痰，痰气搏结，阻塞气道，宣肃失常，气逆而上。

1. 内在因素

（1）正虚痰伏：痰饮的产生与素体肺、脾、肾三脏功能失常有关。小儿时期，若素体肺气不足，津液不能正常宣散敷布，通调水道功能失常，酿湿成痰；脾气不足，水湿不化，则聚湿生痰；肾气不足，不能温煦蒸腾水液，肾阳虚，水泛为痰；肾阴虚，炼津为痰。因此，素体肺、脾、肾不足，导致津液调节失常，水湿停聚，则聚湿生痰，痰饮内伏，俟时而泛肺发病。

（2）禀赋因素：哮喘患儿多为特禀质，常有家族史，既往多有奶癣、瘾疹、鼻鼽等病史。

2. 诱发因素

（1）外感六淫：气候突变，感受外邪，肺卫失宣，肺气上逆，触动伏痰，痰气交阻于气道，则发为哮喘。小儿时期感受六淫之邪是诱发哮喘的主要原因。

（2）接触异物：吸入花粉、螨虫、灰尘、烟尘、煤气、油漆、异味，以及动物毛屑、杀虫粉、棉花籽等。这些异物可由气道或肌肤而入，内犯于肺，触动伏痰，阻于气道，影响肺气的宣降，导致肺气上逆，发为哮喘。

（3）饮食不慎：过食生冷、酸、咸常使肺、脾受损，即"形寒饮冷则伤肺"；过食肥甘，常积热蒸痰，使肺气壅塞不利，每能诱发哮喘。

（4）劳倦所伤：哮喘每于过劳或游玩过度而发。劳倦过度耗伤正气，或汗出当风，触冒外邪，引动伏痰，肺气不利而发为哮喘。

（5）情志失调：小儿暴受惊恐，情绪紧张，过度悲伤，所欲不遂，气郁不舒，则气机不畅，升降失常，气逆于上，引动伏痰，发为哮喘。

以上各种诱因既可单独引发哮喘，亦可几种因素相合致病。

三、辨证论治

哮喘应坚持长期、规范、个体化的治疗原则，按发作期、迁延期和缓解期分别施治。发作期当攻邪以治其标，分辨寒热虚实而随证施治；迁延期祛邪兼顾扶正，祛邪不宜攻伐太过，扶正须辨别本虚脏腑，补其不足；缓解期当扶正以治其本，以补肺固表、补脾益肾为主，调整脏腑功能，祛除生痰之因。

1. 发作期

（1）寒性哮喘

【证候】**主症**：咳嗽气喘，喉间哮鸣，痰白清稀，形寒无汗。**次症**：鼻塞，流清涕，面色淡白，唇青。**舌脉指纹**：舌质淡红，苔白滑，或薄白，脉浮紧，指纹红。

【治法】温肺散寒，涤痰定喘。

【代表方】小青龙汤合三子养亲汤。

【推荐方药】麻黄 6g，桂枝 6g，细辛 3g，干姜 3g，半夏 6g，白芍 6g，五味子 6g，白芥子 3g，

紫苏子 6g，莱菔子 6g。（3 ~ 5 岁小儿剂量）

（2）热性哮喘

【证候】**主症：**咳嗽喘息，声高息涌，喉间哮吼痰鸣，痰稠黄难咳，身热，咽红。**次症：**胸膈满闷，面赤，口干，鼻塞流黄稠涕，尿黄，便秘。**舌脉指纹：**舌质红，苔黄，脉滑数，指纹紫。

【治法】清肺涤痰，止咳平喘。

【代表方】麻黄杏仁甘草石膏汤合苏葶丸。

【推荐方药】麻黄 6g，苦杏仁 6g，前胡 9g，生石膏 18g（先煎），黄芩 6g，葶苈子 6g，紫苏子 6g，桑白皮 9g，射干 6g，虎杖 6g。（3 ~ 5 岁小儿剂量）

（3）外寒内热

【证候】**主症：**喘促气急，咳嗽痰鸣，咳痰黏稠色黄，流清涕，恶寒无汗。**次症：**发热，打喷嚏，鼻塞，胸闷，面赤口渴，夜卧不安，小便黄赤，大便干结。**舌脉指纹：**舌质红，苔薄白或黄，脉滑数，或浮紧，指纹浮红，或沉紫。

【治法】散寒清热，降气平喘。

【代表方】大青龙汤加减。

【推荐方药】麻黄 6g，细辛 3g，五味子 6g，半夏 6g，苦杏仁 6g，生石膏 18g（先煎），黄芩 6g，紫苏子 6g，紫菀 6g，甘草 3g。（3 ~ 5 岁小儿剂量）

2. 迁延期

（1）气虚痰恋证

【证候】**主症：**咳喘减而未平，静时不发，活动则喘鸣发作，面色少华，纳呆便溏。**次症：**神疲乏力，形体偏瘦，平素易感，易于出汗，晨起喷嚏、流涕时作。**舌脉指纹：**舌质淡，苔薄白，或白腻，脉弱，指纹淡滞。

【治法】消风化痰，补益肺脾。

【代表方】射干麻黄汤合人参五味子汤。

【推荐方药】麻黄 6g，细辛 3g，紫菀 6g，款冬花 6g，半夏 6g，五味子 6g，人参 6g，白术 6g，茯苓 9g，炙甘草 3g。（3 ~ 5 岁小儿剂量）

（2）肾虚痰恋证

【证候】**主症：**喘息气促、喉间哮鸣久作未止，动则喘甚，咳嗽胸满，痰多色白，质稀易咯，畏寒肢冷。**次症：**面色欠华，神疲纳呆，小便清长。**舌脉指纹：**舌质淡，苔薄白或白腻，脉细弱或沉迟，指纹淡。

【治法】泻肺祛痰，补肾纳气。

【代表方】偏于上实者用苏子降气汤加减；偏于下虚者用都气丸合射干麻黄汤加减。

【推荐方药】偏于上实者：紫苏子 6g，紫苏叶 6g，半夏 6g，厚朴 6g，当归 6g，肉桂 6g，生姜 3g，大枣 3 枚，甘草 3g。偏于下虚者：山药 9g，山茱萸 6g，地黄 6g，牡丹皮 6g，茯苓 9g，五味子 6g，麻黄 6g，细辛 3g，紫菀 6g，款冬花 6g。（3 ~ 5 岁小儿剂量）

3. 缓解期

（1）肺脾气虚证

【证候】**主症：**咳嗽无力，反复感冒，气短自汗。**次症：**面白少华或萎黄，便溏，神疲懒言，形瘦，食欲缺乏。**舌脉指纹：**舌质淡胖，苔薄白，脉细软，指纹淡。

【治法】健脾益气，补肺固表。

【代表方】人参五味子汤合玉屏风散加减。

【推荐方药】人参 6g，五味子 6g，茯苓 9g，白术 9g，黄芪 6g，防风 6g，半夏 6g，橘红 6g，甘草 3g。（3～5 岁小儿剂量）

（2）脾肾阳虚证

【证候】**主症**：咳嗽无力，动则喘促，面色苍白，形寒肢冷。**次症**：气短心悸，脚软无力，腹胀，食欲缺乏，大便溏泄，夜尿多，发育迟缓。**舌脉指纹**：舌质淡，苔薄白，脉细弱，指纹淡。

【治法】健脾温肾，固摄纳气。

【代表方】肾气丸加减。

【推荐方药】制附子 3g（先煎），肉桂 6g，淫羊藿 6g，熟地黄 6g，山茱萸 6g，山药 6g，茯苓 9g，核桃仁 6g，五味子 6g，白果 3g。（3～5 岁小儿剂量）

（3）肺肾阴虚证

【证候】**主症**：喘促乏力，咳嗽时作，干咳或咳痰不爽。**次症**：面色潮红，形体消瘦，潮热盗汗，口咽干燥，手足心热，便秘。**舌脉指纹**：舌红少津，苔花剥，脉细数，指纹淡红。

【治法】补肾敛肺，养阴纳气。

【代表方】麦味地黄丸加减。

【推荐方药】麦冬 6g，百合 9g，山茱萸 6g，生地黄 6g，枸杞子 6g，山药 9g，紫河车 6g，五味子 6g，茯苓 9g。（3～5 岁小儿剂量）

四、良方举隅

1. 王烈（长春中医药大学附属医院）良方——平哮方

全蝎 2g，紫苏子 20g，地龙 20g，前胡 15g，侧柏叶 15g，白鲜皮 15g，白屈菜 12g，蜜麻黄 6g。

功用：清热化痰，止哮平喘。用于热性哮喘者。

2. 张涤（湖南中医药大学第一附属医院）良方——降气平喘汤

炙麻黄 2g，苦杏仁 5g，桔梗 5g，桑白皮 10g，地骨皮 10g，白前 5g，百部 5g，款冬花 5g，紫菀 5g，白果 2g，紫苏子 3g，厚朴 3g，甘草 2g。

功用：止咳平喘。用于寒性哮喘痰湿壅盛者。

五、其他疗法

以白芥子 21g、延胡索 21g、甘遂 12g、细辛 12g 共研细末，分成 3 份，每隔 10 日使用 1 份。用时取药末 1 份，加生姜汁调稠如 1 分硬币大药饼 7 枚，分别贴在肺俞、心俞、膈俞、膻中等穴，1～2 小时揭去。若贴后皮肤发红，局部出现小疱疹，可提前揭去。贴药时间为每年夏天的三伏及冬季的三九，连用 3 年。

六、预防调摄

1. 预防

积极治疗和清除感染病灶，避免各种诱发因素，如海鲜发物、冰冷饮料，咸、甜等食物及尘螨、花粉、烟雾、漆味等刺激性气味。注意气候变化，做好防寒保暖工作，冬季外出防止受寒。尤其在气候转变、换季或流感流行时，要预防外感诱发哮喘。发病季节避免活动过度和情绪激动，以防诱发哮喘。普及防治知识，加强自我管理教育，调动患儿及家长的抗病积极性，鼓励患儿参加日常活动和适当体育锻炼以增强体质。

2. 调摄

居室宜空气流通，阳光充足。冬季要保暖，夏季要凉爽通风。避免接触特殊气味。饮食宜清淡而富有营养，忌进生冷油腻、辛辣、酸甜，以及可能引起过敏的食物。哮喘发作期注意呼吸、心率等变化，及时发现病情变化，给予相应处置。

第四节　小儿肺炎

肺炎是小儿时期常见的呼吸系统疾病之一，以发热、咳嗽、气促、痰鸣等为主要临床特征。本病一年四季均可发生，但多见于冬春季节；任何年龄均可患病，年龄越小，发病率越高，病情越重。本病若治疗及时得当，一般预后良好，若发生重症肺炎者则病情危重。

本病属于中医学"肺炎喘嗽"范畴。

一、诊断标准

1. 症状

发热、咳嗽、喘息是肺炎最常见的症状。年长儿可有胸痛，咯血少见。小于 2 月龄的婴儿可无发热，表现为吐沫、屏气（呼吸暂停）或呛咳。

2. 体征

（1）呼吸增快：平静时观察 1 分钟，小于 2 月龄 ≥ 60 次 / 分钟，2 月龄～1 岁 ≥ 50 次 / 分钟，1 岁～5 岁 ≥ 40 次 / 分钟，5 岁以上 ≥ 30 次 / 分钟。

（2）肺部听诊可闻及较固定的中细湿啰音，常伴干啰音，如病灶融合，可闻及支气管呼吸音。

（3）其他：呼吸浅快、胸壁吸气性凹陷、鼻扇、三凹征、呻吟和发绀，可有烦躁、萎靡、嗜睡、拒食等。

3. 辅助检查

辅助检查包括外周血检查、病原学检查、影像学检查（胸部 X 线、胸部 CT）。

4. 鉴别诊断

肺炎需要与支气管炎、哮喘等可能导致发热、咳嗽、喘息的疾病进行鉴别。

二、病因病机

肺炎的病因包括外因和内因两方面。外因责之于感受风邪，或由其他疾病传变而来；内因责之于小儿形气未充，肺脏娇嫩，卫外不固。病位在肺，常累及脾，重者可内窜心肝。病机关键为肺气郁闭。

1. 风寒闭肺

风寒之邪外侵，寒邪束肺，肺气郁闭，失于宣降，肺气上逆，则致呛咳气急；卫阳为寒邪所遏，阳气不得敷布全身，则见恶寒发热而无汗；肺气郁闭，水液输化无权，凝而为痰，则见痰涎色白而清稀。

2. 风热闭肺

风热之邪外侵，热邪闭肺，肺气郁阻，失于宣肃，则致发热、咳嗽；热邪闭肺，水液输化无权，凝聚为痰，加之温热之邪，灼津炼液为痰，痰阻气道，壅盛于肺，则见咳嗽剧烈、喉间痰鸣、气急鼻扇。

3. 痰热闭肺

邪热闭阻于肺，导致肺失于宣肃，肺津因之熏灼凝聚，痰热胶结，闭阻于肺，则致咳嗽、气急鼻扇，喉间痰鸣；痰堵胸臆，胃失和降，则胸闷胀满，泛吐痰涎；肺热壅盛，充斥内外，则见发热、面赤、口渴；肺气郁闭不解，气滞则血瘀，致口唇发绀。

4. 毒热闭肺

肺热炽盛，瘀滞不解，蕴生毒热，热深毒亦深，闭阻于肺，则出现高热、咳剧、烦躁、喘憋等本脏重症的表现；毒热耗灼阴津，津不上承，清窍不利，则见涕泪俱无，鼻孔干燥如煤烟。

5. 肺阴亏虚

小儿肺脏娇嫩，久热久咳，邪热耗伤肺阴，则见干咳、无痰，舌红乏津。余邪留恋不去，则致低热盗汗，舌苔黄，脉细数。

6. 肺脾气虚

体质虚弱或伴有其他疾病者，感受外邪后易累及于脾，导致病情迁延不愈。若病程中肺气耗伤太过，正虚未复，余邪留恋，则发热起伏不定；肺虚气无所主，则致咳嗽无力；肺气虚弱，营卫失和，卫表失固，则动辄汗出；脾虚运化不健，痰湿内生，则致喉中痰鸣，食欲缺乏，大便溏；肺脾气虚，气血生化乏源，则见面色无华，神疲乏力，舌淡苔薄，脉细无力。

三、辨证论治

肺炎的中医治疗应分标本虚实，实证治标为主，以宣肺开闭、化痰平喘为基本法则。开肺以恢复肺气宣发肃降功能为要务，宣肃如常则咳喘自平。若痰多壅盛者，治以降气涤痰；喘憋严重者，治以平喘降气；气滞血瘀证，配以活血化瘀；肺与大肠相表里，壮热炽盛时可加通下药以通腑泻热。

1. 风寒闭肺证

【证候】**主症**：恶寒发热，呛咳气急，痰白而稀。**次症**：无汗，口不渴，咽不红。**舌脉指纹**：舌质不红，苔薄白或白腻，脉浮紧，指纹浮红。

【治法】辛温宣肺，化痰降逆。

【代表方】华盖散。

【推荐方药】麻黄 6g，苦杏仁 6g，桑白皮 6g，紫苏子 6g，茯苓 9g，陈皮 6g，甘草 3g。（3～5 岁小儿剂量）

2. 风热闭肺证

【证候】**主症**：发热恶风，咳嗽气急，痰多，痰黏稠或黄。**次症**：微有汗出，口渴咽红。**舌脉指纹**：舌红，苔薄白或黄，脉浮数，指纹浮紫或紫滞。

【治法】辛凉宣肺，降逆化痰。

【代表方】银翘散合麻黄杏仁甘草石膏汤。

【推荐方药】金银花 6g，连翘 6g，淡豆豉 6g，牛蒡子 6g，薄荷 3g（后下），荆芥 6g，桔梗 6g，

甘草 3g，淡竹叶 6g，芦根 6g，麻黄 6g，苦杏仁 6g，生石膏 18g（先煎）。（3～5岁小儿剂量）

3. 痰热闭肺证

【证候】**主症**：发热面赤，咳嗽喘促，气急鼻扇，喉间痰鸣。**次症**：烦躁，口唇青紫，口渴，胸闷胀满，泛吐痰涎。**舌脉指纹**：舌质红，苔黄腻，脉滑数，指纹紫滞。

【治法】清热涤痰，开肺定喘。

【代表方】五虎汤合葶苈大枣泻肺汤。

【推荐方药】麻黄 6g，苦杏仁 6g，石膏 18g（先煎），甘草 3g，细茶 6g，生姜 3g，葶苈子 6g（包煎），大枣 3 枚。（3～5岁小儿剂量）

4. 毒热闭肺证

【证候】**主症**：高热持续，咳嗽剧烈，气急鼻扇，喘憋，烦躁口渴。**次症**：涕泪俱无，鼻孔干燥，面赤唇红，小便短黄，大便秘结。**舌脉指纹**：舌红而干，苔黄燥，脉洪数，指纹紫滞。

【治法】清热解毒，泻肺开窍。

【代表方】黄连解毒汤合麻黄杏仁甘草石膏汤。

【推荐方药】黄芩 6g，黄连 3g，黄柏 6g，栀子 6g，麻黄 6g，石膏 18g（先煎），苦杏仁 6g，甘草 3g。（3～5岁小儿剂量）

5. 阴虚肺热证

【证候】**主症**：干咳少痰，低热盗汗。**次症**：面色潮红，五心烦热。**舌脉指纹**：舌质红乏津，苔花剥、少苔或无苔，脉细数，指纹淡红。

【治法】养阴清肺，润肺止咳。

【代表方】沙参麦冬汤。

【推荐方药】沙参 6g，麦冬 6g，玉竹 6g，甘草 3g，桑叶 6g，白扁豆 6g，天花粉 6g。（3～5岁小儿剂量）

四、良方举隅

1. 汪受传（江苏省中医院）良方

连翘 10g，金银花 10g，薄荷 6g（后下），蝉蜕 5g，荆芥 10g，蜜麻黄 3g，苦杏仁 10g，前胡 10g，鱼腥草 15g，枳壳 6g，重楼 10g，甘草 3g。

功用：疏风清热，宣肺止咳。用于肺炎风热郁肺、肺气失宣者。

2. 张涤（湖南中医药大学第一附属医院）良方

处方：炙麻黄 2g，芦根 10g，连翘 3g，牛蒡子 5g，紫花地丁 3g，蒲公英 3g，淡竹叶 5g，生石膏 20g（先煎），知母 3g，桑白皮 5g，地骨皮 5g，白果 2g，紫苏子 2g，甘草 2g。

功用：清热涤痰，开肺定喘。用于肺炎痰热闭肺者。

五、其他疗法

1. 药物外治

主要采用敷贴疗法，用于肺炎后期迁延不愈或痰多、两肺湿啰音经久不消失者。

（1）白芥子末、面粉各 30g，加水调和，用纱布包后，敷贴背部，每日 1 次，每次约 15 分钟，出现皮肤发红为止，连敷 3 日。

（2）大黄、芒硝、大蒜各 15 ～ 30g，调成膏状，纱布包，敷贴背部，如皮肤未出现刺激反应，可连用 3 ～ 5 日。

2. 拔罐疗法

取双侧肩胛下部，拔罐。每次 5 ～ 10 分钟，每日 1 次，5 日为 1 个疗程。适用于 3 岁以上儿童肺炎湿啰音久不消退者。

六、预防调摄

1. 预防

积极锻炼身体，预防急性呼吸道感染。加强营养，防止佝偻病及营养不良是预防重症肺炎的关键。

2. 调摄

保持室内空气流通，室温以 18 ～ 20℃为宜，相对湿度 60%。呼吸急促时，应保持气道通畅，随时吸痰。咳嗽剧烈时可抱起小儿轻拍其背部，伴呕吐时应防止呕吐物吸入气管。

第五节 厌食症

厌食症是指排除全身性和消化道器质性疾病，较长时间的食欲减退或消失、食量减少甚至拒食的一种常见病症。是儿童群体中常见的病症，各年龄儿童均可发病，以 1 ～ 6 岁多见，城市儿童发病率较高。严重者可造成营养不良及多种维生素与微量元素缺乏，影响小儿的体格和智力发育，造成儿童"面黄肌瘦、个子矮小"，是当今家长十分关注的问题。

中医古代文献中无小儿厌食的病名，但文献所载"不思食""不嗜食""不饥不纳""恶食"等病证表现与本病相似。

一、诊断标准

1. 症状

（1）长期食欲缺乏，厌恶进食，食量明显少于同龄正常儿童。

（2）面色少华，形体偏瘦，但精神尚好，活动如常。

（3）除外其他外感、内伤性的慢性疾病。

2. 体征

病久可有形体偏瘦表现，余无明显特殊体征。

3. 辅助检查

一般无明显异常，病久可出现微量元素、维生素的缺乏等。

4. 鉴别诊断

厌食需要与积滞、疳积、疰夏进行鉴别。

二、病因病机

厌食病因有先天因素及后天因素，病变脏腑主要在脾胃，病机关键为脾胃失健，纳化失和。小儿生机蓬勃，发育迅速，但脏腑娇嫩，脾常不足，若先天禀赋不足，或后天调护失宜，都可影响脾胃的正常纳化功能，致脾胃不和，纳化失健，而成厌食。

1. 先天因素

先天胎禀不足，脾胃薄弱之儿，往往生后即表现不欲吮乳，若后天又失于调养，则脾胃怯弱，长期乳食难以增进。另外，小儿有脾常不足的生理特点，后天因素较为容易影响小儿脾胃的纳运功能，厌食较成年人更为多见。

2. 后天因素

（1）喂养不当：小儿乳食不知自节，若家长缺乏育婴保健知识，婴儿期未按期添加辅食；或片面强调高营养饮食，如过食肥甘、煎炸炙煿之品，超越了小儿脾胃的正常纳化能力；或溺爱，纵其所好，恣意偏食零食、冷食；或饥饱无度；或滥服滋补之品，均可损伤脾胃，产生厌食。

（2）药传相害：小儿稚阴稚阳之体，发病容易，传变迅速，若屡患他病，迁延伤脾；或误用攻伐，峻加消导；或过用苦寒损脾伤阳；或过用温燥耗伤胃阴；或病后未能及时调理，均可使受纳运化失常，形成厌食。

（3）外邪直中：湿为阴邪，脾为至阴之脏，喜燥恶湿，地处潮湿，或夏伤暑湿，脾为湿困，可使受纳运化失常，而致厌恶进食。

（4）情志失调：小儿神气怯弱，易受惊恐。若失于调护，猝受惊吓或打骂，或所欲不遂，或思念压抑，或环境变更等，均可致情志抑郁，肝失条达，气机不畅，乘脾犯胃，形成厌食。

三、辨证论治

本病以脏腑辨证为纲，主要从脾胃辨证，区别在于以脾主运化功能失健为主，还是以脾胃气阴亏虚为主。

1. 脾失健运证

【证候】**主症**：食欲缺乏，厌恶进食，食而乏味，食量减少。**次症**：胸脘痞闷，嗳气泛恶，大便不调，偶尔多食后则脘腹饱胀。**舌脉指纹**：舌淡红，苔薄白或薄腻，脉尚有力，指纹淡红。

【治法】调和脾胃，运脾开胃。

【代表方】不换金正气散加减。

【推荐方药】苍术 3g，佩兰 5g，陈皮 2g，半夏 2g，枳壳 3g，广藿香 3g，六神曲 10g，麦芽 10g，山楂 5g，鸡内金 3g，甘草 2g。（3 ～ 5 岁小儿剂量）

2. 脾胃气虚证

【证候】**主症**：不思进食，食而不化，大便偏稀，夹不消化食物。**次症**：面色少华，形体偏瘦，肢倦乏力。**舌脉指纹**：舌质淡，苔薄白，脉缓无力，指纹淡红。

【治法】健脾益气，佐以助运。

【代表方】异功散加减。

【推荐方药】党参 10g，白术 5g，茯苓 10g，陈皮 2g，佩兰 3g，砂仁 2g（后下），六神曲 10g，鸡内金 3g，甘草 2g。（3 ～ 5 岁小儿剂量）

3. 脾胃阴虚证

【证候】**主症**：不思进食，食少饮多。**次症**：皮肤失润，大便偏干，小便短黄，甚或烦躁少寐，手足心热。**舌脉指纹**：舌红少津，苔少或花剥，脉细数，指纹淡紫。

【治法】滋脾养胃，佐以助运。

【代表方】养胃增液汤。

【推荐方药】北沙参 5g，麦冬 5g，玉竹 3g，石斛 5g，乌梅 2g，白芍 5g，山楂 5g，麦芽 10g，甘草 2g。（3～5岁小儿剂量）

4. 肝脾不和证

【证候】**主症**：厌恶进食。**次症**：嗳气频繁，胸胁痞满，性情急躁，面色少华，神疲肢倦，大便不调。**舌脉指纹**：舌质淡，苔薄白，脉弦细，指纹紫滞。

【治法】疏肝健脾，理气助运。

【代表方】逍遥散加减。

【推荐方药】柴胡 3g，紫苏梗 3g，当归 3g，白芍 5g，白术 10g，茯苓 10g，麦芽 10g，山楂 5g，六神曲 10g，甘草 2g。（3～5岁小儿剂量）

四、良方举隅

1. 江育仁（江苏省中医院）良方——苍陈内金散

苍术 1份，陈皮 1份，鸡内金 1份，蜂蜜适量。上药共研细末，以适量蜂蜜调和后开水冲服即可。每日 3次，2岁以下小儿每次 1g，3～5岁小儿每次 1.5g。

功用：健脾燥湿，消食化积。用于小儿不思饮食、腹胀、泄泻、舌苔白腻者。

2. 李玉奇（辽宁中医药大学附属医院）良方——除疳汤

胡黄连 6g，广藿香 6g，苍术 6g，砂仁 6g（后下），山药 10g，鸡内金 10g，麦芽 10g，山楂 10g。

功用：清热除疳，健脾助运。用于小儿厌食兼胃热阴伤，或蕴湿生热者。

五、其他疗法

1. 香佩疗法

将中药研成细末装入香囊中，日间将香囊固定于胸前（近膻中穴），夜间不佩戴时置于枕边。主要药物为苍术、肉桂、艾叶、佩兰、石菖蒲、广藿香等，用于脾虚失运证。

2. 推拿疗法

（1）基础疗法辨证施治：①脾失健运证，补脾土，运内八卦，清胃经，掐揉掌横纹，摩腹，揉足三里。②脾胃气虚证，补脾土，运内八卦，揉足三里，摩腹，捏脊。③脾胃阴虚证，揉板门，补胃经，运八卦，分手阴阳，揉二马，揉中脘。④肝脾不和证，清肝经，运内八卦，补脾土，揉中脘，揉脾俞，摩腹。

（2）捏脊疗法：可采用双拇指在前、其余四指半握拳在后的捏脊手法，每次从龟尾至大椎穴沿脊柱从下到上捏 20遍，捏脊结束后以按揉双侧肾俞穴 10次收尾，每日 1次。

六、预防调摄

1. 预防

纠正不良饮食习惯，做到"乳贵有时，食贵有节"，不偏食、挑食，不强迫进食，饮食定时适量，荤素搭配，少食肥甘厚味、生冷坚硬等不易消化食物，鼓励多食蔬菜及粗粮，勿随便服用补品、补药。鼓励小儿适当参加活动，以增强体质。

2. 调摄

母乳喂养的婴儿在 4 个月后应逐步添加辅食。家长应关注孩子的情绪变化，及时疏导孩子的焦虑、压力等负面情绪。若孩子因精神因素造成厌食，应进行适当的心理辅导。

第六节 急性肠炎

急性肠炎是消化系统疾病中最常见的疾病，以大便次数增多，粪质稀薄或如水样为特征。在儿童群体中，本病发病年龄以婴幼儿为主，其中 6 个月～2 岁的小儿发病率最高，1 岁以内约占半数。一年四季均可发病，以夏秋季节发病率高。

临床上根据病因分为感染性和非感染性两类。感染性腹泻主要由病毒、细菌、真菌、寄生虫等引起，既往以细菌感染为主，随着卫生条件改善及城市化进程加快，目前多以病毒感染为主，尤其是轮状病毒感染最为常见。非感染性腹泻常因喂养不当、食物过敏、乳糖酶缺乏及消化功能紊乱等引起。

本病属于中医学"泄泻"范畴。

一、诊断标准

1. 症状

大便次数较平时明显增多，每日 3 次以上，严重者达每日 10 次以上。大便性状改变，呈淡黄色稀糊状或清水样；或夹奶块、不消化物，如蛋花汤状；或黄绿稀溏；或色褐而臭，夹少量黏液。可伴有恶心、呕吐、腹痛、纳减、口渴等症状。

2. 体征

重症泄泻者可见精神烦躁或萎靡，皮肤干瘪，眼窝、囟门凹陷，啼哭无泪等脱水表现以及口唇樱红、呼吸深长、腹部胀满、四肢逆冷等。

3. 辅助检查

辅助检查包括血常规、大便常规检查及大便病原学检查。

4. 鉴别诊断

急性肠炎需要与小儿生理性腹泻、细菌性痢疾、坏死性肠炎等疾病进行鉴别。

二、病因病机

本病病因，以感受外邪、伤于饮食、脾胃虚弱等多见，病位主要在脾胃。病机关键为脾困湿盛，升降失司，水反为湿，谷反为滞，小肠清浊不分，合污下降，形成泄泻。

1. 感受外邪

小儿脏腑娇嫩，藩篱不密，若调护失宜，易为风、寒、暑、湿等外邪所侵。并且因小儿脾胃薄弱，不耐受邪，若脾受邪困，运化失职，升降失调，水谷不分，合污而下，则为泄泻。由于长夏多湿，湿胜则濡泄，故外感泄泻以夏秋季节多见，其中又以湿热泻最为常见。

2. 伤于饮食

小儿脾常不足，运化力弱，加之饮食不知自节，若调护失宜，过食肥甘厚味或生冷瓜果，以及难以消化或不洁食物，皆能损伤脾胃。脾伤则运化失职，胃伤则腐熟不能，宿食内停，升降失常，清浊不分，并走大肠而成伤食泻。

3. 脾胃虚弱

小儿素体脾虚，或久病迁延不愈，或用药攻伐太过，导致脾胃虚弱，腐熟健运失司，以致水谷不化，水反为湿，谷反为滞，清阳不升，致合污而下，形成脾虚泄泻。

4. 脾肾阳虚

脾虚致泻，病程迁延，先耗脾气，继损脾阳，日久则脾伤及肾，致脾肾阳虚。肾阳不足，火不暖土，脾失温煦，阴寒内盛，水谷不化，并走肠间，而致澄澈清冷、洞泄而下的脾肾阳虚泻。

三、辨证论治

本病以八纲辨证为纲，从泄泻的情势、大便的形质气味以及其他兼证以明辨常证及变证，常证重在辨寒、热、虚、实；变证重在辨阴、阳。

1. 常证

（1）湿热泻

【证候】**主症**：大便水样，或如蛋花汤样。**次症**：泻下急迫，量多次频，气味秽臭，或见少许黏液，肛门红赤，腹痛时作，或伴恶心呕吐，或发热、烦哭、口渴、尿黄。**舌脉指纹**：舌质红，苔黄腻，脉滑数，指纹紫。

【治法】清肠泄热，化湿止泻。

【代表方】葛根黄芩黄连汤加减。

【推荐方药】葛根 5g，黄芩 2g，黄连 2g，地锦草 2g，甘草 2g。（3 ～ 5 岁小儿剂量）

（2）风寒泻

【证候】**主症**：大便次数多，质清稀，夹有泡沫，臭味不甚。**次症**：肠鸣腹痛，伴恶寒发热，鼻流清涕，咳嗽。**舌脉指纹**：舌质淡，苔薄白，脉浮紧，指纹淡红。

【治法】疏风散寒，化湿和中。

【代表方】藿香正气散。

【推荐方药】广藿香 3g，紫苏叶 5g，白芷 3g，生姜 3g，半夏曲 3g，陈皮 2g，苍术 3g，大腹皮 5g，茯苓 10g，大枣 3g，甘草 2g。（3 ～ 5 岁小儿剂量）

（3）伤食泻

【证候】**主症**：大便稀溏，夹有乳凝块或食物残渣，气味酸臭，或如败卵。**次症**：脘腹胀满，嗳气酸馊，或有呕吐，不思乳食，腹痛拒按，泻后痛减，夜卧不安。**舌脉指纹**：舌苔厚腻，或微黄，脉滑实，指纹紫滞。

【治法】消食化滞，运脾和胃。

【代表方】保和丸。

【推荐方药】山楂 5g，六神曲 10g，陈皮 2g，半夏 3g，茯苓 5g，连翘 3g。（3 ～ 5 岁小儿剂量）

（4）脾虚泻

【证候】**主症**：大便稀溏，色淡不臭，多于食后作泻。**次症**：泄泻时轻时重，面色萎黄，神疲倦怠，食欲缺乏，形体消瘦。**舌脉指纹**：舌淡苔白，脉缓弱，指纹淡。

【治法】健脾益气，助运止泻。

【代表方】参苓白术散加减。

【推荐方药】党参 10g，茯苓 10g，白术 5g，莲子 5g，薏苡仁 10g，砂仁 2g（后下），山药 10g，白扁豆 3g，桔梗 10g，甘草 2g。（3 ～ 5 岁小儿剂量）

（5）脾肾阳虚泻

【证候】**主症**：久泻不止，食入即泻，大便清稀，澄澈清冷，完谷不化。**次症**：或见脱肛，或有五更作泻，形寒肢冷，面色㿠白，精神萎靡，寐时露睛。**舌脉指纹**：舌淡苔白，脉细弱，指纹色淡。

【治法】温补脾肾，固涩止泻。

【代表方】附子理中汤合四神丸。

【推荐方药】党参 10g，白术 10g，炮姜 2g，吴茱萸 1g，制附子 2g（先煎），补骨脂 3g，肉豆蔻 2g，五味子 3g，甘草 2g。（3 ～ 5 岁小儿剂量）

2. 变证

（1）气阴两伤证

【证候】**主症**：泻下无度，质稀如水。**次症**：精神萎弱，或心烦不安，目眶及囟门凹陷，皮肤干燥，啼哭无泪，口渴引饮，小便短少，甚至无尿，唇红而干。**舌脉指纹**：舌红少津，苔少或无苔，脉细数，指纹色淡。

【治法】健脾益气，酸甘化阴。

【代表方】人参乌梅汤加减。

【推荐方药】人参 3g，乌梅 5g，茯苓 10g，莲子 10g，山药 10g，木瓜 5g，白芍 5g，甘草 2g。（3 ～ 5 岁小儿剂量）

（2）阴竭阳脱证

【证候】**主症**：泻下不止，次频量多。**次症**：精神萎靡，表情淡漠，面色青灰或苍白，哭声微弱，啼哭无泪，尿少或无，四肢厥冷。**舌脉指纹**：舌淡无津，脉沉细欲绝，指纹可达指尖。

【治法】挽阴回阳，救逆固脱。

【代表方】生脉散合参附龙牡救逆汤加减。

【推荐方药】人参 3g，麦冬 5g，五味子 3g，制附子 1g（先煎），龙骨 10g（先煎），牡蛎 10g（先煎），白芍 5g，甘草 2g。（3 ～ 5 岁小儿剂量）

四、良方举隅

1. 王烈（长春中医药大学附属医院）良方——二白饮

白术 10g，白芍 10g，黄芩 10g，车前子 10g（包煎），苍术 5g，薏苡仁 10g。

功用：和脾之阴阳，清热利湿解毒。用于小儿湿热泻。

2. 张涤（湖南中医药大学第一附属医院）良方——运脾固肠汤

山药 5g，党参 5g，茯苓 5g，土炒白术 5g，白芍 3g，大腹皮 5g，车前子 2g（包煎），豆蔻 2g，石榴皮 2g，葛根 10g，炙甘草 2g。

功用：健脾渗湿，运脾止泻，收敛固涩。用于小儿脾虚泻。

五、其他疗法

1. 穴位贴敷

（1）虚寒泄泻：五倍子、干姜各 10g，吴茱萸、丁香各 5g，共研细末，白酒调和，贴敷肚脐，纱布覆盖固定，隔日换药 1 次。

（2）风寒泻、脾虚泻、脾肾阳虚泻：丁香 1 份、肉桂 2 份，共研细末，每次 1 ～ 2g，姜汁调和成糊状，贴敷肚脐，外用胶布固定，每日 1 次。

2. 足浴

鬼针草 30g，加水适量，煎煮后倒入盆内，先熏蒸，后浸泡双足，每日 2 ～ 4 次，连用 3 ～ 5 日，适用于各种泄泻。

3. 推拿疗法

（1）伤食泻：运板门，运内八卦，补脾经，清大肠，揉中脘，摩腹，揉天枢，揉龟尾。

（2）风寒泻：补脾经，推三关，补大肠，揉外劳宫，揉脐，推上七节骨，揉龟尾，按揉足三里补脾土，运内八卦，揉足三里，摩腹，捏脊。

（3）湿热泻：清脾经，清大肠，清小肠，退六腑，揉天枢，推上七节骨，揉龟尾。

（4）脾虚泻：补脾经，补大肠，推三关，摩腹，揉脐，推上七节骨，揉龟尾，捏脊。

六、预防调摄

1. 预防

养成良好的卫生习惯，注意乳品的保存和用品定期消毒。对于感染性腹泻患儿，流行期间应积极治疗，做好消毒隔离工作，防止交叉感染。避免长期滥用广谱抗生素，防止由于肠道菌群失调导致的难治性腹泻。

2. 调摄

合理喂养，提倡母乳喂养，添加辅助食品时每次限一种，逐步增加，适时断奶。人工喂养者应根据具体情况选择合适的代乳品。对于生理性腹泻的婴儿应避免不适当的药物治疗，或者由于婴儿便次多而怀疑其消化能力，进而不按时添加辅食。

第七节　汗　证

汗证是指不正常出汗的一种病症，主要表现为患儿在安静状态下全身或局部较正常儿童汗出过多，清醒时可湿贴身衣物，睡眠时可湿枕巾。多发生于 5 岁以内的小儿。小儿汗证多见于体质虚弱儿童，又名"多汗"。一般包括"自汗"与"盗汗"两大类。

一、诊断标准

1. 症状

排除护理不当、气候变化等客观因素及其他疾病因素，以小儿在正常环境和安静状态下，全身或局部汗出异常为主要表现。寐则汗出，醒时汗止者为盗汗；不分寐寤，时时汗出者为自汗。出汗量大，常可湿衣或湿枕。

2. 辅助检查

应进行血常规、红细胞沉降率、抗链球菌溶血素O、血清钙磷含量测定、甲状腺功能、结核菌素试验、X线胸片及腕骨片等检查，以除外其他疾病。

3. 鉴别诊断

小儿汗证需与脱汗、战汗、黄汗等进行鉴别。小儿汗证可见于多种疾病过程中，如维生素D缺乏性佝偻病、结核病、风湿病、糖尿病、甲状腺功能亢进、神经系统疾病、某些类型的癌症等，应注意原发疾病的鉴别诊断。

二、病因病机

本病的发病原因有先天禀赋不足、后天调护失宜、病后失养、用药发散太过等，上述原因导致小儿卫表不固，玄府开阖失司，或汗液不能自藏而外泄，或热邪迫津外泄而现汗证。

1. 虚汗

此多由素体虚弱，津液外泄所致，包括表气不固、营卫不和及阴虚火旺。表虚不固，腠理不密，汗液漏泄；汗为心液，心气不足，汗失所主；气虚不能敛阴，血虚心失所养，则心液失藏，汗自外泄；卫弱营强，阴不内守，阳失固密，阴必乘之，津液外泄而为自汗；若卫强营弱，阳气郁蒸于肌表，内迫营阴，津液外越而为盗汗；心阴不足，虚火内生，亦可迫津外泄。

2. 实汗

此多由内热煎迫所致，如乳食壅滞而化热、里热蕴蒸、脾胃湿热、心脾积热等，内热蒸腾、迫津外泄而汗出。

三、辨证论治

本病多属虚证，一般自汗以气虚、阳虚为主，盗汗以阴虚、血虚为主。临床中最常见的是小儿自汗、盗汗同时并存，但饮食不节、食滞化火，或湿热内蕴，或心脾积热，亦可致实汗。本病辨证须从汗出时间、性质、部位、颜色及伴随症状等方面辨别虚实。

1. 表虚不固证

【证候】**主症**：以自汗为主，或伴盗汗，汗出部位以头部、肩背明显，动则益甚。**次症**：神疲乏力，面色少华，平素易患伤风感冒。**舌脉指纹**：舌质淡，苔薄白，脉虚无力，指纹色淡。

【治法】益气扶正，固表敛汗。

【代表方】玉屏风散合牡蛎散。

【推荐方药】黄芪5g，防风3g，白术10g，煅牡蛎10g（先煎），麻黄根3g，浮小麦5g。（3～5岁小儿剂量）

2. 营卫不和证

【证候】**主症**：以自汗为主或伴盗汗。**次症**：汗出遍身、微微汗出、持续性汗出，或半身或局部出汗，微恶风。**舌脉指纹**：舌质淡红，苔薄白，脉缓，指纹淡红。

【治法】调和营卫，补气止汗。

【代表方】黄芪桂枝五物汤加减。

【推荐方药】黄芪 10g，桂枝 3g，白芍 5g，生姜 3g，大枣 5g，浮小麦 5g，煅牡蛎 10g（先煎），甘草 2g。（3 ～ 5 岁小儿剂量）

3. 气阴亏虚证

【证候】**主症**：以盗汗为主，可伴自汗，汗出较多，湿衣湿枕。**次症**：心烦少寐，神疲乏力。**舌脉指纹**：舌质淡红，苔少，或见剥苔，脉细弱或细数，指纹色淡。

【治法】益气生津，养阴敛汗。

【代表方】生脉散加减。

【推荐方药】太子参 5g，麦冬 5g，五味子 2g，浮小麦 10g，煅牡蛎 10g（先煎），地黄 3g。（3 ～ 5 岁小儿剂量）

4. 脾胃积热证

【证候】**主症**：自汗或盗汗，以头部或四肢为多。**次症**：汗液黏稠，口臭或口舌生疮，口渴不欲饮，面赤唇红，小便色黄。**舌脉指纹**：舌质红，苔黄或腻，脉滑数，指纹紫滞。

【治法】清心泻脾，清利湿热。

【代表方】导赤散合泻黄散加减。

【推荐方药】广藿香 3g，栀子 5g，苍术 5g，石膏 10g（先煎），防风 3g，通草 5g，生地黄 5g，麻黄根 3g，淡竹叶 15g，甘草 2g。（3 ～ 5 岁小儿剂量）

四、良方举隅

汪受传（江苏省中医院）良方——玉屏风散合桂枝龙骨牡蛎汤

炙黄芪 15g，白术 10g，防风 5g，煅龙骨 20g（先煎），煅牡蛎 20g（先煎），桂枝 3g，白芍 10g，枳实 6g，槟榔 10g，虎杖 12g，黄芩 10g，炙甘草 3g。

功用：补肺固表，调和营卫。用于小儿汗证属肺卫不固，营卫不和虚汗者。

五、其他疗法

1. 坐浴

五倍子、乌梅、艾叶适量，水煎浴足，可用于自汗、盗汗。

2. 穴位贴敷

（1）五倍子散敷脐方（五倍子、郁金各等份），研末，温开水调敷脐部，可用于各种汗证。

（2）五倍子粉、煅牡蛎、丁香各适量，温水或醋调成糊状，敷于脐部神阙穴，或足底涌泉穴，用胶布固定，晚敷晨取，用于盗汗。

3. 推拿疗法

（1）自汗：虚证，补脾经，揉肾顶，推补肾经，揉二人上马；实证，推补肾经，揉二人上马，清板门，清天河水，退六腑。

（2）盗汗：补肾经，揉肾顶，补脾经，补肺经，推三关，分阴阳，揉小天心。

六、预防调摄

1. 预防

进行适当的户外活动，加强体育锻炼，增强小儿体质；保持室内温度适宜，避免室内过热或过冷，以减少出汗过多的情况；穿着适当，应根据天气和活动量来调整，避免过多或过少导致中暑或感冒等问题。

2. 调摄

汗出过多应补充水分，进食易于消化、营养丰富的食物；积极治疗各种急慢性疾病，注意病后调护；汗出衣湿后，应及时用柔软干毛巾拭干皮肤，或扑以滑石粉、龙骨粉、牡蛎粉等。更换干净内衣，避免直接吹风受凉。

第十四章 眼科专病

第一节 干 眼

干眼为多因素引起的慢性眼表疾病，是由泪液的质、量及动力学异常导致的泪膜不稳定或眼表微环境失衡，可伴有眼表炎性反应、组织损伤及神经异常，造成眼部多种不适症状和（或）视功能障碍。我国现有的流行病学研究显示，其发生率为21%～30%，发病与年龄、性别、荧光屏接触时间、工作环境、吸烟、糖尿病及手术等因素关系密切。

按照泪液主要成分或功能异常分类：水液缺乏型干眼、脂质异常型干眼、黏蛋白异常型干眼、泪液动力学异常型干眼、混合型干眼。按干眼严重程度分类：轻度、中度、重度。

本病属于中医学"白涩症""干涩昏花症""神水将枯症"等范畴。

一、诊断标准

1. 症状

眼部干涩、眼痒、异物感、烧灼感、畏光、视疲劳、视力波动。

2. 体征

睑缘充血、增厚、变形，或有黄色分泌物；结膜充血，或结膜上皮干燥皱缩；角膜上皮角化、混浊，甚则角膜溃疡，荧光素染色阳性。泪河宽度小于0.3mm，泪膜破裂时间小于10秒，泪液分泌试实验低于10mm/5min。

3. 辅助检查

泪液渗透压测定，泪液乳铁蛋白含量测定，泪液羊齿状物试验，干眼或泪膜干涉成像仪检查，印迹细胞学检查，泪液清除率检查，血清学检查。

4. 鉴别诊断

干眼应与视疲劳、过敏性结膜炎、慢性结膜炎、睑缘炎鉴别。

二、病因病机

《审视瑶函》谓"乃气分隐伏之火，脾肺络湿热"。《证治准绳》言"乃火郁蒸于膏泽，故睛不清，而珠不莹润，汁将内竭。"即过劳、过虑、多思、耽酒恣躁、不忌房事之人易得此病。结合临床归纳如下。

1. 肺阴不足

素有肺阴不足，复受风沙尘埃侵袭，或久留于干燥环境，化燥伤津，内外合邪，燥热犯目。

2.肝经郁热

情志不舒，肝气郁结，郁火内生，津伤血壅，目失濡养。

3.气阴两虚

久病或年老体衰，或过用目力，劳瞻竭视，导致气虚津亏，精血不足，目失滋养。

4.肝肾阴虚

竭视劳瞻、过虑多思、房劳太过致肝肾亏虚，精血暗耗，目失濡泽；或劳作过度，或年老体衰，肝肾阴亏，不能敷布精微，充泽五脏，上荣于目而致目失濡养。

三、辨证论治

1.肺阴不足证

【证候】**主症**：眼干涩不爽，不耐久视，结膜充血，角膜或有点状混浊，病情反复难愈。**次症**：可伴口鼻干燥，便秘。**舌脉**：舌红，舌苔薄少津，脉细。

【治法】滋阴润肺。

【代表方】养阴清肺汤加减。

【推荐方药】白芍 10g，生地黄 10g，玄参 10g，麦冬 10g，川贝母 10g，牡丹皮 10g，甘草 6g。

2.肝经郁热证

【证候】**主症**：目珠干涩，灼热刺痛，结膜轻度充血，或角膜点状混浊，或不耐久视。**次症**：口苦咽干，心烦易躁，或失眠多梦，大便干，小便黄。**舌脉**：舌红，舌苔薄黄或黄厚，脉弦滑数。

【治法】疏肝清热，养血润目。

【代表方】丹栀逍遥散加减。

【推荐方药】牡丹皮 10g，栀子 10g，柴胡 10g，当归 10g，白芍 10g，茯苓 10g，白术 10g，甘草 6g，薄荷 6g。

3.气阴两虚证

【证候】**主症**：目内干涩不爽，双目频眨，羞明畏光，结膜轻度充血，不耐久视，视久则眼干加重，甚者视物昏矇，角膜或有混浊，病久难愈。**次症**：口干少津，神疲乏力，面白少华。**舌脉**：舌淡红，舌苔薄白，脉细。

【治法】益气养阴。

【代表方】生脉散加减。

【推荐方药】人参 10g，麦冬 10g，五味子 6g。

4.肝肾阴虚证

【证候】**主症**：目珠干燥不泽，羞明畏光，视物模糊，眼涩疲劳。**次症**：咽干唇燥，头晕耳鸣，腰膝无力。**舌脉**：舌红，少苔，脉沉细。

【治法】补益肝肾，滋阴润目。

【代表方】杞菊地黄丸加减。

【推荐方药】枸杞子 10g，菊花 10g，熟地黄 10g，山茱萸 10g，山药 10g，茯苓 10g，牡丹皮 10g，泽泻 10g。

四、良方举隅

1. 廖品正、段俊国（成都中医药大学）良方——芪明颗粒

黄芪、葛根、地黄、枸杞子、决明子、茺蔚子、水蛭、蒲黄。

功用：用于糖尿病性干眼症、眼科术后干眼症、儿童干眼症、围绝经期干眼症。

2. 李点（湖南中医药大学第一附属医院）良方——养阴润目丸

生地黄 15g，当归 10g，枸杞子 10g，黄芪 15g，北沙参 10g，白芍 10g，黄精 10g，石斛 10g，牡丹皮 10g，菊花 10g，甘草 6g。

功用：滋养肝肾，生津润燥。用于干眼肝肾亏虚证。

3. 温州医科大学附属衢州医院（衢州市人民医院）良方——参麦润目方

太子参、麦冬、石斛、天花粉、密蒙花、谷精草各 10g，生地黄、玄参、金银花各 15g，五味子、甘草各 6g。

功用：益气生津，滋阴润燥。用于干眼肺阴不足证。

五、其他疗法

1. 中药熏蒸

根据辨证施治，将所煎汤药置于杯中，药气熏蒸患眼。左右眼交替进行，各持续 10 分钟，每日 1 次。注意谨防烫伤。

2. 超声雾化法

根据病情，选择金银花、薄荷、密蒙花、菊花、桑叶、决明子、枸杞子、黄连、柴胡、石斛、青葙子等药物煎汤，置于超声雾化器中喷雾患眼。

3. 中成药

根据辨证可服用以明目地黄丸、六味地黄丸、复明颗粒、石斛明目丸、黄连羊肝丸、明目蒺藜丸为组方的颗粒剂。

六、预防调摄

1. 经常在电脑屏幕前的工作者，应将计算机的屏幕放低，使眼睛朝下看，减少睑裂的暴露面积，从而使泪液蒸发减少。同时要养成经常眨眼的习惯，以利于眼表泪膜的形成。

2. 使用隐形眼镜时，持续佩戴不超过 8 小时，禁止过夜佩戴，眼干涩人群尽量戴框架眼镜。

3. 不滥用滴眼液。滴眼液中大多含有防腐剂，长时间使用容易诱发干眼。

4. 保持环境湿度。干眼患者在空调环境中可使用空气加湿器。

5. 多食富含维生素 A 的食品，如胡萝卜、菠菜、豆类、动物肝脏；适当饮用明目中药茶饮，如决明子、菊花、枸杞等；少食辛辣煎炒及肥甘厚味之物，并戒烟慎酒。

6. 调畅情志，摆脱负面情绪的困扰，培养积极向上且乐观的情绪，建立战胜疾病的信念。

7. 减少电子产品的使用，确保足够的睡眠。

8. 老年人可经常轻轻按摩眼周，促进泪腺分泌。

9. 眼睑的物理清洁可用无刺激性的香波，或用专用药液如硼酸水溶液清洗睑缘。

第二节　单纯疱疹病毒性角膜炎

单纯疱疹病毒性角膜炎是由单纯疱疹病毒引起的角膜感染。本病的临床特点为反复发作，一般为单侧发病，发作后角膜混浊逐渐加重，最终可导致失明，为常见的致盲性眼病。

单纯疱疹病毒性角膜炎临床表现多样，依其病变形态的不同，分别命名为树枝状角膜炎、地图状角膜炎、盘状角膜炎。

本病属于中医学"聚星障"范畴。

一、诊断标准

1. 症状

眼红、眼痛、异物感及不同程度视力下降、畏光、流泪，可伴有眼睑、口角、鼻前庭等部位单纯疱疹。

2. 体征

（1）树枝状角膜炎：角膜表面出现灰白色点状混浊，呈星状、线状集聚成簇或排列成行。痊愈后角膜可恢复透明，也可能留有云翳。

（2）地图状角膜炎：树枝状角膜混浊扩大融合，病变向基质层发展，呈灰白色地图状溃疡，治愈后多遗留瘢痕。

（3）盘状角膜炎：角膜中央部深层混浊，水肿，呈毛玻璃状，病程长，愈后混浊吸收，遗留较薄瘢痕。

3. 辅助检查

病原学检查：病变角膜组织或房水等样本检测单纯疱疹病毒。

4. 鉴别诊断

单纯疱疹病毒性角膜炎需与过敏性角膜炎、角膜营养不良、细菌性角膜炎、真菌性角膜炎相鉴别。角膜共焦显微镜及眼前节相干光层析成像术检查结果可为单纯疱疹病毒性角膜炎提供鉴别诊断依据。

二、病因病机

目居高位，黑睛为风热毒邪侵袭比较多见。黑睛属风轮，在脏属肝，肝胆互为表里，故黑睛病变多与肝胆有关。《灵枢·百病始生》指出："风雨寒热不得虚，邪不能独伤人……两虚相得，乃客其形。"眼病的发生，正气的强弱是关键。

1. 风热上犯

外感风热邪毒，上犯于目，邪客黑睛，致生翳障。

2. 肝火炽盛

外邪入里化热，或素体阳盛，肝经伏火，复受风邪，内外合邪，上攻黑睛。

3. 湿热蕴蒸

恣食肥甘，或过食辛辣炙煿，湿热内蕴，熏蒸黑睛。

4. 阴虚邪留

素体肝肾阴虚，或热病之后，余邪不尽，津液耗伤，黑睛受损。

三、辨证论治

本病的辨证要综合分析，病处早期，应以祛邪为先，治当疏风散热；中期病盛，则当清泻肝火，清利湿热；病久不愈，或反复发作者，阴伤津耗，正气已虚，治当扶正祛邪，攻补兼施。退翳明目治法应贯穿治疗始终。

1. 风热上犯证

【证候】主症：患眼涩痛，畏光流泪，睫状充血，角膜点状混浊。次症：伴恶风发热，头痛，咽痛。舌脉：舌红，苔薄黄，脉浮数。

【治法】疏风散热，祛风退翳。

【代表方】银翘散加减。

【推荐方药】连翘15g，金银花15g，薄荷10g（后下），牛蒡子10g，荆芥穗10g，淡豆豉10g，竹叶10g，苦桔梗10g，生甘草6g。

2. 肝火炽盛证

【证候】主症：眼睑红肿涩痛，畏光难睁，热泪频流，混合充血，角膜树枝或地图样混浊。次症：兼头痛、胁痛，口苦咽干。舌脉：舌质红，苔黄，脉弦数。

【治法】清泻肝火，疏肝退翳。

【代表方】龙胆泻肝汤加减。

【推荐方药】龙胆6g，黄芩9g，栀子9g，泽泻12g，木通6g，车前子9g（包煎），当归3g，生地黄9g，柴胡6g，生甘草6g。

3. 湿热蕴蒸证

【证候】主症：眼睑肿胀，畏光流泪，睫状充血，或混合充血，角膜混浊状若地图或圆盘；或反复发作，缠绵不愈。次症：伴头重、胸闷、纳呆、溲黄、便溏。舌脉：舌质红，苔黄腻，脉濡数。

【治法】清利湿热，祛湿退翳。

【代表方】三仁汤加减。

【推荐方药】滑石18g（先煎），杏仁15g，薏苡仁18g，白豆蔻仁6g，白通草6g，竹叶6g，厚朴6g，半夏15g。

4. 阴虚邪留证

【证候】主症：病情日久，或反复发作，迁延不愈，眼内干涩不适，畏光较轻，角膜混浊。次症：常伴口干咽燥。舌脉：舌红少津，脉细或数。

【治法】滋阴祛风，退翳明目。

【代表方】加减地黄汤（《原机启微》）加减。

【推荐方药】生地黄15g，熟地黄15g，川牛膝10g，当归10g，枳壳10g，杏仁10g，羌活10g，防风10g。

四、良方举隅

1. 高健生（中国中医科学院广安门医院）良方——补肾托毒方

五味子6g，制附子6g（先煎），巴戟天9g，鹿角霜9g（先煎），山茱萸9g，熟地黄15g，杜仲

9g，生姜 9g。

功用：温阳补肾。用于单纯疱疹病毒性角膜炎脾肾阳虚、邪毒留恋者。

2. 张怀安（湖南中医药大学第一附属医院）良方——加味荆防四物汤

荆芥 10g，防风 10g，生地黄 20g，白芍 10g，当归 10g，川芎 5g，柴胡 10g，金银花 20g，板蓝根 20g，甘草 5g。

功用：祛风养血，滋阴解表。用于单纯疱疹病毒性角膜炎证属素体阴虚、外感风邪上攻于目者。

3. 韦企平（北京中医药大学东方医院）良方——自拟方

秦艽 10g，秦皮 10g，鱼腥草 15g，野菊花 10g，大青叶 15g，板蓝根 15g，蒲公英 10g，天花粉 15g，生地黄 15g，党参 15g，炒白术 15g，炙甘草 10g。

功用：祛风清热，扶正祛邪。用于单纯疱疹病毒性角膜炎肝经郁热、风热上攻、正气已伤者。

五、其他疗法

1. 中药熏蒸或湿热敷

用金银花、蒲公英、黄芩、板蓝根、秦皮、大青叶、竹叶、柴胡、防风等水煎，熏洗眼部或湿热敷，每日 1～2 次。

2. 中药离子导入

柴胡、薄荷、金银花、连翘、秦皮、菊花、知母、蝉蜕、蔓荆子、木贼等药物水煎备用，再用离子导入机将药液导入治疗，每日 1 次。

六、预防调摄

1. 在出现星点状或树枝状角膜炎阶段，禁止使用皮质类固醇。

2. 饮食清淡，勿过食辛辣炙煿之品。

3. 注意眼部卫生，避免细菌感染。

4. 增强体质，预防感冒，避感风寒，保持充足的睡眠，避免过度劳累，以提高机体免疫力，加快康复。

第三节　老年性白内障

老年性白内障又称为年龄相关性白内障，是由于患者基础代谢降低等多种因素引起晶状体混浊的眼病，与遗传、环境、生活方式等因素相关。主要表现为视力进行性下降、复视等症状，严重影响患者的生活质量，是占全球第一位的致盲性眼病。多为双眼发病，但发病可有先后。

根据晶状体开始出现混浊的部位将老年性白内障分为 3 种类型：皮质性白内障、核性白内障及后囊下性白内障。

本病属于中医学"圆翳内障"范畴。

一、诊断标准

1. 症状

进行性视力下降，眼前有阴影。

2. 体征

（1）**皮质性白内障**：根据病程可分为以下四期。

①**初发期**：裂隙灯下，晶状体周边部皮质出现楔状混浊，呈羽毛状，尖端指向中心。

②**膨胀期**：视力明显减退，混浊逐渐向中央发展，前房变浅，当裂隙光斜照到晶状体时，还可看到新月形虹膜投影。此期可诱发闭角型青光眼急性发作。

③**成熟期**：视力可降至手动或光感，晶状体全部混浊，瞳孔区呈乳白色，前房深度恢复正常，虹膜投影消失，眼底窥不进。

④**过熟期**：成熟期白内障未及时手术，则白内障进一步发展为过熟期，出现前房加深、虹膜震颤、核下沉等改变。

（2）**核性白内障**：自晶状体的核发生混浊，逐渐向成年核进展。早期晶状体核呈黄白色混浊，视力不受影响。随病情进展，晶状体核逐渐呈深棕色或棕黑色，视力极度减退，眼底窥不进。此型白内障进展较慢

（3）**后囊下性白内障**：晶状体后囊下出现颗粒状、片状或锅巴状混浊，明显视力障碍。

3. 辅助检查

视力检查，眼压检查，眼科裂隙灯检查，眼部 B 超或 A 超检查等。

4. 鉴别诊断

本病需要与其他原因引起的晶状体混浊相鉴别，如先天性白内障、外伤性白内障、后发性白内障、并发性白内障、代谢性白内障。

二、病因病机

古代医籍认为本病多与"肝肾俱虚""肝气上冲"及"脾虚湿热"等因素有关。

1. 肝肾不足

年老体弱，肝肾亏虚，精血匮乏，晶珠失养而混浊。

2. 脾气虚弱

年老脾虚，运化失职，精微输布乏力，不能濡养晶珠而混浊；或因脾虚，水湿内生，上泛晶珠而混浊。

3. 肝热上扰

情绪不畅，肝气郁结，郁久化热，肝热上扰，晶珠逐渐混浊。

三、辨证论治

圆翳内障者，初期可用药物保守治疗，延缓晶状体混浊的进展。晶状体混浊严重，视力障碍、行动不便者，可采取手术治疗。

1. 肝肾不足证

【证候】**主症**：视物昏花，晶状体混浊，眼干涩。**次症**：头晕耳鸣，口干，腰膝酸软，少寐，健

忘。**舌脉：**舌红少津，苔薄黄，脉细弦数。

【治法】补益肝肾，滋阴明目。

【代表方】杞菊地黄丸加减。

【推荐方药】熟地黄 15g，山茱萸 5g，山药 10g，泽泻 5g，茯苓 10g，牡丹皮 10g，枸杞子 10g，菊花 10g。

2. 脾气虚弱证

【证候】**主症：**视物模糊，或视近清楚而视远不清；晶状体混浊。**次症：**伴面色萎黄、肢体倦怠乏力，少气懒言、食少、便溏。**舌脉：**舌淡苔白，脉缓弱。

【治法】益气健脾，益睛明目。

【代表方】补中益气汤加减。

【推荐方药】黄芪 18g，人参 6g，炙甘草 9g，白术 9g，当归 3g，陈皮 6g，升麻 6g，柴胡 6g。

3. 肝热上扰证

【证候】**主症：**视力渐降，晶状体混浊。**次症：**口苦咽干、目眩，或兼见烦躁易怒、便结。**舌脉：**舌红苔薄黄，脉弦。

【治法】清热平肝，明目退障。

【代表方】石决明散加减。

【推荐方药】石决明 20g（先煎），决明子 15g，菊花 10g，青葙子 10g，羌活 10g，木贼 10g，荆芥 10g，栀子 10g，麦冬 10g，大黄 10g，甘草 6g。

四、良方举隅

1. 李传课（湖南中医药大学第一附属医院）良方——滋阴明目丸

黄芪 15g，党参 12g，白术 10g，怀山药 10g，当归 10g，柴胡 10g，茯苓 30g，神曲 10g，甘草 3g。

功用：补脾益气。用于白内障脾胃气虚者。

2. 湖南省道县中医医院良方——消障退翳汤

桑椹 20g，女贞子 10g，熟地黄 20g，怀山药 15g，牡丹皮 10g，枸杞子 10g，茯苓 15g，决明子 20g，枣皮 10g，泽泻 10g，五味子 12g，菟丝子 10g，蔓荆子 10g，黄精 10g，蝉蜕 5g，三七粉 4g（冲服），菊花 10g。

功用：滋补肝肾，退翳明目。用于白内障肝肾阴虚证。

3. 范新孚（上海中医药大学附属龙华医院）良方——滋阴补肾片

生地黄 6g，熟地黄 6g，山茱萸 3g，茯苓 6g，牡丹皮 6g，枸杞子 4g，黄精 9g，何首乌 9g，女贞子 6g，天冬 3g，石斛 6g，决明子 9g。

功用：滋养肝肾，养血明目。用于早期白内障。

五、其他疗法

1. 中药离子导入

熟地黄 15g，山药 20g，生地黄 15g，当归 12g，白术 15g，枸杞子 15g，柴胡 10g，五味子 5g，女贞子 12g，牡丹皮 10g，茯苓 20g，丹参 15g，石菖蒲 12g。

2. 中药熏蒸

治疗白内障术后干眼，黄柏 15g，枸杞子、菊花、生地黄、薄荷各 10g，密蒙花 20g，煎煮中药后，用药的热气熏蒸眼部，每日熏蒸 1 次，每次 15 分钟。注意温度勿过高，以防烫伤。

3. 中成药

可选用石斛夜光丸、复明丸、杞菊地黄丸、知柏地黄丸、明目地黄丸、复明颗粒、金花明目丸等中成药组方的颗粒剂冲服。

六、预防调摄

1. 发现本病应积极治疗，以控制或减缓晶状体混浊的发展。

2. 老年性白内障患者白内障未成熟时，在用药物治疗的同时，除应经常观察视力变化外，还要注意眼压的变化，因为膨胀期的晶状体可导致青光眼的发作。

3. 随着晶状体混浊的改变，人的屈光状态也会发生改变，因此患者佩戴的眼镜应及时调整度数。

4. 为防止白内障的发生发展，在阳光强烈的地区工作时，应戴防护眼镜，以保护眼睛。

5. 若患有糖尿病、高血压等全身疾病者，应积极治疗全身病，对控制或减缓晶状体混浊有一定意义，同时也有利于以后手术治疗。

6. 注意饮食调养，忌食辛燥煎炸食品。

第四节　急性闭角型青光眼

青光眼是一类因病理性眼压增高导致视网膜神经节细胞进行性丢失，进而引起视神经萎缩和视野损害为特征的视神经疾病。根据前房角解剖结构的差异和发病机制，原发性青光眼可分为闭角型青光眼和开角型青光眼。其中，急性闭角型青光眼为房角关闭导致急性眼压升高，造成视盘改变和视野损伤的一组疾病，可分为临床前期、先兆期、急性发作期、间歇期、慢性期、绝对期。青光眼是主要致盲眼病之一，具有遗传倾向。

本病属于中医学"绿风内障"范畴。

一、诊断标准

1. 症状

（1）临床前期：一眼具有急性闭角型青光眼发作病史，另一眼没有任何临床症状或具有前房浅、短眼轴、房角狭窄特征但没有自觉症状，则为临床前期。

（2）先兆期：轻度眼胀，雾视、虹视，眼压增高。

（3）急性发作期：单眼或双眼同时发作，剧烈眼胀、头痛，视力严重减退，甚至恶心呕吐。眼部检查见睫状充血或混合性充血，角膜雾状水肿，色素性角膜后沉着物，前房浅，瞳孔扩大呈竖椭圆形，对光反应消失，眼底因角膜水肿难以窥见。眼压常在 50mmHg 以上，可出现青光眼斑。

（4）间歇期：青光眼急性发作后，经治疗或自行缓解，眼压下降，房角开放，病情暂时缓解。

（5）慢性期：房角已有广泛粘连，眼压逐渐升高，病程转入慢性期而继续发展。

（6）绝对期：持续眼压高，视神经严重受损，视野缩小，甚至失明。

2. 体征

浅前房、房角狭窄、角膜后沉着物、瞳孔散大、虹膜有节段性萎缩、青光眼斑等均为本病的特征。

3. 辅助检查

眼压、超声生物显微镜（UBM）、光学相干断层扫描（前节 OCT）、房角镜、视野检查等。

4. 鉴别诊断

注意与虹膜睫状体炎、急性结膜炎、胃肠疾病、偏头痛及其他颅脑疾病鉴别。

二、病因病机

本病因肝、肾、脾脏腑功能失常，风、火、痰郁阻遏气机，目窍不利，气血失和，神水积滞，致生风内障。

1. 风火攻目

肝胆火盛，热极生风，风火攻目，清窍不通。

2. 气火上逆

情志过激，肝气郁结，气郁化火，郁火上扰，玄府闭塞，神水积滞。

3. 痰火郁结

肝郁化火，火灼津液，煎熬为痰，或饮食不节，损伤脾胃，痰湿内生，痰郁化火，上攻于目，玄府郁闭，神水滞留。

4. 阴虚阳亢

竭思劳瞻，精血耗伤，或年老病患，阴虚血少，阴不济阳，肝阳上亢，热极生风，风阳上扰于目。

三、辨证论治

本病急性发作时主要表现为实证，以肝风、肝火、痰热为主，慢性者以阴虚阳亢居多，为虚中夹实之证。不论发病缓急，均与玄府闭塞，神水瘀滞有关，故治疗应消除病因，开玄府，宣壅塞，缩瞳神。本病对视力损害极大，甚者导致失明，故治疗以挽救视力为先，尤以缩瞳为要。临床多采用中西医结合治疗，除药物治疗外，也可应用局部治疗及针刺疗法，病情严重者，待眼压控制后可采取手术治疗。

1. 风火攻目证

【证候】主症：起病急骤，视力急降，眼珠胀硬，头痛欲裂，混合充血，角膜水肿，瞳孔散大，前房浅，房角粘连或者关闭。次症：兼有恶心呕吐、口苦咽干。舌脉：舌红苔黄，脉弦数。

【治法】清热泻火，平肝息风。

【代表方】绿风羚羊饮加减。

【推荐方药】羚羊角 1.5g（另煎），知母 6g，黄芩 3g，玄参 6g，防风 6g，茯苓 6g，细辛 3g，桔梗 6g，车前子 3g（包煎），大黄 3g。

2. 气火上逆证

【证候】主症：眼部表现同上。次症：心烦易怒，胸闷口苦、恶心呕吐。舌脉：舌红苔黄，脉弦数。

【治法】疏肝解郁，泻火降逆。

【代表方】丹栀逍遥散加减。

【推荐方药】柴胡 9g，当归 9g，白芍 9g，茯苓 9g，白术 9g，牡丹皮 10g，栀子 10g，薄荷 3g，甘草 4.5g。

3. 痰火郁结证

【证候】**主症**：眼部表现同上。**次症**：身热面赤，头晕，呕吐痰涎，胸闷，尿黄，便秘。**舌脉**：舌红苔黄腻，脉弦滑数。

【治法】降火逐痰，平肝息风。

【代表方】将军定痛丸加减。

【推荐方药】大黄 10g，黄芩 12g，僵蚕 10g，陈皮 10g，天麻 10g，桔梗 12g，青礞石 12g（布包先煎），白芷 12g，半夏 10g，薄荷 10g。

4. 阴虚阳亢证

【证候】**主症**：头目胀痛，视物昏朦，时发时愈，瞳神散大。**次症**：失眠健忘，腰膝酸软，眩晕耳鸣，咽干口燥。**舌脉**：舌红少苔，脉沉细或弦细。

【治法】滋阴养血，平肝息风。

【代表方】阿胶鸡子黄汤。

【推荐方药】阿胶 6g（烊化），鸡子黄 2 枚，生白芍 9g，生地黄 12g，石决明 15g（先煎），钩藤 6g（后下），牡蛎 12g（先煎），茯神 12g，络石藤 9g，炙甘草 2g。

四、良方举隅

1. 陈达夫（成都中医药大学）良方——息风丸

赤芍、紫草、菊花、白僵蚕、玄参、川芎、桔梗、细辛、牛黄、麝香、羚羊角。

功用：清热泻火，息风利窍。用于肝经风火型青光眼。

2. 庞赞襄（原河北省中医研究院附属医院）良方——泻肝解郁汤

桔梗、茺蔚子、车前子、夏枯草、芦根、葶苈子、防风、黄芩、香附、甘草。

功用：育阴潜阳，疏肝解郁。用于肝肾阴虚或肝气郁结，已行抗青光眼手术，但眼压仍不能维持正常者，或闭角型青光眼及白内障术后继发青光眼者。

3. 张怀安（湖南中医药大学第一附属医院）良方——地龙煎

地龙、生地黄、山药、白芍、栀子、泽泻、牡丹皮、酸枣仁、生石决明、生龙骨、桑椹、女贞子、知母、黄柏、墨旱莲。

功用：平肝潜阳。用于闭角型青光眼属于阴虚阳亢证者。

4. 陕西中医药大学附属医院良方——丹芪煎服液

丹参 30g，黄芪 30g，人参 15g。

功用：活血化瘀。用于眼压已控制的晚期青光眼。

5. 王静波（山东中医药大学附属眼科医院）良方——益阴明目合剂

黄精、石菖蒲、当归、枸杞子、五味子、麦冬、知母、党参。

功用：益气养阴，开窍明目。用于中晚期青光眼。

五、其他疗法

根据辨证选用以复明片、石斛夜光丸、知柏地黄丸、丹栀逍遥丸为组方的颗粒剂。对于已经经过手术治疗、眼压已经控制者，可以服用益脉康、川芎嗪等活血化瘀中药颗粒剂。

六、预防调摄

1. 对于有青光眼家族史的人群或疑似患者，应定期检查，以便早发现、早治疗。若一眼已发生急性闭角型青光眼，另一眼虽无症状，亦应进行预防性治疗，以免耽误病情。

2. 保持心态平稳，增强战胜疾病的信心。

3. 忌食辛辣刺激食物，戒烟酒，减少诱发因素。

第五节 前葡萄膜炎

前葡萄膜炎是指虹膜和前部睫状组织发炎的一种眼病，为葡萄膜炎中最常见的类型，其主要包括虹膜炎、虹膜睫状体炎及前部睫状体炎3类，其中以虹膜睫状体炎为多见。

本病的发病与感染、创伤、手术、自身免疫、遗传等多种因素有关，从发病特点与病程上可将前葡萄膜炎大致分为急性、慢性两类，急性前葡萄膜炎病程小于3个月，慢性前葡萄膜炎病程大于3个月。

根据病症特点，急性前葡萄膜炎属于中医学中"瞳神紧小"范畴，慢性前葡萄炎属于中医学中"瞳神干缺"范畴。

一、诊断标准

1. 症状

急性者起病急，可见眼球坠痛、痛势较剧，畏光流泪、视力减退。慢性者症状较轻，易出现并发白内障、继发青光眼等，视力显著下降甚至失明。

2. 体征

（1）睫状充血或混合充血。

（2）角膜后沉着物：出现羊脂状沉着物，呈三角形附于角膜后壁。

（3）房水闪辉：又称丁达尔现象，房水混浊，如阳光透过灰尘、空气之状。甚至前房积脓，在前房下方呈一平面。

（4）虹膜充血水肿，纹理不清，或与后方晶状体粘连。

（5）瞳孔改变：瞳孔缩小，对光反射迟钝；虹膜后粘连，瞳孔变形，呈梅花状、锯齿状，或虹膜与晶状体全粘连，致瞳神闭锁。

（6）晶状体混浊。

（7）玻璃体混浊。

3. 辅助检查

血常规、红细胞沉降率、类风湿因子检测、HLA-B27抗原分型、胸部CT等检查。

4. 鉴别诊断

急性前葡萄膜炎需与急性结膜炎、急性闭角型青光眼等出现眼红、眼痛等症状的眼病相鉴别，与能引起前葡萄膜炎的全葡萄膜炎相鉴别，如白塞综合征性葡萄膜炎、福格特－小柳－原田综合征。

二、病因病机

本病属瞳神疾病，与肝肾关系密切，可分虚实两类，实证多因肝经风热，或肝火炽盛，虚证由肝肾阴虚，虚火上炎所致。

1. 肝经风热

外感风热，循经上扰，上犯于目，目络受损。

2. 风湿夹热

风湿外袭，郁而化热，以致肝胆火炽；或风湿夹热，上熏黄仁，发为本病。

3. 阴虚火旺

久病伤阴，或素体肝肾阴亏，阴虚火旺，虚火上炎，灼伤黄仁，以致瞳神紧小，或瞳神干缺。

三、辨证论治

本病早期应及时散瞳，以防虹膜后粘连；抗感染治疗，局部适当使用糖皮质激素。中医辨治当分清虚实，"实则泻之，虚则补之"，病属实者，治以疏风清热、清肝泻胆；属虚证者，治以滋补肝肾、滋阴降火。

1. 肝经风热证

【证候】主症：起病之初，目珠胀痛，畏光流泪，视力减退，睫状充血，角膜后有沉着物附着，或有房水混浊，瞳孔缩小，对光反射迟钝。次症：头额疼痛，口干。舌脉：舌红，苔薄白或薄黄，脉浮数。

【治法】疏风清热。

【代表方】新制柴连汤加减。

【推荐方药】柴胡10g，黄连3g，黄芩10g，赤芍10g，蔓荆子10g，栀子10g，龙胆6g，木通6g，荆芥10g，防风10g，甘草10g。

2. 肝胆火炽证

【证候】主症：眼球坠痛，痛连眉骨、颞部，眼睑痉挛，视物模糊，混合充血，角膜后脂状沉着物，瞳孔缩小，对光反射迟钝或消失，或有前房积脓，甚至前房积血。次症：头痛，口苦咽干，口舌生疮，急躁易怒，溲赤便结。舌脉：舌红苔黄燥，脉弦数。

【治法】清泻肝胆。

【代表方】龙胆泻肝汤加减。

【推荐方药】龙胆6g，黄芩9g，栀子9g，生地黄9g，当归3g，木通6g，泽泻12g，车前子9g（包煎），柴胡6g，生甘草6g。

3. 风湿夹热证

【证候】主症：发病或急或缓，病情反复，眼珠坠痛，畏光流泪，视物昏矇，或觉眼前黑影飘浮，混合充血，角膜后点状、脂状附着物，房水混浊，瞳孔缩小或变形，瞳孔对光反射迟钝或消失。次症：头痛头重，发热口渴，纳呆脘痞，小便不利，或伴骨节酸痛，肢节肿胀。舌脉：舌红苔黄腻，脉滑数。

【治法】祛风清热除湿。

【代表方】抑阳酒连散加减。

【推荐方药】生地黄 9g，独活 9g，黄柏 9g，防风 9g，知母 9g，蔓荆子 12g，前胡 12g，羌活 12g，白芷 12g，生甘草 12g，黄芩 15g，寒水石 15g，栀子 10g，黄连 5g，防己 9g。

4. 阴虚火旺证

【证候】**主症**：疾病后期或病势较轻，眼痛时轻时重，眼干不适，视物不清，充血较轻，瞳孔缩小或变形，或有晶状体混浊。**次症**：口干咽燥，心烦失眠，头晕耳鸣，腰膝酸软，五心烦热，潮热盗汗。**舌脉**：舌红少苔，或舌苔少津，脉细数。

【治法】滋阴降火。

【代表方】知柏地黄汤加减。

【推荐方药】知母 6g，黄柏 6g，熟地黄 24g，山茱萸 12g，山药 12g，茯苓 9g，泽泻 9g，牡丹皮 9g。

四、良方举隅

1. 邹菊生（上海中医药大学附属龙华医院）良方——瞳神紧小方

生地黄 12g，当归 12g，玄参 12g，金银花 12g，蒲公英 30g，甘草 6g，野荞麦根 30g，土茯苓 15g，金樱子 12g，海风藤 12g，木瓜 12g，枳壳 6g，天花粉 12g

功用：和营清热解毒，活血止痛。用于热邪壅盛、气血凝滞的前葡萄膜炎。

2. 李熊飞（衡阳市中医医院）良方——羚羊地黄汤

羚羊角 3～5g（另煎），生地黄 15g，白芍 10g，牡丹皮 10g，栀子 10g，黄芩 10g，龙胆 10g，桑白皮 10g，金银花 20g，蒲公英 30g，茺蔚子 10g，蔓荆子 10g，甘草 5g。

功用：清肝利胆，清热解毒。适用于肝胆实热型虹膜睫状体炎。

3. 刘静霞（黑龙江中医药大学附属第一医院）良方——复方目炎宁

黄芩、黄柏、苦参、赤芍、桃仁、薏苡仁、白花蛇舌草、知母、黄精、炒槐花、甘草。

功用：清热化湿，解毒行气，扶正祛邪。用于湿热瘀结、肝经郁热之前葡萄膜炎。

五、其他疗法

1. 中成药

根据证型选用熊胆丸、龙胆泻肝汤、雷公藤多苷片、防风通圣丸、知柏地黄丸、六味地黄丸等为组方的颗粒剂内服。

2. 药物熨敷

用辨证内服方药药渣布包，在适宜温度下进行眼部药物熨敷，以退赤止痛。

3. 中药湿敷

金银花 10g，菊花 10g，蒲公英 10g，黄芩 10g，黄连 10g，连翘 10g，龙胆 10g，荆芥 10g，防风 10g，红花 10g。加水 1000mL 煎煮，沸腾后小火煎 7～8 分钟，倒出药液，每次用 200mL，加热后湿敷，每日 2～3 次。

六、预防调摄

1. 饮食清淡，忌辛辣炙煿、肥甘厚腻，戒烟酒，以防内生湿热。

2. 加强体质锻炼，提高免疫力，及时治疗其他全身疾病及眼病。

3. 规律作息，避免熬夜，节制房事，劳逸适当，以防过度耗伤精气阴血。

4. 调畅情志，排解焦虑，保持积极乐观。

5. 早期立即散瞳，防止瞳孔粘连，使用激素期间密切观察，避免并发症。

6. 定期复查，戴镜护目，避免光线刺激。

第六节　视网膜静脉阻塞

视网膜静脉阻塞是指各种原因引起视网膜中央静脉或分支静脉发生阻塞，以静脉扩张迂曲，沿静脉分布区域的视网膜有出血、水肿、渗出为特征的病变，是最常见的视网膜血管病，也是致盲眼病之一。本病多为单眼发病，偶见双眼，并且多见于中老年人，具有发病急、外眼正常而视力骤降，甚至失明的特点。本病的病因复杂，高血压、高血脂、炎症、动脉硬化、血液黏度增高、血流动力学改变等均与本病的发生有关。

临床上按照阻塞发生的部位，分为视网膜中央静脉阻塞与视网膜分支静脉阻塞两类。根据视网膜缺血情况分为非缺血型和缺血型。

本病属中医学"暴盲""视瞻昏渺"的范畴。

一、诊断标准

1. 症状

发病急，外眼正常，视力突然减退，甚至失明。视力下降程度与黄斑水肿及出血情况有关。中央静脉阻塞者，视力下降较显著、分支静脉阻塞者，视力下降稍轻。

2. 体征

视网膜静脉迂曲扩张，呈腊肠状，视网膜出血呈火焰状，沿视网膜静脉分布，视网膜水肿、渗出及棉绒斑。缺血型多伴有黄斑囊样水肿，易发生新生血管性青光眼，预后不良。

3. 辅助检查

眼底荧光血管造影：视网膜循环时间延长，后期可见毛细血管渗漏，可见视网膜无灌注区。

彩色眼底照相、光学相干断层扫描、视野检查、闪光视网膜电图、房角镜检查，其中荧光素眼底血管造影对诊断及分型有重要参考价值。

4. 鉴别诊断

本病需与糖尿病视网膜病变、高血压性视网膜病变、视网膜静脉周围炎等疾病相鉴别。

二、病因病机

本病由多种原因致使脉络瘀阻，血不循经，溢于络外而遮蔽神光而引起。结合临床可将其病因病机归纳为以下几点。

1. 气滞血瘀

平素情志不舒，肝气郁结，气滞血瘀，血行不畅，脉络阻滞，血溢络外。

2. 阴虚阳亢

肝肾阴虚，阴不制阳，肝阳上亢，迫血妄行，血溢络外。

3. 痰瘀阻络

过食肥甘厚腻，内生痰湿，痰凝气滞，血脉瘀阻，痰瘀互结，血不循经，溢于络外。

4. 肝肾阴虚

肝肾阴虚，或病久伤阴，阴虚火旺，虚火上炎，灼伤血络。

三、辨证论治

本病较为急重，应及时治疗，中医认为本病的关键为气滞血瘀，以通为要，治之早期宜宁血止血，血止之后，视病之虚实，辅以理气、益气、平肝、祛痰、降火等，促进视网膜出血吸收，减轻水肿，减少并发症，同时积极治疗原发病，防止复发。

1. 气滞血瘀证

【证候】主症：眼外观端好，视力急降，视网膜暗红色出血，视盘边界模糊、水肿，常被出血覆盖。静脉扩张、迂曲，视网膜水肿、渗出，或有黄斑囊样水肿。次症：眼胀头痛，胸胁胀痛，或情志抑郁，食少嗳气。舌脉：舌红有瘀斑，苔薄白，脉弦或涩。

【治法】理气解郁，化瘀止血。

【代表方】血府逐瘀汤。

【推荐方药】桃仁 12g，红花 9g，川芎 4.5g，赤芍 6g，牛膝 9g，当归 9g，生地黄 9g，桔梗 4.5g，枳壳 6g，柴胡 3g，甘草 6g。

2. 阴虚阳亢证

【证候】主症：眼外观良好，视力突然下降，视网膜火焰状出血。次症：头晕耳鸣，烦躁易怒，失眠多梦，面色红赤，口苦。舌脉：舌红少苔，脉弦细，或弦细数。

【治法】滋阴潜阳，凉血止血。

【代表方】镇肝熄风汤。

【推荐方药】怀牛膝 30g，生赭石 30g（先煎），生龙骨 15g（先煎），生牡蛎 15g（先煎），生龟甲 15g（先煎），生杭白芍 15g，玄参 15g，天冬 15g，川楝子 6g，生麦芽 6g，茵陈 6g，甘草 4.5g。

3. 痰瘀阻络证

【证候】主症：眼外观端好，视力突然下降，视网膜可见火焰状出血，静脉扩张、迂曲，视网膜渗出，黄斑囊样水肿，或伴新生血管，或纤维增生。次症：形体肥胖，头重眩晕，胸闷脘胀，口渴不喜饮。舌脉：舌质暗，有瘀斑，苔腻，脉弦涩。

【治法】清热除痰，化瘀通络。

【代表方】桃红四物汤合温胆汤。

【推荐方药】桃仁 9g，红花 6g，熟地黄 12g，当归 9g，白芍 9g，川芎 6g，半夏 6g，竹茹 6g，陈皮 9g，枳实 6g，茯苓 4.5g，生姜 5 片，大枣 1 枚，炙甘草 3g。

4. 肝肾阴虚证

【证候】主症：视力下降，眼底反复出血，或伴新生血管。次症：面色潮红，口苦咽干，眩晕耳鸣，腰膝酸软，五心烦热。舌脉：舌红绛，少苔，脉弦细。

【治法】滋补肝肾，化瘀明目。

【代表方】杞菊地黄汤。

【推荐方药】枸杞子9g，菊花9g，熟地黄24g，山茱萸12g，山药12g，泽泻9g，牡丹皮9g，茯苓9g。

四、良方举隅

1. 张怀安（湖南中医药大学第一附属医院）良方——化肝祛瘀汤

生地黄、赤芍、当归、川芎、桃仁、红花、苏木、羌活、栀子、滑石、桔梗、枳壳、大黄、甘草。

功用：活血逐瘀。用于视网膜静脉阻塞属于肝郁血瘀证者。

2. 谢立科（中国中医科学院眼科医院）良方——祛积通络方

桃仁10g，红花5g，生地黄20g，当归10g，鸡内金10g，法半夏10g，陈皮8g，茯苓15g，三七粉3g，防风5g。

功用：理气化痰，祛瘀通络。用于络损积阻之视网膜静脉阻塞。

3. 吕海江（河南中医药大学第三附属医院）良方——止血明目方

茜草30g，仙鹤草20g，墨旱莲20g，炒牡丹皮15g，茺蔚子15g，醋香附20g，炒枳壳12g，三七粉3g（冲服）。

功用：止血化瘀，疏肝健脾。用于肝脾不和，气滞血瘀所致视网膜分支静脉阻塞。

4. 翁文庆（嘉兴市中医医院）良方——逍络方

柴胡15g，当归10g，白芍10g，葛根10g，川芎10g，白术10g，茯苓10g，陈皮10g，甘草6g，地龙6g。

功用：抑木扶土，活血通络。适用于视网膜静脉阻塞继发黄斑水肿，中医辨证为肝脾不调、痰湿内生、瘀血阻络者。

五、其他疗法

1. 中成药

根据临床证型服用以散血明目片、丹栀逍遥丸、复方血栓通、血府逐瘀丸等为组方的颗粒剂。

2. 直流电离子导入

选用丹参、三七、红花等注射液作眼局部电离子导入，每日1次，10次为1个疗程。

六、预防调摄

1. 低盐低脂饮食，忌食辛辣煎炸之物及肥甘厚味、腥发之品，戒烟酒。

2. 保持规律的生活作息，劳逸结合，避免熬夜、过度劳累。

3. 调畅情志，忌急躁、愤怒。

4. 高血压、高脂血症、糖尿病或心脑血管疾病等患者，应观察血压、血脂等指标，及时预防并发本病。

5. 出血期间应注意休息，减少活动。

6. 当病情反复时，做好精神调护，保持良好的心态及舒畅的心情，积极配合治疗，坚持长期治疗与观察。

第七节　老年性黄斑变性

老年性黄斑变性又称年龄相关性黄斑变性，是一种随年龄增加而发病率上升并导致患者中心视力下降的疾病，患者年龄多为 50 岁以上，双眼先后或同时发病，以进行性中心视力下降、视物变形和中心暗点为主要症状，是 60 岁以上老年人群视力不可逆性损害的首要原因。

临床上根据其眼底病变分为干性（萎缩性）和湿性（渗出性）两种类型。

中医学根据症状将本病归属于"视瞻昏渺""视直如曲"等范畴。

一、诊断标准

1. 症状

（1）干性：起病缓慢，初起视物昏朦如有轻纱薄雾遮挡，随着病情发展，视物模糊逐渐加重，眼前出现固定暗影，视物变形。

（2）湿性：早期与干性相似，表现为视物模糊、视物变形等，如出现黄斑部出血，则视力骤降、眼前暗影遮挡，甚至仅能辨明暗。

2. 体征

眼外观无异常，视力下降，不能矫正。

干性者眼底可见黄斑区色素紊乱，中心凹光反射减弱或消失，后极部可见大小不一的黄白色类圆形玻璃膜疣，晚期可呈现边界清晰的地图状萎缩。

湿性者初期在后极部有灰白色稍隆起的新生血管膜，其周围可见暗红色出血。甚者可波及整个后极部，出血较多者可见视网膜前出血、玻璃体积血、中心视力丧失。

3. 辅助检查

荧光素眼底血管造影、吲哚菁绿血管造影、光学相干断层扫描、视野检查、多焦视网膜电图。

4. 鉴别诊断

本病需与中心性浆液性脉络膜视网膜病变、特发性脉络膜新生血管、黄斑囊样水肿、脉络膜肿瘤、高度近视黄斑变性等疾病相鉴别。

二、病因病机

《证治准绳》认为本病"有劳神、有血少、有元气弱、有元精亏而昏渺者"，强调因虚致病，但本病在诊治中其病因病机有虚有实。

1. 脾虚湿困

脾胃不足，脾失健运，湿困中焦，清阳不升，浊气上犯于目。

2. 阴虚火旺

素体阴虚，或劳思竭虑，肝肾阴亏，虚火上炎，灼伤目络。

3. 痰瘀互结

情志不畅，肝失条达，肝气犯脾，脾虚湿阻，聚湿成痰，痰瘀互结，遮蔽神光。

4. 气血亏虚

竭视劳瞻，暗耗阴血，或素体气血不足，目失荣养，致视物昏蒙。

5. 肝肾两虚

年老体弱，肝肾两虚，精血不足，目失濡养，致神光暗淡。

三、辨证论治

本病的治疗重点在于脉络膜新生血管的抑制与消退，促进出血及渗出的吸收，减少并发症。中医治疗本病以健脾化湿、化瘀通窍、补益肝肾、滋阴降火为治法。干性者常以虚为主，虚中兼瘀，在补虚治疗的同时兼以活血化瘀。湿性者在中医辨治基础上联合抗血管内皮生长因子治疗，可以获得更佳的疗效。

1. 脾虚湿困证

【证候】**主症**：视物昏矇，视物变形，黄斑区色素紊乱，玻璃膜疣形成，中心凹反光消失，或黄斑出血、渗出及水肿。**次症**：兼见头重如裹，眩晕心悸，肢体困乏，食少纳呆，大便溏薄。**舌脉**：舌质淡，边有齿痕，苔白腻或黄腻，脉弦或濡。

【治法】健脾利湿降浊。

【代表方】参苓白术散加减。

【推荐方药】人参15g，白术15g，茯苓15g，山药15g，莲子肉9g，白扁豆12g，薏苡仁9g，砂仁6g（后下），桔梗6g，炙甘草10g。

2. 阴虚火旺证

【证候】**主症**：视力下降，视物变形，黄斑部出血，颜色鲜红，渗出、水肿。**次症**：口干喜饮，颧红，五心烦热，腰酸膝软。**舌脉**：舌红苔少，脉细数。

【治法】滋阴降火。

【代表方】生蒲黄汤合滋阴降火汤加减。

【推荐方药】生蒲黄16g，墨旱莲16g，丹参10g，荆芥炭8g，郁金10g，生地黄8g，川芎5g，牡丹皮8g，当归10g，熟地黄10g，黄柏10g，知母10g，麦冬15g，白芍15g，黄芩10g，柴胡10g，甘草梢10g。

3. 痰瘀互结证

【证候】**主症**：视力下降，视物变形，迁延不愈，眼底可见瘢痕形成及大片色素沉着。**次症**：倦怠乏力，纳呆，心烦。**舌脉**：舌有瘀点，苔薄白腻，脉弦细。

【治法】化痰散瘀明目。

【代表方】二陈汤合逍遥散加减。

【推荐方药】陈皮10g，制半夏10g，茯苓15g，柴胡10g，白芍10g，白术12g，当归8g，薄荷6g，僵蚕20g，黄连3g，生甘草3g。

4. 气血亏虚证

【证候】**主症**：视物昏矇、变形，眼底可见玻璃膜疣、瘢痕形成及大片色素沉着。**次症**：神疲乏力，食少纳呆，失眠健忘，面色少华。**舌脉**：舌质淡，苔薄白，脉细弱。

【治法】补益气血。

【代表方】人参养荣汤加减。

【推荐方药】黄芪10g，当归10g，肉桂6g，炙甘草10g，陈皮10g，白术10g，人参10g，白芍10g，熟地黄15g，五味子6g，茯苓15g，远志10g，生姜3片，大枣2枚。

5. 肝肾两虚证

【证候】**主症：**视物模糊、变形，黄斑部色素紊乱或脱失，黄斑区陈旧性渗出，中心凹光反射减弱或消失。**次症：**精神倦怠，腰膝酸软，头晕耳鸣。**舌脉：**舌淡红，苔薄白，脉细弱。

【治法】滋补肝肾。

【代表方】加减驻景丸加减。

【推荐方药】楮实子10g，菟丝子10g，枸杞子10g，车前子10g（包煎），五味子10g，当归10g，熟地黄15g，花椒6g。

四、良方举隅

1. 张怀安（湖南中医药大学第一附属医院）良方——开郁汤

香附、青皮、荆芥、防风、青葙子、川芎、栀子、决明子、柴胡、夏枯草、车前子、甘草。

功用：疏肝解郁。用于老年性黄斑变性属于肝郁气滞证者。

2. 廖品正（成都中医药大学附属银海眼科医院）良方——菟苓丹

菊花15g，菟丝子15g，枸杞子15g，茯苓15g，白术12g，丹参15g，莪术12g，山楂12g，昆布15g，三七4g。

功用：滋肾益脾，化瘀消滞。主治脾肾两虚、血瘀痰凝之干性老年性黄斑变性。

3. 李传课（湖南中医药大学第一附属医院）良方——滋阴明目丸

熟地黄、黄精、枸杞子、菟丝子、三七、川芎、石决明、川牛膝、羌活、石菖蒲。

功用：滋补肝肾，平肝潜阳，活血化瘀。用于老年性黄斑变性。

4. 王静波（山东中医药大学附属医院）良方——参芪郁金汤

党参15g，黄芪30g，郁金15g，熟地黄15g，当归10g，地龙15g，红花10g，乳香6g，女贞子15g。

功用：益气养血，活血化瘀。用于气虚血瘀型黄斑变性。

五、其他疗法

1. 中成药

根据证型选择参苓白术丸、知柏地黄丸、和血明目片、二陈丸、八珍丸、杞菊地黄丸、明目地黄丸等为组方的颗粒剂内服。

2. 支持疗法

适用于本病干性者，补充微量元素及维生素，可口服维生素C、维生素E等，保护视细胞。

六、预防调摄

1. 清淡饮食，忌食肥甘厚腻、辛辣刺激、煎炸炙煿及生冷之品，戒烟戒酒。

2. 调畅情志，保持心情舒畅。

3. 注意休息，避免过度劳累。

4. 避免强烈日照，雪地、水面应戴滤光镜，以免受光的损害。

5. 一眼已患老年性黄斑变性的患者，应严格监测其健眼，一旦发现病变应进行系统性治疗。

第八节 近 视

近视是眼在调节放松状态下，平行光线经眼的屈光系统后聚焦在视网膜之前的一种屈光状态。近视目前较为明确的危险因素有遗传因素和后天因素。在高度近视眼中，遗传倾向更为明显。后天因素主要有长时间近距离用眼和户外活动的时间减少，此外，睡眠不足、饮食失衡、用眼习惯不良等也是近视发生的原因。据统计，2020 年我国 6 ~ 18 岁儿童、青少年近视患病率达 52.7%，其中，高中生近视率高达 80.5%。近视是最常见的眼部疾病之一，不仅影响日常生活视物，而且还易引起黄斑变性、视网膜脱离、青光眼和白内障等严重并发症。

根据散瞳后验光仪测定的球镜度数，可以将近视分为 3 类：低度近视为 –0.50D 到 –3.00D；中度近视为 –3.00D 到 –6.00D；高度近视大于 –6.00D。

中医称本病为"能近怯远症"（《审视瑶函》），至《目经大成》始称近视。

一、诊断标准

1. 症状

以视近清楚、视远模糊为主要临床表现，可伴夜间视力差、飞蚊症、闪光感、视疲劳等。

2. 体征

视力检查：远视力减退，近视力正常。眼底检查可见豹纹状眼底，近视弧形斑，严重者出现视网膜脱离，高度近视眼可出现眼球突出。

3. 辅助检查

包括视力检查、裂隙灯检查、眼底检查、屈光度检查、双眼视功能检查、眼位检查、眼轴和角膜曲率检查。高度近视者还应完善眼压、视野、光学相干断层扫描（OCT）检查等，以排除相关并发症。

4. 鉴别诊断

本病可与假性近视和早期白内障相鉴别。

二、病因病机

《诸病源候论·目病诸候》中谓："劳伤腑脏，肝气不足，兼受风邪，使精华之气衰弱，故不能远视。"在《审视瑶函·内障》中认为本病为"肝经不足肾经病，光华咫尺视模糊"及"阳不足，阴有余，病于火少者也"。结合临床将其病因病机归纳如下。

1. 肝肾不足

先天不足，肝肾两虚，神光衰弱，光华不能及远。

2. 脾虚气弱

饮食不节，后天失养，脾虚气弱，气血不足，眼肌失养，则视物失调。

3. 气血不足

竭视劳瞻，过用目力，久视伤血，神光失养，不能远视。

三、辨证论治

本病病位在脏在里，以虚为本、实为标，治疗宜温宜补、内外合治。

1. 肝肾两虚证

【证候】**主症：**能近怯远，视久疲劳，或伴眼前黑影飘移，玻璃体混浊，豹纹状眼底改变。**次症：**或有头晕耳鸣，腰膝酸软。**舌脉：**舌质淡，脉细弱。

【治法】滋补肝肾。

【代表方】加减驻景丸、六味地黄丸或明目益肾丸。

【推荐方药】楮实子 10g，菟丝子 10g，枸杞子 10g，车前子 10g（包煎），五味子 6g，当归 10g，熟地黄 10，花椒 3g。

2. 脾虚气弱证

【证候】**主症：**近视尚明，视远模糊，眼易酸涩、疲劳。**次症：**伴面色萎黄，神疲懒言，食少纳呆，肢体倦怠。**舌脉：**舌淡苔白，脉细弱。

【治法】益气健脾。

【代表方】益气聪明汤或四君子汤加减。

【推荐方药】黄芪 15g，黄柏 3g，甘草 15g，人参 15g，升麻 9g，葛根 9g，白芍 3g，蔓荆子 4.5g。

3. 气血不足证

【证候】**主症：**视近清楚，视远模糊，视物易疲劳，或见视网膜呈豹纹状眼底。**次症：**或兼见面色不华，神疲乏力。**舌脉：**舌质淡，苔薄白，脉细弱。

【治法】补血益气。

【代表方】八珍汤或当归补血汤。

【推荐方药】人参 10g，白术 10g，茯苓 10g，甘草 5g，熟地黄 10g，当归 10g，川芎 10g，白芍 10g。

四、良方举隅

1. 陈达夫（成都中医药大学）良方——补精益视片

茺蔚子、菟丝子、五味子、楮实子、枸杞子、车前子、青皮、生三七粉、丹参、木瓜。

功用：滋补肝肾，益精明目。用于儿童和青少年肝肾两虚型低度屈光性近视的预防。

2. 喻干龙（湖南中医药大学第一附属医院）良方——近视复明丸

柴胡、白芍、木瓜、丹参、当归、人参、黄芪、茯苓、白术、石菖蒲、远志、巴戟天、锁阳。

功用：疏肝健脾，升阳明目。用于治疗假性近视和低度近视，并且可改善高度近视巩膜加固术后视功能。

3. 王健全团队（中国中医科学院眼科医院）良方——明视方

人参 2g，茯苓 8g，山药 5g，制远志 5g，石菖蒲 5g，黄精 5g，丹参 5g，天麻 5g。

功用：温补心阳，兼调脾胃。用于儿童心阳不足型低度近视的预防。

五、其他疗法

1. 中药超声雾化熏眼

以野菊花、蒺藜子、金银花、连翘、蒲公英或以白芍、薄荷、菊花、决明子煎水雾化，每次

10 ～ 15 分钟，每日 2 ～ 3 次。

2. 中成药

根据辨证选用以八珍丸、十全大补丸、当归补血口服液、归脾丸、补中益气丸、人参健脾丸、杞菊地黄丸、明目地黄丸、六味地黄丸、石斛夜光丸为组方的中药颗粒剂。

六、预防调摄

1. 视觉环境：避免在过亮、过暗的光线下读写。

2. 用眼姿势：使用电子屏幕应稍低于视线。少儿读写姿势做到眼睛与书本距离约一尺，胸前与桌子距离约一拳，握笔的手指与笔尖的距离约一寸。幼儿尽量不用手机、电脑等电子设备。

3. 用眼习惯：近距离用眼不宜持续时间过长，40 分钟左右应做户外活动，或凭窗远眺，或闭目养神 10 ～ 15 分钟，以休息眼睛。避免在走路时或晃动的车厢内看书或使用电子设备。

4. 合理膳食：饮食有节，保证营养均衡，多吃蔬菜瓜果，以免缺乏铬、钙等矿物质元素，常吃富含维生素 A 的食物。

5. 劳逸结合：少儿课间做好眼保健操，并积极进行户外活动，预防近视，减缓近视发展。

6. 定期检查视力：关注少儿视力，及时发现近视，并定期检查，积极治疗。

7. 优生优育：重视优生优育，降低引起近视的遗传因素。

第十五章　耳鼻喉科专病

第一节　慢性鼻炎

慢性鼻炎是鼻黏膜及黏膜下层的慢性炎症。病程持续数月以上或反复发作，迁延不愈，常无明确的致病性微生物感染。

根据临床表现分为 2 类：慢性单纯性鼻炎；慢性肥厚性鼻炎。

本病属于中医学"鼻窒"范畴。

一、诊断标准

1. 症状

（1）鼻塞：为间歇性鼻塞、交替性鼻塞或持续性鼻塞，系鼻黏膜炎性肿胀和分泌物积聚所致。

（2）黏液性或黏脓性鼻涕：单侧或双侧鼻流黏液性或黏脓性鼻涕，量多或不多。鼻涕可向后经后鼻孔流到咽喉部引起咽喉部不适、咳嗽咳痰等。

（3）头痛或局部疼痛：中鼻甲肥大压迫鼻中隔，可刺激筛前神经（三叉神经的分支），引起三叉神经痛；或引起鼻根部不适。

（4）嗅觉减退：因鼻塞出现传导性嗅觉减退。

2. 体征

（1）前鼻镜检查：包括鼻黏膜（颜色、充血与否、增生与否）、鼻腔分泌物（性状质地、量多少、位置）等。

（2）鼻内窥镜检查：内镜下检查鼻道及附近黏膜的病理改变，包括黏膜红肿程度、下鼻甲的性状质地等。

3. 辅助检查

辅助检查包括电子喉镜检查、对麻黄素等血管收缩剂的反应，必要时可完善鼻窦 CT 及 MRI 检查。

4. 鉴别诊断

慢性鼻炎需要与急性鼻炎、慢性鼻窦炎、变应性鼻炎等疾病相鉴别。

二、病因病机

本病多因伤风鼻塞反复发作，余邪未清，留滞鼻窍所致。不洁空气、过用血管收缩剂滴鼻等亦可致本病。其病机与肺、脾二脏功能失调及气滞血瘀有关。

1. 肺经蕴热

伤风鼻塞反复发作，邪热伏肺，肺失宣降，致邪热壅结鼻窍，鼻失宣通，气息出入受阻而为病。

2. 肺脾气虚

久病体弱，耗伤肺卫之气，致使肺气虚弱，寒浊毒留滞鼻窍而为病；或饮食不节，劳倦过度，病后失养，损伤脾胃，致脾失健运，湿浊留滞鼻窍而为病。

3. 气滞血瘀

伤风鼻塞失治，邪毒久留，壅阻鼻窍脉络，气血运行不畅而为病。

三、辨证论治

本病宜采取综合治疗，局部外治与内治相结合，以达到改善症状、预防并发症的目的。

1. 肺经蕴热证

【证候】主症：鼻塞时轻时重，或呈交替性，鼻涕色黄量少。次症：口干，咳嗽、咳痰黄稠。检查：下鼻甲红肿，表面光滑、柔软有弹性。舌脉：舌红苔薄黄，脉数。

【治法】清热散邪，宣肺通窍。

【代表方】黄芩汤加减。

【推荐方药】黄芩 15 ～ 30g，白芍 15 ～ 60g，生甘草 10g，大枣 20g。

2. 肺脾气虚证

【证候】主症：鼻塞时轻时重，或呈交替性，涕白而黏，遇寒冷时症状加重。次症：倦怠乏力，少气懒言，恶风自汗，咳嗽痰稀，食少纳呆，便溏，头昏沉。检查：鼻黏膜及鼻甲肿胀、色淡。舌脉：舌淡，或有齿痕，苔白，脉缓弱。

【治法】补益肺脾，散邪通窍。

【代表方】偏肺气虚者，可用温肺止流丹加减；偏脾气虚者，可用补中益气汤加减。

【推荐方药】人参、荆芥、细辛各 1.5g，诃子、甘草各 3g，桔梗 9g，黄芪 18g，人参 6g，当归 3g，橘皮 6g，升麻 6g，柴胡 6g，白术 9g，甘草 9g。

3. 气滞血瘀证

【证候】主症：持续鼻塞，鼻涕黏稠，嗅觉减退。次症：头胀痛，耳闭重听。检查：鼻甲暗红肥厚，表面不平，呈桑椹状、结节状。舌脉：舌暗红，或有瘀点，脉弦或弦涩。

【治法】行气活血，化瘀通窍。

【代表方】通窍活血汤。

【推荐方药】赤芍 3g，川芎 3g，桃仁 9g，红花 9g，老葱 6g，鲜姜 9g，红枣 5g，麝香 0.15g，黄酒 250g。

四、良方举隅

1. 谭敬书（湖南中医药大学）良方——通宣益气汤

黄芪 20g，葛根 20g，白术、防风、苍耳子、白芷、当归、赤芍、黄芩、蒺藜、桔梗各 10g，川芎 5g，升麻 6g，金银花 12g。

功用：益气升清，祛风解毒，宣肺通窍。用于清阳不升、邪浊滞留鼻窍者。

2. 李凡成（湖南中医药大学第一附属医院）良方——鼻炎灵滴鼻液

牡丹皮、赤芍、白芷、广藿香、板蓝根各 10g，冰片 1g，制成滴剂。

功用：解毒祛邪，芳香通窍。适用于慢性鼻炎、鼻窦炎、变应性鼻炎者。

五、其他疗法

1. 滴鼻

可用芳香通窍的中药滴鼻剂滴鼻。

2. 吹鼻

可选用碧云散、苍耳子散，将粉末吹至鼻孔内，取嚏为效，或以鼻嗅药。

3. 蒸气吸入

可用中药煎煮液，如苍耳子散，或将柴胡、当归、丹参注射液等雾化经鼻吸入。

4. 下鼻甲注射

鼻甲肥大者，可用丹参注射液、当归注射液、红花注射液等进行下鼻甲注射。

5. 针灸治疗

（1）体针：以局部选穴为主，如迎香、印堂、禾髎、内迎香、人中、素髎；配合循经和辨证选穴，如足阳明经"起于鼻"，可选用足三里、内庭、陷谷、冲阳等。

（2）灸法：对肺脾气虚者，可选用迎香、肺俞、脾俞、足三里、百会等穴，温灸。

六、预防调摄

1. 预防

增强体质，养成良好饮食及起居习惯，锻炼身体。预防感冒，避免受凉及粉尘长期刺激，避免长期使用血管收缩剂滴鼻。鼻塞重时，不可强行擤鼻，以免邪毒入耳。

2. 调摄

穴位按摩，以迎香、上迎香、印堂穴为主进行按摩，用力不宜过大，按摩时间不宜过长，也不宜过于频繁，以每日 1 次为宜。调节情志，保持乐观情绪，树立战胜疾病的信心。

第二节　变应性鼻炎

变应性鼻炎是特应性个体接触变应原后，主要由免疫球蛋白 E（IgE）介导的以发作性喷嚏、流清水样涕、鼻塞、鼻痒为主要症状的鼻黏膜慢性炎症。

临床分类：①根据致敏变应原种类分为季节性变应性鼻炎和常年性变应性鼻炎。季节性变应性鼻炎的常见变应原为花粉、部分真菌等；常年性变应性鼻炎的常见变应原为尘螨、蟑螂、宠物皮屑等。②基于症状发作时长和对生活质量的影响程度进行分类。根据症状发作时长，分为间歇性变应性鼻炎（症状发作＜ 4 日 / 周或＜连续 4 周）和持续性变应性鼻炎（症状发作≥ 4 日 / 周且≥连续 4 周）。根据对生活质量的影响程度，分为轻度变应性鼻炎（症状对生活质量，包括睡眠、日常生活、工作和学习未产生明显影响）和中重度变应性鼻炎（症状对生活质量产生明显影响）。将以上分类进行组合，分为轻度间歇性变应性鼻炎、轻度持续性变应性鼻炎、中重度间歇性变应性鼻炎及中重度持续性变应性鼻炎。

本病属于中医学"鼻鼽""鼽嚏"等范畴。

一、诊断标准

1. 症状

（1）鼻痒：为鼻黏膜感觉神经末梢受到刺激后发生于局部的特殊感觉。合并变应性结膜炎时，可伴有眼痒和结膜充血，有时伴外耳道、软腭、咽部发痒。

（2）阵发性喷嚏：每日常有数次阵发性喷嚏发作，每次少则 3 ～ 5 个，多则十几个及以上。多在晨起、夜晚时明显或接触变应原后立刻发作。

（3）大量清水样鼻涕：为鼻分泌亢进的特征性表现。

（4）鼻塞：程度轻重不一，可表现为间歇性或持续性，单侧、双侧或两侧交替性鼻塞。

2. 体征

前鼻镜检查：鼻黏膜苍白水肿，或为淡白、灰白甚至浅蓝色，下鼻甲尤甚。鼻腔可见大量水样分泌物。

3. 辅助检查

辅助检查包括鼻内窥镜检查、外周血检查、变应原皮肤点刺试验、鼻黏膜激发试验、体外变应原特异性 IgE 检测和鼻分泌物涂片细胞学检查。

4. 鉴别诊断

变应性鼻炎需与血管运动性鼻炎、非变应性鼻炎伴嗜酸性粒细胞增多综合征、冷空气诱导性鼻炎、反射亢进性鼻炎、内分泌性鼻炎、顽固性发作性喷嚏相鉴别。

二、病因病机

内因多为脏腑亏损，正气不足，卫表不固；外因多为感受风邪、寒邪，致肺气不能宣降。本病与肺、脾、肾三脏密切相关，多为本虚标实之证。

1. 肺气虚寒

肺气虚弱，卫表不固，则腠理疏松，风寒乘虚而入，肺失宣降，水湿停聚鼻窍，遂致打喷嚏、流清涕、鼻塞等，发为鼻鼽。

2. 脾气虚弱

脾胃为气血生化之源，脾气虚弱则化生不足，清阳不升，水湿不化，鼻窍失养，易致外邪侵袭而发为鼻鼽。

3. 肾阳不足

肾阳不足，则摄纳无权，气不归原，温煦失职，腠理、鼻窍失于温煦，则外邪易侵，而发为鼻鼽。

4. 肺经伏热

肺经素有郁热，肺失宣降，邪热上犯鼻窍，亦可发为鼻鼽。

三、辨证论治

本病宜采取综合治疗，局部外治与内治相结合，以达到改善症状、恢复鼻腔功能的目的。

1. 肺气虚寒证

【证候】**主症**：鼻痒，喷嚏频频，清涕如水，鼻塞，嗅觉减退。**次症**：畏风怕冷，自汗，气短懒言，语声低怯，面色苍白，或咳嗽痰稀。**检查**：鼻黏膜淡白或灰白，下鼻甲肿大光滑。**舌脉**：舌质淡，舌苔薄白，脉虚弱。

【治法】温肺散寒，益气固表。

【代表方】温肺止流丹加减。

【推荐方药】人参、荆芥、细辛各1.5g，诃子、甘草各3g，桔梗9g。

2. 脾气虚弱证

【证候】**主症**：鼻痒，喷嚏突发，清涕连连，鼻塞。**次症**：面色萎黄，食少纳呆，腹胀便溏，倦怠乏力，少气懒言。**检查**：鼻黏膜淡白，下鼻甲肿胀。**舌脉**：舌淡胖，边有齿痕，苔薄白，脉弱。

【治法】益气健脾，升阳通窍。

【代表方】补中益气汤加减。

【推荐方药】黄芪18g，人参6g，当归3g，橘皮6g，升麻6g，柴胡6g，白术9g，甘草9g。

3. 肾阳不足证

【证候】**主症**：清涕长流，鼻痒，喷嚏频频，鼻塞。**次症**：面色苍白，形寒肢冷，腰膝酸软，小便清长，或见遗精早泄。**检查**：鼻黏膜苍白、肿胀。**舌脉**：舌质淡，苔白，脉沉细。

【治法】温补肾阳，化气行水。

【代表方】真武汤加减。

【推荐方药】茯苓9g，芍药9g，白术6g，生姜9g，炮附子9g（先煎）。

4. 肺经伏热证

【证候】**主症**：鼻痒，打喷嚏，流清涕，鼻塞，常在闷热天气发作。**次症**：或见咳嗽，咽痒，口干烦热。**检查**：鼻黏膜色红或暗红，鼻甲肿胀。**舌脉**：舌质红，苔白或黄，脉数。

【治法】清宣肺气，通利鼻窍。

【代表方】辛夷清肺饮加减。

【推荐方药】辛夷6g（包煎），百合6g，知母10g，黄芩10g，石膏20g（先煎），栀子10g，枇杷叶6g，升麻3g，麦冬10g，甘草10g，板蓝根15g，金银花15g，连翘10g。

四、良方举隅

1. 谭敬书（湖南中医药大学）良方——温阳祛风汤

淫羊藿、锁阳、蛇床子、蒺藜、白芷、乌梅各10g，枸杞子、桑椹、白芍各12g，细辛3g。

功用：温补肺肾，祛风散寒。用于变应性鼻炎证属肺肾虚寒者。

2. 李凡成（湖南中医药大学第一附属医院）良方——清热止嚏汤

葛根15g，赤芍10g，生地黄10g，黄芩10g，知母10g，黄柏6g，泽泻10g，红花6g，肉桂3g，细辛3g。

功用：清热凉血，祛风止嚏。用于变应性鼻炎郁热证。

五、其他疗法

1. 滴鼻

可选用芳香通窍的中药滴鼻剂滴鼻。

2. 吹鼻法

可用碧云散吹鼻，亦可用皂角研极细末吹鼻。

3. 塞鼻法

可用细辛膏，棉裹塞鼻。

4. 鼻丘割治

鼻腔表面麻醉后，鼻内镜下，可用等离子刀或电刀在鼻丘部进行横向和纵向划痕。有通利鼻窍、止痒止嚏作用。

5. 针灸治疗

（1）针刺：选迎香、合谷、风池、风府为主穴，以上星、足三里、禾髎、肺俞、脾俞、肾俞等为配穴。行针用补法，留针 20 分钟。

（2）灸法：选足三里、三阴交、涌泉、神阙、命门、百会、气海、上星等穴，悬灸或隔姜灸，每次 2 ～ 3 穴，每穴 20 分钟。

6. 耳穴贴压

选神门、风溪、内分泌、内鼻、肺、脾、肾等耳反射区，以王不留行籽两耳交替贴压。

六、预防调摄

1. 预防

养成良好、规律的生活习惯，加强锻炼，劳逸结合，饮食有节，避免过食生冷寒凉及高蛋白食物。注意防寒保暖，保持环境清洁，避开已知或可疑的变应原，如粉尘、花粉、羽毛、兽毛、蚕丝等。

2. 调摄

通过按摩以疏通经络，使气血流通，祛邪外出，宣通鼻窍。患者先自行将双手大鱼际摩擦至发热，再贴于鼻梁两侧，自鼻根至迎香穴往返摩擦，至局部有热感为度；或以两手中指于鼻梁两边按摩 20 ～ 30 次，令表里俱热，早晚各 1 次；再由攒竹向太阳穴推按至热，每日 2 ～ 3 次，患者亦可用手掌心按摩面部及颈后、枕部皮肤，每次 10 ～ 15 分钟；或可于每晚睡觉前，自行按摩足底涌泉穴至发热，并辅以按摩两侧足三里、三阴交等。

第三节　急性鼻窦炎

急性鼻窦炎是指病程 12 周内的鼻窦黏膜的急性炎性病变，多继发于急性鼻炎。其病理改变主要是鼻窦黏膜的急性卡他性炎症或化脓性炎症，严重者可累及骨质和周围组织及邻近器官，引起严重并发症。

根据病理分 3 期：卡他期、化脓期、并发症期。3 个病理过程并非必然过程，及时的诊断和治疗可以使绝大多数患者在卡他期获得治愈。

本病属于中医学"急鼻渊"范畴。

一、诊断标准

1. 症状

（1）鼻塞：多为患侧持续性鼻塞，双侧发病可为双侧持续性鼻塞；系鼻黏膜炎性肿胀和分泌物积聚所致。

（2）黏性或黏脓性鼻涕：单侧或双侧鼻流黏性或黏脓性鼻涕，量多，不易擤尽，涕中可带少许血丝。脓涕向后流可刺激咽部引起咽痒、恶心、咳嗽、咳痰等。

（3）头痛或局部疼痛：前组鼻窦炎引起的头痛多在额部和颌面部，后组鼻窦炎的头痛多在颅底或枕部，疼痛有一定的时间特点。

（4）嗅觉减退：因鼻塞出现传导性嗅觉减退。

（5）全身症状：常继发于上呼吸道感染或急性鼻炎，可有畏寒、发热、食欲下降等全身症状。

2. 体征

（1）鼻窦体表投影区检查：发病鼻窦相应体表投影区压痛、红肿或叩痛。

（2）前鼻镜检查：包括鼻黏膜（充血与否、肿胀程度，是否伴有息肉）、鼻腔分泌物（性状质地、量多少、脓液来源位置、脓液的气味）等。

（3）鼻内窥镜检查：内镜下检查鼻道和窦口及附近黏膜的病理改变，包括窦口形态，黏膜红肿程度、息肉样变及脓液分泌物来源等。

3. 辅助检查

辅助检查包括鼻内镜检查、外周血检查、鼻腔分泌物的细菌培养及药敏试验、电子喉镜检查，鼻窦 CT 检查可更清晰显示病变范围与程度。

4. 鉴别诊断

慢性鼻窦炎需要与急性鼻炎、变应性鼻炎、萎缩性鼻炎、慢性肥厚性鼻炎等疾病相鉴别。

二、病因病机

本病多因脏腑失调，邪犯鼻窍或郁热、湿热上蒸鼻窍所致。急鼻渊多属实热之证。外邪内传于肺、脾、肝、胆，致使脏腑功能失调，邪毒上犯鼻窍；或肝胆蕴热、脾胃湿热由外邪引动上蒸鼻窍；或肝胆气机郁结化火上灼鼻窍为病。

1. 肺经风热

风热袭肺，或风寒侵袭，郁而化热，肺失清肃，致使邪毒上犯鼻窍为病。

2. 胆腑郁热

邪热侵犯肝胆，胆经热甚，上蒸于脑，迫津下渗而为病；或七情所伤，肝胆气机郁结，气机不调，气郁化火，上蒸鼻窍而为病。

3. 脾胃湿热

饮食不节，嗜食酒醴肥甘，损伤脾胃，脾失健运，湿热不化，困结鼻窍而为病。

三、辨证论治

本病宜采取综合治疗，局部外治与内治相结合，继发者积极去除病因，以达到改善症状、预防并发症的目的。

1. 肺经风热证

【证候】**主症**：鼻涕量多，多为黄涕或白黏涕，鼻塞，嗅觉减退，头痛。**次症**：或有发热、恶寒，汗出，咳嗽，痰多。**检查**：局部检查多见鼻黏膜红肿，鼻腔内见黏脓性分泌物，鼻窦相应部位有压痛或叩痛。**舌脉**：舌红，苔薄白或黄，脉浮数。

【治法】疏风清热，宣肺通窍。

【代表方】银翘散或辛夷清肺饮加减。

【推荐方药】金银花 15g，连翘 15g，牛蒡子 10g，薄荷 6g（后下），荆芥 10g，淡豆豉 10g，竹叶 10g，桔梗 10g，芦根 10g，甘草 6g。

2. 胆腑郁热证

【证候】**主症**：鼻涕量多、脓浊，色黄或色绿，可伴有腥臭味，鼻塞，嗅觉减退，头痛剧烈。**次症**：口苦，咽干，目眩，耳鸣耳聋，寐少梦多，急躁易怒。**检查**：可见鼻黏膜肿胀，红赤明显，鼻腔内见脓性分泌物潴留。鼻窦相应部位有压痛或叩痛。**舌脉**：舌质红，苔黄腻，脉弦数。

【治法】清泻肝胆，利湿通窍。

【代表方】龙胆泻肝汤。

【推荐方药】龙胆 10g，黄芩 10g，栀子 10g，泽泻 10g，木通 10g，车前子 10g（包煎），地黄 10g，当归 10g，柴胡 10g，甘草 6g。

3. 脾胃湿热证

【证候】**主症**：黄浊鼻涕量多不止，鼻塞持续，缠绵不愈，嗅觉减退。**次症**：倦怠乏力，胸脘痞闷，头昏、头胀痛，纳呆食少，小便黄赤，便溏。**检查**：鼻黏膜肿胀明显，鼻腔内可见黏脓性分泌物，鼻窦相应部位有压痛或叩痛。**舌脉**：舌质红，苔黄腻，脉滑数。

【治法】清热利湿，化浊通窍。

【代表方】甘露消毒丹加减。

【推荐方药】滑石 10g（先煎），黄芩 10g，茵陈 10g，石菖蒲 10g，豆蔻 6g，广藿香 10g，薄荷 6g，射干 10g，贝母 10g，甘草 6g。

四、良方举隅

1. 谭敬书（湖南中医药大学）良方——升麻解毒汤

升麻 10g，葛根 15g，赤芍 10g，黄芩 10g，鱼腥草 10g，蒲公英 20g，桔梗 10g，白芷 10g，苍耳子 10g，甘草 6g。

功用：清热解毒，通窍除涕。用于鼻窦炎鼻塞重，涕黄浊量多，鼻息灼热者。

2. 李凡成（湖南中医药大学第一附属医院）良方——加减奇效藿香汤

藿胆丸 15g，柴胡 6g，黄芩 10g，龙胆 6g，茵陈 15g，辛夷 10g（包煎），木通 6g，白芷 10g，苍耳子 9g，皂角刺 10g。

功用：清利肝胆，化浊通窍。用于鼻渊，症见鼻塞、涕黄浊，或有头痛头昏、口苦咽干、烦躁易怒者。

五、其他疗法

1. 鼻腔冲洗

黄芪、党参、茯苓、皂角刺、鱼腥草等药物制备成冲洗液。坐位头前倾，一手捏住冲洗器，一手将橄榄头塞入一侧鼻前庭，挤压冲洗器使冲洗液流入鼻腔，经鼻咽部和对侧鼻腔由前鼻孔或口吐出，双侧交替进行。

2. 滴鼻

以辛夷、白芷、鱼腥草、广藿香、冰片、薄荷脑等制成滴鼻液滴鼻，每次 2 ～ 3 滴，每日 3 次。适用于急慢性鼻炎、过敏性鼻炎和鼻窦炎。

3. 熏鼻

应用芳香通窍、活血消肿的药物，如苍耳子散、川芎茶调散等，放入砂锅内煎煮，令患者趁热用鼻吸入药雾热气，反复熏鼻。

4. 体位引流

通过改变体位促进窦腔脓液引流。

5. 上颌窦穿刺冲洗

用于上颌窦内黏脓分泌物潴留过多，引流不畅，头痛、闷胀感明显者，尤其适用于儿童患者。

六、预防调摄

1. 预防

增强体质，改善生活和工作环境。预防感冒和其他急性传染病。如伴有全身性疾病，如贫血和糖尿病者，应积极治疗原发病。及时合理地治疗急性鼻炎，以及鼻腔、鼻窦、咽部和口腔的各种慢性炎性疾病，保持鼻窦的通气和引流。

2. 调摄

穴位按摩，以迎香穴、上迎香穴、印堂穴为主进行按摩，用力不宜过大，按摩时间不宜过长，也不宜过于频繁，以每日 1 次为宜。调节情志，保持乐观情绪，树立战胜疾病的信心。

第四节　慢性鼻窦炎

慢性鼻窦炎是指病程超过 12 周的鼻窦黏膜的慢性炎性病变。本病是常见的耳鼻咽喉科疾病，据统计，中国人群中总体患病率为 8%，欧洲约为 10.9%，美国为 12% ～ 14%。

临床分型：慢性鼻窦炎不伴鼻息肉和慢性鼻窦炎伴鼻息肉。

病理分型根据炎性细胞浸润情况分为 4 种类型：①中性粒细胞浸润为主。②嗜酸粒细胞浸润为主。③淋巴细胞或浆细胞浸润为主。④混合型。

本病属于中医学"慢鼻渊""脑漏"等范畴。

一、诊断标准

1. 症状

（1）鼻塞：患者表现为不同程度的鼻塞，可为持续性或间歇性，单侧或双侧。

（2）黏性或黏脓性鼻涕：单侧或双侧鼻流浊涕，量多，可流向前鼻孔，也可流入咽部。

（3）头面部胀痛：部分患者可出现明显的头痛，常局限于前额、鼻根部或颌面部、头顶部等，有一定的时间规律性。

（4）嗅觉减退或丧失：嗅觉可出现减退甚至丧失。

2. 体征

前鼻镜检查：包括鼻黏膜（充血与否、肿胀程度，是否伴有息肉）、鼻腔分泌物（性状、质地、脓液来源及位置）等。

3. 辅助检查

鼻内镜检查；外周血检查；鼻腔分泌物和病理组织中的嗜酸性粒细胞计数；电子喉镜检查；鼻窦CT扫描及MRI检查，对精准判断各鼻窦，特别是后组筛窦炎和蝶窦炎，鉴别鼻窦占位性病变或破坏性病变有重要价值。

4. 鉴别诊断

慢性鼻窦炎需要与真菌性鼻窦炎、后鼻孔息肉、鼻内翻性乳头状瘤、鼻咽纤维血管瘤、鼻腔鼻窦恶性肿瘤及脑膜脑膨出、脑膜瘤等前颅底良性病变相鉴别。

二、病因病机

本病多因肺、脾脏气虚损、邪气久羁，留滞鼻窍所致。鼻为肺窍，以通为顺，若脏腑失调，脏气虚损，浊气上逆，清窍闭塞，则可发为鼻塞流涕。反复日久，耗伤正气则虚实夹杂。

1. 肺气虚寒

禀赋不足，或久病正虚，卫表不固，易感外邪，寒湿滞鼻而为病。

2. 脾气虚弱

饮食失调，久病失养，劳逸过度，或思虑忧伤，损伤脾胃，致脾气虚弱，鼻失濡养；脾失健运，清阳不升，湿浊上泛鼻窍而为病。

三、辨证论治

本病宜采取综合治疗，局部外治与内治相结合，以达到改善症状，恢复鼻腔功能的目的。

1. 肺气虚寒证

【证候】主症：鼻涕白黏而量多，鼻塞，时有喷嚏，嗅觉减退，遇风冷则诸症加重。次症：全身症状可见头昏头胀，气短乏力，声微懒言，自汗恶风，咳吐白黏痰。检查：多见鼻黏膜色淡肿胀，中鼻甲肥大或息肉样变，中鼻道及嗅裂处有白黏分泌物。舌脉：舌淡，苔薄白，脉缓弱。

【治法】温肺固表，散寒通窍。

【代表方】温肺止流丹合玉屏风散加减。

【推荐方药】党参15g，黄芪15g，防风10g，白术10g，诃子10g，荆芥10g，细辛3g，桔梗10g，甘草6g。

2. 脾气虚弱证

【证候】**主症**：鼻涕白黏，量多，嗅觉减退，鼻塞较重，头昏头重或闷胀。**次症**：全身症状可见面色萎黄，肢倦乏力，食欲不振，腹胀便溏。**检查**：多见鼻黏膜色淡肿胀，中鼻甲肥大或息肉样变，中鼻道及嗅裂等处可见白色黏性分泌物。**舌脉**：舌淡胖有齿痕，苔薄白或白腻，脉细弱。

【治法】健脾益气，利湿通窍。

【代表方】参苓白术散加减。

【推荐方药】党参 15g，茯苓 10g，白术 10g，白扁豆 10g，陈皮 10g，莲子肉 10g，甘草 6g，山药 10g，砂仁 10g，薏苡仁 10g，苍耳子 10g，皂角刺 10g。

四、良方举隅

1. 田道法（湖南中医药大学第一附属医院）良方——益气温阳活血方

黄芪 20g，党参 12g，白术 10g，茯苓 12g，辛夷花 12g，白芷 10g，锁阳 10g，桔梗 5g，牡丹皮 12g，地龙 10g，皂角刺 15g，广藿香 12g，炙甘草 6g。

功用：益气健脾，温阳化湿，活血通窍。用于慢性鼻窦炎属脾虚气弱，湿积窦窍者。

2. 朱镇华（湖南中医药大学第一附属医院）良方——参苓通窍散

黄芪 20g，党参 10g，山药 10g，茯苓 20g，桔梗 10g，鸡内金 10g，黄芩 10g，白芷 10g，辛夷 5g，皂角刺 10g，石菖蒲 10g，甘草 5g。

功用：益气健脾，祛湿通窍。用于慢性鼻窦炎脾虚湿困证。

五、其他疗法

1. 鼻窦盥洗

经验用药：黄芪、党参、茯苓、皂角刺、鱼腥草等药物制备成盥洗液。通过上颌窦置管按输液方式行上颌窦保留盥洗，时间保留约两小时。盥洗完后，尽可能排尽上颌窦腔内药液，再于上颌窦置管连接氧气输入装置，往窦腔内输入纯氧约 20 分钟。

2. 滴鼻

以辛夷、白芷、鱼腥草、广藿香、冰片、薄荷脑等制成滴鼻液，滴鼻，每次 2～3 滴，每日 3 次。适用于急慢性鼻炎、过敏性鼻炎和鼻窦炎。

3. 熏鼻

应用芳香通窍、活血消肿的药物如苍耳子散、川芎茶调散等，放入砂锅内煎煮，令患者趁热用鼻吸入药雾热气，反复熏鼻。

4. 鼻窦负压置换

使用专门的鼻窦负压置换设备，将具有清热解毒作用的中药液置换入鼻窦窦腔。

5. 上颌窦穿刺冲洗

用于上颌窦内黏脓分泌物潴留过多，引流不畅，头痛、闷胀感明显者，尤其适用于儿童患者。

6. 手术

久病经保守治疗无效者，可考虑手术治疗。

六、预防调摄

1. 预防

注意防寒保暖，避免外感风寒诱发急性鼻炎、鼻窦炎。养成良好、规律的生活习惯，加强锻炼，劳逸结合，饮食有节，少食肥甘厚味食物，戒除烟酒。注意正确的擤鼻方法，以免邪毒窜入耳窍致病。及时、彻底治疗伤风鼻塞及其他鼻病，定期进行口腔检查，避免牙源性鼻窦炎发生。

2. 调摄

穴位按摩，以迎香穴、上迎香穴、印堂穴为主进行按摩，用力不宜过大，按摩时间不宜过长，也不宜过于频繁，以每日1次为宜。调节情志，保持乐观情绪，树立战胜疾病的信心。

第五节　急性咽炎

急性咽炎是咽黏膜、黏膜下组织的急性炎症，多累及咽部淋巴组织。此病可单独发生，或继发于急性鼻炎、急性鼻窦炎、急性扁桃体炎。其病理改变主要是咽黏膜充血、血管扩张及浆液渗出，使黏膜上皮及黏膜下水肿，并可伴有白细胞浸润。黏液腺分泌亢进，黏膜下淋巴组织受累，淋巴细胞积聚，使淋巴细胞肿大。

临床分类：①急性单纯性咽炎。②急性坏死性咽炎。③急性水肿性咽炎。

本病属于中医学"急喉痹"范畴。

一、诊断标准

1. 症状

（1）咽痛：起病急，先有咽部干燥、灼热、粗糙感，继有明显咽痛，吞咽时尤甚，咽侧索受累时疼痛可放射至耳部。

（2）全身症状：一般较轻，可有发热、头痛、食欲减退和四肢酸痛等全身症状。

2. 体征

（1）口咽及鼻咽部检查：口咽及鼻咽部黏膜呈急性弥漫性充血、肿胀。悬雍垂及腭弓水肿，咽后壁淋巴滤泡和咽侧索红肿。细菌感染者，咽后壁淋巴滤泡中央可见黄白色点状渗出物。

（2）颌面部体格检查：颌下淋巴结肿大并伴有压痛。

3. 辅助检查

辅助检查包括外周血检查、电子鼻咽喉镜检查，后者可见鼻咽及喉咽部呈急性充血，严重者可见会厌水肿。

4. 鉴别诊断

急性咽炎需要与麻疹、猩红热、流感、百日咳等急性传染病的前驱或伴发症状相鉴别。

二、病因病机

本病多因外感风邪壅结咽喉、肺胃热盛蒸灼咽喉所致。急喉痹多属实热之证，由风热、风寒之邪壅结咽喉，或脾胃蕴热上灼咽喉为病。

1. 外邪侵袭

气候骤变，寒暖失调，风邪乘虚侵袭。风热之邪壅遏肺系，肺失宣降，邪热上壅咽喉，发为喉痹；风寒之邪阻遏卫阳，不得宣泄，壅结咽喉，亦可发为喉痹。

2. 肺胃热盛

外邪不解，壅盛传里，或过食辛热、醇酒厚味之类，肺胃蕴热，复感外邪，内外邪热搏结，蒸灼咽喉而为喉痹。

三、辨证论治

本病宜采取综合治疗，将局部外治与内治相结合。

1. 外感风热证

【证候】**主症**：咽痛较重，吞咽时尤甚，吞咽不利。**次症**：伴发热、恶寒、头痛、咳嗽，痰黄质稠。**检查**：咽部黏膜鲜红、肿胀，或颌下有臖核。**舌脉**：舌红，苔薄黄，脉浮数。

【治法】疏风清热，利咽消肿。

【代表方】疏风清热汤加减。

【推荐方药】荆芥10g，防风10g，牛蒡子12g，甘草6g，金银花15g，连翘15g，桑白皮15g，赤芍15g，桔梗10g，天花粉15g，玄参15g，浙贝母10g，黄芩10g。

2. 外感风寒证

【证候】**主症**：咽痛较轻，吞咽不利。**次症**：伴恶寒发热、头痛、咳嗽，痰白质稀。**检查**：咽部黏膜淡红色。**舌脉**：舌淡红，苔薄白，脉浮紧。

【治法】疏风散寒，清利咽喉。

【代表方】六味汤加减。

【推荐方药】荆芥10g，防风10g，薄荷10g（后下），僵蚕10g，桔梗10g，甘草10g。

3. 肺胃热盛证

【证候】**主症**：咽痛较剧，吞咽困难。**次症**：高热，口渴喜饮，口气臭秽，咳嗽痰黏，大便燥结，小便短赤。**检查**：咽黏膜红肿，喉底颗粒红肿或有脓点，咽喉壁淋巴滤泡红肿，颌下有臖核。**舌脉**：舌红苔黄，脉洪数。

【治法】清热解毒，利咽消肿。

【代表方】清咽利膈汤加减。

【推荐方药】荆芥10g，防风10g，薄荷10g（后下），金银花15g，连翘15g，栀子10g，黄芩10g，黄连10g，桔梗10g，甘草6g，牛蒡子10g，玄参15g，生大黄6g，玄明粉10g。

四、良方举隅

1. 谭敬书（湖南中医药大学）良方——咽喉吹散

煅人中白30g，白芷30g，生蒲黄30g，甘草30g，冰片6g。研粉，过筛，装瓶备用。用时以喷粉器吹布咽部红肿处。

功用：清热解毒，祛瘀化痰，利咽止痛。治疗各种急性咽炎，局部红肿疼痛者。

2. 李凡成（湖南中医药大学第一附属医院）良方——六味汤加减

制附子 6g（先煎），白术 12g，白芍 12g，茯苓 12g，玄参 12g，陈皮 6g，荆芥 10g，僵蚕 10g，炙甘草 6g，生姜 3g。

功用：温阳助阳，利咽止痛。治疗慢性咽炎急性发作者。

五、其他疗法

1. 吹喉法

将中药制成粉末，直接吹喷于咽喉患部，以清热止痛利咽，如冰硼散。

2. 含漱法

将中药煎水含漱，经验用药：①金银花、连翘、薄荷、甘草。②桔梗、甘草、菊花等。

3. 针刺疗法

（1）体针：选合谷、内庭、曲池、肺俞、照海、风府为主穴；尺泽、内关、复溜、列缺等为配穴，行针用泻法。

（2）刺血法：咽部红肿、疼痛剧烈伴发热者，可用三棱针在耳尖、耳背或十宣穴点刺放血。

六、预防调摄

1. 预防

起居有常、饮食有节、劳逸结合、保持心情舒畅。

2. 调摄

（1）按摩：以喉结旁开 1～2 寸，或沿颈部第 1～7 颈椎棘突旁开 1～3 寸，用示指、中指、无名指沿纵向平行线上下反复轻轻揉按。

（2）导引：叩齿咽津法。

第六节　慢性咽炎

慢性咽炎是咽部黏膜、黏膜下及淋巴组织的弥漫性慢性炎症，常为上呼吸道慢性炎症的一部分，多见于成年人。病程长，症状顽固，较难痊愈。

按照病理可分为 3 类：①慢性单纯性咽炎。②慢性肥厚性咽炎。③萎缩性咽炎与干燥性咽炎。

本病属于中医学"慢喉痹"范畴。

一、诊断标准

1. 症状

咽部不适感：如灼热感、异物感、干燥感、刺激感、痒感和轻微疼痛感。晨起易出现较频繁的刺激性咳嗽，伴恶心。

2. 体征

间接喉镜检查：包括咽部黏膜（充血与否、颜色、形态）、咽部分泌物（量、质地）、咽后壁淋巴滤泡情况等。

3. 辅助检查

可用电子喉镜检查。

4. 鉴别诊断

慢性咽炎与许多全身疾病早期的症状相似。应详细询问病史，全面仔细检查鼻、咽喉、气管、食管、颈部及全身的隐匿性病变，尤其须警惕早期恶性肿瘤。

二、病因病机

本病多因急喉痹反复发作，或嗜食辛辣刺激之品、烟酒，或温热病后，或劳累过度，脏腑虚损，咽喉失养而为病。

1. 肺肾阴虚

素体不足，或久病失养，或劳伤过度，损伤肺肾，阴液不足，水不制火，虚火上灼咽喉，发为喉痹。

2. 脾胃虚弱

饮食不节，思虑或劳倦过度，损伤脾胃，或久病伤脾，致脾胃虚弱，中焦升降失调，气血津液化生不足，咽喉失养，发为喉痹。

3. 脾肾阳虚

禀赋不足，或寒凉攻伐太过，或房劳、疲劳过度，或久病误治，致脾肾阳虚，咽失温煦，寒湿凝闭而为病，或虚阳浮越于咽喉而为病。

4. 痰瘀互结

饮食不节，损伤脾胃，运化失常，水湿停聚为痰，凝结于咽喉；或喉痹反复，余邪留滞，经脉瘀阻，使痰凝血瘀，结聚咽喉而为病。

三、辨证论治

1. 肺肾阴虚证

【证候】**主症**：咽部干燥，灼热疼痛不适，午后较重，或咽部哽哽不利。**次症**：干咳痰少而稠，或痰中带血，手足心热，或见潮热盗汗、颧红、失眠多梦。**检查**：黏膜暗红而干燥。**舌脉**：舌红少苔，脉细数。

【治法】滋养阴液，降火利咽。

【代表方】养阴清肺汤加减。

【推荐方药】生地黄 6g，玄参 9g，麦冬 9g，白芍 5g，贝母 5g，牡丹皮 5g，薄荷 3g，生甘草 3g。

2. 脾胃虚弱证

【证候】**主症**：咽喉哽哽不利或痰黏着感，咽燥微痛。**次症**：口干而不欲饮，或喜热饮，易恶心，时有呃逆反酸，若受凉、疲倦、多言则症状加重。平素倦怠乏力，少气懒言，胃纳欠佳，或腹胀，大便溏薄。**检查**：咽黏膜淡红或微肿，喉底颗粒较多，或有分泌物附着。**舌脉**：舌质淡红，边有齿痕，苔白，脉细弱。

【治法】益气健脾，升清降浊。

【代表方】补中益气汤加减。

【推荐方药】黄芪 15g，人参（党参）15g，白术 10g，炙甘草 15g，当归 10g，陈皮 6g，升麻 6g，柴胡 12g，生姜 9 片，大枣 6 枚。

3. 脾肾阳虚证

【证候】**主症**：咽部异物感，微干微痛，哽哽不利。**次症**：痰涎稀白，面色苍白，形寒肢冷，腰膝冷痛，夜尿频而清长，腹胀纳呆，下利清谷。**检查**：咽部黏膜淡红。**舌脉**：舌淡胖，苔白，脉沉细弱。

【治法】补益脾肾，温阳利咽。

【代表方】附子理中丸加减。

【推荐方药】人参（党参）15g，白术 15g，干姜 10g，制附子 10g（先煎），炙甘草 10g。

4. 痰瘀互结证

【证候】**主症**：咽部异物感，痰黏着感，焮热感，或咽微痛，咽干不欲饮。**次症**：易恶心呕吐，胸闷不适。**检查**：咽黏膜暗红，喉底颗粒增多，或融合成片，咽侧索肥厚。**舌脉**：舌质暗红，或有瘀斑、瘀点，苔白或微黄，脉弦滑。

【治法】祛痰化瘀，散结利咽。

【代表方】贝母瓜蒌散。

【推荐方药】贝母 9g，瓜蒌 6g，橘红 5g，桔梗 5g，天花粉 5g，茯苓 5g。

四、良方举隅

1. 谭敬书（湖南中医药大学）良方——玄参僵蚕散

玄参 3g，僵蚕 3g，乌梅 1.5g，天花粉、蒲黄、桔梗、青黛、甘草、薄荷、硼砂各 1g，冰片 0.6g。
功用：养阴利咽，清热化痰。适用于阴虚喉痹，咽喉干燥者。

2. 朱镇华（湖南中医药大学第一附属医院）良方——六味地黄丸加减方

熟地黄 20g，山茱萸 12g，干山药 12g，茯苓 9g，牡丹皮 9g，泽泻 9g，桔梗 10g，射干 10g。
功用：滋补肾阴，利咽止痛。用于肾阴虚型慢性咽炎。

五、其他疗法

1. 含噙法

含服铁笛润喉丸等利咽中药片剂或丸剂。

2. 蒸汽吸入法

将内服中药煎水装入保温杯中，趁热吸入药物蒸汽，熏蒸咽喉。

3. 烙治法、啄治法

咽后壁淋巴滤泡增生明显者，可配合烙治法、啄治法。

六、预防调摄

1. 预防

起居有常，饮食有节，劳逸结合，保持心情舒畅。

2. 调摄

导引（吞金津、玉液法）：每日晨起或夜卧时盘腿静坐，全身放松，双目微闭，排除杂念，舌抵上腭数分钟，再叩齿36下，将舌在口中搅动36下，口中即生津液，再鼓腮含漱9次，用意念送至脐下丹田。

第七节　急性扁桃体炎

急性扁桃体炎是指腭扁桃体在细菌或病毒的感染因素作用下，患者出现以咽痛、发热等症状为特征的疾病。本病是儿童和青年的常见疾病，季节更替、气温变化时容易发病，劳累、受凉、烟酒过度或某些慢性病等常为诱发因素。

临床分为急性卡他性扁桃体炎、急性滤泡性扁桃体炎、急性隐窝性扁桃体炎。临床上常将急性滤泡性扁桃体炎和急性隐窝性扁桃体炎统称为急性化脓性扁桃体炎。

本病属于中医学"急乳蛾""风热乳蛾"等范畴。

一、诊断标准

1. 症状

（1）局部症状：主要为剧烈咽痛，多伴有吞咽痛，疼痛常放射至耳部。部分病例出现下颌角淋巴结肿大、触痛，以及由于口咽部肿胀所致的说话声弱。

（2）全身症状：多见于急性化脓性扁桃体炎，表现为畏寒、高热、头痛、食欲下降、疲乏无力、周身不适等。小儿患者可因高热而引起抽搐、呕吐及昏睡。

（3）其他：急性卡他性扁桃体炎的全身症状及局部症状均较轻。

2. 体征

（1）扁桃体视诊：包括黏膜颜色、质地，扁桃体大小，表面是否有渗出物，渗出物是否容易拭去，拭去后是否不留出血创面。

（2）局部触诊：是否有下颌角淋巴结肿大、压痛。

3. 辅助检查

辅助检查包括血常规、C反应蛋白、咽拭子涂片检查和细菌培养。

4. 鉴别诊断

本病应与咽白喉、樊尚咽峡炎及某些血液病引起的咽峡炎相鉴别。

二、病因病机

本病多因邪热上犯咽喉，结于喉核，脉络受阻，肌膜受灼，与肺、胃等脏腑功能失常有关，病位主要在喉核。其核心病机为外邪侵袭，火热邪毒搏结喉核。

1. 风热外侵

风热邪毒自口鼻入侵肺系，咽喉首当其冲，或风热外侵，肺气不宣，风热循经上犯，结聚于咽喉，与邪毒互结于喉核，使脉络受阻，肌膜受灼而成乳蛾。

2. 肺胃热盛

外邪壅盛，乘势传里，肺胃受之，肺胃热盛，火热上蒸，灼腐喉核；或过食肥甘，过饮热酒，脾胃蕴热，热毒上攻，蒸灼喉核而为病。

三、辨证论治

本病中医主张综合治疗，注意调护，辨证论治为主，内治外治相结合。本病应彻底治愈，以免迁延日久转为慢性扁桃体炎。

1. 风热外侵证

【证候】**主症**：咽部疼痛逐渐加重，吞咽尤甚。咽部黏膜弥漫性充血，扁桃体红肿，表面或有少量黄白色脓点。**次症**：初起咽干、灼热，伴有发热、恶风、头痛、咳嗽。**舌脉**：舌淡红，苔薄黄，脉浮数。

【治法】疏风清热，消肿利咽。

【代表方】疏风清热汤加减。

【推荐方药】荆芥穗10g，防风10g，连翘10g，金银花10g，黄芩10g，牛蒡子10g，桔梗10g，薄荷6g（后下），蝉蜕6g，甘草6g。

2. 肺胃热盛证

【证候】**主症**：咽部疼痛剧烈，痛连耳根及颌下，吞咽困难，痰涎多。扁桃体红肿，表面有黄白色脓点，甚者腐脓成片，下颌角淋巴结肿大、压痛。**次症**：高热，口渴引饮，咳嗽，痰黄稠，便秘溲黄。**舌脉**：舌红苔黄，脉洪大而数。

【治法】清泄肺胃，消肿利咽。

【代表方】清咽利膈汤加减。

【推荐方药】荆芥10g，防风10g，薄荷6g，栀子10g，黄芩10g，黄连6g，金银花15g，连翘15g，桔梗10g，甘草6g，牛蒡子10g，玄参12g，生大黄10g（后下），玄明粉6g（冲服）。

四、良方举隅

1. 谭敬书（湖南中医药大学）良方——黄芪解毒汤

生黄芪30g，当归10g，黄芩10g，赤芍10g，玄参20g，蒲公英20g，金银花15g，防风10g，白芷10g，皂角刺10g。

功用：补益气血，托毒排脓。用于扁桃体炎咽部脓肿痰热内盛、正气不足者。

2. 田道法（湖南中医药大学第一附属医院）良方——加味五味消毒汤加减

金银花20g，野菊花20g，蒲公英20g，天葵子12g，紫花地丁12g，马鞭草20g，土牛膝10g，牡丹皮10g，玄明粉15g（冲服），大黄10g（后下），鱼腥草15g，桔梗5g，射干10g，山豆根10g。

功用：清胃泻火，解毒利咽。用于急性化脓性扁桃体炎伴全身症状较重者。

五、其他疗法

1. 含漱

可选用金银花、连翘、荆芥、薄荷煎汤含漱。

2. 吹药

可选用清热解毒、消肿利咽的中药粉剂吹入患处，每日数次，如西瓜霜喷雾剂。

3. 外敷

选用双柏散、三黄散、如意金黄散等，用水、蜜调成糊状，外敷于与喉核对应之颈部或肿大的淋巴结。

4. 蒸汽吸入

将药物加水煎煮，吸蒸汽入口内，或用超声雾化机将药液雾化吸入口中，能清热解毒，消肿利咽。常用药物如清热解毒注射液、鱼腥草注射液、双黄连注射液等。

六、预防调摄

1. 预防

戒烟酒，忌过食肥甘厚腻及辛辣炙煿食物。养成良好、规律的生活习惯，加强锻炼，劳逸结合。注意口腔卫生，及时治疗邻近组织疾病。注意保暖，防止受凉、感冒。

2. 调摄

调节情志，保持乐观情绪，树立战胜疾病的信心。

第八节　慢性扁桃体炎

慢性扁桃体炎是指在急性扁桃体反复发作或因扁桃体隐窝引流不畅作用下引发的慢性持续性炎症，以反复发作咽痛或异物感，扁桃体肿大或干瘪，或有脓栓等为主要特征。本病多发生于大龄儿童和年轻人，是临床上最常见的疾病之一。

临床根据其病理组织学变化，可分为增生型、纤维型、隐窝型，其中隐窝型病变严重，易出现并发症。

本病属于中医学"慢乳蛾"范畴。

一、诊断标准

1. 症状

（1）咽痛：为本病的特征性症状。发作间歇期可有咽干、发痒、异物感、刺激性咳嗽等轻微症状。

（2）口臭：若扁桃体隐窝内潴留干酪样腐败物或有厌氧菌感染，则可出现口臭。

（3）打鼾：小儿患者，由于扁桃体过度肥大，可出现睡眠打鼾、呼吸不畅、吞咽或言语共鸣障碍。

（4）其他：由于扁桃体隐窝内脓栓排出被咽下，刺激胃肠道，或由于隐窝内细菌毒素等被吸收，可导致消化不良或头痛、乏力、低热等全身反应。

2. 体征

（1）扁桃体视诊：包括黏膜颜色、质地，扁桃体大小，表面是否有瘢痕，是否与周围组织粘连。常见下颌角淋巴结肿大。

（2）局部触诊：隐窝口是否可见黄、白色干酪样点状物溢出，挤压时分泌物外溢。是否有下颌角淋巴结肿大、压痛。

3. 并发症

慢性扁桃体炎在身体受凉或潮湿、全身衰弱、内分泌紊乱、自主神经系统失调，或生活及劳动环境不良等情况下，容易发生变态反应，产生各种并发症，如风湿性关节炎、风湿热、心脏病、肾炎等。

因此，慢性扁桃体炎常被视为全身其他部位感染的"病灶"之一，称为"病灶扁桃体"。

4. 辅助检查

辅助检查包括血常规、咽拭子涂片检查和细菌培养。红细胞沉降率、抗链球菌溶血素 O 试验、血清黏蛋白、心电图等有助于并发症的诊断。

5. 鉴别诊断

本病应与扁桃体生理性肥大、扁桃体角化症、扁桃体肿瘤相鉴别。

二、病因病机

本病以脏腑虚损、虚火上炎为主，多由急乳蛾反复发作，治疗不彻底，邪毒久滞，邪热伤阴，或温热病后余邪未清所致。脏腑失调、脏腑虚损以肺肾阴虚、脾胃虚弱多见。

1. 肺肾阴虚

邪毒滞留，灼伤阴津，或温热病后，肺肾阴液不足，不能上承以滋养咽喉，阴虚内热，则虚火上炎，与余邪搏结于喉核而为病。

2. 脾胃虚弱

素体脾胃虚弱，运化失职，气血化生不足，喉核失于濡养；或脾不运化，湿浊内停，结聚于喉核而为病。

3. 痰瘀互结

余邪久滞，气机不畅，痰浊内生，气滞血瘀，痰瘀互结于喉核，致使脉络闭阻而为病。

三、辨证论治

本病辨证，首辨虚实，次明脏腑所属。临床上，治疗本病以扶正、消肿、利咽为原则。中医治疗可补益正气，增强机体免疫功能，控制炎症，缓解自觉症状，还可以减少急性发作，对于不愿或不耐受手术的患者尤其适合。

1. 肺肾阴虚证

【证候】**主症**：咽部干燥不适，哽哽不利，微痛，微痒，喉核色暗红，肥大或干瘪，喉核上有黄白色脓点，或挤压时有黄白色脓样物溢出。**次症**：朝轻暮重，可伴有干咳少痰，午后颧红，腰膝酸软，虚烦失眠，头晕眼花，耳鸣耳聋，大便干。**舌脉**：舌红少苔，脉细数。

【治法】滋养肺肾，养阴利咽。

【代表方】百合固金汤或养阴清肺汤、六味地黄汤加减。

【推荐方药】熟地黄 15g，生地黄 15g，当归 15g，白芍 9g，甘草 9g，桔梗 12g，玄参 12g，贝母 6g，麦冬 6g，百合 6g，丹参 10g，蝉蜕 10g，马勃 10g，酸枣仁 10g。

2. 脾胃虚弱证

【证候】**主症**：咽部干痒不适，有异物感；喉核淡红或暗红，肥大或干瘪。**次症**：神疲乏力，咳嗽痰白，口淡不渴，恶心呕吐，食欲不振，便溏。**舌脉**：舌淡苔白，脉缓弱。

【治法】健脾祛湿，和胃利咽。

【代表方】六君子汤加减。

【推荐方药】人参 10g，白术 10g，茯苓 10g，甘草 6g，砂仁 10g（后下），陈皮 10g，半夏 10g，生姜 6g，大枣 6g，厚朴 10g，丹参 10g。

3. 痰瘀互结证

【证候】**主症**：咽干涩不利，或刺痛、胀痛，痰黏难咳，迁延不愈；喉关暗红，喉核肥大质韧、表面凹凸不平。**次症**：咳嗽痰白，胸脘满闷。**舌脉**：舌质暗红有瘀点，苔白腻，脉细涩。

【治法】活血化瘀，祛痰利咽。

【代表方】会厌逐瘀汤合二陈汤加减。

【推荐方药】桃仁 12g，红花 10g，生地黄 15g，当归 12g，赤芍 12g，枳壳 10g，桔梗 6g，柴胡 10g，玄参 12g，炙甘草 6g，半夏 12g，橘红 12g，茯苓 10g，莪术 10g，鱼腥草 10g。

四、良方举隅

1. 谭敬书（湖南中医药大学）良方——消蛾汤

黄芪 20g，当归 10g，白术 10g，防风 10g，水蛭 3g，土鳖虫 10g，桃仁 10g，海浮石 20g，白芥子 10g，夏枯草 10g，法半夏 10g，龙胆 5g，大黄 5g（泡服）。

功用：益气活血，化瘀除痰，散结利咽。治疗慢性扁桃体炎、扁桃体肥大。

2. 田道法（湖南中医药大学第一附属医院）良方——会厌逐瘀汤合二陈汤加减

生地黄 12g，陈皮 10g，夏枯草 10g，猫爪草 10g，浙贝母 10g，玄参 9g，桔梗 9g，半夏 9g，当归 10g，赤芍 10g，升麻 6g，柴胡 6g，枳壳 6g，甘草 6g。

功用：活血化瘀，祛痰利咽。用于慢性扁桃体炎。

五、其他疗法

1. 含法

可含服铁笛丸、润喉丸、新癀片、银黄含片等。

2. 烙治法

喉核肥大者可用烙治法，烙时注意勿触及其他部位。经多次烙治后可使喉核逐渐缩小，如患处表面有烙后的白膜，应轻轻刮去再烙。一般 3 ～ 5 日 1 次，直至患处平复。

3. 啄治法

喉核肥大或有脓栓者，用啄治刀在喉核上做雀啄样动作，每侧 4 ～ 5 下，3 ～ 4 日 1 次。

六、预防调摄

1. 预防

患急性扁桃体炎应彻底治愈，以免留下后患。戒烟酒，忌过食肥甘厚腻及辛辣炙煿食物。养成良好、规律的生活习惯，加强锻炼，劳逸结合，避免过度劳累、受凉、受潮或感冒诱发急性扁桃体炎。预防各类传染病、流行病。

2. 调摄

调节情志，保持乐观情绪，树立战胜疾病的信心。

第九节　急性喉炎

急性喉炎是指喉黏膜在病原体和（或）某些非感染因素作用下，出现的以声音嘶哑为主要症状的疾病。本病多在冬春季节发生，患病人群中，男性和女性的患病率相似。本节内容介绍成人急性喉炎。

本病早期为喉黏膜急性弥漫性充血水肿，进程中黏液腺分泌增多，喉黏膜表面分泌物由稀薄变黏稠，严重时可变成脓性分泌物或形成假膜。喉黏膜损伤和脱落可形成溃疡。

本病属于中医学的"暴喑""急喉喑"或"卒喑"等范畴。

一、诊断标准

1. 症状

（1）声音嘶哑：突发声音嘶哑是本病的主要症状。症状轻者，表现为音质变差，音调变粗、低沉。重者出现声音嘶哑、失声。

（2）喉痛：喉部微痛，用声时喉痛症状会加重，可出现咽喉部异物感，或有喉部干燥感、灼热感。

（3）咳嗽、咳痰：常有咳嗽，病初起之时，以夜间咳嗽明显，无咳痰。之后出现不易咳出的黏脓性分泌物，分泌物附于声带表面，会使声音嘶哑加重。

（4）鼻部和咽部的症状：可伴有流涕、鼻塞、咽痛、咽干、鼻部或咽部灼热感等。

（5）其他：可有畏寒、发热、食欲缺乏、乏力、倦怠等全身表现。多数患者全身症状较轻。

2. 体征

间接喉镜视诊：包括喉黏膜颜色、质地，是否有分泌物及溃疡面；声带颜色、毛细血管是否扩张、声门闭合情况。

3. 并发症

成人急性喉炎症状较轻，预后佳，少有并发症发生。部分急性喉炎患者未规范治疗，或是反复发作，喉部炎症迁延难愈，可发展成为慢性喉炎。

4. 辅助检查

辅助检查包括血常规、纤维喉镜或电子喉镜检查。

5. 鉴别诊断

本病应与喉结核、喉麻痹、急性声门下喉炎、过敏性喉水肿等疾病相鉴别。

二、病因病机

外邪侵袭，肺金为风寒或风热外邪所犯，肺失宣降，引起气机不畅，喉窍脉络受阻，则声门开合不利，发为喉喑，即所谓"金实不鸣"。

1. 风寒袭肺，喉窍不利

风寒之邪侵袭肺金，肺气不宣，气机不畅，寒凝喉窍，脉络阻滞，致使声门开合不利而致病。

2. 风热犯肺，邪壅喉窍

风热之邪犯肺，或因外感风寒化热，邪热上犯，蒸灼喉窍，又或是肺胃素有积热，加之复感外邪，内外邪热互相搏结于咽喉，灼烧喉窍，引起气血壅滞，喉窍脉络受阻，声门开合不利而致病。

3. 过度用嗓，喉窍损伤

不良用嗓行为损伤喉窍，引起局部脉络阻滞，声门开合不利而致病。

三、辨证论治

本病辨证属于表实证，其中又有寒热的区别，需要分清风寒、风热。临床上，治疗本病以消肿、利咽、开音为原则。本病为六淫侵袭，邪客咽喉所致，初起多为风邪侵犯，风寒证宜辛温解表，风热证宜辛凉解表。若因过度用嗓损伤喉窍者，则须活血化瘀，清利咽喉。

1. 风寒袭肺，喉窍不利

【证候】**主症**：骤然发病，声音嘶哑，咽喉痛轻微，咽喉干燥或灼热感。可见声带充血、黏膜干燥。**次症**：咳嗽、恶寒发热、鼻塞、口干等。**舌脉**：舌淡红，苔白，脉浮或浮紧。

【治法】疏风散寒，宣肺开音。

【代表方】六味汤加减。

【推荐方药】桔梗 10g，生甘草 10g，防风 10g，荆芥穗 10g，僵蚕 3g，薄荷 6g（后下），黄芩 10g。

2. 风热犯肺，邪壅喉窍

【证候】**主症**：骤然起病，声音嘶哑，或失声，伴有咽喉痛、咽喉干燥或烧灼感，有黄痰不易咳出，检查可见声带红肿、声带黏膜下出血，可见少许黏液附着于声带表面。**次症**：可有发热、恶寒、头痛等。**舌脉**：舌红，苔白或苔黄，脉浮，或脉浮数。

【治法】疏风清热，宣肺开音。健脾祛湿，和胃利咽。

【代表方】疏风清热汤加减。

【推荐方药】金银花 10g，连翘 10g，陈皮 10g，黄连 6g，甘草 6g，玄参 6g，柴胡 6g，桔梗 10g，板蓝根 10g，马勃 10g，牛蒡子 10g，薄荷 6g（后下），僵蚕 3g，升麻 6g。

3. 过度用嗓，喉窍受损症

【证候】**主症**：过度用嗓或用嗓不当之后出现声音不扬，或是声音嘶哑，甚者失声。检查可见声带充血，双侧声带活动自如，声门闭合不佳。**次症**：咽喉不适感。**舌脉**：舌、脉象正常。

【治法】活血化瘀，利喉开音。

【代表方】桃红四物汤加减。

【推荐方药】桃仁 10g，红花 6g，川芎 10g，当归 10g，熟地黄 10g，白芍 10g。

四、良方举隅

1. 田道法（湖南中医药大学第一附属医院）良方——急喉喑方

桑叶 12g，菊花 10g，荆芥 5g，防风 10g，桔梗 5g，前胡 10g，牛蒡子 10g，杏仁 10g，天花粉 10g，瓜蒌皮 12g，白前 10g，赤芍 10g，甘草 5g。

功用：疏风清热，宣肺利音。用于急性喉炎。

2. 李凡成（湖南中医药大学第一附属医院）良方——玄麦柑橘汤加白参须

玄参 10g，麦冬 10g，桔梗 10g，甘草 6g，白参须 10g，薄荷 6g，连翘 10g，金银花 15g，牛蒡子 10g，陈皮 6g，射干 6g。

功用：益气养阴，开音利咽。用于急性喉炎，多语致喑者。

五、其他疗法

1. 吹药

吹药可用珠黄散、冰硼散。

2. 含服

可用铁笛丸，或用六神丸含服。

3. 含漱

可选金银花，或用胖大海，取药煎汁之后含漱。

4. 蒸汽吸入

可用金银花、薄荷、紫苏叶、广藿香等，取适量中药煎汁后，吸入药物蒸汽。

六、预防调摄

1. 预防

戒烟酒，忌过食肥甘厚腻及辛辣炙煿食物。养成良好、规律的生活习惯，加强锻炼，劳逸结合，预防感冒。注意休息，避免疲劳用嗓，避免粉尘及有害化学气体的刺激。

2. 调摄

训炼正确的发音方式，调节情志，保持乐观情绪，树立战胜疾病的信心。

第十节　慢性喉炎

慢性喉炎是指急性喉炎失治误治，或因长期不良因素刺激等情况下引发的喉黏膜非特异性慢性炎症，患者出现以声音嘶哑、讲话费力、日久不愈为主要特征的疾病。本病多发生于成年人及职业用声者，是临床上最常见的疾病之一。

临床根据其病理组织学变化，可分为慢性单纯性喉炎、慢性萎缩性喉炎及慢性肥厚性喉炎。

本病属于中医学"慢喉喑""久喑"等范畴。

一、诊断标准

1. 症状

（1）声嘶：以不同程度的声音嘶哑为主要症状，初期为间歇性，一般用嗓越多，则声嘶越重，逐渐发展为持续性声嘶。

（2）喉部不适：自觉喉内有痰液黏附，因而常作"吭喀"之声以清嗓。常有喉部不适，如异物感、咽喉灼热、干燥、发声时疼痛等。

（3）其他：可出现全身乏力，易疲劳，腰膝酸软，口干，大便干等症状。

2. 体征

（1）喉腔视诊：喉腔黏膜是否弥漫性充血，是否肥厚，是否干燥萎缩，是否有黏液附着。

（2）声带视诊：声带颜色是否淡红，是否肥厚或萎缩，声带运动、闭合是否异常。

3. 并发症

慢性喉炎可并发声带息肉、呛咳等。

4. 辅助检查

慢性喉炎可进行电声门图、嗓音声学分析、动态喉镜、纤维鼻咽镜或电子鼻咽镜检查。

5. 鉴别诊断

本病应与声带小结、声带息肉、功能性失音、喉乳头状瘤、喉癌、喉返神经麻痹、喉结核、白喉相鉴别。

二、病因病机

本病可考虑脏气虚损、喉窍失养所致。声音出于肺而根于肾，源于脾，若肺、脾、肾功能正常，精气充沛，则语音洪亮，反之则声怯气虚。若用声劳损，邪留不去，则易成本病。

1. 肺肾阴虚

素体阴虚，或久病耗液，肺阴耗伤；或房事太过，肾精亏损，致肺肾阴虚，津液不足，无以上布咽喉所致；或因阴虚内热，虚火上炎，熏蒸咽喉，致声门开阖不利而发为慢喉喑。

2. 肺脾气虚

素体虚弱，用声过度，肺气耗损；或太过劳倦，脾气受损，以致肺脾气虚，气血不充，喉窍失养发为本病。

3. 血瘀痰凝

旧疾迁延，正气虚弱，难以抗邪外出，邪毒结聚于喉，脉络阻塞；或过度用声，气阴耗损，气血运行失畅，痰阻血凝，致声带肥厚，声门运动受限而为病。

三、辨证论治

本病辨证，首辨虚实，次明脏腑所属。临床上，治疗本病以扶正、开音、利喉为原则。

1. 肺肾阴虚证

【证候】主症：声音嘶哑，时轻时重，咽干灼热作痛，咽痒干咳，痰少，午后症状加重。声带呈暗红色，或声带干燥变薄。次症：头晕耳鸣，腰膝酸软，虚烦失眠，手足心热。舌脉：舌质红，少苔，脉细数。

【治法】润肺补肾，健喉开音。

【代表方】百合固金汤或知柏地黄丸加减。

【推荐方药】熟地黄15g，生地黄15g，当归15g，白芍9g，甘草9g，桔梗12g，玄参12g，贝母6g，麦冬6g，百合6g，丹参10g，木蝴蝶10g，诃子10g。

2. 脾胃虚弱证

【证候】主症：声嘶日久，讲话费力，劳累后症状加重。声带松弛无力，闭合差或声带肿胀，表面有分泌物。次症：可伴有倦怠乏力，少气懒言，纳呆腹胀。舌脉：舌淡胖，苔白，脉细弱无力。

【治法】补中益气，升清开音。

【代表方】补中益气汤加减。

【推荐方药】黄芪15g，炙甘草15g，人参10g，当归10g，橘皮10g，升麻10g，柴胡10g，白术

10g，诃子 10g，石菖蒲 10g，白扁豆 10g。

3. 痰瘀互结证

【证候】**主症**：声音嘶哑，日久不愈，话不持久，声出不扬，或发音喉痛，咳吐黏痰。**次症**：声带、室带、杓区、杓间肌膜肥厚暗红，声门闭合不全。**舌脉**：舌质暗淡，边尖有瘀点，苔薄白，脉细涩。

【治法】理气化痰，活血开音。

【代表方】会厌逐瘀汤加减

【推荐方药】当归 10g，赤芍 10g，红花 10g，桃仁 10g，枳壳 10g，柴胡 10，熟地黄 10g，玄参 10g，桔梗 10g，甘草 6g，浙贝母 10g，瓜蒌 10g，海浮石 10g。

四、良方举隅

1. 田道法（湖南中医药大学第一附属医院）良方——麦味地黄汤加减

生地黄 10g，怀山药 15g，山茱萸 10g，茯苓 12g，泽泻 10g，牡丹皮 10g，麦冬 12g，五味子 5g，浙贝母 10g，瓜蒌皮 12g，火麻仁 10g，郁李仁 10g，桔梗 5g，甘草 5g。

功用：滋养肺肾，降火清音。用于慢性喉炎肺肾阴虚喉窍失养兼以虚火上炎者。

2. 李凡成（湖南中医药大学第一附属医院）良方——升陷汤加减

黄芪 10g，当归 10g，升麻 10g，知母 10g，法半夏 10g，茯苓 10g，桔梗 10g，甘草 6g，玄参 10g，丹参 10g，红花 10g，川芎 6g，枳壳 10g，石菖蒲 10g。

功用：补气化瘀，利咽开音。用于慢性喉炎气陷久喑、声带肥厚、闭合不佳者。

五、其他疗法

1. 含服

铁笛丸、润喉丸、银黄含化片、草珊瑚含片等含服。

2. 中药熏洗、盥洗

可选用利咽开音的中药雾化熏蒸治疗，如牛蒡子、青果、薄荷、甘草等煎汤，或取不同证型中药液 20mL 蒸汽吸入，或超声雾化吸入。

六、预防调摄

1. 预防

戒烟酒，忌过食肥甘厚腻及辛辣炙煿食物。养成良好、规律的生活习惯，加强锻炼，劳逸结合，积极治疗邻近组织器官的炎症，降低急性发作频率，避免用嗓过度。优化工作和生活环境，避免有害物质的长期刺激。

2. 调摄

优化正确的发声方式。调节情志，保持乐观情绪，树立战胜疾病的信心。

第十一节　分泌性中耳炎

分泌性中耳炎是以中耳（常含乳突腔）积液（包括浆液、黏液、浆－黏液，但非血液或脑脊液），听力下降及鼓膜完整为主要特征的中耳非化脓性炎性疾病。

根据病程长短不同，可将本病分为急性（3周以内）、亚急性（3周至3个月）和慢性（3个月以上）三种，也可将本病分为急性和慢性两种，凡病程持续8周以上未愈者即为慢性。

本病属于中医学"耳胀"范畴。

一、诊断标准

1. 症状

（1）耳痛：急性者可有耳痛。小儿常在夜间发作，哭闹不已，次日清晨耳痛减轻，一般持续1～2日耳痛即消失。成人耳痛大都很轻，或无明显耳痛。慢性者耳痛不明显。

（2）听力下降：不同程度听力下降，或伴自听增强。听力可随头位变化而变化（鼓室积液较稀时，当头位变动，如前倾或偏向健侧时，此时因积液离开蜗窗，听力可暂时改善）。小儿大多表现为对周围声音反应差（如对别人的呼唤声不予理睬、看电视时要调大声量或学习时注意力不集中等）。如小儿单耳患病时，可长期不被察觉。

（3）耳闷胀感：耳内闭塞感或闷胀感为本病的特征性症状，反复按压耳屏后该症状可暂时减轻。

（4）耳鸣：多为低调间歇性，如噼啪声、嗡嗡声或流水声等。当头部运动、打哈欠或擤鼻时，耳内可出现气过水声。

2. 体征

（1）徒手及耳镜检查：急性者松弛部或全鼓膜充血内陷，表现为光锥缩短、变形或消失，锤骨柄向后上移位，锤骨短突明显外突。鼓室积液时鼓膜失去正常光泽，呈淡黄、橘黄色或琥珀色。慢性者可见鼓膜增厚或菲薄，鼓膜浑浊，或钙化，内陷明显或与鼓岬粘连。若液体未充满鼓室，可透过鼓膜见到液平面。液面状如弧形发丝，称为发状线，凹面向上，头位变动时，其与地面平行的关系不变。透过鼓膜有时可见到气泡，咽鼓管吹张后气泡可增多。

（2）鼓气耳镜检查：鼓膜活动受限。

3. 辅助检查

辅助检查包括音叉检查、纯音听阈测定、声导抗检查、颞骨或中耳CT（小儿可做X线头部侧位片）、电子喉镜检查等。

4. 鉴别诊断

分泌性中耳炎需与鼻咽癌、脑脊液耳漏、外淋巴瘘（漏）、胆固醇肉芽肿、粘连性中耳炎等相鉴别。

二、病因病机

耳为清窍，若浊气上逆，阻塞清窍，易致耳胀，如《素问·阴阳应象大论》载："浊气在上，则生䐜胀。"

1. 风邪外袭

生活起居不慎，寒暖不调，或过度疲劳，正气虚弱，肺卫不固，风邪乘虚而袭，首先犯肺，耳窍经气痞塞而为病。

2. 肝胆湿热

外感邪热，内传肝胆，或七情所伤，肝气郁结，气机不畅，内生湿热，上蒸耳窍而为病。

3. 脾虚湿困

饮食不节，或肝郁气滞，肝气横逆犯脾，损伤脾胃，脾失健运，湿浊不化，困结耳窍而为病。

4. 气血瘀阻

耳胀反复发作，病情迁延不愈，邪毒滞留于耳窍，阻于脉络，气血瘀阻，耳窍经气闭塞而为病。

三、辨证论治

1. 风邪袭耳证

【证候】**主症**：耳内堵塞感，耳鸣如闻风声，多伴有听力减退及自听增强。**次症**：全身可伴有风寒或风热表证。**检查**：鼓膜微红、内陷或有液平面，鼓膜穿刺可抽出清稀积液，鼻黏膜肿胀。**舌脉**：舌质淡红，苔白，脉浮。

【治法】疏风散邪，宣肺通窍。

【代表方】偏于风寒者，荆防败毒散；偏于风热者，银翘散。

【推荐方药】偏于风寒者：羌活、独活、柴胡、前胡、枳壳、茯苓、荆芥、防风、桔梗、川芎各4.5g，甘草1.5g。偏于风热者：连翘30g，金银花30g，桔梗18g，薄荷18g（后下），竹叶12g，生甘草15g，荆芥穗12g，淡豆豉15g，牛蒡子18g，芦根18g。

2. 肝胆湿热证

【证候】**主症**：耳内胀闷堵塞感，耳内微痛，或有听力减退及自听增强，或耳鸣。**次症**：多兼见烦躁易怒，口苦口干，胸胁苦满。**检查**：鼓膜色红或橘红、内陷或见液平面，鼓膜穿刺可抽出黄色较黏稠的积液。**舌脉**：舌红苔黄腻，脉弦数。

【治法】清泻肝胆，利湿通窍。

【代表方】龙胆泻肝汤。

【推荐方药】龙胆6g，黄芩9g，栀子9g，泽泻12g，木通6g，车前子9g（包煎），当归3g，生地黄9g，柴胡6g，甘草6g。

3. 脾虚湿困证

【证候】**主症**：耳内胀闷堵塞感，日久不愈。**次症**：可伴有胸闷，纳呆，腹胀，便溏，肢倦乏力，面色不华。**检查**：鼓膜增厚、内陷、无光泽，鼓膜穿刺可见清稀积液。**舌脉**：舌淡红，或舌体胖，边有齿痕，脉细滑或细缓。

【治法】健脾利湿，化浊通窍。

【代表方】参苓白术散。

【推荐方药】莲子肉9g，薏苡仁9g，砂仁6g（后下），桔梗6g，白扁豆12g，白茯苓15g，人参15g，甘草10g，白术15g，山药15g。

4. 气血瘀阻证

【证候】**主症**：耳内胀闷堵塞感，日久不愈，甚则如物阻隔，听力逐渐减退，耳鸣如蝉或嘈杂声。

次症：或兼见胸闷、头痛。**检查：**鼓膜明显内陷，甚则粘连，或鼓膜浑浊、增厚，有灰白色钙化斑。

舌脉：舌质淡暗，或边有瘀点，脉细涩。

【治法】行气活血通窍。

【代表方】通窍活血汤。

【推荐方药】桃仁、红花各9g，赤芍、川芎各3g，老葱6g，鲜姜9g，红枣5g。

四、良方举隅

1. 谭敬书（湖南中医药大学）良方——通耳窍方

柴胡、香附、川芎、石菖蒲各10g，当归15g，红花、泽兰、法半夏、茯苓各10g，水蛭5g。

功用：祛瘀除痰，行气通窍。用于分泌性中耳炎证属气滞血瘀痰凝者。

2. 朱镇华（湖南中医药大学第一附属医院）良方——通气散合泽泻汤加减方

柴胡10g，川芎10g，香附10g，白术10g，泽泻10g，石菖蒲6g。

功用：祛风除湿，化痰行气。用于分泌性中耳炎。

五、其他疗法

1. 滴鼻

本病伴有鼻塞者，可用具有疏风通窍作用的药液滴鼻，使鼻窍及耳窍通畅，减轻耳堵塞感，并有助于耳窍积液的排出。

2. 咽鼓管吹张

可酌情选用捏鼻鼓气法、波氏球吹张法或咽鼓管导管吹张法进行咽鼓管吹张，以改善耳内通气。若鼻塞涕多者，不宜进行咽鼓管吹张。

3. 鼓膜穿刺抽液

若见有鼓室积液，可在严格无菌操作下，行鼓膜穿刺抽液。

4. 鼓膜切开及置管

经长期治疗无效，中耳积液较黏稠者，可行鼓膜切开术，清除中耳积液，并放置鼓膜通气管。

5. 针灸治疗

（1）体针可采用局部取穴与远端取穴相结合的方法。耳周取听宫、听会、耳门、翳风；远端可取合谷、内关，用泻法。脾虚表现明显者，配足三里、脾俞等穴，用补法或加灸。

（2）耳针取内耳、神门、肺、肝、胆、脾等部位针刺，也可用王不留行籽或磁珠贴压以上部位，经常用手指轻按贴点，以维持刺激。

（3）穴位注射取耳周的耳门、听宫、听会、翳风等穴进行穴位注射，药物可选用丹参注射液、当归注射液等，每次选用2穴，每穴注射0.5～1mL药液。

六、预防调摄

1. 预防

调畅情志，饮食有节，起居有常，增强体质。积极防治感冒及鼻腔、鼻咽慢性疾病。若因伤风鼻塞及其他鼻病出现严重鼻塞时，应避免乘坐飞机或潜水，以防耳胀的发生。掌握正确的擤鼻方法，以免邪毒窜入耳窍。提高家长及教师对本病的认识，及时发现婴幼儿耳部不适及异常，以便早期治疗和干预。

2. 调摄

鼓膜按摩：将食指或中指插入外耳道口，使其塞紧外耳道，轻轻按压 1～2 秒，再放开，一按一放，如此重复多次。也可用食指或中指按压耳屏，使其掩盖住外耳道口，持续 1～2 秒后再放开，一按一放，有节奏地重复多次。

第十二节　感音神经性耳聋

感音神经性耳聋是指内耳毛细胞、血管纹、螺旋神经节、听神经或听觉中枢器质性病变均可阻碍声音的感受与分析或影响声音信息的传递，由此引起的听力减退或听力丧失。

根据临床常见程度与重要性分为以下几类：药物性聋、突发性聋、遗传性聋、老年性聋、先天性聋、噪声性聋、爆震性聋等。其中，突发性聋发病率为（5～30）/10 万，是耳鼻咽喉科最常见的急症之一，因用药时机与疗效呈相关性，须尽早救治挽救听力。

本病属于中医学"耳鸣耳聋""暴聋""久聋"等范畴。

一、诊断标准

1. 症状

（1）听力下降：患者表现为不同程度的听力下降甚至听力丧失，可为单耳，或双耳发病。

（2）耳鸣：伴或不伴患耳耳鸣，声音多呈与听力丧失频率一致的耳鸣。

（3）眩晕：部分患者可伴随出现眩晕、恶心、呕吐、心悸、出汗等，但不反复发作。

2. 体征

（1）徒手及耳镜检查：包括耳郭（是否畸形，有无瘘管、囊肿、压痛等）、外耳道（是否通畅、有无闭锁、瘢痕、压痛）、鼓膜（是否完整、活动度如何，有无充血、大疱，有无穿孔及穿孔位置与大小等）、鼓室（如有鼓膜穿孔，透过穿孔可窥及的鼓室情况）的检查等。

（2）鼓气耳镜检查：判断鼓膜活动度，对鼓膜细小穿孔的检查及瘘管试验。

3. 辅助检查

辅助检查包括音叉检查、纯音听阈测定、声导抗检查、MRI、耳内镜检查、听觉脑干反应（ABR）检查、前庭功能检查、耳声发射检查，必要时进行外周血检查、CT 等检查。

4. 鉴别诊断

感音神经性耳聋需与听神经瘤、梅尼埃病、传导性耳聋、大前庭水管综合征等相鉴别。

二、病因病机

本病有虚实之分，实者多因外邪、肝火、痰饮、瘀血等实邪蒙蔽清窍；虚者多为脾、肾等脏器虚损、清窍失养所致。

1. 外邪侵袭

由于寒暖失调，外感风寒或风热，肺失宣降，以致外邪蒙蔽清窍而导致耳聋。

2. 肝火上扰

外邪由表而里，侵犯少阳，或情志不遂，致肝失条达，气郁化火，均可导致肝胆火热循经上扰耳窍，引起耳聋。

3. 痰火郁结

饮食不节，过食肥甘厚腻，使脾胃受伤，或思虑过度，伤及脾胃，致水湿不运，聚而生痰，久则痰郁化火，痰火郁于耳中，壅闭清窍，从而导致耳聋。

4. 气滞血瘀

情志抑郁不遂，致肝气郁结，气机不畅，气滞则血瘀；或因跌仆爆震、陡闻巨响等伤及气血，致瘀血内停；或久病入络，均可造成耳窍经脉不畅，清窍闭塞，发生耳聋。

5. 肾精亏损

先天肾精不足，或后天病后失养，恣情纵欲，熬夜失眠，伤及肾精，或年老肾精渐亏等，均可导致肾精亏损。肾阴不足，则虚火内生，上扰耳窍；肾阳不足，则耳窍失于温煦，二者均可引起耳聋。

6. 气血亏虚

饮食不节，饥饱失调，或劳倦、思虑过度，致脾胃虚弱，清阳不升，气血生化之源不足，而致气血亏虚，不能上奉于耳，耳窍经脉空虚，导致耳聋，或大病之后，耗伤心血，心血亏虚，则耳窍失养而致耳聋。

三、辨证论治

本病须根据病情缓急、病症虚实情况进行综合治疗。

1. 外邪侵袭证

【证候】**主症**：听力骤然下降，或伴有耳胀闷感及耳鸣。**次症**：全身可伴有鼻塞、流涕、咳嗽、头痛、发热恶寒等症。**舌脉**：舌质淡红，苔薄，脉浮。

【治法】疏风散邪，宣肺通窍。

【代表方】银翘散加减。

【推荐方药】金银花 15g，连翘 15g，牛蒡子 10g，竹叶 10g，淡豆豉 10g，荆芥 10g，芦根 10g，薄荷 6g（后下），桔梗 10g，甘草 6g。

2. 肝火上炎证

【证候】**主症**：耳聋时轻时重，或伴耳鸣，多在情志抑郁或恼怒之后加重。**次症**：口苦咽干，面红或目赤，尿黄，便秘，夜寐不宁，胸胁胀痛，头痛或眩晕。**舌脉**：舌红苔黄，脉弦数。

【治法】清肝泻热，开郁通窍。

【代表方】龙胆泻肝汤加减。

【推荐方药】龙胆 10g，黄芩 10g，栀子 10g，泽泻 10g，木通 10g，车前子 10g（包煎），地黄 10g，当归 10g，柴胡 10g，甘草 6g。

3. 痰火郁结

【证候】**主症**：听力减退，耳中胀闷，或伴耳鸣。**次症**：头重头昏，或见头晕目眩，胸脘满闷，咳嗽痰多，口苦或淡而无味，二便不畅。**舌脉**：舌红苔黄腻，脉滑数。

【治法】化痰清热，散结通窍。

【代表方】清气化痰丸或加味二陈汤加减。

【推荐方药】胆南星 10g，瓜蒌子 10g，半夏 10g，茯苓 10g，黄芩 10g，陈皮 10g，石菖蒲 10g，枳实 6g，杏仁 6g。

4. 气滞血瘀

【证候】**主症**：听力减退，病程可长可短。**次症**：全身可无明显其他症状，或有爆震史。**舌脉**：舌质暗红或有瘀点，脉细涩。

【治法】活血化瘀，行气通窍。

【代表方】通窍活血汤或桃红四物汤加减。

【推荐方药】桃仁 10g，红花 6g，赤芍 10g，川芎 10g，丹参 10g，香附 10g，老葱 3g，生姜 6g，大枣 6g。

5. 肾精亏损

【证候】**主症**：听力逐渐下降。**次症**：头昏眼花，腰膝酸软，虚烦失眠，夜尿频多，发脱齿摇。**舌脉**：舌红少苔，脉细弱或细数。

【治法】补肾填精，滋阴潜阳。

【代表方】耳聋左慈丸或杞菊地黄丸加减；偏肾阳虚者，可用右归丸或肾气丸。

【推荐方药】熟地黄 10g，山药 10g，山茱萸 10g，茯苓 10g，牡丹皮 10g，泽泻 10g，磁石 15g，五味子 6g，石菖蒲 10g。

6. 气血亏虚

【证候】**主症**：听力减退。**次症**：每遇疲劳之后加重，或见倦怠乏力，声低气怯，面色无华，食欲缺乏，脘腹胀满，大便溏薄，心悸失眠。**舌脉**：舌淡红，苔薄白，脉细弱。

【治法】健脾益气，养血通窍。

【代表方】归脾汤。

【推荐方药】党参 15g，黄芪 15g，白术 10g，炙甘草 10g，当归 10g，龙眼肉 10g，酸枣仁 10g，茯神 10g，远志 10g，木香 6g，生姜 6g，大枣 6g。

四、良方举隅

1. 谭敬书（湖南中医药大学）良方——耳聪丸

熟地黄 30g，磁石 30g（先煎），淫羊藿 12g，骨碎补 12g，黄芪 15g，当归 15g，丹参 15g，水蛭 5g，烫水蛭 5g，泽泻 10g，石菖蒲 10g。

功用：补肾活血，益气养血。用于老年性聋、感音神经性耳聋。

2. 田道法（湖南中医药大学第一附属医院）良方——益气温阳活血方

黄芪 30g，茯苓 12g，锁阳 10g，白术 10g，补骨脂 12g，石菖蒲 10g，牡丹皮 12g，地龙 10g，川芎 10g，葛根 20g，骨碎补 15g，炙甘草 5g。

功用：益气温阳，通窍聪耳。用于感音神经性耳聋气虚阳弱、血行无力。

五、其他疗法

1. 高压氧治疗

高压氧治疗是患者在高于 1 个大气压的高压氧舱内吸入 100% 的纯氧治疗疾病的过程。是突发性耳聋重要的治疗方法之一，每日 1 次，10 日为 1 个疗程。

2. 鼓室注药

患者侧躺，患耳向上，耳内镜下用注射器于鼓膜前下象限穿刺后，向鼓室内滴注激素类药物，并让药液尽可能留存于鼓室内，常隔天滴注 1 次，疗程为 2 周。

3. 鼓室滴药

患者先行鼓膜切开置管术，而后通过该管向耳内滴药，使药液到达鼓室，常用于急性听力下降患者的治疗。

4. 针刺治疗

（1）体针：局部取穴与远端辨证取穴相结合，局部可取耳门、听宫、听会、翳风为主，每次选取 2 穴。外邪侵袭可加外关、合谷、曲池、大椎；肝火上扰可加太冲、丘墟、中渚；痰火郁结可加丰隆、大椎；气滞血瘀证加膈俞、血海；肾精亏损可加肾俞、关元；气血亏虚可加足三里、气海、脾俞。实证用泻法，虚证用补法，或不论虚实，一律用平补平泻法，每日针刺 1 次。

（2）耳穴贴压：取内耳、脾、肾、肝、神门、皮质下、内分泌等部位，用王不留行籽贴压，不时按压以保持刺激。

5. 导引法

（1）"营治城郭"法：双手按摩耳郭，一上一下，每次 15 分钟。可防治耳聋、耳鸣。

（2）鼓膜按摩法：将食指或中指插入外耳道口，使其塞紧外耳道，轻轻按压 1～2 秒，再放开，一按一放，如此重复多次。也可用食指或中指按压耳屏，使其掩盖住外耳道口，持续 1～2 秒后再放开，一按一放，有节奏地重复多次。在耳鸣伴有耳胀闷堵塞时，行鼓膜按摩常可获得暂时缓解。

（3）鸣天鼓：调整好呼吸，先用两手掌按摩耳郭，再用两手掌心紧贴两外耳道，两手食指、中指、无名指、小指对称地横按在枕部，两中指相接触，再将两食指翘起放在中指上，然后把食指从中指上用力滑下，重重地叩击脑后枕部，此时可闻洪亮清晰之声，响如击鼓。先左手 24 次，再右手 24 次，最后双手同时叩击 48 次。

6. 助听器

助听器是一种通过放大声音以改善听障患者声音感知能力的装置，助听器并不能使听障患者恢复已受损的听力，是目前提高听障人士声音感知能力使用最广泛的手段。

7. 人工耳蜗

人工耳蜗是为重度、极重度或全聋的成年人或小儿重建或获得听力的一种电子装置，可把声音信号转变为电信号刺激蜗神经，从而产生听觉。

六、预防调摄

1. 预防

调畅情志，饮食有节，避免熬夜，积极治疗失眠，避免噪声刺激，有助于防治耳聋。避免使用耳毒性药物，如氨基糖苷类抗生素、袢利尿剂等，若病情需要必须使用，应严密监测听力变化。及时发现婴幼儿耳聋，并采取适当的干预措施，可防止聋哑的产生。暴聋须尽早治疗，若延误治疗，或渐聋时间久者，听力恢复困难。

2. 调摄

穴位按摩，以耳门、听宫、听会、百会等为主进行按摩，用力不宜过大，按摩时间不宜过长，也不宜过于频繁，以每周 3 次为宜。调节情志，保持乐观情绪，树立战胜疾病的信心。

第十三节　复发性口疮

复发性口疮是以口腔黏膜出现类圆形溃疡且灼热疼痛为主要特征的疾病。本病多发生于青壮年，常反复发作，病程较长。

根据其临床特征，可将其分为轻型、重型、疱疹型。

本病属于中医学"口疮"范畴。

一、诊断标准

1. 症状

唇、颊、舌等处黏膜可见单个或多个类圆形浅溃疡，伴灼热感或刺痛感，饮食或说话时疼痛加重。

2. 体征

黏膜溃疡表现（大小、中央凹陷、黄色假膜、特征性红斑、溃疡区疼痛）。

3. 辅助检查

（1）可完善血细胞分析、免疫功能检查、活体组织检查及其他实验室检查，用以区分感染性口炎、非感染性口炎、内分泌系统疾病、某些自身免疫性疾病及口腔恶性肿瘤。

（2）消化内镜检查：口腔溃疡患者常同时存在胃溃疡、十二指肠溃疡、炎症性肠病等胃肠道疾病，内镜检查有助于鉴别和排除上述疾病，以及白塞综合征、结核病等全身性疾病。

4. 鉴别诊断

本病应与白塞综合征、口腔恶性溃疡、结核病、红斑狼疮、硬皮病及干燥综合征等全身疾病相鉴别。

二、病因病机

本病主要以心、脾、肾失调为主。明代薛己《口齿类要·口疮》说："口疮，上焦实热，中焦虚寒，下焦阴火，各经传变所致，当分别而治之。"

1. 心脾积热

口为脾之窍，舌为心之苗。若饮食不节，或情志不畅，脏腑蕴热内生，心脾积热，上炎口腔，发为口疮。

2. 阴虚火旺

素体阴虚，或病后失养，或劳累过度，或熬夜多思，阴液暗耗，阴虚火旺，虚火上炎，发为口疮。

3. 脾肾阳虚

素体阳虚，或久病阴损及阳，或贪凉饮冷，或伤寒误治，损伤脾肾之阳，清阳不升，浊阴上干，寒湿困口发为口疮。

三、辨证论治

本病需根据病症虚实情况进行综合治疗。

1. 心脾积热证

【证候】**主症**：口腔黏膜溃疡，量较多，舌体及口腔黏膜疼痛伴灼热感明显，进食尤甚。**次症**：口干喜冷饮，口气臭秽，心烦失眠，大便秘结，小便短赤等症。**检查**：溃疡数目较多，多发于舌尖、舌边，甚至融合成片；溃疡表面呈黄色，周围黏膜鲜红肿胀。**舌脉**：舌红，舌尖及舌边尤甚，苔黄，脉数。

【治法】清心泻脾，消肿止痛。

【代表方】凉膈散。

【推荐方药】连翘 25g，川大黄 12g，朴硝 12g，炙甘草 12g，栀子 6g，黄芩 6g，薄荷 6g，竹叶 3g，白蜜少许。

2. 阴虚火旺证

【证候】**主症**：口腔溃疡数量少，周边红肿不甚，疼痛较轻，但此起彼伏，绵延不止。**次症**：五心烦热，潮热盗汗，口舌干燥不欲饮，形体消瘦，小便短黄，大便干结。**检查**：口疮创面周围色淡红，溃烂点绵延不绝。**舌脉**：舌红少苔，脉细数。

【治法】滋阴补肾，降火敛疮。

【代表方】知柏地黄汤。

【推荐方药】生地黄 30g，干山药 20g，山茱萸 10g，牡丹皮 10g，茯苓 15g，泽泻 10g，知母 10g，黄柏 10g。

3. 脾肾阳虚证

【证候】**主症**：口疮疼痛较轻，但此起彼伏，久治不愈。**次症**：倦怠乏力，面色苍白，形寒肢冷，纳少，便溏，小便清长。**检查**：溃疡面色白或暗，周围无明显红肿。**舌脉**：舌淡苔白，脉沉迟。

【治法】温肾健脾，化湿敛疮。

【代表方】附子理中汤。

【推荐方药】炮附子 9g（先煎），干姜 9g，人参 9g，白术 9g，炙甘草 9g。

四、良方举隅

1. 谭敬书（湖南中医药大学）良方——自拟方加减

土茯苓、薏苡仁各 30g，七叶一枝花、茵陈、黄芩各 12g，玄参、丹参各 20g，赤芍、金银花各 15g，木通、甘草、夏枯草各 10g，青黛 6g。

功用：清热解毒，消肿止痛。适用于心脾积热型口疮。

2. 朱镇华（湖南中医药大学第一附属医院）良方——补中益气汤加减

黄芪 18g，炙甘草 9g，人参 6g，当归 3g，橘皮 6g，升麻 6g，柴胡 6g，白术 9g。

功用：补益脾胃，升阳泻火。适用于脾虚阴火型口疮。

五、其他疗法

1. 含漱法

用甘草泻心汤等清热解毒的方剂含漱，以消肿止痛；或以蜂蜜一汤匙，徐徐含咽，可止痛敛疮。

2. 涂敷法

实证用双料喉风散、锡类散、冰硼散、西瓜霜等清热解毒药剂吹粉于患处；虚证用养阴生肌散等养阴生肌药剂涂布于患处。

3. 针灸治疗

（1）体针多选取足阳明胃经、手阳明大肠经、足太阴脾经穴上的穴位，每次选择 2 ～ 3 穴，实证用泻法，虚证用平补平泻法。

（2）艾灸脾肾阳虚者可取命门、关元、神阙和双侧足三里、脾俞、肾俞等穴位，每次选取 1 ～ 2 穴，悬灸至局部有灼热感、皮肤潮红为度，2 日 1 次。

六、预防调摄

1. 预防

饮食有节。实火口疮者，忌食辛辣刺激食物和肥甘厚味；虚火口疮者，忌食生冷寒凉。注意口腔卫生，早晚刷牙，饭后漱口。调畅情志，修养身心。起居有常，劳逸结合。

2. 调摄

按摩廉泉、照海、阳谷，每日 2 次，每次 5 ～ 10 分钟，联合叩齿、搓唇、鼓腮、弹舌、搅海、吞津。

第十六章　骨伤科专病

第一节　肩周炎

肩周炎是指肩关节周围的肌肉、肌腱、韧带、滑囊和关节囊等软组织发生慢性无菌性炎症，导致关节内外粘连，以肩部疼痛和活动功能障碍为主要特点的疾病。本病好发于 50 岁左右的中老年人群，女性发病率略高于男性，多见于体力劳动者。一般人群中粘连性关节囊炎的发病率为 3% ~ 5%，但糖尿病患者中高达 20%。本病有自愈倾向，但愈后可复发。如得不到有效的治疗，可能严重影响肩关节的功能活动，可有广泛压痛，并向颈部及肘部放射，还可出现不同程度的三角肌萎缩。

本病属自限性疾病，病程一般为数月，但也可长达 2 年。根据不同病理过程和病情状况，可将本病分为急性疼痛期、粘连僵硬期和缓解恢复期。

本病属中医学"肩痹""肩凝""冻结肩"等范畴。

一、诊断标准

1. 症状

（1）急性疼痛期：主要临床表现为逐渐加重的肩部疼痛，肩关节活动受限，是由于疼痛引起的肌肉痉挛，韧带、关节囊挛缩所致，但肩关节本身尚有相当范围的活动度。此期病程约为 1 个月，亦可延续 2 ~ 3 个月。若积极治疗，可直接进入缓解期。

（2）粘连僵硬期：肩部疼痛逐渐减轻，但肩关节因肩周软组织广泛粘连，活动范围严重受限，主动和被动的肩内旋、外旋和外展活动度全面下降，出现"肩胛联动症""耸肩"现象及肩部肌肉挛缩。一般需要 3 ~ 6 个月，方能缓解而进入恢复期。

（3）缓解恢复期：肩部疼痛基本消失，肩关节的挛缩、粘连逐渐消除而恢复正常功能。此期约需 6 个月。

2. 体征

（1）压痛：多数患者在肩关节周围可触到明显的压痛点，压痛点多在肱二头肌长头腱沟、肩峰下滑囊、喙突、冈上肌附着点等处。

（2）肌肉痉挛与萎缩：三角肌、冈上肌等肩周围肌肉早期可出现痉挛，晚期可发生失用性肌萎缩，出现肩峰突起、上举不便、后伸不能等典型症状，此时疼痛症状反而减轻。

（3）活动受限：肩关节主动及被动外展、前屈、后伸等各方向活动受限。

3. 辅助检查

（1）X 线检查：①早期的特征性改变主要是肩峰下脂肪线模糊变形乃至消失。早期肩部软组织充血，在 X 线片上肩峰下脂肪线模糊、变形乃至消失。②中晚期，肩部软组织钙化，X 线片可见关节囊、滑液囊、冈上肌腱、肱二头肌长头腱等处有密度淡而不均的钙化斑影。在病程晚期，X 线片可见钙化影致密锐利，部分病例可见大结节和骨赘形成等。此外，在肩锁关节可见关节端增生，或形成骨赘，或关节间隙变窄等。

（2）MRI 检查：关节 MRI 检查可以确定肩关节周围结构信号是否正常，是否存在炎症，可以作为确定病变部位和鉴别诊断的有效方法。

4. 鉴别诊断

肩周炎需与神经根型颈椎病、风湿性关节炎、冈上肌肌腱炎、肩袖损伤等疾病相鉴别。

二、病因病机

本病病因病机的核心为五脏平衡失调及气血平衡失调。五脏有病，则其化生及运行气血功能失常，筋骨失养，则出现气血失衡，筋骨失衡。年老体弱，肩部劳损因正气不足，荣卫气虚，气虚血瘀，血不荣筋，加之肩部睡卧时多易裸露当风，风寒湿邪乘虚而入，痹阻经络而作痛；或因暴力损伤，或创伤后治疗不当，致局部脉络不畅、不通，气滞血瘀，经络痹阻，筋肌失于气血濡养，而发本病。迁延日久，体质下降，疾病缠绵难愈，形成本虚标实之证。

1. 风寒湿阻

外感风寒湿邪，或肩部受凉，风寒湿邪侵袭肩部筋脉，肌肉失去温煦，导致寒凝筋脉，气血运行不畅；或因长时间处于潮湿环境，湿邪侵袭，与体内寒邪相结合，形成寒湿痹阻，肩部筋脉不通，发为本病。

2. 气血瘀滞

肩部受伤或过度劳累，导致局部气血运行受阻，久之则血瘀气滞，肩部筋脉瘀阻，肌肉失去濡养，引发肩周炎。或因风寒湿邪久留肩部，导致气血运行更加瘀滞，病情加重。

3. 气血亏虚

素体虚弱，或久病体虚，气血生化不足，筋肉失养，导致肩部筋脉失去濡养，引发肩周炎。或因思虑过度，暗耗气血，导致气血亏虚，肩部筋脉失养，出现肩周炎症状。

三、辨证论治

中药辨证施治以舒筋活血、理气止痛、通利关节为主，各型随症加减辨证施治。

1. 风寒湿阻证

【证候】**主症**：肩部串痛，畏风恶寒。**次症**：得温痛缓，或肩部有沉重感，天气转凉或阴雨天可加重，肩关节活动不利。**舌脉**：舌质淡，苔薄白或腻，脉弦紧或弦滑。

【治法】祛风散寒，通络宣痹。

【代表方】桂枝附子汤。

【推荐方药】桂枝 12g，炮附子 15g（先煎），生姜 9g，大枣 12 枚，炙甘草 6g。

2. 气血瘀滞证

【证候】**主症**：肩部肿胀，疼痛拒按，按之刺痛或有硬结。**次症**：肩关节活动受限，动则疼痛，疼痛固定，胀痛或刺痛，或皮肤青紫瘀斑。**舌脉**：舌质暗，或有瘀斑，苔白，脉弦涩。

【治法】活血化瘀，行气止痛。

【代表方】身痛逐瘀汤。

【推荐方药】秦艽 3g，川芎 6g，桃仁、红花各 9g，甘草 6g，羌活 3g，没药 6g，当归 9g，炒五灵脂 6g，香附 3g，牛膝 9g，地龙 6g。

3. 气血亏虚证

【证候】**主症**：肩部酸痛日久，肌肉萎缩。**次症**：关节活动受限，劳累后疼痛加重，伴气短无力，食欲缺乏，头晕目眩。**舌脉**：舌淡苔白，脉细弱。

【治法】补气养血，舒筋活络。

【代表方】黄芪桂枝五物汤或当归鸡血藤汤。

【推荐方药】黄芪 9g，芍药 9g，桂枝 9g，生姜 18g，大枣 4 枚。

四、良方举隅

成肇仁（湖北中医药大学）良方——黄芪桂枝五物汤加减

黄芪 30g，桂枝 10g，白芍 15g，赤芍 15g，当归 12g，川芎 10g，红花 10g，桃仁 10g，羌活 10g，片姜黄 10g，葛根 30g，细辛 5g，地龙 15g，丹参 15g，鸡血藤 15g，炙甘草 6g。

功用：补气活血，温阳除痹，祛风通络。用于肩周炎。

五、其他疗法

1. 理筋手法

患者取端坐位、侧卧位或仰卧位，术者主要是先运用㨰法、揉法、拿捏法作用于肩前、肩后和肩外侧，用右手的拇、食、中三指对握三角肌束，做垂直于肌纤维走行方向的拨法，再拨动痛点附近的冈上肌、胸肌以充分放松肌肉；然后术者左手扶住肩部，右手握患侧上肢，做牵拉、抖动和旋转活动；最后帮助患肢做外展、内收、前屈、后伸等动作，解除肌腱粘连，帮助功能活动恢复。手法治疗时，会引起不同程度的疼痛，要注意用力适度，切忌简单粗暴，以患者能忍受为度，隔日治疗 1 次，10 次为 1 个疗程。

2. 练功活动

练功疗法是治疗过程中不可缺少的重要步骤，应鼓励患者做上肢外展、上举、内旋、外旋、前屈、后伸、环转等运动，做"内外运旋""叉手托上""手拉滑车""手指爬墙""体后拉手"等动作。锻炼要酌情而行，循序渐进，持之以恒，久之可见效果。否则，操之过急，有损无益。

3. 针灸治疗

取肩髃、肩髎、臂臑、巨骨、曲池等穴，并可"以痛为腧"取穴，常用泻法，或结合灸法，每日 1 次。亦可行局部砭石灸、浮针、小针刀等治疗以舒经活络、松解粘连以止痛。

4. 中药外用

外用中药熏蒸（温通活血方）、中药熏洗（海桐皮汤）、中医定向透药（牛膝醇提物）、中药热罨包及外贴药膏等治疗。

5. 中成药

祖师麻片、小活络丸、草乌甲素片、滑膜炎颗粒、消痛贴膏、麝香追风止痛膏等。

6. 物理疗法

可采用超短波、微波、低频电疗、磁疗、蜡疗、光疗、冲击波等，以减轻疼痛、促进恢复。对老年患者，不可长期电疗，以防软组织弹性降低，反而有碍恢复。

7. 关节内注射治疗

疼痛明显或者粘连严重的患者，可予局部注射复方倍他米松等抗炎止痛药物，或者关节内注射富血小板血浆治疗。

8. 手术治疗

保守治疗效果不佳的患者，可以考虑手术治疗，术前应该完善肩关节正位、冈上肌出口位 DR 片及肩关节 MRI，了解肩关节病情。对于无韧带撕裂的患者，可予麻醉下行手法肩关节松解术或微创肩关节镜下松解术。对于有明显韧带撕裂的患者，建议予微创下肩关节镜手术修补韧带。

六、预防调摄

1. 预防

保持健康的生活方式，避免强力抬举重物，避免跌倒外伤，不熬夜以避免内分泌失调，长期坚持适度锻炼，注意肩颈部的防寒保暖，生活中保持胸肩背正确的弧度，避免维持一个姿势太久。

2. 调摄

避免风寒，调畅情志，注意饮食，起居合宜。

第二节 颈椎病

颈椎病是指颈椎椎间盘退行性改变及其继发病理改变累及周围组织结构，从而出现一系列临床表现的疾病。颈椎病是一种中老年的常见病，高发于 40 ~ 50 岁的人群中，其发病率在成年人中占 10% ~ 15%，40 岁以上发病率为 80%，而我国青少年的颈椎病发病率在 10% 以上。目前各地区颈椎病的流行病学调查结果不一，不同性别、不同年龄段、不同职业和地区的人群，颈椎病的发病存在差异，患病率呈逐年升高和年轻化趋势。

根据不同组织结构受累而出现不同的临床表现，本病主要分为脊髓型颈椎病、神经根型颈椎病、椎动脉型颈椎病、颈型颈椎病及交感型颈椎病。

本病属于中医学"项痹""痉证""痿证"等范畴。

一、诊断标准

1. 症状

（1）脊髓型颈椎病患者出现以四肢运动障碍、感觉及反射异常为主的典型颈脊髓损害表现。

（2）神经根型颈椎病患者具有手臂麻木、疼痛等较典型的神经根症状，其范围与颈脊神经所支配的区域一致。

（3）椎动脉型及交感型颈椎病患者出现眩晕、视物模糊、耳鸣、手部麻木、听力障碍、心动过速、心前区疼痛等一系列交感神经症状。

（4）颈型颈椎病患者枕、颈、肩部常出现疼痛等异常感觉，可伴有相应的压痛点。

2. 体征

患者表现为颈部不同程度的活动受限，相应区域肌肉压痛，或伴上肢放射性疼痛或麻木。

（1）神经根型颈椎病：椎间孔挤压试验和（或）臂丛神经牵拉试验阳性。

（2）脊髓型颈椎病：上肢或躯干部出现节段性分布的浅感觉障碍区，深感觉多正常，肌力下降，双手握力下降，四肢肌张力增高，可有折刀感；腱反射活跃或亢进，包括肱二头肌、肱三头肌、桡骨膜、膝腱、跟腱反射；髌阵挛和踝阵挛阳性；病理反射阳性，如上肢霍夫曼征、罗索利莫征、下肢巴宾斯基征、查多克征；浅反射如腹壁反射、提睾反射减弱或消失等。

3. 辅助检查

X 线检查是慢性颈痛患者的首选检查方式，其他还有 CT 扫描、CT 脊髓造影、颈部 MRI 等。必要时可配合经颅彩色多普勒检查、肌电图检查等。

4. 鉴别诊断

本病应与非颈椎间盘退行性改变引起的颈肩疼痛，颈椎以外病变所致以上肢疼痛为主的疾患，如肌萎缩侧索硬化症、椎管内占位、急性脊髓损伤、脊髓亚急性联合变性、脊髓空洞症、慢性多发性周围神经病、颈椎感染、脊髓血管病变、脊髓肿瘤，以及眼源性、心源性、脑源性、耳源性眩晕等其他系统疾病加以鉴别。

二、病因病机

本病多因外感风、寒、湿、热之邪，乘虚侵袭颈部，痹阻筋脉，或内伤痰湿浊瘀，深入颈部关节筋骨，经脉气血运行不畅而成。久则耗伤气血，伤及肝肾，甚则影响脏腑。病位初起在肌表经络，久则深入筋骨，病及五脏。其基本病机为风、寒、湿、热外邪侵袭颈部关节、肌肉，经脉痹阻，气血运行失畅。

1. 感受外邪

久处湿地，涉水淋雨，或长期水下作业，或出入于冷库，或阴雨潮湿季节汗出入水，三气杂合外袭，气血痹阻，发为风寒湿项痹。《素问·痹论》曰："所谓痹者，各以其时，重感于风寒湿之气也。"如外感风热，与湿相并，或风、寒、湿郁久化热，而致风、湿、热三气杂合痹阻经络、关节，发为风湿热项痹。

2. 饮食不节

过食肥甘厚味，嗜酒或辛辣，脾失运化，水湿化热，湿热内生，流注颈部关节，发为本病。《中藏经·论肉痹》云："肉痹者，饮食不节，膏粱肥美之所为也。"

3. 劳逸不当

劳倦过度，耗伤正气，机体防御功能低下，或劳后汗出当风，或汗后用冷水淋浴，外邪乘虚入侵颈部，痹阻经络，发为本病。

4. 体质亏虚

禀赋不足，素体虚弱，病后或产后气血不足，腠理空疏，卫外不固，外邪乘虚而入，痹阻颈部经络，发为本病。《灵枢·五变》云："粗理而肉不坚者，善病痹。"清代李用粹的《证治汇补·外体门·痹证》谓："由元精内虚，而三气所袭，不能随时祛散，流注经络，久而成痹。"

三、辨证论治

本病初起，多以邪实为主，有风寒湿与风湿热之不同；病久多属正虚邪实，虚中夹实。其正虚者，有气血亏虚、肝肾不足之主次之分。邪实者，痰瘀痹阻，或兼风寒湿热之邪，治疗应以祛邪通络、宣痹止痛为基本原则，根据邪气的性质，分别予以祛风、散寒、除湿、清热、化痰、行瘀、舒筋通络之法；久痹正虚者，应重视扶正，以补益肝肾、益气和血为法；虚实夹杂者，宜标本兼顾。此外，还当注重多法联用，杂合以治。

1. 风寒湿证

【证候】**主症：**颈部关节、肌肉疼痛。**次症：**或游走不定，或遇寒加重，得热痛缓，或颈部关节酸楚、重着，或颈部肌肤麻木不仁，关节转动不利。**舌脉：**舌质淡，苔薄白或白腻，脉弦紧或濡缓。

【治法】祛风散寒，除湿通络。

【代表方】蠲痹汤或桂枝附子汤。

【推荐方药】羌活 15g，独活 15g，秦艽 10g，海风藤 10g，桑枝 10g，桂枝 10g，苍术 10g，薏苡仁 15g，当归 15g，川芎 10g，制附子 10g（先煎），姜黄 10g，葛根 15g，甘草 6g。

2. 风湿热证

【证候】**主症：**颈部关节疼痛，局部灼热红肿，痛不可触，得冷则舒。**次症：**或疼痛游走不定，活动不利，或见肌肤红斑，发热，汗出，口渴，烦躁，溲赤。**舌脉：**舌质红，苔黄或黄腻，脉滑数或浮数。

【治法】清热通络，祛风除湿。

【代表方】白虎加桂枝汤或宣痹汤加减。

【推荐方药】生石膏 15g（先煎），知母 10g，黄柏 10g，连翘 10g，桂枝 15g，防己 10g，杏仁 10g，薏苡仁 15g，滑石 15g（先煎），赤小豆 10g，蚕砂 10g。

3. 痰瘀痹阻证

【证候】**主症：**颈部关节肌肉痛，固定不移。**次症：**或关节肌肤紫暗、肿胀，按之较硬，肢体顽麻或重着，甚则关节僵硬变形，屈伸不利，有硬结、瘀斑，或胸闷痰多。**舌脉：**舌质紫暗或有瘀斑，舌苔白腻，脉弦滑或涩。

【治法】化痰行瘀，蠲痹通络。

【代表方】双合汤加减。

【推荐方药】桃仁 10g，红花 10g，当归 15g，川芎 10g，白芍 10g，茯苓 15g，半夏 10g，陈皮 15g，白芥子 8g。

4. 气血虚证

【证候】**主症：**颈部关节疼痛、酸楚，时轻时重，气候变化、劳倦活动后加重。**次症：**神疲乏力，面色少华，形体消瘦，肌肤麻木，短气自汗，唇甲淡白，头晕目花。**舌脉：**舌淡苔薄，脉细弱。

【治法】益气养血，和营通络。

【代表方】黄芪桂枝五物汤加减。

【推荐方药】黄芪 15g，党参 15g，当归 15g，白芍 10g，桂枝 15g，川芎 10g，姜黄 15g，鸡血藤 15g，五加皮 10g，海风藤 10g。

5. 肝肾虚痹

【证候】**主症：**颈部关节疼痛经久不愈，时轻时重。**次症：**腰膝酸软，疲劳时加重，颈部关节转动不利，肌肉瘦削。或伴畏寒肢冷、阳痿遗精，或伴骨蒸劳热、心烦口干。**舌脉：**舌质淡红，苔薄白或少津，脉沉细或细数。

【治法】培补肝肾，通络止痛。

【代表方】独活寄生汤。

【推荐方药】独活 15g，桑寄生 15g，防风 15g，秦艽 10g，杜仲 15g，牛膝 15g，桂枝 15g，细辛 3g，当归 15g，川芎 10g，生地黄 10g，白芍 10g，党参 15g，白术 15g，茯苓 15g，甘草 6g。

四、良方举隅

1. 施杞（上海中医药大学附属龙华医院）良方——颈痹方

生黄芪 15g，川芎 12g，柴胡 9g，桂枝 12g，生白芍 15g，粉葛根 15g，生地黄 9g，大枣 9g，生姜 6g，炙甘草 6g。

功用：解肌发表，生津舒经。用于颈型颈椎病风寒痹阻证。

2. 熊继柏（湖南中医药大学）良方——葛根姜黄散

葛根 30g，片姜黄 15g，威灵仙 15g。

功用：活血祛湿通络。用于以颈胀、头痛、上肢肩臂痛为主要症状的颈椎病。

五、其他疗法

1. 穴位贴敷

乳香 10g，没药 10g，草乌 10g，川乌 10g，肉桂 10g，马钱子 3g，研磨成粉末，加入生姜汁调制成药膏。将药膏涂抹贴敷在阿是穴（压痛点）、大杼、肩井、大椎、颈百劳等穴位，纱布覆盖和透明胶固定，每次贴敷 4～6 小时。

2. 针灸推拿

针灸疗法有着调和阴阳、疏导滞邪、通调经脉等作用，对于气血失和、经脉失畅等证的治疗具有积极意义。使用较轻柔的拿揉法作用于颈部两侧及肩部以放松肌肉，点按双侧风池、肩井、天宗、肩贞等穴，最后予以颈椎坐位拔伸手法调整颈椎曲度，纠正颈椎小关节紊乱。

3. 传统功法

导引功法是中医学中重要的养生方法，能通过拉伸周身筋骨，疏通经络壅滞，达到调节全身气血，舒缓筋、骨、肉失衡的作用。八段锦可改善患者颈肩部血液循环，解除颈肩肌肉痉挛与疼痛，增强颈椎外源性稳定性，恢复颈椎的正常生理活动功能，促进颈椎内源性系统的稳定；五禽戏、太极拳等均对全身痹痛有一定调节作用；而施氏十二字养生功则是针对脊椎疾病专门研发的锻炼功法。

六、预防调摄

1. 预防

颈椎病患者戒烟或减少吸烟对缓解症状、逐步康复意义重大。应当避免过度劳累而致咽喉部反复感染；避免过度负重和震动，进而减少对椎间盘的冲击；应当避免长期低头的姿势；要让颈部放置在正常生理状态下休息，一般成年人颈后部垫高约 10cm 较好，头部高枕使颈部处于屈曲状态，其结果与低头姿势相同，侧卧时，枕头要加高至头部不出现侧屈的高度。要注意避免颈部外伤。出现颈肩臂痛时，在明确诊断并排除颈椎管狭窄后，可行轻柔按摩，避免使用过重的旋转手法，以免损伤椎间盘。要避免风寒、潮湿，夏天注意避免风扇、空调直接吹向颈部。出汗后，不要直接吹冷风，不要用冷水冲洗头颈部，不要在凉枕上睡觉。医疗保健与体育操锻炼也很重要。

2. 调摄

要正确认识颈椎病，树立战胜疾病的信心。颈椎病病程比较长，椎间盘的退变、骨刺的生长、韧带钙化等与年龄增长、机体老化有关。病情常有反复，发作时症状可能比较重，影响日常生活和休息。因此，一方面要消除恐惧悲观心理，另一方面要防止得过且过的心态，要积极治疗。颈椎病急性发作期或初次发作的患者，要适当注意休息，病情严重者更要卧床休息 2 ～ 3 周。从颈椎病的预防角度来说，应该选择有利于病情稳定、有利于保持脊柱平衡的床铺，枕头的位置、形状与材料要有所选择，也需要一个良好的睡眠体位，做到既要维持整个脊柱的生理曲度，又使患者感到舒适，达到使全身肌肉松弛、调整关节生理状态的作用。

第三节　腰椎间盘突出症

腰椎间盘突出症，又称腰椎间盘纤维环破裂髓核突出症，是指因腰椎间盘发生退变，在外力作用下使纤维环破裂、髓核突出，刺激或压迫神经根，而引起以腰痛及下肢坐骨神经放射痛为特征的疾病。两个相邻椎体之间由椎间盘相连接，椎间盘由纤维环、髓核、软骨板三个部分组成。纤维环位于椎间盘的外周，由纤维软骨组织构成，其前部紧密地附着于坚强的前纵韧带，后部最薄弱，较疏松地附着于薄弱的后纵韧带。髓核位于纤维环之内，为富有弹性的乳白色透明胶状体。髓核组织在幼年时呈半液体状态或胶冻样，随着年龄增长，其水分逐渐减少，纤维细胞、软骨细胞和无定形物质逐渐增加，以后髓核变成颗粒状和脆弱易碎的退行性组织。软骨板位于椎间盘的上、下面，由透明软骨构成。腰椎间盘具有很大的弹性，起着稳定脊柱、缓冲震荡等作用。腰前屈时椎间盘前方承重，髓核后移。腰后伸时椎间盘后方负重，髓核前移。本病好发于 20 ～ 40 岁青壮年，男性多于女性，是临床最常见的腰腿痛疾患之一。

本病属于中医学"腰痛""痹证"等范畴。

一、诊断标准

1. 症状

（1）腰痛：患者表现为不同程度的腰部疼痛，疼痛可放射至臀部、大腿后侧、小腿甚至足部。

（2）下肢放射痛：疼痛沿神经根分布区域放射，常为单侧，表现为刺痛或烧灼感。

（3）感觉异常：部分患者可出现下肢麻木、刺痛或感觉减退。

（4）运动障碍：严重者可出现下肢肌肉无力，影响行走。

2. 体征

（1）腰部畸形：腰肌紧张、痉挛，腰椎生理前凸减少、消失，或后凸畸形，不同程度的脊柱侧弯。为躲离突出物对神经根的压迫，突出物压迫神经根内下方时（腋下型），脊柱向患侧弯曲；突出物压迫神经根外上方时（肩上型），则脊柱向健侧弯曲。

（2）腰部压痛和叩痛：突出的椎间隙棘突旁有压痛和叩击痛，并沿患侧的大腿后侧向下放射至小腿外侧、足跟部或足背外侧，沿坐骨神经走行有压痛。

（3）腰部活动受限：急性发作期腰部活动可完全受限，绝大多数患者腰部伸屈和左右侧弯功能活动呈不对称性受限。

（4）皮肤感觉障碍：受累神经根所支配区域的皮肤感觉异常，早期多为皮肤过敏，继而出现麻木、刺痛及感觉减退。腰 3/4 椎间盘突出，压迫腰 4 神经根，引起大腿前侧、小腿前内侧皮肤感觉异常；腰 4/5 椎间盘突出，压迫腰 5 神经根，引起小腿前外侧、足背前内侧皮肤感觉异常；腰 5/ 骶 1 椎间盘突出，压迫骶 1 神经根，引起小腿后外侧、足背外侧及足底皮肤感觉异常；中央型突出则表现为马鞍区麻木，膀胱、肛门括约肌功能障碍。

（5）肌力减退或肌萎缩：受压神经根所支配的肌肉可出现肌力减退、肌萎缩。腰 4 神经根受压，引起股四头肌（股神经支配）肌力减退、肌肉萎缩；腰 5 神经根受压，引起伸踇肌力减退；骶 1 神经根受压，引起踝跖屈和立位单腿跷足跟力减退。

（6）腱反射减弱或消失：腰 4 神经根受压，引起膝反射减弱或消失；骶 1 神经根受压，引起跟腱反射减弱或消失。

（7）特殊检查：直腿抬高试验阳性，加强试验阳性；屈颈试验阳性（头颈部被动前屈，使硬脊膜囊向头侧移动，牵张作用使神经根受压加剧，而引起受累的神经痛）；仰卧挺腹试验与颈静脉压迫试验阳性（压迫患者的颈内静脉，使其脑脊液回流暂时受阻，硬脊膜膨胀，神经根与突出的椎间盘产生挤压，而引起腰腿痛）；股神经牵拉试验阳性（为上腰椎间盘突出的体征）。

3. 辅助检查

（1）影像学检查：包括 X 线、CT、MRI 等检查，用于明确突出的椎间盘位置和压迫的神经根。

（2）电生理检查：如肌电图（EMG）和神经传导速度（NCV）检查，评估神经功能损害程度。

4. 鉴别诊断

腰椎间盘突出症需要与腰椎椎管狭窄症、腰椎结核、腰椎骨关节炎、强直性脊柱炎、脊柱转移肿瘤等疾病进行鉴别。

二、病因病机

腰椎间盘突出症多因外伤、劳损、风寒湿邪侵袭及肾虚等因素导致腰椎间盘退变，髓核突出压迫神经根或脊髓，引起腰痛及下肢放射痛。其病因病机与肾、肝、脾等脏腑功能失常有关，病位主要在腰椎。其核心病机以肾虚为本，风寒湿邪为标，气血瘀滞为变。

1. 风寒湿邪侵袭

外感风寒湿邪，或久居湿地，寒湿之邪侵袭腰椎，导致经络阻塞，气血运行不畅，发为本病。

2. 气血瘀滞

外伤或劳损导致腰部经络受损，气血运行受阻，形成瘀滞，引起腰痛及下肢放射痛。

3. 肝肾亏虚

素体肝肾亏虚，或年老体弱，肾精不足，腰椎失养，导致椎间盘退变，髓核突出。

4. 脾虚湿盛

素体脾虚，或饮食不节，脾失健运，水湿内停，湿邪下注腰椎，导致椎间盘退变。

5. 肾阳不足

禀赋不足，或久病体虚，肾阳亏虚，腰椎失于温煦，导致椎间盘退变，髓核突出。

三、辨证论治

本病中医主张综合治疗、注意调护、辨证论治为主，临床以复合证型多见。应抓住肾虚、风寒湿邪、气血瘀滞 3 个基本病理环节，分清主次，权衡用药。

1. 风寒湿邪侵袭证

【证候】**主症**：腰痛如刺，遇寒加重，得温痛减。**次症**：肢体沉重，活动不利。**舌脉**：舌淡苔白，脉弦紧。

【治法】祛风散寒，除湿通络。

【代表方】独活寄生汤或羌活胜湿汤。

【推荐方药】独活 9g，桑寄生 6g，杜仲 6g，牛膝 6g，细辛 6g，秦艽 6g，茯苓 6g，桂心 6g，防风 6g，川芎 6g，人参 6g，甘草 6g，当归 6g，白芍 6g，干地黄 6g。

2. 气血瘀滞

【证候】**主症**：腰痛固定，痛有定处，拒按。**次症**：肢体麻木，活动不利。**舌脉**：舌质紫暗，或有瘀斑，脉涩。

【治法】活血化瘀，行气止痛。

【代表方】身痛逐瘀汤或血府逐瘀汤。

【推荐方药】秦艽 3g，川芎 6g，桃仁 9g，红花 9g，甘草 6g，羌活 3g，没药 6g，当归 9g，五灵脂 6g，香附 3g，牛膝 9g，地龙 6g。

3. 肝肾亏虚证

【证候】**主症**：腰痛酸软，五心烦热。**次症**：头晕耳鸣，失眠多梦。**舌脉**：舌红少苔，脉细数。

【治法】滋补肝肾，强筋壮骨。

【代表方】六味地黄丸或左归丸。

【推荐方药】熟地黄 24g，山茱萸 12g，山药 12g，泽泻 9g，茯苓 9g，牡丹皮 9g。

4. 脾虚湿盛证

【证候】**主症**：腰痛绵绵，肢体沉重。**次症**：胸闷纳呆，大便溏泄。**舌脉**：舌淡胖，苔白腻，脉沉缓。

【治法】健脾除湿，通络止痛。

【代表方】参苓白术散或防己黄芪汤。

【推荐方药】莲子肉 9g，薏苡仁 9g，砂仁 6g（后下），桔梗 6g，白扁豆 12g，茯苓 15g，人参 15g，甘草 10g，白术 15g，山药 15g。

5. 肾阳不足证

【证候】**主症**：腰痛喜温，畏寒肢冷。**次症**：精神萎靡，阳痿或性欲低下。**舌脉**：舌淡苔白，脉沉迟。

【治法】温补肾阳，强筋壮骨。

【代表方】右归丸或金匮肾气丸。

【推荐方药】熟地黄 24g，山药 12g，山茱萸 9g，枸杞子 12g，菟丝子 12g，鹿角胶 12g（烊化），杜仲 12g，肉桂 6g，当归 9g，制附子 6g（先煎）。

四、良方举隅

1. 谢林（江苏省中西医结合医院）良方——加味三痹汤

杜仲 12g，续断 12g，怀牛膝 12g，川芎 10g，当归 10g，赤芍 10g，黄芪 12g，党参 10g，茯苓 15g，独活 12g，防风 10g，桂枝 10g，秦艽 10g，延胡索 10g，醋没药 5g，细辛 3g，乌梢蛇 10g，甘草 5g。

功用：补益肝肾，祛风除湿，通络止痛。用于腰椎间盘突出症，肝肾不足、风寒湿痹者。

2. 姜宏（苏州市中医医院）良方——消髓化核汤

生黄芪 30g，防己 10g，当归 10g，川芎 15g，地龙 10g，水蛭 6g，白术 10g，威灵仙 30g，木瓜 10g，白芥子 6g。

功用：益气化瘀，利水消肿，散结通督，消髓化核。用于腰椎间盘突出症气血瘀滞者。

五、其他疗法

1. 理筋手法

一般可采用按揉、点压、提拿等手法，配合斜扳法，以舒筋活络、疏散瘀血、松解粘连，使症状得以缓解或消失。手法宜轻柔，禁止用强烈的旋转手法，以防病情加重。

2. 练功活动

腰腿痛症状减轻后，应积极进行腰背肌的功能锻炼，可采用飞燕点水、五点支撑等方法，以增强腰部肌力；练习行走、下坐、蹬空、侧卧外摆等动作，以增强腿部肌力。

3. 手术治疗

经上述治疗无明显效果，或典型的严重病例，如疼痛剧烈、下肢肌无力和肌萎缩、行走或站立时间不断缩短，影响日常生活者应手术治疗。常用的手术方式为椎板切除、神经根减压，以解除椎管内、神经根管内或椎间孔内神经组织和血管的压迫。

六、预防调摄

1. 预防

急性期应严格卧硬板床 3 周，手法治疗后亦应卧床休息，使损伤组织修复。疼痛减轻后，应注意加强腰背肌锻炼，以巩固疗效。久坐、久站时可佩戴腰围保护腰部，避免腰部过度屈曲、劳累或受风寒。弯腰搬物时姿势要正确，避免腰部扭伤。改善居住环境，做到饮食起居有节。注重心理调护，充分调动患者的治疗积极性。

2. 调摄

腰部按摩，用力不宜过大，按摩时间不宜过长，也不宜过于频繁，以每周 1 次为宜。调节情志，保持乐观情绪，树立战胜疾病的信心。定期进行腰椎功能锻炼，增强腰椎稳定性。

第四节 骨性关节炎

骨性关节炎也就是退行性关节炎，或者是肥大性关节炎，是以关节软骨变性、破坏，以及骨质增生为特点的慢性关节病。在临床表现上，通常表现为关节疼痛、僵硬以及运动能力减弱。本病的多发群体是年龄在55岁以上的女性。骨关节炎可影响任何关节，其中膝关节是最常受累的关节，其次是手关节和髋关节，同时关节周围的肌肉和组织通常也会受到影响，其症状可能慢慢出现，也可能在损伤或拉伤后迅速出现。

在临床上，该病可分为原发性和继发性两类。原发性骨关节炎系指随年龄增加而出现的关节病变，继发性骨关节炎则由损伤、炎症、遗传及代谢、内分泌等疾病所引起。在临床上，以膝关节骨性关节炎最为常见。

骨性关节炎在中医学上属"痹证""骨痹"等范畴。

一、诊断标准

1. 症状

（1）关节活动受限：关节活动受限常见于髋、膝关节。患者在疾病中期可出现关节绞锁，晚期关节活动受限加重，最终导致残疾。

（2）疼痛症状：疼痛在各个关节骨性关节炎中均可出现，其中以膝、髋和指间关节最为常见，初期为轻度或中度间断性隐痛，休息后好转，活动后加重，重度骨性关节炎则出现持续性疼痛或夜间痛。关节局部可有压痛，在伴有关节肿胀时尤为明显。

（3）其他症状：部分患者可出现关节僵硬的症状，多发生于晨起时或较长时间未活动后，表现为关节僵硬及发紧感，活动后可缓解。关节僵硬持续时间一般较短，常为几分钟至十几分钟，极少超过30分钟。

2. 体征

检查体征：出现压痛、关节畸形、关节肿大（指间关节和膝关节常见）、骨摩擦音（感）和步态异常（中重度髋、膝关节骨性关节炎）等。

3. 辅助检查

X线影像学检查、关节液常规检查、血常规、免疫复合物及血清大体检查。必要时可配合CT、MRI及超声等检查用于评估病情的严重程度、疾病进展和及早发现相关的并发症并排除其他关节疾病。

4. 鉴别诊断

骨性关节炎需要与类风湿关节炎、强直性脊柱炎、自身免疫性疾病关节炎、感染性关节炎、痛风、假性痛风及关节损伤等引起关节疼痛和功能障碍的疾病相鉴别。

二、病因病机

本病多因肝肾虚损，正气不足，气血瘀结，经络痹阻，导致筋骨不调，骨不生髓，风、寒、湿入侵体内，致使经络痹阻，出现关节僵硬、肿痛等症状，与肝、肾等脏腑功能失常有关，其病位主要在筋骨。其核心病机以肾虚为本，痹阻为标。

1. 肝肾亏虚

年老体衰，肝肾气虚，气血不行，则关节闭塞，筋骨失养，筋缩肉蜷，经脉骨骼失于濡养，发为本病。

2. 气滞血瘀

正气虚弱，邪气易扰，闭阻经络，气血运行不畅，瘀而不通，而致关节疼痛、屈伸不利等，发为本病。

3. 脾肾阳虚

禀赋不足，素体阳虚，劳累过度，导致肾阳不足；饮食劳倦，脾失健运，导致脾阳不升，阳气虚衰，不能温煦四肢筋骨，以致发病。

4. 肾阴不足

肾阴不足，骨髓失充，筋骨痿废，则出现筋软膝酸，发为本病。

三、辨证论治

本病临床以复合证型多见，中医证型可归纳为5种。临证或有不同证型，或有兼证，可根据临床实际辨证。中医主张综合治疗，注意调护，以辨证论治为主，宜清热除湿、补益肝肾、舒筋通络、活血止痛和散寒益气等。

1. 寒湿痹阻证

【证候】**主症**：肢体关节冷痛，屈伸不利，得热痛减，遇寒加重，出现晨僵和关节畸形。**次症**：恶风寒，阴雨天加重，肢体沉重，口淡不渴。**舌脉**：舌淡苔白，脉弦紧。

【治法】祛风散寒除湿，活血止痛。

【代表方】蠲痹汤加减。

【推荐方药】羌活 12g，独活 12g，肉桂 3g，秦艽 12g，当归 10g，川芎 12g，桑枝 12g，乳香 12g，杜仲 12g，桑寄生 12g，海风藤 6g，炙甘草 6g。

2. 湿热痹阻证

【证候】**主症**：关节肿胀，伴有疼痛灼热感，痛不可触，得冷则舒。**次症**：周身困乏无力。**舌脉**：舌质红，苔黄腻，脉滑数。

【治法】清热除湿，通络止痛。

【代表方】四妙汤。

【推荐方药】黄柏 12g，苍术 15g，牛膝 30g，薏苡仁 30g。

3. 瘀血痹阻证

【证候】**主症**：患处刺痛，疼痛较剧，痛有定处。**次症**：痛而麻木，屈伸困难，反复发作，骨关节僵硬变直。**舌脉**：舌体紫暗，或有瘀斑、瘀点，脉细涩。

【治法】活血化瘀，通络止痛。

【代表方】桃红四物汤。

【推荐方药】当归 15g，白芍 10g，熟地黄 15g，川芎 8g，桃仁 9g，红花 6g。

4. 肝肾亏虚证

【证候】**主症**：腰膝酸软，骨节疼痛，屈伸不利。**次症**：筋骨萎缩，肢体麻木，疲劳加重且反复发作。**舌脉**：舌淡苔白，脉沉细弱。

【治法】滋补肝肾，舒筋活络。

【代表方】独活寄生汤。

【推荐方药】甘草 6g，川芎 6g，肉桂 6g，细辛 6g，秦艽 10g，防风 10g，党参 15g，桑寄生 15g，独活 20g，怀牛膝 20g，当归 20g，白芍 20g，茯苓 20g，熟地黄 20g，杜仲 20g。

5. 气血虚弱证

【证候】**主症**：膝关节酸痛不适。**次症**：少寐多梦，自汗盗汗，头晕目眩，心悸气短，面色少华。**舌脉**：舌淡，苔薄白，脉细弱。

【治法】补气养血。

【代表方】八珍汤。

【推荐方药】当归 10g，白芍 10g，熟地黄 10g，党参 10g，川芎 10g，炒白术 10g，甘草 10g，茯苓 10g，大枣 2 枚。

四、良方举隅

1. 熊继柏（湖南中医药大学）良方——膝痹经验方

人参 10g，黄芪 40g，柴胡 10g，天花粉 10g，当归 10g，三棱 10g，莪术 10g，桃仁 10g，红花 5g，酒大黄 4g，黄柏 10g，苍术 10g，薏苡仁 30g，川牛膝 20g，三七 15g，甘草 5g。

功用：行气活血化瘀。用于瘀血痹阻型老年性膝关节骨性关节炎。

2. 周仲瑛（南京中医药大学）良方——骨痹方

制川乌 6g（先煎），制草乌 6g（先煎），细辛 4g，淫羊藿 10g，巴戟天 10g，骨碎补 10g，土鳖虫 5g，油松节 10g，制南星 10g，千年健 15g，炙全蝎 5g，当归 10g，生黄芪 15g，鹿角片 10g，炙桂枝 10g，赤芍 10g，炙甘草 3g。

功用：散寒祛湿，化瘀止痛。用于寒湿痹阻型膝关节退行性病变。

3. 刘柏龄（长春中医药大学）良方——膝痛一号方

熟地黄 15g，伸筋草 15g，苍术 15g，泽泻 15g，泽兰 15g，五加皮 15g，赤芍 15g，丹参 15g，骨碎补 20g，豨莶草 15g，续断 15g，薏苡仁 20g，蜈蚣 2 条，制附子 15g（先煎），肉桂 10g，淫羊藿 30g，巴戟天 20g，鸡血藤 30g，乳香 15g，没药 15g，木瓜 15g，吴茱萸 9g。

功用：补肾壮骨，祛瘀除痹。用于治疗肝肾亏虚、瘀血痹阻的膝痹。

五、其他疗法

1. 熏洗治疗

宜辨证用药，湿热蕴结证选用黄柏、益母草、苦参、大黄、冰片等；气滞血瘀证选用红花、黄柏、延胡索、川楝子、鸡血藤、野菊花等；肾阴不足证选用黄柏、红花、大黄、冰片、赤芍等；脾肾阳虚证选用桂枝、益母草、蛇床子等。温度不宜超过 30℃，每晚 1 次，每次 10～15 分钟。

2. 穴位贴敷治疗

使用红花 20g，当归 20g，制川乌 15g，制草乌 15g，三七 10g，醋乳香 10g，醋没药 10g，冰片 10g，炒土鳖虫 5g，酒地龙 5g，磨成粉末状，取适量醋或温水调匀，用一次性医用敷料贴敷于关节处，睡前贴敷 1 次，晨起去除。用于治疗气滞血瘀导致的骨性关节炎。

3. 离子导入法

采用舒筋液（药物组成为独活、威灵仙、木瓜、杜仲、牛膝、补骨脂、伸筋草、透骨草各 12g，防风、桂枝各 9g，红花、紫苏叶各 6g）制成药液，使用离子导入仪直至将药液吸收完即可。适用于治疗骨性关节炎肝肾亏虚证患者。

六、预防调摄

1. 预防

忌食高糖食物。养成良好、规律的生活习惯，合理锻炼，劳逸结合，注意关节部位的保暖。

2. 调摄

平时要注意避免劳累、负荷过重、受凉等情况，这些都可以减缓病情的发展。

第五节　踝关节扭伤

踝关节扭伤是指踝关节在运动或外力作用下，导致踝关节周围韧带过度拉伸或撕裂，患者出现以疼痛、肿胀和活动受限为主要症状的疾病。本病是运动损伤中的常见类型，据统计，踝关节扭伤患者占运动损伤门诊患者的 10% ~ 30%。随着研究的深入，人们逐渐认识到踝关节扭伤不仅仅是简单的韧带损伤，还可能涉及关节软骨、肌腱等结构，故称踝关节扭伤综合征更确切。

临床分为轻度踝关节扭伤（Ⅰ型）、中度踝关节扭伤（Ⅱ型）、重度踝关节扭伤（Ⅲ型）三种类型，以Ⅰ型最为常见。

本病属于中医学"筋伤""痹证""瘀血"等范畴。

一、诊断标准

1. 症状

（1）疼痛与肿胀：患者表现为踝关节周围剧烈疼痛，尤其是在活动或承重时加剧，伴随明显的肿胀，局部皮肤可能呈现青紫色或红色。

（2）活动受限：踝关节活动范围受限，如不能正常背屈或跖屈，行走或站立时感到困难，严重时甚至无法承重。

（3）关节不稳：部分患者在扭伤后感到踝关节松动或不稳定，尤其在不平地面上行走时，容易再次扭伤。

（4）其他：一些患者可能伴有局部皮肤温度升高，触痛明显以及在严重扭伤时可能出现关节畸形或脱位。此外，长期未得到适当治疗的踝关节扭伤可能导致慢性疼痛、关节僵硬或功能受限。

2. 体征

（1）肿胀：踝关节周围软组织损伤后，毛细血管破裂出血，导致血液积聚在受伤区域形成肿胀，通常发生在踝关节周围的肌肉、肌腱等组织中。

（2）压痛：在踝关节扭伤的部位，尤其是损伤的韧带区域，有明显的压痛感，这是由于韧带受到拉伸或撕裂造成的。

（3）活动受限：由于疼痛和肿胀，踝关节的活动范围受限，患者可能无法正常进行背屈或跖屈等动作，严重时甚至无法行走。

（4）皮下瘀斑：踝关节扭伤后，由于血管损伤，可能出现皮下瘀血，表现为皮肤下的青紫或红色斑点。

（5）关节不稳：在严重的踝关节扭伤中，由于韧带的完全撕裂，可能导致踝关节不稳定，表现为关节松动或容易再次扭伤。

（6）肌肉痉挛：有时，脚踝扭伤者会出现肌肉痉挛，即脚踝周围肌肉非自主收缩，这可能是由于疼痛和肌肉保护性反应所致。

3. 辅助检查

（1）X 线检查：用于排除踝关节骨折或骨裂，包括踝关节正位、侧位以及踝穴位的 X 线片。

（2）MRI 检查：磁共振成像是诊断踝关节扭伤的"金标准"，能够详细评估韧带损伤的程度，并了解关节囊及关节软骨损伤的情况。

（3）关节造影：在某些情况下，可能需要进行关节造影来评估关节内部的结构。

（4）关节镜检查：对于复杂的踝关节损伤，关节镜可以直接观察关节内部的情况，有助于诊断和治疗。

（5）特殊检查：包括前抽屉试验和内翻应力试验等，用于评估踝关节的稳定性。

4. 鉴别诊断

（1）踝关节骨折：踝关节扭伤时，由于外力程度的不同，可能导致踝关节韧带完全断裂及撕脱性骨折，应仔细鉴别。

（2）踝关节脱位：踝关节扭伤可能伴随脱位，表现为关节异常活动和疼痛。

（3）韧带断裂：严重的踝关节扭伤可能伴有韧带完全断裂，导致踝关节不稳定。

（4）跟腱炎：跟腱炎也会导致踝关节后部疼痛，但通常与踝关节扭伤的疼痛部位不同。

（5）足底筋膜炎：足底筋膜炎会引起足底疼痛，尤其在行走时加剧，与踝关节扭伤的症状有所区别。

（6）滑膜炎：滑膜炎可能导致关节肿胀和疼痛，但通常不伴有踝关节扭伤的外伤史。

（7）肌肉拉伤：肌肉拉伤通常发生在剧烈运动中，表现为肌肉疼痛和肿胀，与踝关节扭伤的韧带损伤不同。

二、病因病机

踝关节扭伤在中医学中属于"伤筋""痹证"范畴，其发病多因外力作用导致局部经络阻塞，气血凝滞，运行不畅而引起。其核心病机为气伤痛，形伤肿，气血两伤故肿痛并见。

1. 外力损伤

多由剧烈运动或负重持重时姿势不当，或不慎跌仆、牵拉和过度扭转等原因，引起某一部位的皮肉筋脉受损，以致经络不通，经气运行受阻，瘀血壅滞局部而成。

2. 气血瘀滞

踝关节急性损伤后，由于脉络受损，导致气血运行不畅，瘀血停滞，形成局部肿胀和疼痛。

3. 风寒湿邪侵袭

长期处于潮湿环境，或外感风寒湿邪，导致经络痹阻，气血运行不畅，进而发生踝关节扭伤。

4. 肝肾不足

年老体弱，或素体肝肾不足，导致筋骨失养，关节稳定性减弱，易受外邪侵袭而发生扭伤。

三、辨证论治

踝关节扭伤在中医学中主张综合治疗，注重调护，以辨证论治为主。临床以复合证型多见，应抓住气滞血瘀、肝肾不足、风寒湿痹等基本病理环节，分清主次，权衡用药。

1. 血瘀气滞证

【证候】**主症**：踝关节局部瘀肿疼痛，活动受限。**次症**：皮下瘀斑。**舌脉**：舌质紫暗，或有瘀点，脉涩。

【治法】活血祛瘀，消肿止痛。

【代表方】七厘散加味。

【推荐方药】血竭 30g，制乳香 4.5g，制没药 4.5g，红花 4.5g，儿茶 7.2g，冰片 0.36g，麝香 0.36g，朱砂 3.6g。制作散剂，用时每服 0.21g，冲酒服之，或用烧酒调敷伤处。

2. 筋脉失养证

【证候】**主症**：踝关节疼痛，轻度肿胀，或皮下瘀斑。**次症**：关节欠稳，步行欠力。**舌脉**：舌淡，苔白，脉细弱。

【治法】滋补肝肾，养血壮筋。

【代表方】补肾壮筋汤。

【推荐方药】熟地黄、山茱萸各 15g，青皮 6g，白芍、川芎、杜仲、当归、茯苓、五加皮、牛膝各 10g。

3. 风寒湿痹证

【证候】**主症**：踝关节冷痛，遇寒痛增，得温痛减。**次症**：关节肿胀，行动不便。**舌脉**：舌淡，苔白腻，脉紧。

【治法】散寒除湿，温经通络。

【代表方】羌活胜湿汤。

【推荐方药】羌活 6g，独活 6g，藁本 3g，防风 3g，炙甘草 3g，蔓荆子 2g，川芎 1.5g。

4. 肝肾不足证

【证候】**主症**：踝关节疼痛绵绵，劳累后加重，休息后减轻。**次症**：腰膝酸软，头晕耳鸣。**舌脉**：舌淡，脉沉细。

【治法】补益肝肾，强壮筋骨。

【代表方】右归丸。

【推荐方药】熟地黄 24g，炒山药、枸杞子、炒鹿角胶（烊化）、制菟丝子、炒杜仲各 12g，炒山茱萸、炒当归各 9g，肉桂 6～12g，制附子 6～18g（先煎）。

5. 湿热蕴结证

【证候】**主症**：踝关节红肿热痛，活动受限。**次症**：身热不扬，大便黏腻，皮肤油腻。**舌脉**：舌红，苔黄腻，脉滑数。

【治法】清热利湿，消肿止痛。

【代表方】四妙散。

【推荐方药】苍术 24g，牛膝 24g，黄柏 24g，薏苡仁 24g 等。

四、良方举隅

1. 刘寿山（北京中医药大学东直门医院）良方——舒筋壮力丸

桂枝 5g，制乳香 5g，制没药 5g，血竭 5g，红花 5g，独活 5g，煅自然铜（醋淬 7 次）5g，羌活 5g，钻地风 5g，防风 5g，杜仲 5g，怀牛膝 5g，贝母 5g，木瓜 5g，生甘草 5g，制马钱子 1.4g，麻黄

4.5g，赤芍 14g。方中饮片炼蜜作丸，每丸约为 6g，日服 1 丸（早晚各服一半）。

功用：行气活血，消肿散瘀。用于急性踝关节扭伤。

2. 陈渭良（广东省名中医）良方——节伤汤

三七 10g，田基黄 15g，鸡骨香 15g，泽兰 10g，土牛膝 20g。

功用：清热凉血，消肿散瘀。用于急性踝关节扭伤。

五、其他疗法

1. 冷敷与热敷

急性期（24～48 小时）采用冷敷，以减轻局部出血和肿胀；慢性期（48 小时后）采用热敷，以促进血液循环和瘀血吸收。冷敷使用冰袋或冷毛巾，每次 15～20 分钟，每日 3～4 次；热敷使用热毛巾或热水袋，温度不宜过高，以免烫伤，每次 15～20 分钟，每日 3～4 次。

2. 中药外敷

根据辨证选用相应中药研末，用白酒或醋调成糊状，敷于踝关节扭伤部位。如选用红花、桃仁、川芎、乳香、没药等活血化瘀药物，或用伸筋草、透骨草、海桐皮等舒筋活络药物，每日更换 1～2 次，适用于瘀肿疼痛明显的踝关节扭伤。

3. 中药熏洗

选用活血化瘀、舒筋活络的中药，如当归、川芎、红花、桂枝、羌活、独活等，煎汤熏洗踝关节，温度控制在 40～45℃，每次 20～30 分钟，每日 1～2 次。适用于肿胀、疼痛和活动受限的踝关节扭伤。

4. 穴位按摩

根据踝关节扭伤的不同部位，选择相应的穴位进行按摩，如昆仑、太溪、解溪、丘墟等穴位，以促进气血运行，缓解疼痛。按摩时力度要适中，每次按摩 5～10 分钟，每日 1～2 次。

六、预防调摄

1. 预防

避免长时间站立或高强度运动，合理安排运动量，避免过度疲劳。选择合适的运动鞋，确保鞋子有足够的支撑和缓冲，以减少对踝关节的冲击。在不平整的地面行走或运动时要小心，以减少扭伤的风险。加强踝关节周围肌肉的锻炼，提高关节的稳定性和灵活性。运动前做好充分的热身活动，增加关节活动范围，提高肌肉的伸展性。避免穿着高跟鞋或不稳定的鞋子，特别是在湿滑的地面上行走时。

2. 调摄

扭伤后应适当休息，避免继续负重或活动，减少肿胀和疼痛。使用 RICE 原则（休息、冰敷、压迫、抬高）进行自我处理，减轻急性期症状。在医生指导下进行踝关节的功能恢复训练，如跖屈、背屈、内翻、外翻等，以恢复关节活动度。

保持良好的饮食习惯，多摄入富含维生素 C 和蛋白质的食物，促进损伤组织的修复。保持良好的心态，避免焦虑和急躁，有助于病情的恢复。定期进行踝关节的自我检查，如发现持续疼痛、肿胀或活动受限，应及时就医。

第十七章　肿瘤科专病

第一节　鼻咽癌

　　鼻咽癌（nasopharyngeal carcinoma）是指原发于鼻咽部黏膜上皮的恶性肿瘤，好发部位在咽隐窝、鼻咽腔顶部，发病率位居头颈部肿瘤首位。临床表现以回吸性血涕、耳鸣及听力下降、鼻塞、头痛、面部麻木、复视及眼部症状、鼻部肿物为主。鼻咽癌发病有明显的地域性、遗传易感性。在我国两广地区年发病率达（30 ～ 80）/10 万人，远高于欧美及大洋洲（1/10 万人）。

　　鼻咽癌分为角化性鳞状细胞癌、非角化性癌和基底样细胞癌 3 大类。其中非角化性癌占高发区鼻咽癌的 95% 以上，其发病与 EB 病毒感染关系密切。对于早期鼻咽癌患者，根治性放疗为首选治疗方式。中期或局部晚期鼻咽癌推荐放疗联合铂类同步化疗的治疗模式。复发或转移性鼻咽癌可采用放疗、手术、靶向、免疫等综合治疗，提高患者生活质量，延长生存期。

　　本病属于中医学"鼻渊""鼻衄""控脑砂""颃颡岩""真头痛"等范畴。

一、诊断标准

1. 症状

　　（1）回吸性血涕：为较早期外生性鼻咽癌的典型临床症状，表现为吸鼻后涕中带血，以晨起时多见。早期涕中仅见少量血丝。晚期出血较多，可表现为从鼻中流出。

　　（2）头痛：为鼻咽癌常见症状，可为首发症状或唯一症状，表现为持续性偏头痛，少数为颅顶、枕后或颈项部疼痛。头痛的部位及严重程度与病灶侵犯的部位及程度相关。

　　（3）耳鸣及听力下降：单侧耳鸣或听力下降见于原发自鼻咽隐窝或咽鼓管开口处的鼻咽癌，表现为患侧耳沉闷感、堵塞感、听力下降及耳鸣。

　　（4）鼻塞：表现为进行性加重的单侧或双侧鼻塞，多见于肿瘤阻塞鼻孔后，严重时仅能经口呼吸。

　　（5）面部麻木：肿瘤侵犯或压迫三叉神经引起浅表感觉异常，表现为三叉神经分布区（耳郭前部、颞部、面颊部、下唇和颏部）皮肤蚁行感、触觉过敏或麻木、痛觉减退或消失。

　　（6）复视及眼部症状：肿瘤压迫或侵犯第 Ⅱ、Ⅲ、Ⅳ、Ⅵ对颅神经或侵入眼眶形成球后、球内占位时，可出现复视、眼睑下垂、眼球固定、内外视受限、视觉减退或消失等。

　　（7）舌肌萎缩或歪斜舌：见于肿瘤侵犯舌下神经，表现为伸舌偏向患侧并伴有病侧舌肌萎缩。

　　（8）其他：出现远处转移时可出现转移相关症状，如骨转移引起骨痛，肺转移引起咳嗽、咯血、呼吸困难，肝转移引起肝区疼痛、黄疸等。

2. 体征

（1）颈部肿块：鼻咽癌颈部淋巴结转移发生率高达 60% ～ 80%，40% ～ 50% 的患者因无症状的颈部肿块就诊，其中半数表现为双侧颈部淋巴结肿大。少数患者颈部淋巴结肿大为其唯一临床表现，鼻咽部不能发现原发灶。

（2）鼻咽肿物：通过间接鼻咽镜或纤维鼻咽镜检查，可见鼻咽腔内有隆起的肿物。对于黏膜下型肿瘤，鼻咽腔可能未见肿物，但可见鼻咽腔的结构不对称。

（3）脑神经受侵体征：眶上裂综合征、眶尖综合征、垂体蝶窦综合征、海绵窦综合征（又名破裂孔综合征或岩蝶综合征）、颈静脉孔综合征、舌下神经孔症状和腮腺后间隙综合征等。

3. 辅助检查

（1）影像学检查

①颅脑和颈部增强 MRI/CT：MRI 检查对于原发肿瘤的位置判断，以及颅内结构和咽后间隙受累情况的评估相较 CT 更有优势，美国癌症联合委员会（AJCC）第 8 版鼻咽癌分期将 MRI 检查作为分期的首选影像学手段。

②胸腹部 CT：用于排查是否存在肝、肺等脏器转移。

③骨扫描检查：骨转移筛查的常规方式。当骨扫描提示可疑转移时，可进一步对疑似部位行 CT 或 MRI 检查。

④正电子发射断层扫描 CT（PET/CT）：PET/CT 对于转移性颈部淋巴结的判定及发现全身隐匿性远处转移病灶等方面具有重要应用价值。对于转移风险较高的患者可采用 PET/CT 评估疾病阶段。

⑤电子 / 纤维咽喉镜检查：是鼻咽癌诊断中最重要的方法之一，可发现鼻咽部肿物、溃疡、坏死和出血等异常病变。鼻咽镜下直接观察鼻咽肿瘤的生长部位，有无对周围结构如鼻腔、口咽的侵犯，并可通过活检确诊。

（2）实验室检查

①一般检查：包括血常规、肝肾功能、电解质、血糖、凝血功能、甲状腺功能、尿常规和大便常规等。

②血浆 EBV-DNA 检测：血浆 EBV-DNA 拷贝数检测是鼻咽癌早期筛查、预后判断、疗效评价及随访复查的重要辅助手段。

4. 鉴别诊断

鼻咽癌的临床表现多样，需与多种疾病进行鉴别诊断，以避免误诊。以下是需要与鼻咽癌鉴别的主要疾病。

（1）慢性鼻咽炎：患者常表现为鼻塞、流涕、咽喉不适等症状。然而，慢性鼻咽炎为炎症性疾病，症状多为一过性且全身症状较明显。鼻咽镜检查可见鼻咽部黏膜充血、水肿，但无肿块。CT 或 MRI 检查可辅助鉴别，必要时进行组织活检以明确诊断。

（2）鼻腔或鼻窦恶性肿瘤：如鼻腔鳞状细胞癌、腺样囊性癌等，症状与鼻咽癌相似，包括鼻塞、鼻出血等。影像学检查可显示肿瘤的具体部位和范围，鼻咽镜检查及病理活检有助于明确诊断。

（3）鼻咽部良性肿瘤：如鼻咽纤维血管瘤，常见于年轻男性，表现为反复鼻出血和鼻塞。影像学检查可见肿瘤局限于鼻咽部，边界清楚，增强扫描可见明显强化。鼻咽镜检查及病理活检可协助鉴别。

（4）鼻咽结核：临床上较为少见，患者可能出现鼻塞、血涕、头痛等症状。鼻咽镜检查可见鼻咽部溃疡或肉芽肿，影像学检查可能显示软组织肿块或淋巴结肿大。病理检查及抗酸染色有助于鉴别诊断。

（5）鼻咽部真菌感染：如鼻咽部曲霉菌病，患者可能出现鼻塞、血涕、头痛等症状。影像学检查可见鼻咽部软组织肿块，可能伴有骨质破坏。病理检查可发现真菌菌丝，培养可确定病原体。

（6）鼻中隔偏曲或鼻甲肥大：可引起鼻塞、头痛等症状，但一般无血涕。前鼻镜或鼻咽镜检查可见鼻中隔偏曲或鼻甲肥大，影像学检查可进一步明确解剖结构异常。

（7）上颌窦炎或额窦炎：可引起头痛、鼻塞、脓涕等症状。影像学检查可见鼻窦黏膜增厚或积液，通常无肿块形成。抗感染治疗有效，可与鼻咽癌相鉴别。

在临床实践中，详细的病史采集、全面的体格检查、鼻咽镜检查、影像学检查，以及必要的病理学检查对于鼻咽癌的鉴别诊断至关重要。及时、准确地诊断有助于制订合理的治疗方案，改善预后。

二、病因病机

鼻咽癌的病因分为内因和外因两方面，外因多由感受时邪热毒、饮食失调所致，内因则多与情志失调、肝胆湿热、正气不足相关。

1. 热毒蕴肺

肺开窍于鼻，司呼吸，外感风邪热毒，或素嗜烟酒炙煿之品，邪热蕴肺，肺经受热，宣发肃降失司，热盛伤津，炼津成痰，热毒与痰浊凝结，瘀阻肺络，肺络不通，肺气郁闭，气道不通，故邪火循太阴肺经上至鼻，胶结凝聚而成肿块。如《医学准绳六要》中指出："至如酒客膏粱，辛热炙煿太过，火邪炎上，孔窍壅塞，则为鼻渊。鼻中浊涕如涌泉，渐变鼻蔑、衄血，必由上焦积热郁塞已久而生。"

2. 肝胆火毒

足厥阴肝经之脉，循喉咙，上入颃颡。情志抑郁，肝郁化火，或暴怒伤肝，肝胆火毒上逆，炼津成痰，阻滞经脉，气滞血瘀，痰瘀凝结而成肿块。如《素问·气厥论》云："胆移热于脑，则辛颏鼻渊。"

3. 痰浊内阻

外感湿邪，或内伤饮食，或思虑劳倦，中焦脾胃因而受伤，运化失司，湿浊内生，凝集成痰。痰浊阻滞经脉，气血瘀滞，痰瘀胶结难解而肿块内生。如《丹溪心法》云："痰之为物，随气升降，无处不到。"并指出："凡人身上、中、下有块者多是痰。"

4. 正气亏虚

《外证医案汇编》载："正气虚则为癌。"《医宗必读》提到："积之成也，正气不足，而后邪气踞之。"先天禀赋不足，或后天失养，年老精亏，正气渐衰，无力御邪抗邪，易感邪毒。邪毒侵入机体，邪气久羁，正虚邪实，日久而成癌肿。

综上所述，鼻咽癌的发生是因正虚于内，复感邪毒，致使脏腑功能失调，气血津液代谢紊乱，经络阻塞，形成痰热瘀毒搏结于鼻窍，日久而成肿瘤。本病为本虚标实之证，病位在鼻咽，与肺、肝、胆、脾、胃等脏腑功能失调相关。正虚邪亢，则癌毒走窜至颈、肺、骨、脑等处，形成转移瘤。

三、辨证论治

1. 肺热痰凝证

【证候】**主症**：鼻塞，鼻涕色黄质稠，涕中带血。**次症**：时有咳嗽，口苦咽干，头痛，大便秘结，小便黄。**舌脉**：舌质红，苔薄黄或黄腻，脉滑数。

【治法】清热宣肺，化痰散结。

【代表方】清金化痰丸。

【推荐方药】黄芩 12g，山栀子 12g，知母 15g，桑白皮 15g，瓜蒌子 15g，贝母 9g，麦冬 9g，橘红 9g，茯苓 9g，桔梗 9g，甘草 3g。

2. 痰气瘀阻证

【证候】**主症：** 鼻塞，鼻衄。**次症：** 耳聋耳鸣，胸胁满闷，急躁易怒，头重胀痛，痛有定处，颈项肿块。**舌脉：** 舌质暗红，苔厚腻，脉滑或弦数。

【治法】理气化痰，化瘀散结。

【代表方】消瘰丸合逍遥丸加减。

【推荐方药】牡蛎 30g（先煎），黄芪 30g，三棱 9g，莪术 9g，血竭 10g，乳香 10g，没药 10g，龙胆 10g，玄参 15g，浙贝母 10g，柴胡 15g，白芍 15g，香附 10g。

3. 火毒内盛证

【证候】**主症：** 鼻塞、鼻衄，鼻涕黄稠臭秽，涕血鲜红。**次症：** 头痛较剧，或偏头痛，复视舌歪，或口眼歪斜，口干口苦，心烦失眠，大便秘结，小便黄。**舌脉：** 舌红，苔黄腻，脉滑数。

【治法】泻火解毒，通络止痛。

【代表方】龙胆泻肝汤加减。

【推荐方药】龙胆 6g，黄芩 9g，山栀子 9g，泽泻 12g，木通 9g，车前子 9g（包煎），当归 8g，生地黄 9g，柴胡 10g，生甘草 6g，辛夷 10g，白芷 10g，川芎 9g。

4. 气阴两虚证

【证候】**主症：** 鼻塞，鼻中干涩，间有涕血。**次症：** 唇焦咽干，口干多饮，短气乏力，形体消瘦。**舌脉：** 舌质红或绛红，少苔或无苔，或有裂纹，脉细或细数。

【治法】益气养阴，清热生津。

【代表方】生脉散合增液汤加减。

【推荐方药】党参 15g，麦冬 10g，五味子 10g，玄参 10g，生地黄 15g，甘草 6g，黄芪 20～50g，南沙参 15g，玉竹 10g，天花粉 10g。

四、良方举隅

1. 周岱翰（广州中医药大学第一附属医院）良方——解郁散结方

昆布 20g，海藻 20g，北柴胡 10g，郁金 15g，青皮 10g，浙贝母 15g，法半夏 10g，石上柏 15g，半枝莲 20g，山慈菇 20g，南方红豆杉 3g。

功用：行气化痰，解郁散结。用于鼻咽癌气郁痰凝，症见颈部淋巴结多发肿大者。

2. 孙桂芝（中国中医科学院广安门医院）良方——加味增液汤

玄参 10g，天冬 10g，麦冬 10g，天花粉 10g，僵蚕 10g，蒲黄 10g（包煎），鹅不食草 10g，生甘草 10g，石斛 15g，卷柏 15g，草河车 15g，桑椹 30g，金银花 6g，菊花 6g，姜黄 6g，地龙 5g，山豆根 5g，木蝴蝶 5g，锦灯笼 5g，壁虎 5g，蜂房 5g，三七 5g，莲子心 3g。

功用：清热利咽，养阴生津。用于鼻咽癌放疗后热邪伤津，症见头痛、咽痛、口干等。

3. 潘敏求（湖南省中西医结合医院）良方——金石蛇草汤

参须 15g，黄芪 15g，麦冬 10g，石斛 15g，金银花 10g，连翘 8g，淡竹叶 10g，白花蛇舌草 30g，重楼 10g，桃仁 9g，甘草 5g。

功用：益气养阴，解毒散结。用于鼻咽癌放疗后气阴两虚、瘀毒内结证患者，症见口干咽燥、舌体干灼、口腔溃疡等。

五、其他疗法

穴位贴敷采用蟾龙镇痛膏（湖南省中医药研究院院内制剂，每贴生药组成：蟾皮 6g，生川乌 6g，雄黄 10g，芒硝 10g，乳香 6g，没药 6g，血竭 3g，醋延胡索 10g，明矾 10g，龙葵 10g，冰片 3g），辨证选穴，如迎香、天突、肺俞、大椎、肝俞、脾俞等，用于鼻咽癌骨转移所致癌痛，兼治鼻塞、咳嗽、气喘等症。

六、预防调摄

1. 预防

（1）规避致病因素：减少化学致癌物的接触，不吃腊肉、咸鱼等腌制食品，戒烟戒酒。

（2）积极治疗癌前病变：应重视鼻咽上皮增生性病变，特别是不典型增生或异型化生。

（3）高危人群的筛查：高危地区（如两广等南方省份）30～59 岁人员，进行 VCA-IgA、EA-IgA 和 DNA 酶检测。

2. 调摄

（1）保持鼻和咽喉卫生，避免病毒感染。

（2）有鼻咽疾病应及时就诊，如出现涕中带血或吸鼻后口中吐出带血鼻涕应及早就医。

（3）饮食宜均衡，多食新鲜蔬果，少吃或不吃咸菜、烟熏制品等，忌辛辣油腻等。

第二节　食管癌

食管癌是发生于食管黏膜上皮的恶性肿瘤。根据 GLOBOCAN 2020 数据，亚洲共有 481552 例新发食管癌病例，占全球 79.7%。亚洲食管癌世界人口年龄标准化发病率（ASRIW）为 8.5/10 万，在各大洲排名最高。中国的 ASWIR 为 13.8/10 万，累积风险为 1.71，新发病例数为 324422，是亚洲和全球食管癌新发病例数最多的国家。

食管癌有明显的地区性差异。食管癌在我国分布很广，但各地的发病率和死亡率差别很大，在河北、河南、江苏、山西、陕西、安徽、湖北、内蒙古、新疆、四川等省（区）的部分地区形成了许多高发区，其发病率和死亡率在各种肿瘤中高居首位。国外在中亚、南非、法国北部，以及中南美地区也有较集中的高发区。高发区与低发区的发病率可相差数十倍。食管癌的发病随年龄增加，30 岁以下的人少见，80% 发生在 50 岁以后，50～69 岁为发病高峰，而且占全部食管癌死亡病例的 60% 以上。高发区人群食管癌死亡年龄比低发区提前 10 年左右。食管癌发病男性多于女性，我国男女性别比例为（1.3～2.7）:1，地区不同，性别比例也不一样，一般高发区性别比例较小。不同民族食管癌的发病率有明显差异，可能与生活习惯有关。如我国新疆哈萨克族居民的食管癌发病率最高，苗族居民最低；美国黑人高于白人。食管癌具有阳性家族史和家族聚集性的特点。

食管恶性肿瘤大多数发生于食管黏膜上皮，少数为中胚叶组织来源的肉瘤。食管癌以中段最多，占 52.7%，下段次之，上段最少。

按照大体形态分型：①早期食管癌可分为四种类型，即隐伏型、糜烂型、斑块型、乳头状型，以斑块型最常见，而乳头状型和隐伏型少见。此期为原位癌和早期浸润癌，病变仅累及上皮、固有膜或黏膜下层，未侵及肌层，无淋巴结转移，症状轻微或无症状。②中晚期食管癌：可分为髓质型、蕈伞型、溃疡型、缩窄型和腔内型五种类型。髓质型最多见，约占 60%，向腔内生长，易侵及相邻器官，常累及食管全周，瘤灶较长，一半病例超过 5cm，预后不佳。蕈伞型较常见，约占 15%，向腔内生长，外侵较少，预后较好。溃疡型也占 15%，癌组织浸润食管深肌层，形成深溃疡，常侵及食管周围组织器官，易发生穿孔。缩窄型较少见，约占 10%，管腔呈环形狭窄。腔内型最少见，约占 4%，肿瘤呈圆形或卵圆形向腔内突出，切除率较高，但远期疗效不佳。

按照组织学分类可分为鳞状细胞癌（占 90%）、腺癌（占 3.81%，其中单纯腺癌 0.81%、鳞腺癌 3.0%）；其他组织学类型有腺棘癌、黏液表皮样癌、基底细胞癌、小细胞癌、癌肉瘤、黑色素瘤等，均少见。

本病属中医学的"噎膈"范畴。《素问·至真要大论》记载："鬲咽不通，食则呕。"《医贯》曰："噎膈者饥欲得食，但噎塞迎逆于咽喉胸膈之间，在胃口之上，未曾入胃，即带痰涎而出。"以上描述与食管癌的临床表现十分相似。

一、诊断标准

1. 症状

（1）早期症状：食管癌早期通常包括原位癌或累及黏膜下层而未侵及肌层的浸润癌，无淋巴结转移，临床病理分期属Ⅰ期。此期出现症状可能是由于局部病灶刺激食管引起食管蠕动异常或痉挛，或因局部炎症、黏膜糜烂等所致。症状表现一般比较轻微，时间较短，常反复出现，时轻时重，可持续数月或 1～3 年才逐渐加重并经常化。主要表现为以下几种症状。

①食物哽噎感：早期最多见，半数以上病例有此症状。其表现为吞咽硬食时，在某一部位突然发生轻微哽噎感，并不影响食物下咽，可不经治疗而症状消失，间隔一段时间后再次出现。

②胸骨后不适感或疼痛：咽下食物时胸骨后有轻微疼痛、不适，主要表现为闷痛或烧灼样痛，在吞咽粗硬食物、刺激性食物时症状明显，而在进流食、软食时疼痛较轻。

③食管内异物感或摩擦感：在吞咽食物时自觉食管某一局部有异物感或摩擦感，有的患者即使不做吞咽动作也有类似蔬菜叶等东西黏附于食管壁上的感觉，咽之不下，吐之不出。

④咽喉干燥感：有部分患者主诉咽喉干燥发紧，进食粗糙食物时尤为明显。

（2）中晚期症状：本期症状最为明显。由于肿瘤不断增大，引起食管腔狭窄。本期包括临床病理分期的Ⅱ期和Ⅲ期，病变局限于食管壁以内或侵犯肌层、外层，伴有或无区域淋巴结转移。具体表现为以下几种症状及体征。

①吞咽困难：是食管癌的典型症状，呈进行性，开始时较轻，常在进粗食或大口吞咽时不畅且为间歇性，间隔时间逐渐缩短，程度逐渐加重，患者由普食至半流食，最后进流食也受阻，甚至滴水不能入。吞咽困难在缩窄型和髓质型病例较严重，也有约 10% 的患者癌瘤浸润已很广泛，但就诊时仍无明显的吞咽困难。

②食物反流：由于食管癌的进展，梗阻随之加重，造成病变上方的食管扩张，食物残渣存留，加

之食管局部炎症，反射性地引起食管腺和唾液腺分泌增加。因此，吐出物多为黏液或混杂宿食，也可因癌溃破，或侵及周围组织而呈血性，或为坏死脱落组织。

③疼痛：前胸或后背持续性钝痛提示食管癌已有外侵，引起食管周围炎、纵隔炎，或肿瘤引起食管深层溃疡所致。疼痛常在进食时最为明显，但也可与进食无关。严重疼痛伴有发热者，应警惕食管穿孔。

④体重减轻：因梗阻而长时间进食困难，营养难以维持，导致不同程度的消瘦和体重下降。

（3）并发症：多属临床Ⅳ期患者，肿瘤有广泛转移。此期病情进展迅速，主要表现为以下几种症状及体征。

①恶病质、脱水：为食管癌晚期的全身表现，表现为极度消瘦、无力、高度脱水、贫血等，常伴有水和电解质紊乱。

②肿瘤穿透及压迫现象：癌瘤侵入气管、支气管或肺，可致食管－气管或支气管瘘，引起呛咳、咯血、肺脓肿等；侵犯喉返神经、膈神经则出现音哑等相应症状；侵犯大血管可导致大出血。

③癌广泛转移表现：常见锁骨上等处淋巴结转移，若压迫臂丛神经则引起臂部酸痛无力，压迫上腔静脉则引起上腔静脉综合征。脏器转移以肝、肺与胸膜、胰、骨、肾、腹膜多见，表现为黄疸、腹水、呼吸困难、骨痛，甚至昏迷等。

2. 体征

（1）锁骨上淋巴结肿大：可触及质地坚硬、固定的锁骨上淋巴结，尤其是左侧锁骨上区域（称为菲尔绍淋巴结肿大），提示可能存在淋巴结转移。

（2）胸骨后压痛：通过触诊或叩诊可发现胸骨后压痛，提示可能存在食管中段病变或邻近组织受累。

3. 辅助检查

（1）实验室检查：主要是食管脱落细胞学检查。其方法简便，操作方便、安全，患者痛苦小，准确率达90%以上，常能发现一些早期病例，配合X线检查可作为诊断依据。但由于食管镜检查的普及和相应电视监视系统的发展已具有极高的诊断准确性。因此，目前拉网细胞学检查应用已较少，主要用于高危人群的普查。

（2）影像学检查

①X线钡餐检查：此法是诊断食管癌最常用、最简便、最容易被患者接受的一种检查方法，对各期食管癌诊断均具有重要意义，对中晚期食管癌确诊率可高达95%以上。早期食管癌应配合食管镜和细胞病理学检查，并结合临床表现，可以提高诊断的准确性。

②CT扫描：由于食管周围有脂肪层，CT扫描可以较清晰地显示食管壁与周围器官的关系，而且具有无痛苦、无创性的优点。通过CT扫描可以观察到肿瘤的大小、长度、侵犯食管周径程度、肿瘤外侵周围器官情况、纵隔是否有肿大的淋巴结、远隔器官是否转移，对食管癌分期及决定外科手术方式、指导放疗靶区等具有重要价值。其局限性为对于过分消瘦或曾接受过放疗的患者，由于脂肪层不明显或消失，则无法做出判断，且CT为一种断面检查，不能显示食管黏膜，故无助于早期食管癌的诊断。

（3）内镜检查：内镜检查也是诊断食管癌最常用的方法之一，在临床上已广泛应用。它可以直接观察病灶的形态，显示肿瘤的大小和部位，同时可在病变部位做刷片或取活组织做病理学检查，以确定诊断。纤维内镜具有可弯曲、光源良好、视野广阔清晰等优点，可提高阳性检出率。

（4）内镜超声检查：此项检查是运用内镜检查手段，将微型高频探头送入食管内进行超声扫描，可以判断食管癌浸润深度、周围器官是否受到侵犯，还可以显示病变周围肿大的淋巴结，对 TNM 临床分期、判断手术切除率具有重要意义。

4. 诊断要点

（1）年龄在 30 岁以上，有长期吸烟饮酒史，尤其有家族史者更应注意。

（2）临床表现：早期最常见食物哽噎感，胸背后不适感或疼痛，食管内异物感或摩擦感，咽喉干燥感。中晚期常见进行性吞咽困难、食物反流、前胸及后背疼痛、体重减轻等。

（3）食管 X 线钡餐、脱落细胞和食管镜检查阳性可确诊。

（4）CT 扫描、磁共振、内镜超声检查有助于诊断和分期。

5. 鉴别诊断

（1）食管功能（运动）失常：食管痉挛、神经性吞咽困难、贲门失弛缓症等可致食管及其括约肌痉挛，因吞咽食物刺激可突然发作，食管呈弥漫性或局部痉挛，也可出现上括约肌或下括约肌痉挛。经透视或 X 线摄片、食管腔内测压可以确诊。

（2）胃－食管反流病：本病因胃、十二指肠内容物反流入食管而引起反酸、灼热、吞咽困难及吞咽疼痛等症状，由于反流物经常刺激食管可导致黏膜慢性炎症，其病史较长，内镜检查可有黏膜炎、糜烂或溃疡，但无肿瘤。

（3）食管良性狭窄：良性狭窄多为吞服强酸、强碱所致的化学性灼伤的后遗症，也可因食管损伤或食管、胃部的手术引起。患者均有清楚的灼伤和手术病史，病程较长，咽下困难发展到一定程度即不再加重，X 线检查不易鉴别，通过详细询问病史和内镜检查可以与食管癌鉴别。

（4）食管良性肿瘤：食管良性肿瘤有平滑肌瘤、食管息肉、食管乳头状瘤、食管颗粒细胞肌母细胞瘤、血管瘤、腺瘤等，但最常见的是平滑肌瘤，占 60% ～ 80%，发病年龄较轻，可发生在食管的各个部位，以下段居多，上段少见。病程较长，咽下困难多为间歇性，X 线钡餐检查可见有充盈缺损，边缘整齐，周围黏膜纹理正常，肿瘤上段食管无扩张，病理及细胞学检查可以鉴别。

（5）食管外压性狭窄：食管外肿物等压迫可引起吞咽困难，如纵隔肿瘤、食管周围淋巴结肿大以及左心扩大、心包积液、主动脉瘤等。X 线胸片、CT 扫描可见相应部位肿物；食管钡餐检查显示外压性充盈缺损，食管黏膜光滑。

（6）咽喉部疾病：慢性咽炎、咽喉部肿瘤也常有异物感或咽下不适的感觉，应注意排除。X 线钡餐检查和内镜检查食管无异常，喉镜检查不难与食管癌鉴别。

二、病因病机

本病的基本病机为肝、脾、肾功能失调，导致气、痰、血互结，津枯血燥，以致食管狭窄或干涩。其病位在食管，但与肝、脾、肾、气血津液密切相关。本病的性质为本虚标实，气血津液不足、脾肾虚损为本，气滞、血瘀、痰凝、燥热为标。初期多以标实为主，中期虚实夹杂，晚期以本虚为主。病程短者多因脏腑功能失调而致痰气交阻、气血郁滞、燥热内生，以实为主；病程长者，气滞血瘀痰凝经久不化，耗伤阴津，转化为气血两伤，以虚为主。

1. 饮食不节

嗜酒过度，过食肥甘和辛辣之品，或助湿生热，酿成痰浊，日久痰热互结，或积热消阴，津伤血燥，食管失于濡润，而发噎膈。进食过快、过热，食物粗糙或霉变，刺激食管，久而食管脉络受损，血瘀阻于食管而发本病。

2. 情志内伤

《素问·通评虚实论》指出："隔塞闭绝，上下不通，则暴忧之病也。"《景岳全书·噎膈》亦谓："必以忧愁思虑，积劳积郁，或酒色过度，损伤而成。"忧思伤脾，脾失健运，津液失布，湿聚酿痰，痰气相搏，阻于食管，而见吞咽困难；恼怒伤肝，肝失条达，肝气郁结，久则可致血瘀；气滞、血瘀、痰浊三者互结，阻于食管，饮食不下而发噎膈。正如清代徐灵胎所云："噎膈之症，必有瘀血顽痰逆气，阻隔胃气。"

3. 脏腑失调

脏腑阴阳失调，正气虚损是患病的主要内在原因。张景岳曾指出："少年少见此证，而惟中衰耗伤者多有之。"老年肾虚，房事不节，或久病失治，均可致气血不足，阴津耗损，食管失于濡养，久则发为本病。

三、辨证论治

本病中医主张综合治疗、注意调护、辨证论治为主，临床以复合证型多见，应抓住肾虚、湿热、肝郁瘀滞 3 个基本病理环节，分清主次，权衡用药。

1. 痰气交阻证

【证候】主症：吞咽困难，嗳气呃逆。次症：胸膈痞满，呕吐痰涎，口干咽燥。舌脉：舌质红，苔薄腻，脉弦滑。

【治法】化痰行气。

【代表方】启膈散加减。

【推荐方药】丹参 15g，茯苓 15g，郁金 15g，沙参 15g，川贝母 12g，砂仁 6g（后下），荷叶蒂 6g。

2. 瘀血内结证

【证候】主症：吞咽梗阻，饮食难下，或食入复吐，胸膈疼痛，痛有定处。次症：面色晦暗，肌肤甲错，大便干结。舌脉：舌质紫暗，有瘀点或瘀斑，脉细涩。

【治法】活血化瘀，滋阴养血。

【代表方】通幽汤加减。

【推荐方药】生地黄 15g，熟地黄 15g，桃仁 12g，红花 6g，槟榔 12g，当归 10g，升麻 6g。

3. 津亏热结证

【证候】主症：水饮可下，食物难进，吞咽梗阻而痛。次症：形体消瘦，皮肤枯燥，五心烦热，口苦咽干，大便干结。舌脉：舌质红，干裂少津，脉细数。

【治法】养阴清热。

【代表方】沙参麦冬汤加减。

【推荐方药】沙参 15g，麦冬 15g，天花粉 15g，玉竹 15g，桑叶 12g，白扁豆 12g，甘草 6g。

4. 脾肾阳虚证

【证候】主症：水饮不下，泛吐清涎。次症：面色苍白，形重气短，面浮足肿，腹胀便溏。舌脉：舌淡苔白，脉细弱。

【治法】温补脾肾。

【代表方】右归丸加减。

【推荐方药】制附子 6g（先煎），肉桂 8g，鹿角胶 12g（烊化），菟丝子 12g，当归 10g，杜仲 15g，熟地黄 15g，山茱萸 10g，山药 15g，枸杞子 10g，黄芪 30g，白术 10g，茯苓 15g。

四、良方举隅

1.《中国中医秘方大全》刘嘉湘——理气化结汤

八月札 12g，枸橘、急性子各 30g，干蟾皮 12g，白花蛇舌草、丹参各 30g，生马钱子 4.5g，公丁香、广木香、生南星、蜣螂虫各 9g，夏枯草 15g，紫草根、苦参、瓦楞子（先煎）各 30g，壁虎 9g。

功用：理气化瘀，消肿散结。主治晚期食管癌属气滞血瘀、痰毒互结者。

2.《中国中医秘方大全》雷永仲——软坚降气汤

夏枯草 15g，煅牡蛎 30g(先煎)，昆布 15g，海藻 12g，急性子 30g，蜣螂虫 9g，川楝子、姜半夏、姜竹茹各 12g，旋覆花 9g（包煎），代赭石 30g（先煎），广木香 9g，公丁香 6g，川厚朴 9g，南沙参、北沙参各 30g，当归 9g，石斛 15g。

功用：化痰软坚，理气降逆。主治食管癌属痰气交阻、胃气上逆者。

3.《中国中医秘方大全》马吉福——八角金盘汤

八角金盘 10g，八月札 30g，急性子、半枝莲各 15g，丹参 12g，青木香 10g，生山楂 12g。

功用：清热解毒，活血消肿。主治贲门癌、食管癌属热毒瘀结者。

4. 王三虎（陕西省名中医）经验方——全通汤

石见穿 12g，冬凌草 30g，威灵仙 12g，人参 6g，肉苁蓉 15g，当归 12g，栀子 10g，生姜 6g，枇杷叶 12g，降香 12g（后下），代赭石 20g（先煎），瓜蒌 12g，竹茹 12g。

功用：祛痰散结，行气化瘀。主治食管癌术后或晚期属痰瘀阻络、气虚津亏者。

5. 朱良春（国医大师）验方——扶正降逆通幽汤

仙鹤草 80g，生黄芪 40g，旋覆花 15g（包煎），代赭石 30g（先煎），法半夏 12g，陈皮 6g，壁虎 12g，蜂房 12g，生薏苡仁 30g，生白术 40g。

功用：降逆和胃，消坚破结，解毒化瘀，养阴培本。治疗食管癌属邪滞正虚者。

6. 孙光荣（国医大师）良方——扶正抑癌汤加减

西洋参 12g，生黄芪 10g，紫丹参 10g，海螵蛸 15g，西砂仁 4g（后下），鸡内金 6g，真降香 10g（后下），广橘络 6g，炒神曲 15g，延胡索 10g，猫爪草 10g，山慈菇 10g，炙鳖甲 15g（先煎），半枝莲 15g，白花蛇舌草 15g，生甘草 5g。

功用：益气养阴，健脾和胃，清热解毒，化痰散结。主治食管癌术后，属气阴两虚、毒热凝痰者。

五、其他疗法

1. 外治

①冰冻霜：生油、石灰水适量，制成混悬液，湿敷患处，可用于治疗放射性损伤所致的皮肤溃疡。

②冰蚌油：冰片、蚌壳，以 1∶2 比例混合研末，用麻油调敷患处，可用于治疗湿性放射性皮炎。

2. 拔罐疗法

将火罐拔在膈俞、脾俞、胃俞或明显的痛点上，每次 2～6 个，留罐 10～15 分钟，隔日 1 次，10 次为 1 个疗程，间歇 1 周后可进行下一个疗程。

3. 饮食疗法

肿瘤患者的食疗，尤其是食管癌患者，可通过摄入特定食物，缓解不同临床症状。

（1）对于吞咽困难者，适宜食用鲫鱼、鲤鱼、生梨、乌鸡、核桃、藕、小蒜、牛奶和芦笋等。

（2）胸部闷痛者酌情使用杏仁、猕猴桃、无花果，海黄鳝、蜂蜜、荠菜、橘饼、泥鳅也是不错的选择。

（3）有呃逆现象者建议食服荔枝、柿子、刀豆、苹果、甘蔗、萝卜、核桃等食材，可帮助缓解。

（4）若患者呕吐泡沫黏液，可选橄榄、苹果或海蜇，以薏苡仁、蛤蜊为辅助。

（5）化疗引起的骨髓抑制可以通过食用扁豆、山药、红枣、龙眼肉、冬虫夏草炖老鸭、鹿角胶来协助调节。

（6）放疗引起的阴液损伤和内热毒盛现象，建议食用西瓜、白梨和荸荠，鲜藕、绿豆汤亦有助于缓解；同时，鹅血、鹅肉与沙参、玉竹同煮滤汤，也利于症状的改善。

六、预防调摄

1. 预防

适当戒除吸烟行为与绕开环境中的二手烟是至关重要的。在饮食上，宜适度；保持均衡的饮食结构，注重营养多样化。应多摄取新鲜的蔬菜和水果，增加豆类和富含膳食纤维食品的摄入量。同时，应避免食用发霉及高含量亚硝胺的食物，减少摄入熏制、腌制及油炸食物。维持良好的饮食习惯，不宜食用过于坚硬或过热的食品。参与体育锻炼应积极鼓励，以维持健康的体重。对环境中存在的化学、物理和生物致癌因素应予以密切关注和防范。

对于进食后出现胸骨下部的闷胀、刺痛或有异物感，以及吞咽时出现的进行性困难等信号，应提高警觉，这些可能是食管癌早期的征兆，应进行胃镜等定期健康检查。同时，对慢性食管炎、巴雷特食管、食管上皮增生、食管息肉、溃疡及食管白斑等食管癌前病变，应给予及时的医疗干预。

在诊断食管癌后，定期复查是必须的。诊疗计划包括：每三个月周期内实施一次复查来监控病情变化，包括病史询问、身体检查，以及血常规、生化等实验室检查；在诊断后的第三到第五年，每半年进行一次复查；超过五年后转为每年进行一次。此外，应采取增强 CT 或超声检查来对颈部、胸部和腹部进行复查，并遵循相同的时间表。对于经过食管内镜治疗的癌前病变和早期食管癌患者来说，在治疗后 3 个月、6 个月和 12 个月时都应仔细复查，若无复发迹象，则改为每年复查一次内镜。在随访过程中应警惕咽部病变的漏诊，对疑似有复发或远处转移风险的患者，PET/CT 检查或视情况进行病理活检可能有利于明确诊断。

2. 调摄

良好的生活习惯和心态对健康至关重要，其中包括规律的作息和饮食。倡导避免烟酒、高盐以及富含亚硝胺的食物摄入。食管癌及其癌前病变的有效防治，需结合中西医的优势进行早期诊断与治疗，以阻止其进一步恶化。手术病患应改善上消化道功能，必要时加强营养支持并对症处理，放化疗患者须积极预防与缓解不良反应。中医药以其简便安全、经济实惠及通过多靶点、多通路的全面调治，具有独到优势，能够提供有效的调理护理方案。

第三节　乳腺癌

乳腺癌是指乳腺上皮细胞来源的恶性肿瘤，是女性最常见的恶性肿瘤。临床以乳房肿块或伴疼痛、乳头溢液、乳房皮肤改变等为主要表现。

国际癌症研究机构（IARC）发布的 2020 年全球癌症数据显示，乳腺癌在女性中已超过肺癌，成为最常见的癌症，约有 230 万新发病例（11.7%）。中国国家癌症中心 2022 年全国癌症报告显示，乳腺癌位居我国女性癌症发病率第一位，女性癌症死亡率前 4 位。

根据是否有基因突变，激素受体和细胞分子状态，临床上将乳腺癌分为四个亚型：Luminal A、Luminal B、HER-2 过表达型和三阴型（Basal-like 型）。

古代文献并无"乳腺癌"病名记载，可归属于中医学"乳岩""乳石痈""奶岩"等范畴。

一、诊断标准

1. 症状

（1）乳房疼痛：乳腺癌发展到一定阶段可有不同程度的乳房疼痛，性质多为刺痛、胀痛、钝痛或隐痛，疼痛不随月经周期而变化，部分患者会出现患侧上肢或肩部牵拉样疼痛。

（2）伴随症状：若转移至肺部，可出现咳嗽、咯血、气促等症状；转移至骨骼，可出现骨痛，甚至发生骨折等。晚期患者还可出现发热、乏力、消瘦等全身症状。

2. 体征

（1）乳房肿块：患侧乳房可扪及肿块，多为单发，增长较快，以乳房外上象限多见。肿块初期推之可活动，后期浸润周围组织后多固定。

（2）乳头改变：乳头脱屑、糜烂是乳房佩吉特病的特有表现；乳头内陷可见于肿瘤侵及皮肤和乳头时，部分患者可见乳头溢液。

（3）乳房皮肤改变：肿瘤侵及乳房皮下淋巴管时，局部皮肤可呈现"橘皮征"；侵及连接深浅筋膜的乳房悬韧带时，局部皮肤可呈现"酒窝征"。

（4）淋巴结肿大：伴随淋巴转移者可在腋窝和锁骨处触及肿大、质硬、融合、固定的转移性淋巴结。

3. 实验室检查

糖类抗原 153（carbohydrate antigen 153，CA153）是乳腺癌中应用价值较高的肿瘤标志物，初期敏感性为 60%，晚期敏感性为 80%，可用于乳腺癌的发生及转移过程。CEA 也可用于辅助乳腺癌的随访监测，但特异性和敏感性不高。

4. 影像学检查

（1）乳腺钼靶：对乳腺癌的诊断敏感度高，为 82% ～ 89%，特异性为 87% ～ 94%。

（2）乳腺超声：是我国乳腺癌诊断的首选检查方法之一，准确率可达 80% ～ 85%。

（3）MRI：对软组织具有良好的分辨率，有助于乳腺肿块良恶性病变的鉴别。

（4）乳腺导管内镜检查：主要用于乳头溢液的诊断，对乳腺导管内病变具有较高的辅助诊断价值。

（5）PET/CT：主要用于乳腺肿块良恶性鉴别、淋巴结转移检查、乳腺癌分期判断，评价乳腺癌远处转移、局部复发，监测治疗效果。

（6）SPECT：临床上常与 CT、MRI 等联合应用，以诊断骨转移。

5. 病理诊断

（1）细胞学检查：是乳腺癌术前定性诊断的重要手段之一，尤其对明确腋窝淋巴结是否转移更有意义。

（2）组织病理学检查：是确诊乳腺癌的"金标准"。

（3）分子病理检测：是指进行雌激素受体（estrogen receptor，ER）、孕激素受体（progesterone receptor，PR）、HER-2 免疫组化染色，对 HER-2（2+）患者进一步行原位杂交检测（FISH）。此外，还有 Ki-67、BRCA1/2 基因检测。

6. 鉴别诊断

乳腺癌需与乳腺囊性增生症、乳腺囊肿、乳腺结核、急性乳腺炎、乳腺纤维腺瘤、乳腺恶性淋巴瘤等疾病进行鉴别。

二、病因病机

乳腺癌的发生多是在正气虚损基础上，因情志不遂、饮食不节、外邪侵袭等多因素复合，致使肝、脾、肾受损，冲任失调，气滞血瘀，久则聚痰酿毒，蕴结乳中成瘤。

1. 病因

（1）情志不遂：肝主疏泄，郁怒伤肝，肝郁气滞；脾主运化，忧思伤脾，运化失常，内生痰湿。无形之气郁与有形之痰浊相互胶凝，结滞于乳中而生有形之核。如《外科正宗·乳痈论》记载："忧郁伤肝，思虑伤脾，积想在心，所愿不得志者，致经络痞涩，聚结成核。"

（2）肥甘厚味：生活优渥，不思节制，恣食肥甘厚味，脾胃运化失司，以致痰浊蕴结，凝肝滞脾，阻碍气血，气机逆乱，冲任失调，生化紊乱，毒邪内生，痞塞经络而成乳癌。朱丹溪的《格致余论·乳硬论》曰："浓味所酿，以致厥阴之气不行，故窍不得通，而汁不得出。"

（3）外来毒邪：风、寒、暑、湿、燥、火等毒邪之气侵袭人体，与卫气相搏，正气亏虚，无力驱邪外出，则生内乱，内外合邪，冲任失调，阴阳失和，气机逆乱，生化失常，癌毒内生，积久蕴结而成坚核。

（4）正气亏虚：先天禀赋不足、劳累过度、久病不愈、年老体弱等因素导致机体正气亏虚，更易为外邪所侵，致使冲任失调，气滞血瘀，聚痰酿毒，蕴乳成瘤。如《诸病源候论·乳石痈候》曰："有下于乳者，其经虚，为风寒气客之，则血涩结成痈肿。而寒多热少者，则无大热，但结核如石，谓之乳石痈。"

2. 病机

本病的基本病机为正气亏虚，冲任失调，气、瘀、痰、毒凝结，聚结乳中。病性多属本虚标实，以正气亏虚为本，气滞、血瘀、痰聚、癌毒聚结乳中和冲任失调为标。两者相互影响，互为因果，由虚而致积，因积而益虚。乳腺癌初期以冲任失调，气机不畅，兼有痰湿、血瘀、癌毒等实邪为主；中期正虚渐显，邪实与正虚并存；晚期正气耗伤，以气血亏虚为主。

病位在乳房，与冲、任二脉及肝关系密切，涉及脾、肾。盖因冲脉为"十二经脉之海"，任脉是"阴脉之海""总任诸阴"，冲任起于胞宫，其气血上行为乳；肝经循行胁肋，与乳房部位相通，并且肝藏血，主疏泄，喜条达，乳房正常生理功能的发挥依赖于肝血的充足和肝气的舒畅条达；脾为后天之本、气血生化之源，脾胃健运，气血充足，乳房得以濡养；肾为先天之本，主藏精，精可生血，以助肝血，肾气盛则天癸至，任通冲盛，乳房的生长发育及泌乳功能正常。

三、辨证论治

1. 冲任失调症

【证候】主症：乳房肿块，多质地硬韧，粘连，表面不光滑，经事紊乱，经前期乳房胀痛或加剧。**次症**：时有烘热汗出，腰背酸痛，烦劳体倦，盗汗口干，胸满气逆。**舌脉**：舌质淡，苔薄或有裂纹，脉弦滑或细数。

【治法】调摄冲任，软坚解毒。

【代表方】二仙汤加减。

【推荐方药】仙茅10g，淫羊藿15g，当归10g，黄柏10g，知母10g，巴戟天10g，鳖甲30g（先煎）。

加减：腰部酸痛严重者，加肉苁蓉、鹿角霜、菟丝子、肉桂补益肾阳；乳房痛甚者，加乳香、延胡索、川楝子行气活血；潮热盗汗严重，或伴随乳房肿块质硬、隐痛窜痛者，方中去仙茅、淫羊藿，加枸杞子、女贞子、玄参、麦冬、天花粉滋补肝肾之阴。

2. 肝气郁结证

【证候】主症：乳房肿块但皮色不变，经前乳房或少腹作胀。**次症**：胸胁闷胀，情志抑郁，善太息，月经不调，症状随情绪变化而增减。**舌脉**：舌质淡红，脉弦，或弦细有力，关上尤甚。

【治法】疏肝理气，解郁散结。

【代表方】逍遥散加减。

【推荐方药】柴胡15g，甘草6g，当归10g，白芍15g，茯苓15g，白术10g，生姜10g，薄荷6g，郁金10g，瓜蒌10g。

加减：尿黄便秘者，加牡丹皮、栀子、大黄清泻肝胆；乳房胀痛明显者，加王不留行、延胡索化瘀止痛；胸胁隐痛不休、心烦、眩晕、少寐者，加枸杞子、麦冬、生地黄、玄参滋阴安神。

3. 脾虚痰凝证

【证候】主症：乳房肿块，多有粘连，出现单个或多个大小不等的肿核，质地柔软，推之可移。**次症**：或按之凹陷，放手凸起，状若有气，或有褐色斑，形体肥胖，头身困重，口淡、口黏，腹胀便溏。**舌脉**：舌苔白腻，脉弦滑。

【治法】健脾益气，化痰散结。

【代表方】四君子汤合海藻玉壶汤加减。

【推荐方药】人参10g，白术10g，茯苓15g，炙甘草6g，海藻10g，昆布10g，半夏10g，陈皮10g，青皮10g，连翘10g，贝母10g，当归10g。

加减：食欲缺乏、腹胀者，加焦山楂、鸡内金健脾理气；小便清长、大便稀溏者，加山药、莲子肉、白扁豆健脾化湿。

4. 热毒蕴结证

【证候】主症：乳房肿块红肿疼痛，增大迅速，溃烂疼痛，甚则血水淋漓，有恶臭，根脚紧束。**次症**：发热，头痛，泛恶，口渴，痔核肿大，肛门灼痛。**舌脉**：舌红苔黄，脉数或弦滑。

【治法】清热解毒，化瘀散结。

【代表方】五味消毒饮加减。

【推荐方药】金银花 15g，蒲公英 15g，紫花地丁 15g，紫背天葵 10g，桃仁 10g，红花 10g，蜂房 10g，皂角刺 10g。

加减：尿赤便秘者，加大黄、厚朴、枳实通腑泻热；壮热口渴、头痛心烦者，加牡丹皮、生地黄、赤芍凉血解毒。

5. 气血亏虚证

【证候】**主症**：乳中结块，推之不移，形体消瘦，心悸气短。**次症**：面色淡白或萎黄，神疲乏力，头晕目眩，失眠健忘，唇甲色淡。**舌脉**：舌质淡，脉弱或细。

【治法】益气养血，扶正解毒。

【代表方】归脾汤加减。

【推荐方药】黄芪 30g，人参 10g，白术 10g，当归 10g，茯苓 15g，远志 10g，酸枣仁 10g，龙眼肉 10g。

加减：自汗易感者，重用黄芪，加防风、浮小麦益气固表止汗；乏力便溏者，当归减量，加薏苡仁、白扁豆健脾祛湿；畏寒肢肿者，加桂枝、肉桂、泽泻温阳利水。

6. 肾虚毒瘀证

【证候】**主症**：乳房肿块，质硬且痛，皮色晦暗，肌肤甲错，面色黧黑。**次症**：腰膝酸软，神疲乏力，眩晕耳鸣，口燥咽干，自汗盗汗，烦躁，失眠健忘，夜尿频多。**舌脉**：舌质紫暗，或有瘀点，苔薄白，脉沉弦。

【治法】益肾解毒，化瘀止痛。

【代表方】六味地黄丸加味。

【推荐方药】熟地黄 20g，山药 15g，山茱萸 10g，牡丹皮 10g，茯苓 15g，泽泻 10g，半枝莲 10g，白花蛇舌草 10g。

加减：乳腺癌骨转移身痛者，加威灵仙、姜黄、桑枝、三七、鸡血藤活血祛风，行气止痛；晚期乳腺癌见消瘦萎靡、大骨肉脱、脉微者，可加人参、黄芪、冬虫夏草扶正固本。

四、良方举隅

1. 潘敏求（湖南省中西医结合医院）良方——固本消岩方

党参 15g，黄芪 30g，女贞子 15g，淫羊藿 10g，莪术 10g，石见穿 30g，土贝母 15g，夏枯草 15g，漏芦 10g，半枝莲 30g，法半夏 10g，八月札 15g，郁金 15g，大枣 10g。

功用：扶正解毒，化瘀散结。用于肝脾肾虚、痰瘀毒结者。

2. 李家庚（湖北中医药大学）良方——乳岩散结方

柴胡 10g，白芍 10g，枳壳 10g，生甘草 10g，白花蛇舌草 20g，重楼 10g，夏枯草 20g，薏苡仁 20g，威灵仙 15g，丹参 20g，赤芍 10g，川芎 6g，淫羊藿 10g，黄芪 15g，当归 10g，莪术 10g。

功用：疏肝健脾，解毒散结。用于肝气郁结、肝脾两虚、痰毒瘀结者。

五、其他疗法

1. 隔姜艾灸

将生姜切成薄片，中间针刺数孔后置关元、足三里，上置艾炷施灸，每次 15 分钟，以温补阳气，调节免疫。

2. 穴位敷贴

枳实 10g，党参 15g，茯苓 15g，白术 15g，柴胡 10g，木香 12g，半夏 12g，紫苏梗 10g，吴茱萸 6g，旋覆花 15g。上药打磨成粉，用姜汁调成糊状，以神阙、内关、足三里等为主要穴位敷贴，可改善乳腺癌术后化疗导致的恶心呕吐。

3. 中药外敷

蟾乌巴布膏外用治疗癌性疼痛及转移性淋巴结肿大等。

六、预防调摄

1. 保持健康的生活方式，要注意合理膳食、戒烟、戒酒，适量参加体育运动。高脂肪、高热量的饮食及烟酒会影响女性体内的激素水平，导致激素水平紊乱。

2. 控制体重，将体重指数控制在正常范围之内，保持健康的体重状态。

3. 初育年龄和生育次数与乳腺癌有一定关系，一般建议 30 岁前生育第一胎、母乳喂养。

4. 有家族乳腺癌遗传史的高危人群可采用服用内分泌药物或卵巢切除等方式进行预防，具体采用何种方式应咨询专科医生。

第四节　原发性支气管肺癌

肺癌，全称为支气管或肺恶性肿瘤，起源于支气管黏膜、腺体或肺泡上皮的肺部恶性肿瘤。患者出现以咳嗽、咯血、胸痛、发热、气急等症状为特征的疾病，随病情的进展会出现转移相关症状。

肺癌大致可以分为非小细胞肺癌和小细胞肺癌两大类，其中非小细胞肺癌占 80% ～ 85%，其余为小细胞肺癌。非小细胞肺癌主要病理类型为腺癌、鳞状细胞癌、大细胞癌及其他分化差的类型。

在中医古代文献中未见有肺癌病名，本病属于中医学的"肺积""咳嗽""咯血""胸痛"等范畴，现中医学亦称为肺癌。

一、诊断标准

1. 症状

早期肺癌症状不明显。肺癌患者常见症状有咳嗽、血痰、胸痛、气促、发热等，其中最常见的症状为咳嗽，最有诊断意义的症状为血痰。当肿瘤在胸腔内侵及周围组织时，可出现累及喉返神经的声音嘶哑、上腔静脉阻塞综合征、霍纳氏综合征等。当肿瘤远处转移至骨、脑、肝、肾上腺、皮下及其他脏器时，可引起相应器官转移的临床表现。此外，部分患者可出现副肿瘤综合征，包括抗利尿激素分泌异常综合征、高钙血症、库欣综合征、类癌综合征及肥大性肺骨关节病等。

2. 体征

早期肺癌体征不明显。肿瘤向支气管生长，或转移淋巴结压迫主气管引起部分气道阻塞时，可有呼吸困难、气短、喘息，听诊时可发现哮鸣音。锁骨上淋巴结是肺癌转移的常见部位。典型者位于前斜角肌区，固定且坚硬，可融合，多无痛感。肋骨、脊柱受侵犯时可有压痛点，肿瘤压迫肋间神经时胸痛可累及其分布区。部分患者有不同程度的胸腔积液，患侧肺部呼吸音减弱，叩诊浊音。出现上腔静脉综合征时表现为头面部和上半身瘀血水肿，颈部肿胀，颈静脉扩张，胸前壁可见扩张的静脉侧支循环。肺上沟瘤易压迫颈部交感神经，引起患侧眼睑下垂、瞳孔缩小、眼球内陷，同侧额部与胸壁少汗或无汗。

3. 辅助检查

（1）影像学检查

①CT检查：胸部CT可以有效检出早期周围型肺癌，明确病变所在部位和累及范围，对肺癌诊断、分期、疗效评价及治疗后随访有重要意义，也是最重要和最常用的影像学检查。

②MRI检查：适用于检查脑、脊髓及骨有无转移及评估治疗疗效。

③超声检查：可用于检查腹部实性重要脏器，以及腹腔、腹膜后淋巴结有无转移。此外，超声常用于胸腔积液及心包积液穿刺抽液时的定位。

④放射性核素骨扫描检查：是肺癌骨转移的常用检查。

⑤PET/CT检查：是肺癌诊断、分期与再分期、疗效和预后评估的重要方法之一，同时也是肺癌手术前评估的最佳方法。

（2）病理学检查：包括痰细胞学检查、CT引导下经皮肺穿刺活检术、胸腔穿刺术、胸膜活检术、转移病灶切除或切取活检、内窥镜检查等。

（3）肿瘤标志物检测：肺癌相关的血清肿瘤标志物对于疾病的鉴定、早期诊断及治疗过程中的监控可能有一定的帮助。

4. 鉴别诊断

原发性支气管肺癌需要与肺结核、肺良性肿瘤、转移性肺癌等可能出现咳嗽、血痰、胸闷、胸痛等症状的疾病进行鉴别。

二、病因病机

肺癌总体病性属于因虚致实，虚实夹杂。肺癌发病以正气亏虚为先，因阴阳失调，六淫之邪乘虚而入，邪滞于肺，致肺气失和，宣降失司，气机不利，血行受阻，津液失布，凝聚为痰，痰凝气滞，血瘀阻于脉络，日久形成肺积。虚、痰、瘀、毒为肺癌的四大致病要素，贯穿肺癌的整个发病过程。本虚则以气虚、阴虚、气血两虚为多见，标实则以痰凝、气滞、血瘀、毒结为多见，临床上表现出复杂多样的证型。

肺癌病位在肺，与肺、脾、肾三脏功能失调密切相关，肺脾气虚是肺癌发病的内在根本原因。在邪实方面，痰、瘀、毒搏结是肺癌的重要病理特点，因肺、脾、肾三脏功能失调，津液失于输布、温化，以致聚湿生痰，痰瘀毒结。

1. 正气不足

禀赋素虚，或后天失养，致使脏腑虚衰，肺气亏虚，卫外无力，邪经皮毛、口鼻入肺，客邪留滞，气机失调，痰湿积聚，瘀而化热，痰热胶结，酿生癌毒，结而成块。《药症忌宜·息贲》载："息贲，属肺气虚，痰热壅结所致。"

2. 邪气犯肺

肺为娇脏，通于外窍，易受邪毒，《医学心悟·咳嗽》载："肺为娇脏……而外主皮毛，最易受邪。"肺喜润恶燥，火热燥邪伤津，如《医门补要·肺热极便烂臭》载："表邪遏伏于肺，失于宣散，并嗜烟酒，火毒上熏，久郁热炽，烁腐肺叶。"肺气不行，宣降失司，气血瘀滞，癌毒内生，久而成积。

3. 饮食劳倦

饮食不节，伤及脾胃，母子相及，土不生金，则肺脏失养；脾为生痰之源，食伤劳倦，运化失司，湿阻气滞，贮痰于肺，痰瘀互结，形成癌肿。《类经·息积》载："若饮食过伤，脾不及化，则余气留滞而结聚于此，其根正在胁间，阳明病剧则上连于肺，此其所以为息积也。"

4. 情志失调

七情不遂，内伤脏腑，气机失调，气滞血瘀，瘀而化热，损伤肺叶。《张氏医通·咳嗽》云："七情郁结，五脏不和，则邪火逆上，肺为气出入之道，故五脏之邪，上蒸于肺而为咳。"或过食伤脾，失于健运，肺叶布举失常，上焦津液输布障碍，痰浊为患，瘀阻脉络，气血瘀滞，癌毒内生，日久成积。

在发病早期，以肺郁痰瘀多见，治疗以宣肺理气、化痰祛瘀为主；至疾病中期，脾气受损，运化失常，痰湿内蕴，辨证以肺脾气虚或脾虚痰湿为主，治疗以益气健脾、培土生金为要；随着疾病的发展，气阴耗伤，虚损及肾，以致气阴两虚，肾阳不足，治疗上注重益气养阴，温阳补肾。故中医治疗在扶正的同时，亦须兼顾祛邪，治疗当灵活运用化痰利湿、活血祛瘀、解毒散结等治法。

三、辨证论治

本病主张中西医综合治疗、注意调护、辨证论治为主，临床以复合证型多见。应抓住虚、痰、瘀、毒为肺癌的四大致病要素，贯穿肺癌的整个发病过程，分清主次，权衡用药。在肺癌的临床治疗中，西医治疗多按病程分为不同治疗阶段，如围手术期、放疗阶段、化疗阶段、靶向治疗阶段等，不同的治疗阶段患者的临床症状有所不同。因此，进行辨病与辨证相结合的分阶段规范化中西医结合诊疗，是目前常见的诊疗模式。本书分别从围手术期、放疗阶段、化疗阶段、靶向治疗阶段、纯中医药治疗阶段进行中医药辨证分型、治疗方法的论述。

1. 围手术期中医辨证分型及治疗方法

（1）气血亏虚证

【证候】**主症：**面色淡白或萎黄，唇甲淡白，神疲乏力，少气懒言，自汗，或肢体肌肉麻木、女性月经量少。**舌脉：**舌体瘦薄，或者舌面有裂纹，苔少，脉虚细而无力。

【治法】补气养血。

【代表方】八珍汤加减，或当归补血汤加减，或十全大补汤加减。

【推荐方药】人参5g，白术10g，茯苓15g，当归10g，川芎10g，白芍15g，熟地黄15g，黄芪30g，肉桂5g，甘草5g，生姜5g，大枣10g。

加减：兼痰湿内阻者，加半夏5g、陈皮10g、薏苡仁20g；若畏寒肢冷、食谷不化者，加补骨脂10g、肉苁蓉10g、鸡内金5g；若动则汗出、怕风等表虚不固之证，加防风10g、浮小麦10g。

（2）脾胃虚弱证

【证候】**主症：**纳呆食少，神疲乏力，大便稀溏，食后腹胀，面色萎黄，形体瘦弱。**舌脉：**舌质淡，苔薄白，脉弱。

【治法】益气健脾。

【代表方】四君子汤加减。

【推荐方药】党参10g，白术10g，茯苓15g，甘草5g。

加减：若胃阴亏虚，加北沙参10g、石斛10g、玉竹10g；若兼痰湿证者，加半夏5g、薏苡仁20g、瓜蒌10g。

2. 放疗期间的中医辨证分型及治疗方法

（1）热盛血瘀证

【证候】**主症**：发热，皮肤、黏膜溃疡，咽喉肿痛，或见胸痛、呛咳、呼吸困难、呕吐、呕血，或见高热、头痛、恶心呕吐、大便秘结。**舌脉**：舌红，苔黄或黄腻，脉滑数。多见于放射性肺炎、食管炎、皮炎，或者脑部放疗引起的脑水肿、颅内压升高。

【治法】清热化痰，活血解毒。

【代表方】清气化痰汤合桃红四物汤加减。

【推荐方药】黄芩10g，瓜蒌子10g，半夏5g，胆南星5g，陈皮10g，杏仁5g，枳实10g，茯苓15g，桃仁5g，红花5g，当归10g，川芎10g，白芍15g。

加减：若局部皮肤红、肿、热、痛或破溃者，加黄连30g、黄柏30g、虎杖30g煎汤外敷；若高热不退，加羚羊角粉0.3g（冲服）、白薇10g、紫雪丹；若头痛头晕重者，加牛膝10g、泽泻10g；若胃阴伤、胃失和降者，加石斛10g、竹茹10g、旋覆花5g（包煎）；若大便秘结者，加生地黄15g、大黄10g。

（2）气阴两虚证

【证候】**主症**：神疲乏力，少气懒言，口干，纳呆，干咳少痰或痰中带血，胸闷气短，面色淡白或晦滞。**舌脉**：舌淡红或胖，苔白干或无苔，脉细或细数。多见于放射性损伤后期，或迁延不愈，损伤正气者。

【治法】益气养阴。

【代表方】百合固金汤加减。

【推荐方药】生地黄15g，熟地黄15g，当归10g，白芍15g（后下），甘草5g，百合10g，川贝母5g，麦冬10g，桔梗5g，玄参10g，党参15g，五味子5g。

加减：若纳呆食欲缺乏，加焦三仙各10g、砂仁5g；若痰中带血，加白及10g、花蕊石5g、三七5g；若兼血虚，加阿胶5g（烊化）、丹参10g；若久病阴损及阳，加菟丝子10g、肉桂5g。

3. 化疗阶段的中医辨证分型及治疗

（1）脾胃不和证

【证候】**主症**：胃脘饱胀、食欲减退、恶心、呕吐、腹胀或腹泻。**舌脉**：舌体多胖大，苔薄白、白腻或黄腻。多见于化疗引起的消化道反应。

【治法】健脾和胃，降逆止呕。

【代表方】旋覆代赭汤加减，或橘皮竹茹汤加减。

【推荐方药】旋覆花5g（包煎），人参5g，生姜5g，代赭石10g（先煎），甘草5g，半夏5g，大枣10g，陈皮10g，枇杷叶10g，麦冬10g，竹茹10g，茯苓10g。

加减：若脾胃虚寒者，加吴茱萸5g、党参15g、焦白术10g；若肝气犯胃者，加炒柴胡5g、佛手5g、白芍15g。

（2）气血亏虚证

【证候】**主症**：疲乏、精神不振、头晕、气短、纳少、虚汗、面色淡白，或萎黄、脱发，或肢体肌肉麻木、女性月经量少。**舌脉**：舌体瘦薄，或舌面有裂纹，苔少，脉虚细。多见于化疗引起的疲乏或骨髓抑制。

【治法】补气养血。

【代表方】八珍汤加减，或当归补血汤加减，或十全大补汤加减。

【推荐方药】人参 5g，白术 10g，茯苓 15g，当归 10g，川芎 10g，白芍 15g，熟地黄 15g，肉桂 5g，生地黄 15g，甘草 5g，生姜 5g，大枣 10g。

加减：兼痰湿内阻者，加半夏 5g、陈皮 10g、薏苡仁 20g；若畏寒肢冷，食谷不化者，加补骨脂 10g、肉苁蓉 10g、鸡内金 5g。

（3）肝肾阴虚证

【证候】主症：腰膝酸软，耳鸣，五心烦热，颧红盗汗，口干咽燥，失眠多梦。舌脉：舌红苔少，脉细数。多见于化疗引起的骨髓抑制或脱发。

【治法】滋补肝肾。

【代表方】六味地黄丸加减。

【推荐方药】熟地黄 15g，制山茱萸 10g，山药 15g，泽泻 10g，牡丹皮 10g，茯苓 15g。

加减：若阴虚内热重者，加墨旱莲 10g、女贞子 10g、生地黄 15g；若阴阳两虚者，加菟丝子 10g、杜仲 10g、补骨脂 10g；兼脱发者，加制何首乌 5g、黑芝麻 10g。

4. 靶向治疗阶段中医辨证分型及治疗

（1）血热壅滞证

【证候】主症：全身皮肤瘙痒，疹出色红，分布多以上半身为主，鼻唇口旁为甚，可伴有发热、头痛、咳嗽。舌脉：舌质红，苔薄，脉浮数。多见于生物靶向治疗引起的皮疹、瘙痒等不良反应。

【治法】凉血解毒。

【代表方】清瘟败毒饮加减。

【推荐方药】生石膏 20g（先煎），生地黄 15g，生栀子 9g，桔梗 5g，黄芩 10g，知母 10g，赤芍 10g，玄参 10g，连翘 10g，淡竹叶 10g，甘草 5g，牡丹皮 10g，黄连 5g。

加减：若头痛殊甚、两目昏花者，加菊花 10g、夏枯草 10g。

（2）脾虚湿盛证

【证候】主症：腹胀，大便稀溏，脘痞食少，肢体倦怠。舌脉：舌苔薄白腻。多见于生物靶向治疗引起的腹泻等不良反应。

【治法】健脾利湿，涩肠止泻。

【代表方】参苓白术散合四神丸加减。

【推荐方药】党参 15g，茯苓 15g，白术 10g，白扁豆 15g，陈皮 10g，山药 15g，薏苡仁 20g，补骨脂 10g，肉豆蔻 5g，五味子 5g，吴茱萸 5g。

加减：若湿热内蕴者，加马齿苋 10g、败酱草 15g；若腹痛、里急后重明显者，加木香 5g、槟榔 10g。

5. 单纯中医药治疗的辨证分型及治疗

对于不适合或不接受手术、放疗、化疗、分子靶向治疗的肺癌患者，采用单纯中医治疗，发挥控制肿瘤、稳定病情、提高生存质量、延长生存期的作用。

（1）肺脾气虚证

【证候】主症：咳喘不止，短气乏力，痰多稀白，食欲缺乏，腹胀便溏，声低懒言。舌脉：舌淡苔白，脉细弱。

【治法】健脾补肺，益气化痰。

【代表方】六君子汤加减。

【推荐方药】生黄芪 30g，党参 15g，白术 10g，茯苓 15g，清半夏 5g，陈皮 10g，桔梗 5g，杏仁 5g。

加减：痰湿盛者，加生薏苡仁 20g、川贝母 5g、炒莱菔子 10g；肾气虚者，加蛤蚧 5g、五味子 5g、枸杞子 10g。

（2）痰湿瘀滞证

【证候】**主症**：咳嗽痰多，质黏色白易咳出，胸闷，甚则气喘痰鸣。**舌脉**：舌淡苔白腻，脉滑。或走窜疼痛，急躁易怒，胸部刺痛拒按，舌质紫暗，或见瘀斑，脉涩。

【治法】化痰祛湿，化瘀散结。

【代表方】二陈汤合三仁汤加减。

【推荐方药】陈皮 10g，半夏 5g，茯苓 15g，杏仁 5g，飞滑石 20g（先煎），通草 5g，白豆蔻仁 5g，淡竹叶 10g，厚朴 9g，薏苡仁 20g，半夏 5g，甘草 5g。

加减：痰热盛者，加瓜蒌 10g、黄芩 10g、鱼腥草 15g。

（3）热毒闭肺证

【证候】**主症**：身有微热，咳嗽痰多，甚则咳吐腥臭脓血，气急胸痛，便秘口干。**舌脉**：舌红，苔黄腻，脉滑数。

【治法】清热解毒。

【代表方】千金苇茎汤加减。

【推荐方药】芦根 20g，薏苡仁 20g，桃仁 5g，冬瓜子 10g。

加减：若咳痰黄稠不利，加射干 5g、瓜蒌 10g、川贝母 5g；胸满而痛，转侧不利者，加乳香 5g、没药 5g、赤芍 10g、郁金 6g；烦渴者，加生石膏 20g（先煎）、天花粉 10g。

（4）气阴两虚证

【证候】**主症**：干咳少痰，咳声低弱，痰中带血，气短喘促，神疲乏力，恶风，自汗或盗汗，口干不欲多饮。**舌脉**：舌质淡红，有齿痕，苔薄白，脉细弱。

【治法】益气养阴。

【代表方】生脉散合沙参麦冬汤加减。

【推荐方药】太子参 15g，麦冬 10g，五味子 5g，北沙参 10g，知母 10g，生黄芪 30g，女贞子 10g，白芍 15g，当归 10g，枇杷叶 10g，白术 10g，阿胶 5g（烊化），炙甘草 5g。

加减：咳嗽重者，加杏仁 5g、桔梗 5g、川贝母 5g；阴虚发热者，加银柴胡 5g、地骨皮 10g。

6. 肺癌治疗过程中相关不良反应的中医治疗

（1）**靶向药物相关性皮疹**：皮疹是肺癌靶向治疗中最常见的不良反应，在使用 EGFR–TKI 类药物治疗过程中皮疹的发生率高达 60% ～ 80%。中医学认为，靶向治疗所致皮疹属"药疹""肺风粉刺"范畴，其总的病因病机为阴虚血燥在内，毒邪结聚在外。药毒之邪侵扰腠理，火毒炽盛，燔灼营血，肺经郁热不得外泄，故外发于皮肤；邪毒入里化热，灼伤阴津，故肌肤失养。而辨证使用中药口服和外洗治疗，不仅可缓解皮疹、瘙痒等反应且不会降低分子靶向药物抗肿瘤疗效。

【证候】其最主要的表现为痤疮样皮疹，也称为丘疹性皮疹，表现为红色丘疹和（或）脓疱，分布于面部、头皮、胸部、背部、腹部或大腿。

【治法】疏风清热，养阴润燥。

【代表方】加减荆防四物汤。

【推荐方药】荆芥 10g，防风 10g，生地黄 15，赤芍 10g，当归 10g，川芎 10g，白鲜皮 10g，紫草

10g，蝉蜕 6g。

加减：①皮疹红斑、丘疹、水疱，皮肤肿胀，皮损甚至渗液者，加萆薢 15g、苦参 6g、徐长卿 10g。②皮损潮红，有丘疹、瘙痒，抓后糜烂渗出者，加苍术 6g、茯苓 15g。③病程日久，反复发作，皮损色暗，皮肤粗糙、脱屑、皲裂，瘙痒难忍者，加丹参 10g、乌梢蛇 6g、防风 10g。④四肢麻木者，加海风藤 10g、赤芍 10g、路路通 6g、三棱 6g。⑤火烁肺金、口干咽干者，加麦冬 10g、百合 10g 以养阴润肺。⑥皮肤红肿热痛明显，加金银花 15g、蒲公英 15g。

（2）靶向药物所致腹泻：腹泻是肺癌靶向药物治疗的常见不良反应之一。本病属中医学"泄泻"范畴，总的病机为脾胃虚弱为本，湿浊阻滞为标。脾为阳土，喜燥恶湿，脾气亏虚无以运化水湿，则湿邪内生；湿邪困脾，泄泻乃成。

【证候】其主要表现为排便次数增加，粪质稀薄，水分增多，并往往伴随发热、乏力、脱水等症状。

【治法】理气化湿，暖脾止泻。

【代表方】藿香正气丸加减。

【推荐方药】藿香 10g，大腹皮 10g，白芷 10g，紫苏叶 15g，茯苓 15g，法半夏 6g，白术 10g，陈皮 10g，厚朴 9g，桔梗 5g，甘草 5g。

【加减】①神疲乏力，腹胀纳少，少气懒言，舌苔淡白者，加党参 10g、白扁豆 15g、莲子 10g、人参 5g、山药 15g、薏苡仁 20g 等。②食滞伤胃，嗳腐吞酸，泄下物酸腐臭秽，舌苔厚腻，脉滑或沉实者，加山楂 10g、砂仁 5g（后下）、鸡内金 5g 等。③肝气郁结，嗳气吞酸、善太息者，加柴胡 10g、郁金 6g、川楝子 9g 等。④肾阳虚衰，症见神疲乏力，腰背冷痛，五更泄泻，舌淡胖苔白，脉沉弱而迟者，加四神丸（肉豆蔻、补骨脂、五味子、吴茱萸）等。⑤久泻脱肛者，加黄芪 30g、升麻 10g、干姜 10g 等。⑥郁而化热者，症见急躁易怒、反酸嘈杂、呕吐、口苦、舌红苔黄、脉弦数，加黄连 30g、栀子 9g 等。

（3）放疗所致放射性肺损伤：现代中医将放射治疗归为"火毒"之邪，火毒之邪直袭肺脏，灼伤肺阴，濡润失常，致肺宣降受阻，气机阻滞于内，气行不畅，津液输布失常，肺为贮痰之器，痰火搏结，共同导致了咳嗽、发热、胸闷、气喘、呼吸困难等症状。中医治疗放射性肺炎，以养阴、清热、解毒为主要治法。

【证候】咳嗽、发热、胸闷、气喘、呼吸困难等症状。

【治法】益气养阴，清热解毒。

【代表方】加减清燥救肺汤。

【推荐方药】桑叶 10g，石膏 20g（先煎），甘草 5g，胡麻仁 10g，阿胶 9g（烊化），枇杷叶 10g，人参 5g，麦冬 12g，杏仁 5g。

【加减】①咳嗽明显者，加浙贝母 10g、化橘红 6g、桔梗 5g 等。②咳黄稠痰，伴胸痛者，加瓜蒌 10g、桔梗 5g、知母 10g 等。③午后潮热者，加银柴胡 5g、青蒿 10g、鳖甲 15g（先煎）等。

（4）化疗所致癌因性疲乏：随着肺癌的发展或在抗肿瘤治疗过程中，50% ～ 90% 的患者会出现癌症相关性疲乏。2022 年版《美国国立综合癌症网络指南》对癌因性疲乏的定义：一种扰乱机体正常功能的非同寻常的、持久的、主观的劳累感。它的特点是发展快、程度重、能量消耗大且持续时间长（一般大于或等于 6 个月），不能通过休息和睡眠得到缓解，可明显降低癌症患者的生活质量，影响癌症患者的治疗和康复。中医学认为，此病症可归属于"虚劳"范畴，以脏腑功能衰退、气血阴阳亏损为主要病机，多以虚证为主，虚实夹杂，病位主要在脾、肾，兼气滞、痰湿、血瘀等病理因素。

【证候】**主症**：癌因性疲乏患者的主要症状为体倦乏力，食少纳呆，食后腹胀，或神疲懒言、面色萎黄、恶心呕吐、胸闷等。

【治法】健脾益气，养血生髓。

【代表方】补中益气汤加减。

【推荐方药】黄芪 30g，白术 10g，陈皮 10g，升麻 10g，柴胡 10g，人参 5g，甘草 5g，当归 10g。

加减：①口干咽燥，不思饮食，大便干结，舌干少苔者，加沙参 10g、麦冬 10g、玄参 10g、神曲 10g、桑寄生 10g、桑椹 6g。②眩晕耳鸣，五心烦热，盗汗者，加女贞子 10g、墨旱莲 10g、鳖甲胶 15g（烊化）、浮小麦 10g。③腰膝酸软，畏寒肢冷，下利清谷或五更泻，面色㿠白者，加鹿角胶 6g（烊化）、蛤蚧 5g、补骨脂 10g。

四、良方举隅

周仲瑛（南京中医药大学）良方——金岩方

主要由三子养亲汤、二陈汤、桃仁红花汤及沙参麦冬汤等加减而成：冬瓜子、法半夏、胆南星、山慈菇、猫爪草、金荞麦、鱼腥草、仙鹤草、苏木、红花、沙参、玉竹、麦冬。

功用：化痰泄浊，活血祛瘀，行气降逆，益气养阴。用于肺癌伴咳痰、气喘者。

五、其他疗法

1. 扶正化癌膏

贴敷在疼痛部位或阿是穴，每次 6～8 小时，每日 1 次，10 日为 1 个疗程。适用于癌性疼痛、肿胀者。

2. 止痛散

组成：醋乳香 10g，醋没药 10g，五灵脂 10g，沉香 10g，木香 10g，丁香 10g，乌药 10g，肿节风 10g，青皮 10g，延胡索 10g，透骨草 15g，冰片 10g，三七粉 10g。

用老酒、蜂蜜、香油及水按照 1:1:1:3 的比例将上药粉末调成糊状贴敷于痛点及背部肺俞穴，贴敷时间为疼痛最剧烈的时间点前 2 小时，每日 1 次，每次 4 小时。适用于癌性疼痛。

3. 消积镇痛膏

组成：川乌、草乌、白及、山奈、三七。

使用碘伏清洁患者肺俞穴皮肤；将消积镇痛膏均匀涂抹于 5cm×5cm 大小的医用纱布上，药物厚度为 1～2mm；用胶布固定药膏，必要时可给予塑料薄膜常规包裹，避免药汁渗出；TDP 治疗灯持续加热约 15 分钟；继续保留药物 5 小时，每日换药时注意观察敷药部位皮肤。适用于癌性疼痛。

4. 胸腔积液方

甘遂、砂仁共研细末，取大蒜头捣烂，和药末，水调成药糊，敷于脐上。适用于肺癌伴胸腔积液者。

5. 止呕方

药物成分为清半夏、干姜、太子参、陈皮、黄连、吴茱萸、竹茹、柴胡、薏苡仁、焦山楂、焦神曲等。以黄酒将上药粉末调和为糊状物，再覆以专用敷贴制备而成。患者欲呕时贴敷 1 次，分别贴于神阙、中脘、下脘、胃俞，保留 4 小时，连用 3 日以巩固疗效。适用于癌性恶心呕吐者。

6. 皮疹外洗方

取苦参、生地黄、白鲜皮、当归、知母、白芍、甘草、蝉蜕、荆芥、防风，将药材切碎，放置于适宜的煎器中，加清水浸没药材，浸泡 1～2 小时后，加热煮沸，保持微沸 15 分钟，煎出液外洗，皮疹消退后再洗 2 日以巩固疗效。适用于抗肿瘤治疗引起的皮疹。

7. 鲜芦荟汁擦洗

取芦荟鲜叶，去除刺及芦荟皮，清水冲洗约半分钟以去除含大黄素的黄色黏液，然后把凝胶切成片状涂抹皮疹部位，每日 3 次（避开皮损区），主要应用于放射性肺炎导致的皮疹。

六、预防调摄

1. 预防

（1）重视可能引发肺癌的相关疾病的预防与治疗，如慢性阻塞性肺病、肺结核、尘肺等。

（2）重视致癌因素的预防。养成良好的生活习惯，如戒烟，防止二手烟的污染，不接触石棉、氡、铍、铬、镉、镍、二氧化硅等高危致癌因素。

（3）定期进行健康体检，高危人群进行肺癌的早期筛查尤为重要。

2. 调摄

食疗可根据肺癌病期与辨证进行配膳：如肺癌放疗期间容易造成热毒伤阴，可选用具有清热生津、凉血解毒的食物，如银杏橄榄冰糖水、荸荠甘露饮等；术后患者，元气损伤，多表现出神疲乏力，四肢无力，睡眠不安，胃口差，可选用补气养血食物；肺癌化疗患者，以消化系统的不良反应为主要临床表现，见食欲缺乏、恶心呕吐、胸闷脘痛、大便滞下等，可选用开胃醒脾的砂仁炖猪肚、白果怀山粥；骨髓抑制为主者，如贫血或白细胞明显下降，出现神疲乏力等症状，则宜补肾生髓，食冬虫夏草炖水鸭，枸杞海参瘦肉羹等；若患者表现为痰湿内蕴，多见体形肥胖，腹部肥满，胸闷，痰多，容易困倦，身重不爽，则选用健脾渗湿、和胃消食的食物，如石莲怀山粥、水鱼圆肉薏苡仁汤等。

第五节　原发性肝癌

原发性肝癌指起源于肝细胞或肝内胆管上皮细胞的恶性肿瘤，包括肝细胞癌、肝内胆管癌和肝细胞癌 - 肝内胆管癌混合型三种不同的病理类型，其中肝细胞癌约占 90%。作为最常见的原发性肝癌，肝细胞癌估计 5 年生存率仅为 18%。本节所介绍的原发性肝癌主要指肝细胞癌，临床以肝区疼痛、肝大、腹腔积液、黄疸为主要表现。

GLOBOCAN（全球癌症观察站）2020 数据显示，全球新发肝癌 91 万例，死亡 83 万例，在发病率和死亡率方面继续对全球构成重大挑战。原发性肝癌也是中国常见的恶性肿瘤之一，其中 45.3% 的新发病例和 47.1% 的死亡病例发生在中国，发病人数（38.9 万，第四位）和死亡人数（33.6 万，第二位）约占全球一半。目前中国肝癌中位生存时间约 23 个月，晚期肝癌的中位生存时间仅 6 个月，对患者及社会均造成了极重的负担。

中医古代典籍中无肝癌这一病名，综合历代医家对其临床表现的记载，多属"癥瘕""积聚""脾积""黄疸""胁痛""鼓胀"等范畴。

一、诊断标准

1. 症状

（1）肝区疼痛：肝区疼痛多为肝癌的首发症状，表现为持续钝痛或胀痛。疼痛部位常与肿瘤位置有关，癌结节破裂出血可导致剧烈腹痛和腹膜刺激征，出血量大时可导致休克。

（2）消化道症状：食欲减退、腹胀、恶心、呕吐、腹泻等症状可由肿瘤压迫、腹腔积液、胃肠道淤血及肝功能损害引起。

（3）全身表现：全身表现包括进行性乏力、消瘦、发热、营养不良和恶病质等。

（4）副癌综合征：副癌综合征以自发性低血糖、红细胞增多症较为常见，有时还可伴有高钙血症、高脂血症、血小板增多、高纤维蛋白血症等。

2. 体征

中晚期肝癌最常见的体征是不对称性肝大，触诊肝包膜凹凸不平，质地硬，有压痛，听诊有肝区摩擦音，腹部有血管杂音。肿块压迫、堵塞胆管，或肝脏广泛破坏时可发生黄疸。常伴肝硬化所致的腹水、肝掌、蜘蛛痣、男性乳房增大、脾大、腹壁静脉扩张及食管胃底静脉曲张等。

3. 病史及诱因

（1）病史

①个人史：是否存在吸烟、酗酒等不良生活习惯；是否接受过针对肝炎病毒感染的相关疫苗接种；是否有接触过有毒化学品或致癌物质的工作或生活史。

②家族史：是否有家族成员患有肝癌或其他肝脏疾病，家族中是否有肝炎病毒感染者或肝炎病史。

③既往病史：是否有肝炎病毒感染史，如乙型肝炎病毒（HBV）或丙型肝炎病毒（HCV）感染；是否有肝硬化、脂肪肝、肝纤维化等慢性肝脏疾病的病史；是否有糖尿病、高血压等慢性疾病史。

④用药史：是否长期服用肝毒性药物或其他对肝脏有害的药物，是否曾接受过肝炎病毒感染的抗病毒治疗。

（2）诱因：原发性肝癌的诱因较多，包括且不限于慢性肝炎、肝硬化、酒精滥用、部分肝脏疾病（如脂肪肝、自身免疫性肝病等）、有害的环境、不良的生活方式及遗传因素等。

4. 辅助检查

（1）实验室检查

①血液生化检测：肝癌可能出现 AST、ALT、LDH 或胆红素升高，白蛋白降低等肝功能异常的表现；绝大多数肝癌患者肝炎标志物呈阳性。

②肿瘤标志物：多数肝癌患者存在血清 AFP 增高的表现，是肝癌的重要诊断依据，对于 AFP 阴性的患者，检测异常凝血酶原、血浆游离 microRNA 和血清甲胎蛋白异质体，也可作为肝癌早期诊断标志物。

（2）影像学检查

①超声检查：是临床上最常用的肝脏影像学检查方法，在肝癌的诊断和治疗中发挥着不可替代的作用。超声筛查能够早期、敏感地检出肝内可疑的占位性病变，为肝癌的及时诊断提供线索。彩色多普勒超声不仅能够观察病灶内部血流情况，显示病灶与周围重要血管的关系，还可以初步判断病灶的良恶性，评估肝癌局部治疗的疗效。超声造影技术通过实时动态观察肝肿瘤的血流动力学改变，有助于鉴别不同性质的肝肿瘤，甚至能够发现常规超声难以察觉的微小病灶。此外，超声检查具有实时成

像和多切面显像的优势，在评估肝肿瘤微血管灌注情况，以及引导局部消融治疗等方面也有独特的应用价值。

②CT 检查：对于超声和（或）血清 AFP 筛查提示异常的患者，CT 动态增强检查通常是明确诊断的首选影像学方法。CT 具有较高的空间分辨率，能够清晰显示肝占位病变的形态特点和血供情况，不仅在肝癌的诊断和疗效评估中不可或缺，而且在检测肺、骨等远处转移方面也有重要作用。CT 检查常采用平扫加增强扫描的方式，虽然其检出和诊断小肝癌的能力略逊于 MRI，但在评估肝动脉栓塞治疗后碘油沉积情况方面具有优势。典型的肝癌 CT 表现为动脉期明显强化，门脉期和实质期低于正常肝实质，呈现出"快进快出"的特点，这一影像学特征对肝癌的诊断和鉴别诊断具有重要意义。

③MRI 检查：MRI 以其高软组织分辨率和多参数成像的优势，在肝癌影像学诊断中占据越来越重要的地位。与 CT 和超声相比，MRI 能够更清晰地显示肝癌病灶内部组织结构的变化，在鉴别良恶性肝肿瘤和肝内血管瘤等方面具有独特优势。MRI 无须使用电离辐射，且能够在不注射对比剂的情况下清晰显示血管和胆道解剖，有利于肝癌门静脉癌栓的检出。肝癌在 MRI 上的多期强化特点与 CT 类似，表现为动脉期高信号、门脉期和延迟期低信号。值得一提的是，结合常规或肝细胞特异性对比剂增强扫描的 MRI，在检出直径小于 2cm 的小肝癌方面优于 CT，对早期诊断和治疗具有重要意义。

④数字减影血管造影（digital substraction angiography，DSA）：是一种微创性检查方法，通过观察肝脏局部血管紊乱的结构来识别肿瘤病灶，尤其擅长发现微小病灶。与其他影像学检查不同，DSA 不仅能够明确诊断肝癌，而且可以在同一操作过程中对肿瘤供血动脉进行栓塞，起到治疗作用。临床上常采用选择性或超选择性肝动脉造影的方式进行 DSA 检查，在肝癌急性破裂出血和局部介入治疗等情况下有重要应用价值。DSA 与其他影像学检查手段相结合，能够为肝癌的诊断和治疗提供更全面、可靠的信息。

（3）病理检查

①细胞学检查：原发性肝癌往往会伴有大量腹水，可行腹腔穿刺引流，并送检行脱落细胞学检查，但要注意与肝硬化腹水相鉴别。

②组织病理学检查：组织病理学检查手术，或肝脏病灶穿刺是获取肿瘤组织明确病理的重要手段。但是原发性肝癌的诊断可以不依赖病理诊断。

③分子病理检测：常用的肝细胞癌标志物有 HepPar–1、GPC–3、CD10、Arg–1 和 GS 等；常用的胆管细胞标志物有 MOC31、CK7/19 和 MUC–1 等。需要合理组合使用免疫组化标志物，对 HCC、ICC、转移性肝癌等进行鉴别诊断。基因检测和免疫相关分子检测对患者个体化治疗有指导作用，肿瘤突变负荷高（TMB–H）和 PD–L1 高表达患者对免疫检查点抑制剂获益较高。

5. 鉴别诊断

（1）转移性肝癌：转移性肝癌大多为 AFP 阴性，多见于消化道肿瘤转移，也可见于其他恶性肿瘤转移。患者可以无肝病病史，了解病史可能有便血、饱胀不适、贫血及体重下降等其他消化道肿瘤表现，影像学检查有助于鉴别。

（2）肝硬化结节：增强 CT 或 MRI 检查过程中，可见病灶呈动脉期强化"快进快出"的影像学特点，常提示肝癌；若病灶无强化，则考虑为肝硬化结节。

（3）肝脓肿：肝脓肿临床表现为发热、肝区疼痛、压痛明显，与肝癌症状十分相似。但肝脓肿通常会有白细胞计数和中性粒细胞计数升高，超声检查可发现脓肿的液性暗区。必要时可在超声引导下行诊断性穿刺或试验性药物治疗，以明确诊断。

（4）肝肉瘤：肝肉瘤患者多数没有肝病史，影像学检查表现为血供丰富的均质实性占位，与 AFP 阴性的 HCC 较难鉴别。

（5）肝良性肿瘤：患者全身情况较好，病情发展慢，病程长，往往不伴有肝硬化。常见的有肝海绵状血管瘤、肝腺瘤等。借助 AFP 等肿瘤标志物检查、B 超影像学检查以及肝动脉造影可以鉴别。

6. 疾病分期

肝癌目前有巴塞罗那临床肝癌（Barcelona Clinic Liver Cancer，BCLC）分期、国际抗癌联盟 / 美国癌症联合委员会肿瘤 – 淋巴结 – 转移分期系统（UICC/AJCC TNM）等分期方案。我国结合具体国情和实践积累，依据患者体力活动状态（performance status，PS）、肝功能 Child-Pugh 分级及肝肿瘤的情况，建立中国肝癌的分期方案（China liver cancer staging，CNLC）。

二、病因病机

肝癌在中医学中属于"积聚""癥瘕""肝积"等范畴。中医学认为，肝癌的发生是在机体正气不足的基础上，因饮食失调、情志郁怒、外感邪毒等多种因素，导致脏腑功能失调，癌毒内生，湿热瘀毒蕴结于肝，日久而成瘤。

1. 病因

嗜酒过度，或长期饮食不节、恣食肥甘厚味，或饮食不洁，可导致脾胃运化失司，痰湿中阻，气机不畅，血瘀内停，阻塞肝络，痰浊与气血互结，酿生癌毒，日久而发为本病。愤怒或抑郁则可致肝失疏泄，气机郁滞，肝藏血功能失调，气滞血瘀，癌毒内生。寒邪、湿热、疫疠等外邪侵袭，正虚无法抗邪外出，邪毒聚于肝内，日久不消，亦可导致肝积。此外，年老体虚，或先天禀赋不足，或后天失养，或久病不愈，正气亏虚，不能抵御外邪，脏腑失调，气血失司，邪毒瘀结，同样可成肝积。

2. 病机

肝癌的基本病机为脏腑功能失调，湿热瘀毒蕴结于肝。病性为虚实夹杂，虚常见脾胃气虚、肝肾阴虚或脾肾阳虚；实则多见于肝郁气滞、血瘀内停、湿热瘀毒。邪实与正虚互为因果，恶性循环，贯穿疾病全程。肝癌初起之时，病机多以肝郁脾虚、气滞血瘀为主；发展到中期可见湿热与癌毒互结；晚期常表现为肝肾阴虚和脾肾阳虚，阴血耗伤；最终正衰邪实，病情恶化，甚则阴阳离决。

肝癌病位在肝，与脾、胃、胆、肾关系密切。肝主疏泄，调畅气机，若肝失疏泄，则脾胃运化水谷受阻，气机不畅，湿热瘀毒内阻于肝而致病。肝胆互为表里，病变常相互影响。肝肾同源，藏泄互用，肾主先天之本，温煦命门之火，主司人体先天禀赋及正气，故肝之病变与肾功能失调密切相关。

总之，肝癌的发生是内外环境因素共同作用的结果，正虚邪实是贯穿疾病始终的主要矛盾，脾、胃、肝、肾等脏腑功能失调是其重要病机。辨证论治时，应从正虚与邪实两个方面同时考虑，并结合患者具体病情，制定针对性的治疗方案。

三、辨证论治

1. 肝郁脾虚证

【证候】**主症**：上腹肿块胀闷不适，腹胀纳少，进食后胀甚。**次症**：消瘦乏力，倦怠短气，口干不喜饮，大便溏数，小便黄短，甚则出现腹水、黄疸、下肢浮肿。**舌脉**：舌质胖，苔白，脉弦细。

【治法】健脾益气，泻肝软坚。

【代表方】逍遥散合四君子汤加减。

【推荐方药】党参 15g，白术 10g，茯苓 15g，桃仁 10g，柴胡 12g，当归 10g，白芍 15g，八月札 10g，川厚朴 10g，栀子 10g，莪术 10g，生甘草 6g。

2. 肝胆湿热证

【证候】**主症**：身目黄染，胁肋胀痛灼热，腹部胀满，胁下痞块。**次症**：心烦易怒，发热口渴，口干而苦，小便短少黄赤，大便秘结。**舌脉**：舌质红，苔黄腻，脉弦数。

【治法】清热利湿，凉血解毒。

【代表方】茵陈蒿汤加味。

【推荐方药】绵茵陈 15g，栀子 10g，大黄 6g，金钱草 15g，猪苓 10g，柴胡 12g，白芍 15g，郁金 10g，川楝子 10g，枳壳 10g，半枝莲 15g，七叶一枝花 10g，车前草 15g，泽泻 10g。

3. 肝热血瘀证

【证候】**主症**：上腹肿块石硬，胀顶疼痛拒按，胸胁疼痛拒按或灼痛不适。**次症**：烦热，口干唇燥，大便干结，小便黄或短赤，甚则肌肤甲错。**舌脉**：舌质红或暗红，苔白厚，脉弦数或弦滑有力。

【治法】清肝凉血，解毒祛瘀。

【代表方】龙胆泻肝汤合下瘀血汤加减。

【推荐方药】龙胆 10g，半枝莲 15g，栀子 10g，泽泻 10g，木通 3g，车前子 10g（包煎），生地黄 15g，柴胡 12g，桃仁 10g，莪术 10g，大黄 6g，茜草根 10g，牡丹皮 10g，生甘草 6g。

4. 脾虚湿困证

【证候】**主症**：腹大胀满，肢重足肿，尿少。**次症**：神疲乏力，身重纳呆，口黏不欲饮，时觉恶心，大便溏烂。**舌脉**：舌淡、边有齿痕，苔厚腻，脉细弦或滑或濡。

【治法】健脾益气，利湿解毒。

【代表方】四君子汤合五皮饮加减。

【推荐方药】黄芪 30g，党参 15g，白术 10g，茯苓皮 10g，香附 10g，枳壳 10g，陈皮 10g，大腹皮 10g，冬瓜皮 15g，泽泻 10g，薏苡仁 30g，龙葵 15g，桃仁 10g，莪术 10g，半枝莲 15g，甘草 6g。

5. 肝肾阴虚证

【证候】**主症**：鼓胀肢肿，蛙腹青筋，短气喘促。**次症**：四肢柴瘦，唇红口干，纳呆畏食，烦躁不眠，溺短便数，甚或循衣摸床，上下血溢。**舌脉**：舌质红绛，舌光无苔，脉细数无力或脉如雀啄。

【治法】清热养阴，软坚散结。

【代表方】一贯煎加味。

【推荐方药】生地黄 15g，沙参 15g，麦冬 10g，当归 10g，枸杞子 10g，桑椹 10g，川楝子 10g，赤芍 10g，鳖甲 30g（先煎），女贞子 15g，墨旱莲 15g，牡丹皮 10g。

四、良方举隅

1. 潘敏求（湖南省中西医结合医院）良方——肝复方

党参 15g，醋鳖甲 30g（先煎），重楼 15g，黄芪 30g，白术 10g，土鳖虫 3g，大黄 6g，桃仁 10g，半枝莲 15g，茯苓 15g，柴胡 12g，香附 10g，陈皮 10g，三七 10g，生牡蛎 30g（先煎），全蝎 3g，甘草 6g。

功用：健脾理气，化瘀软坚，清热解毒。对于原发性肝癌患者，尤其是中晚期肝癌患者较为适用。

2. 朱良春（国医大师）验方——蟾龙散

蟾酥 5g，蜈蚣、儿茶各 25g，参三七、丹参、白英、龙葵、山豆根各 250g。

功用：活血化瘀，清热解毒，镇痛。对于肝癌中晚期，正气已虚但邪毒仍盛的患者较为适用。

五、其他疗法

肝癌的治疗是综合的、多角度的，除了中药内治法，也可以根据病情选择贴敷疗法、中药泡洗、中药熏洗治疗等外治法，给患者带来一定的舒缓和辅助治疗效果。

1. 中药贴敷

将具有调和气血、活经通络、清热解毒等作用的新型中药饮片煎汤或调糊贴敷在特定的穴位上，如足三里、曲池、关元等，通过皮肤吸收进入体内，起到缓解症状、辅助治疗的作用。

（1）黄芪贴敷：将黄芪饮片打成粉末调糊或熬制成汤剂贴敷在曲池穴位上，以调节气血、增强免疫力。

（2）煎剂贴敷：可将白术、黄芩、茯苓等药的饮片熬制成汤剂，然后用布或纱布吸收后贴敷在肝区，清热解毒，缓急止痛。

（3）中药贴膏贴敷：将特定的中药饮片研磨成膏状，涂抹在贴布上，然后贴敷在肝区，起到活血化瘀、舒筋活络的作用。

2. 中药泡洗

中药泡洗是将特定的新型中药饮片浸泡在温水中或煎成汤剂，随后使用该药水进行泡洗以缓解症状的一种外治法。有以下几种中药泡洗的方式。

（1）黄芪泡洗：将适量黄芪饮片煎煮成汤剂进行全身或局部的泡洗，可补气健脾，增强免疫力。

（2）菊花泡洗：将适量菊花饮片煎煮成汤剂，或放入温水中浸泡，然后用汤剂进行泡洗，有助于改善肝癌患者的食欲缺乏、口干舌燥等症状。

（3）白术泡洗：将适量白术饮片煎煮成汤剂进行泡洗，具有健运脾胃、调理肠胃的作用，可以改善消化不良、腹胀腹痛等症状。

（4）茯苓泡洗：将适量茯苓饮片煎煮成汤剂进行泡洗，具有利水渗湿、健脾化湿的功效，有助于减轻水肿、消除湿热。

3. 中药熏洗

中药熏洗疗法是一种通过熏蒸特定的中药药材，使其产生热气，然后让患者暴露在这些热气中熏蒸以缓解症状的外治法。有以下几种中药熏洗的方式。

（1）艾叶熏洗：将艾叶烧热，然后将热艾叶放置在容器中，使其产生热气。患者将肝区暴露在热气中，让药性通过皮肤渗透到体内，有助于活经通络、舒筋活血、缓解疼痛症状。

（2）桑叶熏洗：将桑叶烧热，然后将热桑叶放置在容器中，让患者身体暴露在药性热气中，有清热解毒、通淋利尿的功效。

4. 针灸治疗

根据病情及临床实际可以选择应用体针、头针、电针、耳针、腕踝针、眼针、灸法、穴位埋线、穴位敷贴、耳穴压豆和拔罐等方法。选穴以肝俞、足三里为主穴，配以阳陵泉、期门、章门、三阴交等；穴位敷贴以章门、期门、肝俞、内关、公孙为主穴，疼痛者配外关、足三里、阳陵泉；腹水配气海、三阴交、阴陵泉等。

六、预防调摄

1. 预防

（1）积极防治病毒性肝炎：在我国，70% ～ 80% 的肝癌发生与肝炎病毒（HBV、HCV）感染有关，接种乙肝、丙肝疫苗可有效降低肝炎病毒感染；对于已患有病毒性肝炎的患者，积极治疗乙肝、丙肝，最大限度地长期抑制肝炎病毒复制、减轻肝细胞炎性坏死及纤维化，则能延缓和减少肝癌的发生。

（2）保护肝脏：肝脏是人体最大的代谢器官，预防肝癌应该从保护肝脏做起。酗酒者应戒酒；吸烟者应戒烟，不吸烟者应避免被动吸烟；有肝癌发病风险者应定期检测血糖；糖尿病患者应通过合理服药、控制饮食、加强体育锻炼等方式严格控制血糖水平；超重者应通过良好的饮食习惯、增加运动等措施减轻体重；提倡以蔬菜为基础的膳食模式，避免食用黄曲霉污染的食物，多食用新鲜蔬菜水果，适量补充膳食来源或补充剂来源的维生素 E。

2. 调摄

（1）日常活动一定要轻缓，以防外伤造成肿瘤破裂出血。

（2）饮食宜清淡，忌油腻，以防加重肝脏负担；同时饮食还要少渣、易消化，以防硬食划破曲张的食管胃底静脉丛而出现上消化道大出血。

（3）晚期患者要慎用化疗药、镇静剂及利尿剂等，以免加重肝脏负担，诱发肝性脑病。

（4）配合情志疏导：从中医学角度来说，肝癌病位在肝，肝主调畅气机，易形成肝气郁结，因此，情志因素对肝癌的预后至关重要。根据肝癌患者各个阶段的心理特征，配合对应的中医情志疏导，减轻患者躯体上的痛苦以及心理上的负性情绪，以提高其生活质量，是目前临床医护人员对肝癌综合治疗的手段。

第六节　胃　癌

胃癌是原发于胃黏膜上皮组织的恶性肿瘤，为消化系统常见的恶性肿瘤之一。2020 年有超过 100 万的新发病例，居恶性肿瘤发病人数的第 5 位，死亡病例近 80 万，在恶性肿瘤死亡人数中居第 4 位。胃癌在发病率和死亡率中，男性均高于女性，常见发病年龄为 55 ～ 70 岁。

根据内镜检查可以将胃癌分为早期胃癌和进展期胃癌，其中早期胃癌可以分为隆起型、浅表型、凹陷型和混合型，进展期胃癌则分为结节或息肉型、局限溃疡型、浸润溃疡型和弥漫浸润型。

本病属于中医学"胃痛""反胃""胃反""积聚""翻胃""膈症"等范畴。

一、诊断标准

1. 症状

（1）上腹部疼痛：为最常见但无特异性的症状。患者腹痛无规律，初起可为间歇性隐隐作痛，随病情发展可呈持续性，难以缓解。

（2）食欲减退、消瘦、乏力：在疾病早期患者可出现食欲减退，后期逐渐发展为厌食。由于进食减少，同时伴随着肿瘤的发展消耗，患者日益消瘦、乏力，最终可发展为恶病质。

（3）恶心、呕吐：早期可能仅为食后饱胀及轻度恶心感。若肿瘤发生于贲门部，患者可出现进食梗阻感、吞咽困难和食物反流；若发生于胃窦部并发幽门梗阻，可出现呕吐无食的症状。

（4）出血和黑便：少量出血时表现为大便潜血阳性，大量出血时可出现呕血和黑便。若无胃病史的老年人突然出现黑便须警惕胃癌的可能。

（5）其他：部分患者还可出现腹泻、便秘、下腹不适或发热等症状。若出现副癌综合征，还可表现出皮肤和中枢神经系统等方面的症状。

2. 体征

（1）视诊：晚期患者可出现严重消瘦，因腹部肿物、腹水、胃肠梗阻可有腹部膨隆，部分患者可出现黄疸征象。

（2）触诊：早期胃癌常无明显的体征，可出现上腹部深压痛。晚期胃癌可触及上腹部肿块、左锁骨上淋巴结肿大，直肠指诊在直肠前凹触及肿块，以及腹腔积液等体征。

3. 辅助检查

胃癌的定性诊断手段主要为内镜检查结合活检，腹腔积液或胸腔积液细胞学检测或转移灶的病理学检测也可用于定性诊断。经病理诊断证实为腺癌的病例均须行 HER2 检测，可采用二代测序（NGS）或血液中 ctDNA 靶向测序的方法。免疫组化可评估微卫星不稳定性（MSI）或 DNA 错配修复（MMR）状态。胸腹部 CT 检查用于治疗前的分期诊断，CT 怀疑有肝转移、腹膜转移及全身转移时，可分别配合 MRI、诊断性腹腔镜探查和腹腔灌洗液评价及 PET/CT。癌胚抗原（CEA）和甲胎蛋白（AFP）、CA724、CA19-9 等肿瘤标志物无特异性，可用于随访。

4. 鉴别诊断

胃癌需要与胃部良性疾病及其他恶性肿瘤进行鉴别。胃部良性疾病有胃溃疡、胃息肉（胃腺瘤或腺瘤性息肉）、胃平滑肌瘤、胃巨大皱襞症、肥厚性胃窦炎、胃黏膜脱垂和疣状胃炎等。其他恶性肿瘤包括原发性胃恶性淋巴瘤、胃平滑肌肉瘤、胃肠间质瘤等。

二、病因病机

本病多因情志不舒，气机失调，或饮食不节，劳倦内伤，素体虚弱，脾胃受损，纳运失司，升降失常，气滞痰凝，湿阻热郁，血瘀毒壅，交阻于胃，积聚成块而成，与脾、胃、肝、肾等脏腑功能失常有关，病位主要在胃。初期以实证为主，多呈气滞、痰湿、血瘀、邪热；后期以虚证或虚实夹杂为主，可出现气血亏虚、阴液亏损、阳气虚弱。

1. 肝胃不和

郁怒伤肝，肝失疏泄，气机郁结，肝郁犯胃，胃失和降，积聚乃成，发为本病。

2. 痰湿结聚

多因饮食不节，恣饮无度，或劳倦内伤，脾胃受损，中阳不振，脾失健运，胃失和降，遏阻气机，水湿内停，湿聚为痰，痰湿结聚于胃脘，而为本病。

3. 气滞血瘀

情志不畅，肝郁犯胃，或饮食劳倦，脾胃升降失司，气滞血瘀，交阻于胃，而成本病。

4. 气血亏虚

素体脾胃虚弱，或劳倦过度，久病脾胃受伤，均致中焦受纳运化无权，气血生化不足，脏腑失于濡养，气化不能，痰壅毒结于胃，而成本病。

5. 热结津伤

恣食肥甘厚味，脾胃壅滞，或情志失调，气机郁滞，郁久化热，灼伤津液，阴液耗损，胃失濡润，升降失司，积聚内生，发为本病。

6. 脾肾阳虚

素体阳虚，或劳累过度，饮食不节，脾失健运，中气不足，正气虚损，疾病日久，脾肾阳虚，阳虚阴盛，寒从内生，寒凝气滞，积聚于胃，乃成本病。

三、辨证论治

本病初期以标实为主，多呈气滞、痰湿、血瘀、邪热；后期以本虚为主，可出现气血亏虚，阴液亏损，阳气虚弱。治疗时应辨证论治，权衡用药。

1. 肝胃不和证

【证候】**主症**：胃脘胀满或疼痛，窜及两胁。**次症**：嗳气陈腐或呃逆，纳食少，或呕吐反胃。**舌脉**：舌质淡红，苔薄黄，脉弦。

【治法】疏肝和胃，降逆止痛。

【代表方】柴胡疏肝散合旋覆代赭汤加减。

【推荐方药】柴胡10g，白芍15g，川芎6g，旋覆花10g，代赭石10g（先煎），枳壳15g，陈皮6g，法半夏10g，香附15g，人参15g，甘草10g，生姜15g，大枣10g。

2. 痰湿结聚证

【证候】**主症**：脘腹满闷，腹部作胀，泛吐黏痰。**次症**：食欲缺乏，吞咽困难，呕吐宿食，大便溏薄。**舌脉**：舌苔白腻，脉弦滑。

【治法】理气化痰，软坚散结。

【代表方】导痰汤加减。

【推荐方药】生半夏10g，生胆南星10g，陈皮6g，枳实15g，茯苓20g，甘草6g，生姜15g。

3. 气滞血瘀证

【证候】**主症**：胃脘刺痛拒按，痛有定处，或可扪及肿块。**次症**：腹满不欲食，呕吐宿食，或如赤豆汁，或见黑便如柏油状。**舌脉**：舌质紫暗，或有瘀点，苔薄白，脉细涩。

【治法】活血化瘀，理气止痛。

【代表方】膈下逐瘀汤加减。

【推荐方药】桃仁15g，红花15g，当归15g，川芎6g，牡丹皮10g，赤芍15g，枳壳10g，五灵脂15g，香附15g，乌药6g，延胡索15g，甘草6g。

4. 气血亏虚证

【证候】**主症**：脘腹肿块硬结，全身乏力，少气懒言，头晕目眩，面色无华。**次症**：形体消瘦，心悸气短，虚烦不寐，自汗盗汗，食欲缺乏。**舌脉**：舌淡苔白，脉细无力，或虚大无力。

【治法】补气养血，健脾益胃。

【代表方】十全大补汤加减。

【推荐方药】熟地黄12g，白芍12g，当归12g，川芎9g，人参20g，黄芪30g，白术20g，茯苓20g，炙甘草10g，肉桂3g。

5. 热结津伤证

【证候】主症：胃内灼热，口干欲饮，胃脘嘈杂。次症：五心烦热，大便干燥，食欲缺乏。舌脉：舌红少苔，或苔黄少津，脉弦数或细数。

【治法】清热养阴，润燥和胃。

【代表方】玉女煎加减。

【推荐方药】麦冬 12g，熟地黄 15g，生石膏 20g，知母 9g，牛膝 15g。

6. 脾肾阳虚证

【证候】主症：胃脘隐痛，喜温喜按，泛吐清水，神疲肢冷。次症：朝食暮吐，暮食朝吐，宿谷不化，面色萎黄，大便溏薄。舌脉：舌质淡，边有齿痕，苔薄白，脉沉缓或细弱。

【治法】温中散寒，健脾暖胃。

【代表方】理中丸合六君子汤加减。

【推荐方药】人参 15g，白术 15g，干姜 10g，茯苓 20g，法半夏 15g，陈皮 6g，甘草 6g。

四、良方举隅

1. 徐经世（安徽中医药大学第一附属医院）良方——健中扶正汤

生黄芪 30g，酸枣仁 25g，谷芽 25g，山药 20g，橘络 20g，绿梅花 20g，仙鹤草 15g，石斛 15g，无花果 15g，灵芝 10g，竹茹 10g。

功用：降逆和胃，扶正安中。用于胃癌术后并发症，属气机阻滞、气血瘀结证者。

2. 朱良春（国医大师）良方——胃癌散

蜣螂虫 30g，硇砂 30g，西月石 30g，硝石 30g，土鳖虫 30g，蜈蚣 30 条，壁虎 30 条，绿萼梅 15g，冰片 12g。

功用：解毒散结，消除积滞，活血化瘀，化痰散块。适用于胃癌症见胃脘长期疼痛，反复不愈，呕血或便血，似觉胃中有物，时时攻痛，日渐消瘦，纳食困难者。

3. 徐景藩（江苏省中医院）经验方

枳壳 10g，当归 10g，紫苏梗 10g，鸡内金 10g，绿梅花 10g，太子参 10g，佛手 10g，石见穿 15g，白芍 15g，茯苓 15g，白花蛇舌草 15g，海金沙 15g，煅瓦楞子 30g（先煎），蒺藜 12g，甘草 3g。

功用：理气行血，健脾和中。适用于胃癌属胃气不和、血瘀内停者。

4. 李玉奇（辽宁中医药大学附属医院）良方——救胃延龄汤

苦参 20g，槐花 10g，甘草 15g，藏红花 5g，茯苓 20g，海螵蛸 25g，红豆蔻 15g，败酱草 20g，白蔹 25g，麦芽 15g，白扁豆 15g，瓦楞子 20g（先煎），蓼实 15g。

功用：健脾和胃，化瘀消痛。适用于胃癌脾虚、血瘀伴有疼痛的患者。

五、其他疗法

1. 针刺疗法

主穴：中脘、足三里、内关、公孙、丰隆、太冲。

操作：毫针常规刺法，每日或隔日 1 次，每次 20 分钟，7 ～ 10 日为 1 个疗程。

功用：健脾和胃，理气化痰，散结止痛。适用于胃癌肝胃不和、痰湿结聚，或气滞血瘀证导致的疼痛。

2. 耳穴贴压

选脾、胃、肝、腹、耳中、神门、交感、皮质下中的 4 ～ 6 个反射区，留针 20 ～ 30 分钟，每日 1 次，10 日 1 个疗程。或用王不留行籽贴压，每日压按 5 ～ 6 次，留贴 3 日，间隔 1 日，适用于胃癌腹痛、顽固性呃逆等。

3. 穴位注射

用药：甲氧氯普胺注射液 2mL。

穴位：足三里。

操作：每日取一侧足三里进行穴位注射，双侧穴位交替取穴。可治疗胃癌化疗后的胃肠道反应及顽固性呃逆。

4. 推拿疗法

选穴：中脘、章门、期门、内关、足三里、公孙、太冲、肝俞、胆俞、脾俞、胃俞等穴。

常用手法：一指禅推法、按法、揉法、摩法。

操作方法：①患者仰卧，双下肢屈曲，医生坐其右侧。先用一指禅推法推中脘穴 5 分钟，再用揉摩法于胃脘部揉摩 15 分钟。②接上势，沿着肋间隙用一指禅推法治疗。由上而下逐个肋间隙进行治疗。从正中线开始，先推左侧，再推右侧，时间约 5 分钟。③接上势，用拇指按摩法分别按揉左右章门、期门、内关、足三里、公孙、太冲穴，每穴 1 分钟。④患者俯卧位，医生坐其左侧。用一指禅推法或拇指按揉法分别施治于肝俞、胆俞、脾俞、胃俞穴，每次 1 分钟。随后用小鱼际擦法擦热诸穴位。

功用：健脾和胃，理气止痛。适用于肝胃不和气滞血瘀证的胃癌。

5. 拔罐疗法

取穴：肝俞、胃俞、脾俞、膈俞。

操作：将火罐对准穴位，用闪火法迅速罩在所选穴位上，每罐 15 分钟，每日 1 次。10 次为 1 个疗程，间歇长期应用。适用于胃癌肝胃不和或气滞血瘀证。

6. 外敷疗法

冰片膛黄散：冰片、膛黄各 3g，麝香 0.3g，生南星 20g，共研细末。酒醋各半调成糊状外敷，每日 1 次。适用于胃癌气滞血瘀证疼痛者。

六、预防调摄

1. 预防

戒除烟酒，纠正不良的饮食习惯，少吃或不吃腌制食品、粗糙食物，以及烟熏、油炸食物，多吃新鲜的蔬菜水果。有胃癌家族史、胃病久治不愈者应定期检查，一旦确诊尽早采取综合治疗。

2. 调摄

给患者创造一个清静、温馨的生活环境，家属应与患者保持良好的情感交流，及时发现和排除患者的各种烦忧，指导患者积极配合治疗、进行适当的体能锻炼、饮食宜新鲜清淡营养。

第七节　胰腺癌

胰腺癌是一组主要起源于胰腺导管上皮及腺泡细胞的恶性肿瘤，恶性程度极高，起病隐匿，早期诊断困难，进展迅速，生存时间短，是预后最差的恶性肿瘤之一，被称为"癌中之王"，其发病率和死亡率都高居全球和我国恶性肿瘤的前十位。

目前胰腺癌的发病率和死亡率在全球范围内呈上升趋势，美国癌症协会发布的最新数据显示，2023 年美国预计胰腺癌新发病例 64050 例，死亡病例 50550 例，胰腺癌已成为美国癌症死亡的第 3 大常见原因。在中国，随着人口老龄化、饮食习惯的改变和生活压力的增加，胰腺癌的发病率不断攀升，患者的总体 5 年生存率约为 10%。尽管许多肿瘤患者的生存率目前已得到显著提高，但令人遗憾的是胰腺癌患者的生存率仍止步不前，成为威胁公共健康的重大公共卫生问题。

根据发病部位，胰腺癌可以分为两类：①胰头癌，多见，占 70% ～ 80%。②胰体尾部癌。根据 WHO 分类，胰腺癌病理分型按照组织起源可分为上皮来源和非上皮来源，起源于腺管上皮的导管腺癌占全部胰腺癌的 80% ～ 90%；另外有比较少见的类型，包括黏液性囊腺癌、腺泡细胞癌、腺鳞癌、神经内分泌肿瘤，以及各种混合型肿瘤。

胰腺癌在中医文献中无确切病名，可归属"腹痛""胃脘痛""伏梁""积聚""鼓胀""黄疸"等范畴。

一、诊断标准

1. 症状

胰腺位于腹腔深部，"隐居"在后腹膜，邻近多个重要脏器，其左边是脾脏，前面是胃，右上方是肝脏，下方是横结肠，周围还有许多血管。胰腺一旦发生病变，临床表现常不典型，很容易被忽视，加之胰腺癌恶性程度高，进展迅速，早期症状不典型，临床就诊时大部分已为中晚期。其首发症状取决于肿瘤的部位和范围。主要临床表现如下。

（1）腹痛：腹部疼痛是胰腺癌最常见的首发症状，疼痛可以在中腹部，也可以偏左或偏右；若胰液出口梗阻，可出现进食后疼痛加重；中晚期肿瘤侵及腹腔神经丛，可导致持续性剧烈疼痛；注意需与胃肠和肝胆疾病相鉴别。

（2）皮肤、巩膜发黄（黄疸）、皮肤瘙痒：皮肤、巩膜发黄（黄疸）、皮肤瘙痒、小便深黄色、大便呈陶土色，出现上述症状，要警惕是否为胰腺肿瘤。胰腺癌引起的皮肤和巩膜发黄，是肿瘤压迫胆总管引起的黄疸。

（3）消瘦和乏力：80% ～ 90% 的患者起病之初即可出现明显的消瘦，伴有体重下降，与缺乏食欲、焦虑和肿瘤消耗相关。晚期出现恶病质，患者极度消瘦，呈"皮包骨头，形如骷髅"之相，贫血、无力，甚至完全卧床，生活不能自理，极度痛苦，全身衰竭。

（4）持续性腰背疼痛，逐渐加重：胰体尾癌患者会出现持续性腰背疼痛，并逐渐加重，很容易与腰椎间盘突出症、腰肌劳损相混淆。

（5）腰痛、消瘦、腹部包块：腰痛、不明原因的消瘦、腹部包块，容易被误认为是胃肠疾病和胆囊炎，若经常规治疗后症状不缓解，应提高警惕，做进一步检查。

（6）糖尿病症状逐渐加重，或突发糖尿病：胰腺肿瘤影响到胰腺内分泌功能时，会导致血糖升高或原有的糖尿病加重。

（7）消化道症状：食欲下降、腹胀、消化不良、腹泻或便秘，有的患者可以出现恶心、呕吐。如果肿瘤压迫十二指肠，还会出现消化道梗阻或出血。

（8）出现逐步加重的"脂肪泻"：此时须警惕胰腺肿瘤导致胰腺外分泌功能下降、胰脂肪酶等消化酶分泌减少，导致机体对脂肪的消化和吸收能力减弱，造成"脂肪泻"。

（9）突发或反复发作的慢性胰腺炎：若排除胆道结石等问题，应警惕胰腺癌的可能。

2. 体征

胰腺癌早期无明显体征，随着疾病进展可出现消瘦、上腹压痛和黄疸等体征。

（1）黄疸：以胰头癌多见，胰头癌压迫胆总管出现阻塞时，发生明显黄疸且逐渐加深。

（2）肝大：多为胆汁淤积或肝脏转移导致，肝脏质硬，大多无痛，表面光滑或有结节感。

（3）胆囊肿大：部分患者可触及囊性、无压痛、光滑且可推动的胆囊，为胆总管渐进阻塞征（库瓦西耶征），因胰头癌压迫胆总管出现阻塞。

（4）腹部肿块：晚期可触及腹部肿块，多位于上腹部，位置深，呈结节状，质地硬，不活动。

（5）其他：晚期可出现锁骨上淋巴结肿大、腹水等特征。脐周肿物，或可触及的直肠 - 阴道或直肠 - 膀胱后壁结节。

3. 辅助检查

胰腺癌早期诊断是通过影像学检查，结合肿瘤标志物进行综合判定，主要靠影像学检查。肿瘤标志物中CA19-9也可以作为胰腺癌的辅助检查手段，但因为CA19-9特异性并不是特别强，很多其他疾病也会导致肿瘤标志物CA19-9升高，所以主要是根据影像学检查。其中CT平扫加增强，能够对胰腺癌的诊断、鉴别，还有分期进一步综合判定，包括胰腺癌与肠系膜上静脉、门静脉、肠系膜上动脉之间的关系，决定手术难度和操作方式，以及是否需要先辅助化疗，然后再手术治疗。胰腺癌早期诊断检查还包括B超、磁共振、PET/CT等，因为胰腺为十二指肠所环绕，B超针对胰腺检查有可能因为气体干扰而观测不清，所以针对胰腺癌的早期诊断性检查，CT更为准确。

（1）实验室检查

①胆红素及其他生化检测：阻塞性黄疸时血清胆红素升高，尤其以结合胆红素升高为主；但如梗阻严重时，黄疸导致肝功能损害，可出现肝细胞性黄疸，血清非结合胆红素亦可升高。血清胆红素升高的同时，可伴有尿胆原的升高以及血清碱性磷酸酶、谷丙转氨酶、谷草转氨酶的升高。少数早期胰腺癌患者也可因胰管梗阻而出现一过性的血淀粉酶、尿淀粉酶升高，部分患者可有血糖、糖耐量检查的异常。

②肿瘤标志物检测：临床上用于胰腺癌诊断的有CA19-9、CEA、CA125、CA242等，其中CA19-9最为常用，其诊断灵敏度和特异性分别达78.2%和82.8%。CA19-9不仅在胰腺癌中会升高，在其他恶性肿瘤如结直肠癌、胃癌、肺癌、乳腺癌、肝癌、胰腺神经内分泌瘤，以及胆管梗阻、胆管炎、慢性胰腺炎、肝硬化等疾病中也会升高，影响其诊断特异性。5%～10%的胰腺癌呈Lewis抗原阴性，不分泌或极少分泌CA19-9，此类患者检测不到CA19-9水平升高，影响其诊断灵敏度。CEA诊断胰腺癌灵敏度和特异性分别为43%和82%，CA125分别为59%和78%，联合检测上述多个肿瘤标志物有助于提高胰腺癌诊断的灵敏度和特异性。

③液态活检标志物：近年来，液态活检技术包括循环肿瘤细胞（CTCs）、循环肿瘤 DNA（ctDNA）、外泌体、microRNAs 等，与 CA19-9 联合应用可提高胰腺癌诊断的准确性，但其在临床上普及应用仍需高质量临床研究予以验证。

（2）影像学检查：常用影像学检查有 B 超、CT、MRI、PET 等，特点各不相同。

①B 型超声检查：超声检查是胰腺癌首选的无创影像学检查。但由于受到肠道气体的干扰，超声检查对腹膜后位胰腺疾病的诊断存在一定的局限性；同时，超声检查也受到检查者自身因素、超声检查设备的影响。对于超声检查发现有胆管扩张，而没有发现明显胆石症者，应高度警惕胰头癌的可能。目前，采用内镜超声检查（EUS）可以提高胰腺癌的检出率。

②CT 检查：螺旋 CT 是常用的胰腺癌影像学诊断手段。随着 CT 技术的不断提高，目前已经有可能发现直径＜ 1cm 的胰腺肿瘤。动态螺旋 CT（增强 CT 扫描）结合三维成像技术，可以直观地显示胰腺肿瘤与其周围血管的关系，对于判断肿瘤的可切除性具有重要的价值。

③MRI 及 MRCP 检查：MRI 在空间分辨率上不及多排螺旋 CT。磁共振胰胆道成像（MRCP）能显示胆道、胰管梗阻的部位、扩张程度，对诊断有一定的价值。磁共振一般不作为诊断胰腺癌的首选方法，但当患者对 CT 增强造影剂过敏时，可采用 MRI 代替 CT 扫描进行诊断和临床分期。对于胰头癌，MRI 可作为 CT 扫描的有益补充。

④PET/CT 检查：PET 除可发现胰腺肿瘤外，对发现转移性病灶也有其独特的价值。研究表明，PET 对于胰腺癌手术后局部复发、腹腔转移灶及肝外转移的诊断价值优于 CT 和 MRI。

⑤内镜逆行胰胆管造影（ERCP）检查：ERCP 除能直接观察到十二指肠及乳头部的情况和病变外，还可通过造影显示胆道系统和胰管的解剖和病变，同时对病灶可取活组织病理学检查，也可以收集胰液进行脱落细胞、酶学、生物化学和基因等方面的检测。

⑥经皮肝穿刺胆管造影（PTC）及引流（PTCD）检查：适用于有梗阻性黄疸的胰腺癌患者，操作者可在 X 线或超声引导下实施穿刺。一方面 PTC 可行造影检查，具有一定的诊断价值；其次通过 PTCD 可以改善肝功能，减轻黄疸，是合并有重度梗阻性黄疸的胰头癌患者重要的术前准备措施之一。

⑦其他检查：选择性动脉造影对诊断胰腺癌有一定参考价值，但随着 CT 技术的提高，地位已经下降。常规的胃肠钡餐造影对胰腺癌的诊断价值有限，大多只能发现晚期病例，在胰头癌晚期可有十二指肠套扩大，或十二指肠呈反"3"形改变。腹腔镜探查对发现微小腹腔播散灶或肝转移灶有意义，腹腔镜下超声检查已经开始应用于临床。

（3）病理学检查

①常规染色检查：组织病理学或细胞学检查可确定胰腺癌诊断。内镜超声引导下的细针穿刺（EUS guided FNA）是在内镜超声基础上同细胞学检查相结合的诊断方式，相对于 CT 引导下经皮穿刺具有较高的敏感性和特异性，其针道播散和胰瘘的发生率相对较低，对诊断困难的胰腺占位性疾病可采用此方法获得病理学诊断。腹腔镜探查可钳取胰腺占位或其他可疑组织行病理学检查。另外，手术中切取标本、术后标本或转移灶切取标本均可行病理学检查以确定诊断。

②基因检测：已知超过 90% 的浸润性胰腺癌可检测到 K-ras 基因突变，此突变可引起血管内皮生长因子（VEGF）表达上调，VEGF 是细胞内皮特异性的丝裂原，可促进肿瘤血管的生成。

4. 鉴别诊断

（1）胰腺神经内分泌癌：起病隐匿，常在 5 ~ 7 年后确诊，此时往往已经发生转移，特别是肝转移。由于本病是从类癌向癌逐渐转变形成的，临床上常具有类癌综合征的表现，比如皮肤潮红、腹泻等。外周血胰多肽、胃泌素、5-羟色胺、胰高血糖素、胰岛素原和胰岛素检测有利于胰腺神经内分泌癌的诊断和鉴别，最终明确诊断需要肿瘤组织病理学检查。

（2）胰岛素瘤：具有典型的临床表现——惠普尔三联征，即阵发性低血糖、发作时血糖低于2.2mmol/L、口服或静脉注射葡萄糖后症状立即消失。

（3）胃泌素瘤：特有的三联征，严重的消化性溃疡、高胃液和胃酸分泌。

（4）慢性胰腺炎：慢性胰腺炎发病缓慢，病史长，常反复发作，急性发作时可出现血、尿淀粉酶升高且极少出现黄疸症状。腹部CT检查可见胰腺轮廓不规整，结节样隆起，胰腺实质密度不均。慢性胰腺炎患者腹部平片和CT检查胰腺部位的钙化点有助于诊断。

（5）壶腹癌：壶腹癌发生在胆总管与胰管汇合处。黄疸是最常见的症状，肿瘤发生早期即可出现黄疸。因肿瘤坏死脱落，可出现间断性黄疸。十二指肠低张造影可显示十二指肠乳头部充盈缺损、黏膜破坏的"双边征"。影像学检查可显示胰管和胆管扩张，胆道梗阻部位较低，"双管征"，壶腹部位占位病变。

（6）胰腺囊腺瘤与囊腺癌：胰腺囊性肿瘤临床少见，多发生于女性患者。临床症状、影像学检查、治疗及预后均与胰腺癌不同。影像学检查是将其与胰腺癌相鉴别的重要手段，B超、CT可显示胰腺内囊性病变、囊腔规则，而胰腺癌只有中心坏死时才出现囊变且囊腔不规则。

（7）其他：较少见的胰腺肿瘤包括原发性胰腺淋巴瘤等，最终鉴别需病理诊断。

总之，鉴于胰腺特殊解剖位置和胰腺癌特殊生物学行为，部分高度怀疑胰腺癌却未能得到细胞学或组织学诊断者，经MDT to HIM（从多学科到整合医疗）讨论后，可慎重作出临床决策，开展合理治疗。推荐做到以下几点：①完善临床资料，包括全面、多次血清学和各项高质量影像学检查，尤其是以CA19-9为主的肿瘤标志物检查，必要时加做PET/CT或PET/MRI。②介入科或内镜科专业医师多次穿刺活检，并由多名经验丰富的病理医师集中会诊。③与患者及家属多次沟通治疗风险，签署知情同意书。④由MDT to HIM专家共同制订最终决策，治疗过程中严密监测。

二、病因病机

《素问·通评虚实论》言："邪气盛则实，精气夺则虚。"对于胰腺癌来说，疾病早期正盛邪实，正邪斗争激烈，如出现黄疸、剧烈腹部疼痛、发热等症状。随着疾病进展，正气不足，邪气仍盛，多出现虚实夹杂的局面，表现为局部属实、全身属虚的证候，如腹胀、腹水、腹部包块、恶心呕吐等症。晚期患者，正气衰败，脏腑功能失调，脾胃愈虚，表现为水谷不进、失神少神等。综上，中医学认为血瘀、痰凝、毒聚是致病的关键因素，脾胃虚弱是重要内因。

1. 感受外邪

与胰腺癌关系最密切的是湿与热邪，湿与热毒侵袭人体，羁留不去，导致脏腑失和，气血运行不畅，痰浊内生，气滞血瘀痰凝，日久形成积聚。

2. 饮食不节

饮食不节可导致脾胃损伤，运化失常，湿热阻滞，日久成积。正如《济生方》所云："过餐五味，鱼腥乳酪，强食生冷果菜，停蓄胃脘……久则积结为癥瘕。"

3. 情志失调

七情所伤，使脏腑功能失调，且情志内伤最易损伤肝、心、脾三脏，引起气血凝滞，从而导致各种病理产物生成，继发各种病证。《外科正宗》曰："忧郁伤肝，思虑伤脾……致经络痞涩，结聚成核。"

4. 脏腑亏虚

脏腑虚弱，外来之邪与脏腑之气相搏结而致。脏腑功能虚弱，尤其是脾胃运化功能失调，上不能输精于肺，肺无卫气御邪；中不能运化水湿，而致痰湿内生；下不能滋养先天肾精，日久而致阴阳不和，进而痰饮瘀滞，积聚于内。脏腑亏虚，正气不足，不能御邪；或正虚不能驱邪于外，酿生他邪，癥积易生。

概而言之，胰腺癌主要是由于各种因素导致肝胆疏泄失常、脾胃运化失司，久则耗伤肾精，气滞血瘀，湿聚成痰，湿性黏腻，遏阻阳气，热聚中焦，毒邪内蓄，脏腑亏虚而无力驱邪，气机升降失常，湿、热、瘀蕴久成毒，更加耗气阳、伤阴血。

三、辨证论治

中医学认为，胰腺癌以脾气不足为本、邪毒交织为标，中医治疗强调扶正，恢复脾脏功能，激发人体自身正气祛邪外出，以脏腑辨证、整体思维和辨证与辨病相结合的诊疗模式来治疗胰腺癌。

胰腺癌虽然病变在胰腺，但其从属于脾，与肝、胃、肾相关。主要病机为肝脾失调所致的湿、热、毒交结成癌，"湿、热、毒"邪是胰腺癌发展的关键环节，热毒积聚，而成癥瘕。

目前尚无胰腺癌的辨证分型统一标准，常见的证型有湿浊阻遏、肝郁蕴热、气血瘀滞、气血亏虚。

1. 湿浊阻遏证

【证候】主症：面目发黄，面色晦暗，胸脘痞满，腹部隐痛。次症：头重身困，食欲减退，口渴不欲饮，便溏。舌脉：舌淡，苔白腻，脉沉迟或濡缓。

【治法】健脾祛湿，解毒化浊。

【代表方】茵陈五苓散加减。

【推荐方药】茵陈、石见穿、山慈菇各30g，草薢20g，猪苓、茯苓、白术、泽泻、陈皮、法半夏、桂枝各10g，甘草5g。

加减：若寒湿较重者，加炮附子（先煎）、干姜以温阳化湿；湿邪化热者，加薏苡仁、广藿香、黄芩以清热利湿。

2. 肝郁蕴热证

【证候】主症：身目发黄（黄色鲜亮），腹部疼痛硬满拒按。次症：胁肋部闷胀感，嗳气，发热，大便干，尿黄赤。舌脉：舌红而燥，苔黄腻，脉弦滑数。

【治法】疏肝健脾，清热解毒。

【代表方】柴胡疏肝散加减。

【推荐方药】白花蛇舌草、土茯苓、虎杖、菝葜、白芍各30g，香附15g，柴胡、枳壳、陈皮各10g，川芎6g，甘草5g。

加减：若腹痛甚者加延胡索、川楝子以理气缓急止痛；黄疸较重，痛引肩背，或兼有发热、大便色白者，合用茵陈蒿汤利湿退黄；伴腹水者合用五皮饮利水消肿；伴肝硬化者，加女贞子、墨旱莲、菟丝子、醋鳖甲（先煎）以滋养肝肾之阴，软坚散结。

3. 气血瘀滞证

【证候】主症：腹部结块，上腹部刺痛（疼痛固定不移）。次症：胸胁胀闷，或有恶心呕吐，颜面晦暗，消瘦。舌脉：舌紫暗、夹有瘀斑或瘀点，脉弦涩。

【治法】行气散结，化瘀软坚。

【代表方】膈下逐瘀汤加减。

【推荐方药】丹参、菝葜、藤梨根、延胡索各30g，赤芍15g，五灵脂、香附、乌药、红花、桃仁、枳壳、鳖甲、八月札、浙贝母各10g，甘草5g。

加减：病程迁延不愈，伴有食欲缺乏、乏力者，去五灵脂，合四君子汤以益气健脾；瘀血较重者，加金铃子、三棱、莪术以行气化瘀散结；腹胀严重者，加白首乌、沉香粉（冲服）、槟榔以行气止痛；伴恶心欲呕者，加姜半夏、竹茹以和胃止呕；咳嗽、咳痰较多者，加桑白皮、瓜蒌子、五味子化痰止咳；伴胸腔积液者，加葶苈子、紫苏子泻肺平喘利水。

4. 气血亏虚证

【证候】**主症**：腹部隐痛，可扪及包块。**次症**：食欲减退，乏力，形体消瘦，面色萎黄。**舌脉**：舌淡苔薄白，可见瘀斑瘀点，脉沉细。

【治法】益气养血，化瘀软坚。

【代表方】十全大补汤加减。

【推荐方药】重楼、鸡血藤各30g，黄芪、白参、当归、炒白术、熟地黄、茯苓、猪苓各15g，鳖甲（先煎）、枸杞子、女贞子、浙贝母各10g，甘草5g。

加减：如脾虚夹湿者，加薏苡仁、砂仁（后下）、橘皮、法半夏等以健脾祛湿；病程迁延，而见舌红干而少苔者，加生地黄、北沙参、石斛以养阴生津；有出血倾向者，加槐花、地榆炭、黄芩以凉血止血。

四、良方举隅

1. 刘鲁明（复旦大学附属肿瘤医院）良方——清胰化积方

"清胰化积方"是刘鲁明教授治疗胰腺癌的经验方，主要包括半枝莲30g，白花蛇舌草15g，蛇六谷15g，豆蔻仁5g，绞股蓝30g，生薏苡仁30g，灵芝30g等。该方是在三仁汤清热化湿、疏畅湿浊功效的基础上重新配伍加减，以抗肿瘤的半枝莲为主，以解毒散结、利水消肿的白花蛇舌草与蛇六谷等抗肿瘤的中药为辅，并佐以扶助正气、化湿和胃的中药。一方面清热利湿、散结抗肿瘤，另一方面恢复受损正气，体现了中医扶正祛邪的治病理念。

并且，通过分子生物学研究，"清胰化积方"在中晚期胰腺癌的治疗中可稳定瘤灶、延长生存期，其机制主要表现在下调免疫抑制因子、改善免疫抑制状态、抑制肿瘤相关成纤维细胞、改善肿瘤微环境、下调转移相关基因、降低S期细胞比例进而抑制肿瘤细胞增殖、调节Notch信号通路抑制蛋白表达等。

2. 赵景芳（无锡市中医医院）良方——调脾抑胰方

"调脾抑胰方"为赵景芳教授治疗胰腺癌的经验方，药用党参10g，炒白术10g，茯苓12g，茯神12g，炒麦芽20g，炒谷芽20g，山药15g，枳实10g，全瓜蒌10g（瓜蒌皮5g＋瓜蒌子5g），紫苏梗10g，陈皮6g，猪苓30g，姜半夏12g，薏苡仁20g，徐长卿30g，八月札30g，炙甘草6g。认为胰腺癌的发生发展与后天失养、饮食失调、七情郁结诱发的基因突变、机体免疫功能失控密切相关。患癌之后气虚而郁，胆汁排泄受阻，以致出现阴阳气血逆乱的复杂局面，但中焦脾胃功能失调是其关键，脾虚则木郁，土虚则生湿，气滞血瘀与湿相结而成癥积，阻滞胆道，胆汁外溢而成黄疸。伏梁浸淫，久则耗气伤正，更伤脾胃。因此，只有微微调控后天脾胃之枢纽，以后天促先天，调气以调瘀，同时力避滋腻伤中、攻伐伤正，在调理后天脾胃的基础上参以理气、化湿、消积之法，才能药中肯綮，才能通过调动机体自身的免疫、康复功能进而控制病情发展，延长胰腺癌患者的生存期，提高生活质量。根据以上认识，创立了"调脾抑胰方"。

赵景芳教授对"调脾抑胰方"治疗晚期胰腺癌进行了临床观察，取得了较好的治疗效果；并将"调脾抑胰方"与化疗治疗胰腺癌进行对比，得出中药组在改善临床主要症状、提高生存质量、增加体重等指标上优于化疗组，而在控制瘤体、降低 CA19-9 等指标上与化疗组差异无统计学意义，进而在整体疗效指标上优于化疗组，提示中药"调脾抑胰方"治疗胰腺癌患者，可以改善临床主要症状，提高生存质量，具有较好的整体疗效。

五、其他疗法

中医外治历来是中医治疗的重要组成部分，《理瀹骈文》云："外治之理，即内治之理，外治之药，亦即内治之药，所异者法耳。"中医认为，人体通过经络相连，通过中医外治疗法刺激穴位、经络可获奇效。

1. 中药外敷

临床常用吴茱萸、干姜、莱菔子、小茴香等加热装入布包制成中药热罨包，外敷神阙、中脘、关元等穴缓解胰腺癌患者的腹胀、腹痛、恶心、呕吐等症状。

2. 穴位注射

对于胰腺癌恶心、呕吐症状较重者常用穴位注射疗法，常用药物如维生素 B_{12}、甲氧氯普胺注射液、地塞米松等，选取足三里、内关等穴位，中西并用，可达降逆止呕的功效。

3. 针刺疗法

针刺具有疏通经络、调和阴阳、扶正祛邪的作用，辨证用药同时辨证施针，常选足三里、三阴交补气健脾，天枢、大横理气行滞，内关、中脘降逆止呕，血海、丰隆化痰散瘀，百会、四神聪安神助眠。

六、预防调摄

1. 预防

（1）调整饮食习惯，合理膳食：临床调查表明，喜欢吃高脂肪、高热量食物的人群，患大肠癌、胰腺癌的概率明显高于正常饮食人群；家庭中常吃熏烤煎炸食品及腌制食品，患胃癌、直肠癌、胰腺癌的概率增加，这些食物中含有致癌物亚硝酸盐等。日常饮食还需注意以谷类、豆类、甘薯等粗粮作为膳食的主体。每日新鲜蔬菜和水果必不可少。

（2）戒烟酒：临床研究表明，吸烟者患胰腺癌的风险与其吸烟累积量呈明显的正比例关系，其患胰腺癌的概率高于正常人群 3 倍之多；长期大量饮酒是胰腺癌的一个重要危险因素。

（3）适当锻炼：适当锻炼身体可以有效地促进气血运行，调节消化系统蠕动频率，增强脏腑间的协调功能，增强抵抗力；并且可以有效地促进新陈代谢，促使致癌物质及时代谢出去。

2. 调摄

在治疗癌症过程中应特别注重日常调护，尤其关注饮食、睡眠、二便、情志。癌症患者常常有自卑、忧郁、暴躁的情绪，可进行心理疏导，鼓励其参加集体活动，广交朋友，转移注意力，增强信心。指导日常饮食，胰腺癌患者大多食欲减退、厌食油腻，或伴恶心呕吐，日常饮食应清淡、有营养、易消化，并富含膳食纤维，保持大便通畅，烹饪方式以煮、炖、蒸为主，忌食生冷、辛辣刺激食物。

第八节　大肠癌

大肠癌包括结肠癌与直肠癌，是常见的恶性肿瘤。我国结直肠癌的发病率和死亡率均呈上升趋势。2020 年中国癌症统计报告显示，我国结直肠癌发病率、死亡率在全部恶性肿瘤中分别位居第 2 和第 5 位，其中 2020 年新发病例 55.5 万例，死亡病例 28.6 万例。其中，城市远高于农村，且结肠癌的发病率上升显著。其发病率在世界不同地区差异很大，以北美洲、大洋洲最高，为（15 ～ 24）/10 万；欧洲居中，为（17 ～ 23）/10 万；亚非地区较低，日本为 10/10 万、印度为 3/10 万；我国南方，特别是东南沿海地区，发病率明显高于北方。大肠癌的发病率在 40 岁以后明显升高，50 岁以后发病的患者约占 98%，诊断时的平均年龄为 60 ～ 64 岁。

本病属中医学"脏毒""锁肛痔""肠结"等范畴。中医文献中早有类似记载，如《外科大成》称："锁肛痔，肛门内外如竹节锁紧，形如海蜇，里急后重，便粪细而带匾，时流臭水，此无治法。"《外科正宗·脏毒论》指出："蕴毒结于脏腑，火热流注肛门，结而为肿，其患痛连小腹，肛门坠重，二便乖违，或泻或秘，肛门内蚀，串烂经络，污水流通大孔，无奈饮食不餐，作渴之甚，凡犯此未得见其有生。"

一、诊断标准

1. 症状

（1）排便习惯与粪便性状改变：临床常以血便为突出表现，或有痢疾样脓血便，里急后重；有时表现为顽固性便秘，大便形状变细；也可表现为腹泻与糊状大便，或腹泻与便秘交替，粪质无明显黏液脓血。

（2）腹痛：当肿瘤浸润肠壁时，可引起隐痛。一般右侧大肠癌，表现为右腹钝痛，或同时涉及右上腹、中上腹；左侧大肠癌常并发肠梗阻，多表现为腹部绞痛，伴有腹胀、肠鸣、便秘、排便困难等。晚期患者常有腰骶部持续性疼痛。

（3）全身情况：可出现进行性贫血、低热。晚期患者有进行性消瘦、恶病质、黄疸和腹水等。

左右两侧大肠癌的临床症状多有不同。右侧大肠癌可见肠功能紊乱、腹钝痛、粪便糊状、隐血阳性、右腹肿块、贫血；左侧大肠癌可见肠梗阻、腹胀、腹绞痛、粪便形状变细、血便或脓血便，直肠指诊多可扪及肿块。大肠癌并发症多见于晚期，主要有肠梗阻、肠出血或穿孔、化脓性腹膜炎、结肠周围脓肿、直肠膀胱瘘、腹腔积液等。

2. 体征

（1）腹部肿块：盲肠、升结肠、结肠肝区癌的肿块分别位于右下、右中、右上腹；横结肠癌的肿块可在脐周扪及。肿块质坚、大小不等、表面呈结节感，一般可推动，但至后期则固定。

（2）直肠肿块：多经直肠指诊发现，质地坚硬，表面呈结节状，有肠腔狭窄。直肠指诊可检出低位直肠癌、肛管癌。

（3）腹水：癌瘤侵入浆膜层时，癌细胞可脱落进入腹膜腔，种植于腹膜间，当腹膜广泛种植时，可出现腹水。

3. 辅助检查

（1）实验室检查

①血常规：了解有无贫血。

②尿常规：观察有无红细胞、白细胞及细菌计数，结合影像学检查了解肿瘤是否侵犯泌尿系统。

③粪便常规：注意有无红细胞、白细胞。

④粪便隐血试验：对消化道少量出血的诊断有重要价值。

⑤生化、电解质及肝肾功能等。

⑥结直肠癌患者在诊断时、治疗前、评价疗效和随访时，必须检测外周血癌胚抗原（carcinoembryonic antigen，CEA）、CA19-9；有肝转移的患者建议检测甲胎蛋白（alpha fetoprotein，AFP）；疑有腹膜、卵巢转移的患者建议检测 CA125。

（2）内镜检查：所有疑似结直肠癌患者均推荐全结肠镜检查，但以下情况除外。①一般状况不佳，难以耐受。②急性腹膜炎、肠穿孔、腹腔内广泛粘连。③肛周或严重肠道感染。

内镜检查报告必须包括进镜深度、肿物大小、距肛缘位置、形态、局部浸润的范围及有无肠腔狭窄，对可疑病变必须行病理学活组织检查。

由于结肠肠管在检查时可能出现皱缩，因此，内镜所见肿物远侧与肛缘的距离可能存在误差，建议结合 CT、MRI 或钡剂灌肠明确病灶部位。

（3）常用影像学检查

1）CT 检查：检查前处置及图像重建方法为，在临床允许的情况下推荐清洁结肠后，让患者饮含有 2.5% 甘露醇水 2000mL 以充盈肠道。不常规推荐注射东莨菪碱或山莨菪碱抑制肠道蠕动；推荐包含轴位、矢状位、冠状位及多角度重建。推荐：①CT 用于诊断和鉴别诊断结肠癌，判断结肠癌临床分期和直肠癌远处转移，评价结直肠癌新辅助或转化治疗效果及随访筛查局部复发和远处转移。②CT 增强扫描判断结肠癌临床分期（cTNM）和直肠癌非区域淋巴结转移及远处转移（cM）；胸部 CT 平扫判断结直肠癌肺转移；CT 增强扫描在随访中用于判断结直肠癌局部复发、淋巴结转移和远处转移，以及评价结肠癌原发灶与结直肠癌转移瘤新辅助治疗或转化治疗的效果。③存在 MRI 检查禁忌证的患者，推荐 CT 增强扫描判断直肠癌 cTNM 分期，但 CT 判断壁外血管侵犯（extramural vascular invasion，EMVI）、潜在环周切缘（circumferential resection margin，CRM）及低位直肠周围肛管复合体价值有限。④CT 增强扫描判断内镜所示黏膜下肠壁内或外在压迫性病变性质，鉴别诊断与结直肠癌相似的肿瘤及肿瘤样病变，如淋巴瘤、胃肠间质瘤、转移瘤及炎性假瘤等。

2）MRI 检查：检查前建议盆腔 MRI 扫描前排空肠道，不常规推荐过度充盈直肠，不常规推荐注射东莨菪碱或山莨菪碱抑制肠道蠕动。推荐 MRI 成像方案，非脂肪抑制、高分辨率 T2 加权相，包括矢状位、垂直于肿瘤轴和平行于肿瘤轴的斜位成像；弥扩散加权成像（diffusion weighted imaging，DWI）轴位成像；可增加包括矢状位、冠状位及轴位增强扫描成像。推荐盆腔 MRI 判断直肠癌 cTNM 分期；推荐上腹部 MRI 诊断肝脏转移瘤；评价直肠癌原发灶及肝脏转移瘤新辅助或转化治疗效果以及随访筛查局部复发。①推荐盆腔 MRI 判断直肠癌手术前、新辅助治疗或转化治疗前 cTNM 分期，侧方淋巴结转移，EMVI 和潜在 CRM 状况；推荐盆腔 MRI 评价新辅助治疗或转化治疗效果；推荐盆腔 MRI 平扫及增强扫描判断 CT 不能确诊的结直肠癌局部复发。②CT 增强扫描不能确定诊断时，或新辅助治疗、转化治疗后肝脏转移瘤于 CT 增强扫描不可见时，推荐上腹 MRI 平扫及增强扫描或必要时行肝细胞特异性对比剂（如 Gd-EOB-DTPA）增强 MRI 作为进一步诊断方法。③CT 增强扫描不能确诊与直肠癌相似的肿瘤及肿瘤样病变，推荐 MRI 平扫及增强扫描进一步诊断。

3）超声检查：首先推荐直肠内置超声判断 T2 期及以下直肠癌肿瘤分期；仍推荐 CT 和 MRI 诊断淋巴结转移（cN）和远处转移（cM）。辅助治疗或转化治疗后，肝脏转移瘤于 CT 或 MRI 增强扫描中未见显示，推荐术前或术中行超声造影检查协助诊断转移瘤。

4）PET/CT 检查：18F-FDG PET/CT 可推荐为结直肠癌临床分期及评价治疗效果的备选方法，18F-FDG PET/CT 有助于发现或确定其他影像方法漏诊或疑诊的远处转移病灶。

5）X 线检查：气钡双重 X 线造影不再推荐为结直肠癌的常规检查方法。

（4）病理组织学检查：病理活检报告是结直肠癌治疗的依据。活检诊断为浸润性癌者应进行规范性结直肠癌治疗。活检病理应尽量明确有无黏膜下层浸润，对高级别上皮内瘤变或黏膜内癌的病例，建议综合其他临床信息（包括内镜或影像学评估的肿瘤大小、浸润深度、是否可疑淋巴结转移等），进行多学科讨论以便正确诊治。在涉及低位直肠肿瘤临床治疗决策时，建议病理医师在报告中备注说明活检组织有无达到"癌变"程度。推荐对临床确诊为复发或转移性结直肠癌的患者进行 KRAS、NRAS 和 BRAF 基因突变检测，以指导肿瘤治疗。建议早期结直肠癌患者通过 KRAS、NRAS 和 BRAF 基因突变检测来进行预后和复发风险评估。对所有新诊断的结直肠癌患者，进行错配修复蛋白（mismatch repair protein，MMR）表达或微卫星不稳定性（microsatellite instability，MSI）检测，用于林奇综合征筛查、预后分层及指导免疫治疗等。MLH1 缺失的 MMR 缺陷型肿瘤应行 BRAF 突变分子和（或）MLH1 甲基化检测，以评估发生林奇综合征的风险。有条件的单位可结合临床需求开展 HER2 及 NTRK 等指标的检测。

（5）开腹或腹腔镜探查术：①经过各种诊断手段尚不能明确诊断且高度怀疑结直肠肿瘤。②出现肠梗阻，进行保守治疗无效。③可疑出现肠穿孔。④保守治疗无效的下消化道大出血。以上情况，建议行开腹或腹腔镜探查术。

4. 鉴别诊断

（1）右半结肠癌可有右下腹痛、腹部肿块等，应注意和肠阿米巴病、肠结核、血吸虫病、阑尾病变、克罗恩病等鉴别。右半结肠癌的患者，可以贫血为首发症状，为肠道慢性失血所致。对任何年龄原因不明的贫血患者，特别是年龄较大者，或缺铁性贫血给予铁剂治疗效果不好时，应考虑结肠癌的可能，应多次做粪便隐血试验，必要时做结肠镜检查。

（2）左侧大肠癌需和痔、功能性便秘、慢性细菌性痢疾、血吸虫病、溃疡性结肠炎、克罗恩病、直肠结肠息肉、憩室炎等鉴别。便血是直肠癌的常见症状，易被误诊为痔。大肠癌中有便血表现者约达 40%，以便血为首发症状者约达 25%。对便鲜血者应强调做直肠指诊和乙状结肠镜检查以免漏诊；直肠癌和乙状结肠癌常有脓血便并伴里急后重，误诊为肠炎或菌痢者不少见，有时可误诊达数月之久。脓血便遇下列情况时，应考虑肠癌的可能：①发病不在传染病流行季节。②粪便中血多于脓。③按对症治疗效果不佳或好转后不久复发。④便隐血试验持续阳性。⑤患者年龄较大。大肠癌生长到一定体积可引起肠梗阻，梗阻好发于左半结肠、回盲部和乙状结肠等处，对于老年人不明原因的肠梗阻，应考虑肿瘤的可能。

二、病因病机

中医学认为，大肠癌的形成多因正气内虚，复加饮食不节、情志不遂，使脾胃升降失调，气机不畅，痰浊内生，痰瘀交结，痹阻大肠，日久邪毒结聚而成瘤块。在病变过程中，本病往往表现为本虚标实，初期以邪实为主，后期则多见正虚或虚实夹杂。

1. 精神抑郁，肝气郁结

在正常情况下，气在全身运行，无处不到。寒热温凉失调、情志抑郁，以及痰饮、湿浊、瘀血、宿食等，均可影响气的正常运行，引起气机紊乱，气滞则血瘀，日久不解，瘀血长期蕴结不散，遂成肿块。

2. 饮食不节，湿热毒邪内结

醉饮无时，恣食肥腻，或久坐湿地，寒温失节，湿邪侵入肠道，停留滞着久则化热、酿毒，湿毒凝聚肠道，热毒蕴结于脏腑，毒结日久不化而成肿块。

3. 正气虚弱，瘀血内阻

慢性肠道疾病，久治不愈，脾胃损伤，运化失司，肾亏正气虚弱，使火毒、湿邪、瘀血、气滞胶结不化，正虚又难以祛邪，久而久之胶结成肠道恶性肿瘤。

在临床上经常是几种因素相互交叉出现，相互联系，虚实夹杂。但其主要病机是湿热、火毒、瘀血为标，脾虚、肾亏、正气不足为本，二者互为因果，由虚而致积，因积而益虚，久则积渐大而体更虚，治疗难以速效。

三、辨证论治

本病主张中西医结合综合治疗，中医治疗方面，认为本病初期正气尚充，因此，以攻邪为主，之后再予扶正，其后随着肿瘤进展，正气将由盛转衰，故治当扶正祛邪并重，后期正气衰败，邪气鸱张，化瘀破气、刚燥走窜之药不宜妄用，当以培补正气为主。总之，规范、合理、有计划并个体化的综合治疗是本病的治疗原则。

1. 脾虚湿毒证

【证候】**主症**：腹痛或肛门酸痛，大便见脓血黏液、次数多、形细或扁，或里急后重。**次症**：面色萎黄，食欲缺乏，体重减轻。**舌脉**：舌质淡，苔薄腻，脉滑数。

【治法】健脾利湿解毒。

【代表方】参苓白术散加减。

【推荐方药】太子参15g，白术10g，薏苡仁30g，茯苓15g，山药30g，马齿苋30g，败酱草30g，仙鹤草30g，地榆炭15g，槐花炭15g，茜草30g。

2. 瘀毒内积证

【证候】**主症**：腹胀腹痛，痛有定处，或向下放射，腹部可触及包块，排便困难，或下利紫黑脓血，大便细或扁。**次症**：面色晦暗。**舌脉**：舌质紫或有瘀点，苔薄黄，脉弦或涩。

【治法】化瘀攻积，解毒止痛。

【代表方】膈下逐瘀汤加减。

【推荐方药】当归10g，赤芍10g，桃仁10g，红花3g，三棱10g，莪术10g，半枝莲30g，白花蛇舌草30g，延胡索10g，乌药6g，制大黄10g，败酱草30g，马齿苋30g，茜草30g。

3. 肝肾阴虚证

【证候】**主症**：形体消瘦，五心烦热，腰膝酸软。**次症**：头晕目眩，口苦咽干，便秘。**舌脉**：舌质红少苔，脉细或细数。

【治法】益肾柔肝，滋阴降火。

【代表方】知柏地黄汤加减。

【推荐方药】知母9g，黄柏9g，生地黄15g，熟地黄9g，枸杞子9g，牡丹皮10g，女贞子12g，茯苓15g，泽泻9g，西洋参粉3g（冲）。

4. 脾肾阳虚证

【证候】**主症**：腹痛，五更泻。**次症**：面色苍白，肢冷便溏，少气无力。**舌脉**：舌淡胖苔白，脉细弱。

【治法】温肾健脾，祛寒胜湿。

【代表方】参苓白术散合四神丸加减。

【推荐方药】炒党参12g，炒白术9g，茯苓15g，生薏苡仁30g，肉豆蔻3g，补骨脂15g，吴茱萸6g，诃子12g。

5. 气血双亏证

【证候】**主症**：心悸气短，少气乏力。**次症**：便溏，面色苍白，脱肛，四肢虚肿，形体消瘦。**舌脉**：舌质淡或光嫩，苔白，脉沉细。

【治法】补益气血。

【代表方】八珍汤加减。

【推荐方药】人参或红参5～10g（另煎），熟地黄20g，阿胶10g（烊化），白术10g，山药30g，薏苡仁30g，鸡内金10g。

四、良方举隅

1. 方和谦（首都医科大学附属北京朝阳医院）良方——滋补汤

党参9g，茯苓9g，白术9g，炙甘草6g，当归9g，熟地黄9g，白芍9g，官桂3g，陈皮9g，木香3g，大枣4枚，生黄芪15g，枸杞子10g，麦冬10g，焦神曲6g。

功用：益气养血，健脾和胃。用于直肠癌术后气血亏虚，脾胃失健，症见恶心，不欲食，乏力气短，泄泻，口干，舌红，苔薄白，脉细缓。

2. 刘嘉湘（上海中医药大学附属龙华医院）良方——清肠消肿汤

八月札15g，大血藤15g，苦参15g，紫丹参15g，凤尾草15g，广木香9g，土鳖虫9g，乌梅9g，白花蛇舌草30g，菝葜30g，野葡萄藤30g，生薏苡仁30g，瓜蒌子30g，白毛藤30g，贯众草30g，半枝莲30g，壁虎4.5g。

功用：理气化瘀，消肿解毒。用于结直肠癌。

3. 孙桂芝（中国中医科学院广安门医院）良方——芪精败酱汤

黄芪30g，黄精15g，枸杞子15g，鸡血藤15g，槐花15g，败酱草15g，马齿苋15g，仙鹤草15g，白英15g。

功用：益气活血，补肾解毒。用于大肠癌术后。

4. 吴良村（浙江省中医院）良方——复方三根汤

藤梨根30～60g，虎杖根30～60g，野葡萄根30～60g，党参15g，白术15g，猪苓15g，茯苓15g，生薏苡仁30g，生山楂12g，八月札15g，鸡内金10g，甘草6g。

功用：健脾化湿解毒。用于大肠癌。

5. 李济仁（中国中医科学院学部委员、国医大师）经验方

水杨梅根 30g，藤梨根 30g，菝葜 30g，半枝莲 30g，白花蛇舌草 30g，白英 30g，党参 15g，白术 15g，茯苓 15g，当归 15g，虎杖 20g，生薏苡仁 20g，大血藤 20g，大枣 20g。

功用：解毒抗癌，健脾养血。用于癌毒瘀阻，气血两虚型结肠癌。

6. 李济仁（中国中医科学院学部委员、国医大师）经验方

水杨梅根 30g，藤梨根 30g，半枝莲 30g，白花蛇舌草 30g，龙葵 30g，广木香 12g，炒白术 12g，茯神 12g，郁金 12g，刺猬皮 12g，槐花 15g，地榆 15g，夏枯草 15g，昆布 15g，海藻 15g，甘草 9g。

功用：除湿解毒，软坚散结。用于癌毒内蕴，湿热互结型直肠癌。

7. 潘敏求（湖南省中西医结合医院）良方——益气调腑汤

白参 10g，黄芪 20g，白术 10g，茯苓 15g，枳壳 10g，香附 10g，广木香 10g，砂仁 6g（后下），炒山楂 10g，大黄 5g，石见穿 30g，败酱草 20g，甘草 5g。

功用：补脾益肠，调腑祛瘀，解毒抗癌。用于大肠癌。

8. 曾普华（湖南省中西医结合医院）良方——固本消积方

黄芪 30g，党参 20g，白术 15g，茯苓 15g，女贞子 15g，枸杞子 10g，淫羊藿 10g，鸡血藤 30g，鸡内金 10g，法半夏 10g，竹茹 10g，海螵蛸 15g，瓦楞子 30g（先煎），半枝莲 30g，菝葜 30g，石见穿 30g，莪术 10g，壁虎 10g，大枣 10g。

功用：健脾补肾，和胃消积，化瘀解毒。用于大肠癌脾肾亏虚，瘀毒内结者。

9. 刘志明（国医大师，中国中医科学院广安门医院）良方——芍药汤加减

当归 9g，白芍 9g，防风 9g，枳壳 9g，黄芩 9g，黄连 9g，川厚朴 9g，槟榔 9g，生黄芪 15g，木香 4.5g，生薏苡仁 18g，甘草 6g。

功用：清利湿热，调气行血。用于乙状结肠癌术后、放化疗后并发症，属湿热蕴蒸，腑气阻滞，气血凝涩者。

10. 刘尚义（国医大师，原贵阳中医学院）经验方

鳖甲（先煎）20g，莪术 10g，生地黄 20g，熟地黄 20g，山茱萸 20g，百合 20g，桃仁 20g，苦参 20g，薏苡仁 20g，黄芪 30g。

功用：养阴散结，益气扶正，化湿祛瘀。用于直肠癌放化疗后并发症，属气阴两虚、湿瘀阻滞者。

11. 张学文（国医大师，原陕西中医学院）经验方

白花蛇舌草 15g，无花果 12g，灵芝 12g，西洋参 5g，丹参 15g，当归 12g，乌梢蛇 10g，蜈蚣 1 条，蒲公英 15g，天冬 12g，沙参 12g，玄参 15g，败酱草 12g，白头翁 12g，生甘草 10g。

功用：益气养阴，解毒通络。用于直肠癌术后、化疗后并发症，属阴虚火旺、湿瘀毒滞者。

五、其他疗法

1. 外治法

（1）熏洗坐浴法：药用蛇床子、苦参各 30g，薄荷 10g，加水 1000mL，煮沸后加生大黄 10g，煎 2 分钟，将雄黄、芒硝各 10g 放入盆中，将煮沸的汤药倒入盆内搅拌，趁热气上蒸之际蹲于盆上，熏蒸肛门处，待水变温后则改为坐浴，每晚 1 次，用于肠癌，同时配合其他治疗。

（2）纳肛法：药用蟾酥 20g，雄黄 20g，白及粉 15g，颠茄浸膏 5g，甘油明胶 65g，甘油 75g。取蟾酥、雄黄、白及粉之细末加颠茄浸膏、甘油研成糊状，再将甘油明胶置水加热，待溶后，将上述蟾酥等糊状物加入，不断搅拌均匀，倾入已涂过润滑剂的栓膜内（鱼雷形），冷凝取出，用蜡纸包裹备用。取俯卧位，将此栓剂轻轻塞入肛门内，俯卧半小时，每日 2 次，10 日为 1 个疗程。

（3）灌肠法：生大黄粉 9g，加生理盐水 140mL 保留灌肠，适用于肠癌术后便血者。

2. 针刺疗法

常用穴为足三里、大肠俞、内关；备用穴为上巨虚、下巨虚、天枢。针刺治疗，每日 1 ～ 2 次，5 ～ 7 日为 1 个疗程。适用于结直肠癌腹胀、便秘患者。

3. 中医情志疏导疗法

针对伴有情志障碍的肠癌患者，施以多种中医情志疏导疗法，包括单个患者"话疗"开导、"静志安神法"、"怡悦开怀法"、"以疑释疑法"、"转移注意法"、"导引行气法"、"以情胜情法"等个别心理治疗法、集体互助情志疏导疗法，以及五行音乐疏导疗法。

六、预防调摄

1. 改善食物结构：多吃低脂肪和高纤维素的食物，如瘦肉、粗粮、新鲜蔬菜、水果等。特别要经常多食豆制品，如豆腐、豆奶（黄豆中含有异黄酮，有很强的抗癌作用），以及海带、酸奶、薏苡仁、大蒜、洋葱、韭菜、西红柿等天然食物，有助于预防大肠癌。

2. 保持大便通畅：每日或隔天大便一次，尽量缩短粪便在肠道内的停留时间，可每日清晨饮一杯凉开水，有助于清晨排便。

3. 积极治疗肠道疾病，特别是直肠息肉、溃疡性结肠炎、直肠血吸虫肉芽肿等。

第九节　卵巢癌

卵巢癌是指发生于卵巢表面体腔上皮和其下方卵巢间质的恶性肿瘤，其发病率占妇女生殖系统恶性肿瘤的 20%，仅次于子宫颈癌和子宫体癌。根据病理类型不同，卵巢癌可分为卵巢上皮性癌、生殖细胞肿瘤、性索间质肿瘤等，其中卵巢上皮恶性肿瘤发病率最高，占卵巢恶性肿瘤的 60% ～ 90%。卵巢癌好发于 50 ～ 60 岁女性，近年来呈上升趋势，成为我国女性死亡的重要原因。

根据患者症状及临床体征，卵巢癌归属于中医学"石瘕""肠覃""积聚""癥瘕"等范畴。

一、诊断标准

1. 症状

卵巢癌多见于 40 ～ 60 岁的女性。由于卵巢深居盆腔，卵巢上皮性癌早期症状不明显，难以早期诊断。晚期主要因肿块增大或盆腔积液而出现相应症状，表现为下腹不适、腹胀、食欲下降等，部分患者表现为短期内腹部逐渐增大，伴有全身乏力、消瘦、发热等症状，也可因肿块压迫出现大小便次数增多的症状。出现胸腔积液者可有气短、难以平卧等症状。

2. 体征

临床查体可发现盆腔包块或可扪及子宫直肠凹陷结节。上皮性癌多为双侧性、囊实性或实性，结节不平整，多与周围粘连。有淋巴结转移时可在腹股沟、锁骨上等部位扪及肿大的淋巴结，恶性生殖细胞肿瘤 95% 以上为单侧性。合并大量腹水者腹部检查时移动性浊音阳性。

3. 辅助检查

肿瘤标志物检查如 CA125、人附睾蛋白 4、CEA 及 CA19-9 等；影像学检查，包括超声检查（经阴道或经腹超声）、CT、MRI 等，可以明确肿瘤形态、侵犯范围等，有助于定性诊断；如怀疑有邻近器官受侵和远处转移，可相应行胃肠造影检查、静脉尿路造影检查和胸部 CT 检查等；腹腔镜探查活检术，对于临床高度可疑为晚期卵巢癌的患者，不但可以获得组织标本，还可以观察腹盆腔内肿瘤转移分布的情况，评价是否可能实现满意减瘤手术。

4. 鉴别诊断

临床上发现盆腔包块时，需与子宫内膜异位症、盆腔炎性包块、卵巢良性肿瘤、盆腔结核、卵巢转移性癌等其他占位性病变相鉴别。鉴别诊断主要是通过临床病史、影像学、病理及免疫组织化学染色来鉴别。

二、病因病机

本病多由于外感邪毒、内伤饮食及情志抑郁所致，而脏腑气血阴阳失调、正气虚损是发病基础，数者互为因果，导致痰、瘀、毒、气瘀积于冲任、胞脉，久之则导致卵巢癌发生。

1. 气滞血瘀

七情内伤，气机不畅，或邪毒内侵，或久病体虚，肾气不充，均可损伤冲任，致气血失调，血海蓄溢失常，气血搏结而发为本病。

2. 痰湿凝聚

平素寒温失节，或饮食不调，致脏腑气血功能虚弱，水湿不运，湿邪内生，日久成痰，痰湿搏结于任脉，冲任失调，气机不畅，气血痰湿等结而成积。

3. 湿热毒结

饮食不节，湿邪内生，或外感六淫邪毒，邪毒与血、气、痰、湿等互结于任脉而致癥积。或癥积日久不治，进一步耗伤气血，脏失养，脏气血功能障碍则进一步加重，癥积难去。

4. 脏腑气血失调

素体虚弱，脏腑功能失调，导致痰湿内阻、气血瘀滞而发为肿瘤。

5. 冲、任、督、带失调

冲、任、督、带与女子胞关系密切，冲、任、督、带功能失调可进一步影响气血功能，导致气血瘀滞，积聚成形，阻滞于胞宫，发为本病。

总之，卵巢癌的发生，是在正气不足的基础上，风寒湿热之邪内侵，导致脏腑功能失常，无力祛邪外出，日久气机阻滞，痰血湿浊等有形之邪凝结不散，癌毒内损，停聚下腹胞宫，日久成积。

三、辨证论治

本病中医治疗注重辨证论治，主张辨证、辨病相结合，结合卵巢癌病因病机、危险因素及受累部位等要素进行划分，根据其虚实夹杂的病机特点，分清主次，权衡用药。

1. 气滞血瘀证

【证候】**主症**：少腹包块，坚硬固定，胀痛或刺痛，痛而拒按，夜间痛甚。**次症**：胸胁不舒，月经不调，甚则崩漏，面色晦暗，肌肤甲错。**舌脉**：舌质紫暗有瘀点、瘀斑，脉细涩。

【治法】行气活血，祛瘀消癥。

【代表方】少腹逐瘀汤合桂枝茯苓丸加减。

【推荐方药】小茴香 6g，干姜 6g，延胡索 3g，没药 6g，当归 9g，川芎 6g，官桂 3g，赤芍 6g，蒲黄 9g，五灵脂 6g，桂枝 9g，茯苓 6g，牡丹皮 6g，桃仁 9g，白芍药 9g。

2. 痰湿蕴毒证

【证候】**主症**：少腹部胀满疼痛，痛而不解，或可触及质硬包块。**次症**：胸脘闷，面浮懒言，带下量多，质黏色黄。**舌脉**：舌淡胖或红，苔白腻，脉滑或滑数。

【治法】健脾利湿，除痰散结。

【代表方】二陈汤加减。

【推荐方药】半夏 10g，橘红 15g，白茯苓 9g，甘草 4.5g，生姜 15g。

3. 肝肾阴虚证

【证候】**主症**：下腹疼痛，绵绵不绝，或可触及包块。**次症**：头晕目眩，腰膝酸软，四肢无力，形体消瘦，五心烦热。**舌脉**：舌红少津，脉细弦数。

【治法】滋补肝肾。

【代表方】知柏地黄丸加减。

【推荐方药】知母 12g，黄柏 9g，熟地黄 24g，山茱萸 12g，牡丹皮 9g，山药 15g，茯苓 12g，泽泻 9g。

4. 气血亏虚证

【证候】**主症**：腹痛绵绵，或有少腹包块。**次症**：伴消瘦，倦怠乏力，面色苍白，惊悸气短，动则汗出，食少无味，口干不多饮。**舌脉**：舌质淡红，脉沉细弱。

【治法】益气养血，滋补肝肾。

【代表方】人参养荣汤加减。

【推荐方药】黄芪 20g，当归 12g，桂心 6g，炙甘草 6g，陈皮 10g，白术 15g，人参 10g，白芍 15g，熟地黄 15g，五味子 6g，茯苓 12g，远志 6g，生姜 5g，大枣 3 枚。

四、良方举隅

1. 陈捷（福建省人民医院）良方——抑瘤汤

生黄芪 30g，太子参 30g，炒白术 10g，茯苓 10g，鸡血藤 30g，三棱 9g，莪术 6g，白花蛇舌草 12g，甘草 3g。

功用：扶正祛邪，益气健脾，化瘀解毒。用于气虚血瘀兼有癌毒的患者。

2. 李长忠（山东省立医院）良方——消癥抑癌方

黄芪 30g，桂枝 9g，赤芍 12g，党参 15g，桃仁 12g，女贞子 15g，陈皮 9g，清半夏 9g，茯苓 15g，牡丹皮 9g，生薏苡仁 18g，半枝莲 18g，莪术 12g，生牡蛎 30g（先煎），鳖甲 15g（先煎），炙甘草 6g。

功用：益气化痰，活血化瘀。多用于卵巢癌术后的患者。

五、其他疗法

1. 针灸治疗

取大椎、足三里、血海、关元等穴，用补泻结合手法，每日 1 次，每次 15～30 分钟。如腹痛可针刺双侧阳陵泉、双侧三阴交、气海、关元、双侧足三里。腹水严重者不宜针刺腹部穴位，适当应用灸法。

2. 耳穴疗法

取脾、胃、大肠、小肠、三焦相关经络穴位或耳部压痛点等，每次选 3～4 穴，用毫针刺法、埋针法或压豆法等，每日 1 次，双耳交替选用，用于卵巢癌化疗后出现胃肠道反应的辅助治疗。

3. 中药保留灌肠

黄芪 30g，茯苓 25g，补骨脂、牡丹皮、赤芍各 15g，桂枝、半枝莲、桃仁、红花、当归各 10g，甘草 9g，上药共水煎 200～300mL，每晚保留灌肠，3～4 周为 1 个周期，本方有清热凉血活血的功效，适用于晚期卵巢癌患者。

六、预防调摄

1. 预防

卵巢癌的预防主要是对高危人群严密监测随访，早期诊治可改善预后。此外，应当养成良好、规律的生活习惯，加强锻炼，劳逸结合。

2. 调摄

确诊为卵巢癌后，除采取各种积极有效的治疗手段外，还要节制性生活，保持心情舒畅，多食富含营养、易消化的食物及新鲜蔬菜、水果，保证二便通畅，并加强功能锻炼，如健身操、太极拳、气功，以及一些文艺娱乐活动。此外，在饮食上，对于气血两虚、脾胃不振的患者，既要适当补充营养、热量，给予高蛋白、高维生素（新鲜蔬菜、水果）食物，又要调理脾胃功能，振奋胃气，恢复气血之源，强化后天之本。可适当选用怀山药、枸杞子、龙眼肉、核桃、黑芝麻、黑木耳、紫河车等。

第十节　宫颈癌

子宫颈癌简称宫颈癌，通常是指发生在宫颈阴道部或移行带的鳞状上皮细胞及颈管内膜的柱状上皮细胞交界处的恶性肿瘤，占女性生殖系统恶性肿瘤的 50% 以上，其病死率居妇女恶性肿瘤的首位，是女性最常见的恶性肿瘤之一。其发病率在我国妇科恶性肿瘤中居第二位，位于乳腺癌之后。

宫颈癌早期时常无临床症状，出现症状多为晚期，常见的症状为阴道异常出血、性交后出血或阴道分泌物增加（水样、黏液样、恶臭甚至为脓性）。随着病情的进展，病变可侵犯邻近器官，也可通过淋巴道及血道转移至远处组织器官，出现相应的临床症状，如晚期患者压迫盆腔内神经可能出现放射到下肢的疼痛或者下腹痛；浸润或压迫肠道、泌尿系统等，出现排便、排尿困难，或者自阴道排出尿、大便等。本病确诊属早期者一般预后尚可，而中晚期，中、低分化程度者，预后较差。

在中医学中宫颈癌属于"崩漏""五色带下""带下""癥瘕"等范畴。

一、诊断标准

宫颈癌是中西医学共同的疾病名称，宫颈癌的诊断根据临床症状、体征及影像学检查等，经细胞学和组织病理学检查确认，可诊断为宫颈癌。"宫颈细胞学涂片＋宫颈多点活检＋颈管刮术"已成为早期宫颈癌普遍采用的综合早诊方法。

1. 症状

（1）阴道出血：阴道不规则出血是宫颈癌最常见的症状（80%～85%），尤其是绝经后的阴道不规则出血更应引起注意。早期多为接触性出血，发生在性生活后，或者妇科检查后。后期则为不规则阴道出血。出血量多少根据病灶大小、侵及间质内血管情况而变化；晚期可因为侵蚀大血管引起大出血，失血过多可导致严重的贫血甚至休克。

（2）阴道分泌物增多：阴道分泌物增多是宫颈癌患者的主要症状，多发生在阴道出血之前。最初阴道分泌物可以没有任何气味，随着肿瘤的生长，癌瘤继发感染、坏死，则分泌物增多，如淘米水样或脓性或混杂血液，并带有恶臭味。肿瘤向上蔓延累及子宫内膜时，分泌物被宫颈管癌组织阻塞，不能排出，可以形成宫腔积液或宫腔积脓，患者可出现下腹不适、小腹疼痛、腰痛及发热等症状。

（3）组织浸润及压迫症状：宫颈癌向盆壁蔓延，压迫血管或淋巴管造成循环障碍，可引起患侧下肢或外阴水肿、疼痛等症状。癌瘤向宫旁组织延伸，侵犯骨盆壁，压迫周围神经，临床表现为坐骨神经痛或一侧骶、髂部的持续性疼痛。晚期宫颈癌压迫或侵犯膀胱，引起尿频、尿血，严重者可产生排尿困难、尿闭或尿瘘，甚至发生肾衰竭，但后者较为少见。肿瘤压迫或侵蚀输尿管，引起管道狭窄、阻塞而造成肾盂积水，表现为一侧腰痛，甚至剧痛，进一步可发展为肾衰竭。肿瘤向后蔓延可压迫直肠，出现里急后重、大便困难、梗阻、便血等症状，肿瘤侵犯直肠而发生阴道直肠瘘者极少。

（4）全身症状：早期一般无明显的全身症状。晚期患者因癌瘤组织的代谢、坏死组织的吸收或合并感染可引起发热；由于出血、消耗而出现贫血、消瘦甚至恶病质。

（5）转移症状：宫颈癌的转移，一般是病变越晚转移的概率越高，但在较早病变即发现转移者，亦非罕见。由于转移的部位不同，其症状亦各异。盆腔以外的淋巴转移以腹主动脉旁及锁骨上淋巴结为常见，表现为该淋巴部位出现结节或肿块。肺转移可出现胸痛、咳嗽、咯血等症状；骨转移可出现相应部位的持续性疼痛。其他部位的转移则会出现相应的症状。

2. 体征

宫颈上皮内瘤样病变、镜下早期浸润癌及早期宫颈浸润癌，局部无明显病灶，宫颈光滑或轻度糜烂。随着宫颈浸润癌的生长，根据不同的类型，局部体征也不同。外生型见宫颈上有赘生物向外生长，呈息肉状或乳头状突起，继而向阴道突起形成菜花状赘生物，表面不规则，合并感染时表面有灰白色渗出物，触之易出血。内生型则见宫颈肥大、质硬，宫颈管膨大如桶状，宫颈表面光滑或有浅表溃疡，晚期由于癌组织坏死脱落，形成凹陷性溃疡，整个宫颈有时被空洞替代，并覆盖有灰褐色坏死组织，有恶臭味。癌灶浸润阴道壁则见阴道壁上有赘生物，向两侧组织侵犯，妇科检查可扪及两侧增厚，呈结节状，质地与癌组织相似，有时浸润达盆壁，形成"冰冻骨盆"。

3. 辅助检查

（1）细胞组织病理学诊断：巴氏涂片是指宫颈脱落细胞涂片，取少量子宫颈的细胞样品，放在玻璃片上，通过显微镜观察，是诊断筛查宫颈癌的常用方法；新柏氏液基薄层细胞学检查，简称TCT，是采用液基薄层细胞检测系统检测宫颈细胞并进行细胞学分类诊断，亦是诊断宫颈癌简单易行且十分有效的方法。新柏氏TCT不仅可以100%发现宫颈癌，而且对癌前病变的检出率也比传统巴氏涂片提高了23.3%，目前运用比较广泛。碘试验或宫颈局部肿块多点活检也是诊断宫颈癌十分常用的方法。

（2）影像学诊断：影像学检查，如阴道镜、膀胱镜、乙状结肠镜、盆腔 CT、MRI、超声、骨扫描以及 PET/CT 等。各种影像学检查方法可以协助了解宫颈癌的病灶大小、侵犯范围、局部淋巴结及远处的转移情况，有助于宫颈癌的诊断和分期。

（3）实验室检查：血清肿瘤标志物，如宫颈癌相关抗原（TA-4）、鳞状上皮细胞癌抗原（SCC）、细胞角蛋白 19 的可溶性片段（CYFRA21-1）、糖类抗原 125（CA125）、癌胚抗原（CEA）、尿促性腺激素片段（UGF）等对宫颈癌的早期诊断、疗效评价和判断预后有一定的参考价值。神经元特异性烯醇化酶（NSE）对宫颈神经内分泌癌的诊断具有辅助作用。

（4）宫颈癌的病毒检查：2004 年，国际癌症研究署（IARC）发表声明，HPV 是宫颈癌前病变及宫颈癌发生的必要因素。根据 HPV 与癌瘤的关系，将 HPV 病毒分为高危型和低危型。高危型 HPV（包括 16、18、26、31、33、35、45、51、52、55、56、58、59、66、67、68、82 型等）是宫颈癌的首要病因，而又以 HPV16 型及 18 型最为密切。由于 HPV 与宫颈癌密切相关，目前 HPV 病毒检测已成为宫颈上皮内瘤变（CIN）和宫颈癌初筛的重要方法，利用它可更灵敏地检出 CIN 及宫颈癌。检测方法有组织学检查、电子显微镜检查、血清抗体测定。

（5）其他相关检查：妇科检查，检查外阴、阴道、子宫颈和子宫、输卵管、卵巢、宫旁组织和骨盆腔内壁的情况。对宫颈癌作出早期诊断，了解宫颈癌的病灶大小、侵犯范围等情况。

4. 鉴别诊断

（1）宫颈柱状上皮异位：又称"宫颈柱状上皮外翻""宫颈柱状上皮外移"，曾称"宫颈糜烂"。女性进入青春期后，受雌激素影响，宫颈管内的柱状上皮移位至宫颈外口，由于柱状上皮菲薄，肉眼观宫颈呈鲜红色改变的现象。这种变化并非真正的糜烂，多无症状，一般无须治疗。但由于宫颈上皮内病变或早期宫颈癌时，宫颈也会有类似表现，故应定期进行宫颈癌筛查，可做宫颈细胞刮片检查或活体组织检查以明确诊断。

（2）宫颈息肉：一般为宫颈口或宫颈管内炎性增生所致，常为小圆形肿物，带蒂，但偶无蒂，鲜红色或粉红色，可单发或多发，易有接触性出血，还可有继发感染、坏死。息肉癌变较为罕见，但宫颈的恶性病变有时呈息肉状，故凡有宫颈息肉均应切除，并送病理学检查以明确诊断。

（3）子宫颈结核：宫颈结核症状上除有不规则阴道出血和大量白带外，还可有闭经史及结核体征，阴道镜检查外观上可见多个溃疡，甚至菜花样赘生物，与宫颈癌很相似，亦需活检进行鉴别。

（4）宫颈湿疣：表现为宫颈赘生物，表面多凹凸不平，有时融合成菜花状，可进行活检以鉴别。

（5）子宫内膜癌：有阴道不规则出血，阴道分泌物增多。如果子宫内膜癌累及宫颈，检查时颈管内可见癌组织堵塞，确诊须做分段刮宫送病理检查。

二、病因病机

宫颈癌的病因机理主要是由于正气虚损，脏腑虚弱，阴阳失衡，冲任失调，风寒、湿浊侵袭脏腑经络，血瘀积结胞门，或多产、房劳、七情损伤、内伤饮食等内因，与外邪湿热邪毒相合，聚结于冲任胞宫，积久成毒而发为此病。

宫颈癌之病位在胞宫，其发病与肝、脾、肾、冲任密切相关。其病理因素主要为"湿""瘀""毒"，属本虚标实、虚实夹杂之证。宫颈癌早期患者正气未损，邪毒盛实，以标实为主，中后期正气耗损，以正虚为主，夹杂标实。若宫颈癌失治或病情发展，邪毒流窜，则变生他证。

1. 正气亏虚，冲任损伤，外邪侵袭

宫颈癌的发病本为正气亏虚，脏腑功能失常，气血失调，冲任损伤，从而导致寒冷、湿浊侵袭胞宫，瘀血、痰饮、湿毒内生，留滞小腹、胞宫、冲任，日久而为癥瘕。

2. 肝郁气滞，气滞血瘀

七情所伤，肝郁气滞，气滞血瘀，冲任损伤，外合寒冷、湿浊、热邪，或湿郁化热，或血热内蕴，久遏成毒，湿毒下注，凝聚而成癥瘕。

3. 内伤饮食，脾虚生湿

饮食不节，或饮食不洁，或嗜食辛辣、肥甘厚味，损伤脾胃，脾虚日久，生湿、生痰，或湿郁化热，下注胞宫，而为癥瘕。

4. 年老肝、脾、肾亏虚，阴阳损伤

先天肾气不足，或早产、多产、不节房事、损伤肾气致肾虚而影响冲任功能，或年老肝脾肾诸脏虚损为内因，肾阴亏损、精血不足，或肝肾阴虚、虚火妄动，以致冲任失养，内生湿毒或外邪侵犯，而发为癥瘕。

三、辨证论治

宫颈癌属本虚标实之证，正气虚损为病之本，"气滞""湿浊""血瘀""毒聚"为病之标。扶正祛邪为本病的主要治则。临床治疗应根据患者的实际情况，辨证施治，或攻补兼施，或先补后攻，攻其有余，补其不足，达到邪去正安的目的。

1. 气滞血瘀证

【证候】主症：阴道出血或血块色暗，少腹积块，胀痛或刺痛，痛引腰下。次症：白带增多，月经失调，心烦郁闷，消瘦。舌脉：舌质暗或有瘀点、瘀斑，苔薄白或黄，脉弦或弦涩。

【治法】行气活血，软坚散结。

【代表方】少腹逐瘀汤加减。

【推荐方药】当归 10g，赤芍 10g，生地黄 10g，小茴香 6g，延胡索 15g，蒲黄 10g，五灵脂 10g，香附 10g，郁金 10g，莪术 10g，桃仁 10g，重楼 10g，牡蛎 30g（先煎），全蝎 6g，甘草 6g。

2. 湿热瘀毒证

【证候】主症：时有阴道出血，带下量多，色黄，或黄赤兼下，或形如痰状，或色如米泔，其味腥臭，体重身倦，头晕头重如裹。次症：或腹痛坠胀，或尿黄便干，口干口苦。舌脉：舌质暗红或正常，苔黄或黄腻，脉弦数或弦滑。

【治法】清热利湿，解毒化瘀。

【代表方】黄柏解毒汤加减。

【推荐方药】黄柏 10g，黄连 3g，败酱草 15g，薏苡仁 30g，蒲公英 15g，半枝莲 30g，重楼 10g，白花蛇舌草 30g，土茯苓 15g，苍术 10g，苦参 10g，川牛膝 10g，白术 10g，泽兰 10g，莪术 10g，蒲黄 10g，甘草 6g。

3. 肝肾阴虚证

【证候】主症：时有阴道出血，量少，色暗或鲜红，腰骶酸痛，小腹疼痛，头晕耳鸣，目眩口干。次症：手足心热，夜寐不安，易怒形瘦，时有颧红，便干尿黄。舌脉：舌质红，苔少或花剥苔，脉弦细或细数。

【治法】补益肝肾,解毒散结。

【代表方】二至丸合知柏地黄丸加减。

【推荐方药】生地黄12g,牡丹皮12g,知母12g,山茱萸10g,黄柏10g,茯苓15g,女贞子15g,墨旱莲15g,怀山药30g,枸杞子12g,当归10g,赤芍10g,莪术10g,半枝莲30g,重楼10g,白英30g,炙甘草6g。

4. 脾肾两虚证

【证候】**主症:**时有少量阴道出血,色青紫,神疲乏力,腰酸膝冷,纳少,少腹坠胀,白带清稀而多。**次症:**或有四肢困倦,畏冷,大便先干后溏,小便清长。**舌脉:**舌质淡胖,苔白润,脉沉细或缓。

【治法】温补脾肾,化湿解毒。

【代表方】附子理中汤合补中益气汤加减。

【推荐方药】黄芪30g,党参15g,白术10g,茯苓15g,当归10g,制附子5g(先煎),陈皮12g,甘草6g,炮姜10g,吴茱萸3g,淫羊藿12g,薏苡仁30g,莪术10g,半枝莲15g,重楼10g,炙甘草6g。

5. 气血两虚证

【证候】**主症:**时有阴道出血,白带量多,质薄味腥,体重身倦,面黄无华,头晕目眩,全身乏力。**次症:**心悸气短,健忘、失眠、多梦,自汗盗汗,甚则四肢浮肿,神疲纳少。**舌脉:**舌质淡,苔薄白,脉沉细弱。

【治法】益气养血,补肾填髓。

【代表方】八珍汤加减。

【推荐方药】党参15g,白术10g,茯苓15g,当归10g,熟地黄10g,白芍15g,炙甘草6g,黄芪30g,阿胶10g(烊化),紫河车10g,黄精15g,半枝莲15g,白花蛇舌草15g。

四、良方举隅

1. 曾普华(湖南省中西医结合医院)良方——扶正消癥方

黄芪30g,党参15g,白术15g,女贞子15g,枸杞子10g,菟丝子10g,莪术15g,薏苡仁30g,土茯苓15g,壁虎10g,重楼10g,半枝莲30g,川牛膝15g,甘草5g。

功用:健脾补肾,化瘀散结,解毒抗癌。用于脾肾两虚、毒瘀互结证或化疗期间的宫颈癌。

2. 杨忠明(西南医科大学附属中医医院)良方——贞芪六君抑癌汤

女贞子20g,黄芪30g,人参15g,白术15g,茯苓12g,陈皮12g,法半夏12g,淫羊藿9g,半边莲10g,白花蛇舌草12g,山楂12g,冬凌草9g,甘草6g。

功用:补益脾肾,清热解毒,消癥散结。用于宫颈癌同步放化疗期间。

3. 李婷(信阳市中心医院)良方——疏肝清毒汤

白花蛇舌草30g,柴胡10g,三叶香茶菜20g,白芍15g,鸡骨草15g,三七粉3g(冲服),丹参15g,赤芍20g,茯苓15g。

功用:疏肝理气,清解热毒。用于肝郁型宫颈癌。

4. 宋燕(广州市中医医院)良方——扶正解毒汤

黄芪30g,薏苡仁20g,白花蛇舌草15g,槐花15g,半枝莲15g,生地黄15g,白扁豆15g,茯苓

15g，白芍 15g，山药 15g，灵芝 15g，丹参 15g，太子参 15g，补骨脂 10g，黄柏 10g，肉豆蔻 10g，升麻 10g，葛根 10g，赤芍 10g。

功用：扶正解毒，健脾止带，清热利湿，活血化瘀。用于宫颈癌放疗期间。

五、其他疗法

1. 外用药物

阴道宫颈局部给药，主要含莪术、苦参、儿茶、白矾、冰片、黄柏等按比例研细末过筛，消毒后用麻油适量调为软膏。具有清热解毒，燥湿止痒，活血化瘀的功效。可用于 HPV 阳性患者。

用法：阴道及宫颈局部常规消毒后，将棉球蘸满中药药膏与宫颈创面密切接触，棉球线头垂于阴道口外，保留 12 小时后自行取出，每隔 4 日上药 1 次，经期停药。

2. 保留灌肠

放射治疗是宫颈癌的主要治疗手段之一，其主要不良反应是放射性直肠炎。中药保留灌肠可防治放射性肠炎，适用于放射性直肠炎见局部炎症、疼痛、肿胀者。

推荐用药：生大黄、黄柏、山栀子、蒲公英、金银花、炒槐花。根据中医辨证用药，随症加减。腹痛、便脓血或便血甚者，加黄柏炭、罂粟壳、五倍子等收敛止血。

方法：将上药加水 800mL，煎至 200mL，从肛门插入导尿管 20～30cm 深，注药后保留 1～2 小时。每日 1 次，30 日为 1 个疗程。局部红肿热痛可用上方适量加水坐浴。

3. 阴道熏蒸、坐浴

适用于宫颈癌带下臭秽者。推荐用药：黄连、黄芩、黄柏、紫草、枯矾、冰片、青黛、山慈姑、蛇床子、苦参等。水煎，每日 1 剂，阴道熏蒸、坐浴。温度不宜超过 30℃，每日 1～2 次，每次10～15 分钟。

4. 针灸治疗

根据病情及临床实际可选用体针、头针、电针、耳针、灸法、穴位埋线、穴位贴敷、耳穴压豆和拔罐等方法。

常用穴位：肾俞、关元、中极、气海、子宫、蠡沟、三阴交等。

加减：腹痛取穴内关、足三里；恶心呕吐取穴中脘、下脘、内关、足三里；腹胀取穴中脘、下脘、关元、气海；宫颈疼痛者，加太冲、太溪；带下多者，加丰隆、地机；尿频、尿血者，加中极等。

六、预防调摄

1. 预防

定期开展宫颈癌筛检，做到早发现、早诊断、早治疗。注意尽量避免性混乱，要保持健康的性生活方式，避免多性伴侣。对于年轻的妇女，现阶段宫颈癌疫苗已经开始广泛使用，年轻的妇女也可以考虑接受宫颈癌疫苗，也就是 HPV 疫苗，可以很大程度上预防宫颈癌的发生。

2. 调摄

保持比较良好的生活习惯，鼓励患者戒烟或减少吸烟。多食用富含维生素、胡萝卜素的水果、蔬菜。畅达情志，调节饮食，积极锻炼身体，增强防病抗病能力。

第十一节　前列腺癌

前列腺癌指发生在前列腺的恶性肿瘤，是目前男性生殖系统最常见的恶性肿瘤之一。本病高发于中老年男性，相关危险因素包括年龄、家族史、饮食因素等。由于该病起病隐匿，早期临床症状不典型，确诊时大多已是局部晚期或远处转移，错过了根治的时机。目前，前列腺癌西医的治疗方法主要包括根治性前列腺切除术、化疗、放疗及内分泌治疗等，尽管治疗方法已取得丰硕的成果，但本病的患病率和死亡率仍居高不下。

中医典籍中并无"前列腺"脏腑的相关记载，亦无"前列腺癌"病名的相关记载，但根据前列腺癌的临床症状，多将"前列腺癌"归类于"癃闭""淋证""积聚"等病证中。

一、诊断标准

1. 症状

（1）小便淋沥：初起时症状主要表现为尿流变细或缓慢，继而为尿频尿急，或尿流中断、淋沥不尽，尿道涩痛。主要是肿瘤不断增大至阻塞尿路，出现膀胱颈梗阻的症状。

（2）排尿困难：表现为排尿无力，排尿不尽感，甚则出现尿失禁。

（3）会阴部疼痛：会阴部疼痛可为酸沉感、胀满感，或下坠感、清冷感、针刺感，痛势可急可缓。

（4）其他：有转移者会根据转移的组织器官而产生相应的临床症状。如侵及直肠时，可有直肠刺激症状或排便困难，骨转移可引起骨痛或病理性骨折。

2. 体征

前列腺指诊是本病的重要检查诊断方法之一，简便易行，诊断价值较大。早期须在肛门指检中方能扪及，初起多为后叶或腺体边缘的硬结，常坚硬如石，大小不一，表面异常突起，中央沟消失，发展到晚期，可侵及精囊、膀胱三角、直肠前壁。

3. 辅助检查

（1）前列腺特异性抗原（PSA）测定：PSA是男性前列腺癌诊断有效的肿瘤标志物；由于它具有较好的敏感性和特异性，一般PSA超过10ng/mL已有诊断意义。

（2）超声检查：可见前列腺不对称、变形、前后径增大，被膜失去连续性、不规则，回声不均匀、紊乱、增强。通过超声引导下穿刺可进一步提高准确率。

（3）膀胱镜检查：可发现前列腺癌侵入后尿道、膀胱颈或膀胱三角区，膀胱颈部和底部隆起，膀胱壁、输尿管下端有肿瘤浸润。

（4）CT：对前列腺癌的诊断有限，主要是明确淋巴结是否肿大及是否有其他部位转移。

（5）MRI：可显示前列腺癌外周包膜的完整性、是否侵犯前列腺周围脂肪组织、膀胱及精囊等器官；MRI可显示盆腔淋巴结受侵犯情况及骨转移病灶，对前列腺癌的临床分期具有重要的作用。

（6）PET/CT：可提高区分前列腺癌和良性病变的概率，可用于诊断早期前列腺癌。PET/CT可能有助于检测患者的远处转移。但因费用较高，不推荐常规使用。

（7）病理学诊断：①细胞学检查，尿液涂片找前列腺癌细胞，或前列腺液涂片细胞学检查可作为诊断前列腺癌的辅助方法。②组织病理学检查，前列腺肿块活检是诊断前列腺癌最可靠的检查，经直肠活检为前列腺癌活检中最常用的方法，诊断准确率可达 80% ～ 90%。

4. 鉴别诊断

（1）肉芽肿性前列腺炎：肉芽肿性前列腺炎是一种非特异性的、多种组织模式的炎症。与局部强烈的异物反应有关。首要因素是前列腺导管阻塞，原因包括细菌感染引发的炎症过程或外科创伤造成的组织坏死，前列腺增生也可能造成或加重前列腺导管的梗阻。直肠指诊可触及前列腺硬结或弥漫性硬块，形状不规则，软硬程度不一，前列腺组织活检以泡沫样细胞为主

（2）前列腺增生症：两者发病年龄相似，早期临床症状相似，前列腺增生症直肠指诊前列腺呈弥漫性增大，光滑有弹性，无硬结；B超检查显示前列腺呈对称性增大，回声均匀，包膜完整且连续，与周围组织界限清楚，PSA多处于正常水平。

（3）前列腺结核：多见于 20 ～ 40 岁，一般来自后尿道感染，少数由血行直接播散所致。有生殖系统其他器官如精囊、输精管、附睾等结核性病变，或有泌尿系统结核症状，如尿频、尿急、尿痛、尿道内分泌物、血精等。尿液、前列腺液、精液内有红细胞和白细胞。X线平片可见前列腺钙化阴影，前列腺活组织检查可见典型的结核病变等。

二、病因病机

中医学认为本病病位在膀胱，但与三焦之气化、肺之宣发肃降、脾之运化水湿、肾之开阖功能都有密切关系。病因不外外邪和内伤两大类，外邪多由外感六淫和饮食不节引起，内伤多因情志所伤、房劳过度、久病失治误治和禀赋不足，从而表现为湿热蕴结、气滞血瘀、脾肾亏虚、气阴两虚。

1. 病因

（1）饮食失宜：嗜食辛辣，或饮食厚味，或喜烟酒，致使湿热内生，蕴结于下焦，膀胱气化不利，精室受扰，癌毒蕴结，久则致病。

（2）情志抑郁：七情内伤，肝郁气滞，疏泄失司，气机运化失常，致使三焦气化失常，气滞经脉，经脉不利，血行不畅，脉络瘀阻，瘀毒胶结，癌毒内生，结于精室而成病。

（3）外感湿热：外感湿热之邪毒，水湿不化，血脉不畅，瘀积成毒，湿毒化热下注，蕴结精室，导致小便不通，或小便滴沥难解而成病。

（4）劳倦体弱：素体不足，久病体弱，或房劳过度，致脾肾两虚，运化濡养失司，瘀血败精聚积下焦，肾脏阴阳俱损，结而致病。

2. 病机

本病的基本病机为肾精亏虚，湿热瘀毒互结于精室，病位在精室与肾，与膀胱关系密切，涉及肝、脾。病性多属本虚标实，以肾精亏虚为本，湿浊、热邪、瘀血、癌毒蕴结精室为标。初期以湿热、瘀癌等邪实为主，中期正气逐渐耗损，邪气渐盛，此期正虚和邪实相兼，晚期正气亏损加剧，实邪愈强，以肾精亏虚为主。

三、辨证论治

辨证要点亦着重辨明邪正的盛衰，正虚则侧重肝肾亏虚，邪盛则在于火热、痰湿、瘀毒。

1. 湿热蕴结证

【证候】**主症**：小便不畅，尿线变细，伴有灼热感，点滴而下或成癃闭。**次症**：口苦口干，烦躁

易怒，面红目赤，可伴有发热，少腹胀痛，拒按，大便急迫或干结。**舌脉**：舌质红，苔黄腻，脉滑数或弦数。

【治法】清利湿热，软坚通利。

【代表方】八正散加减。

【推荐方药】车前子10g（包煎），瞿麦10g，萹蓄10g，滑石15g（先煎），栀子10g，甘草6g，木通10g，大黄5g。

2. 气滞血瘀证

【证候】**主症**：小便滴沥，或癃闭不通，情志不畅，下腹刺痛。**次症**：腰背、会阴刺痛，肌肤甲错，或皮肤上有瘀斑。**舌脉**：舌质紫暗，或有瘀点，舌底脉络迂曲，脉涩或细数。

【治法】活血化瘀，通络散结。

【代表方】桃仁红花煎加减。

【推荐方药】桃仁10g，红花10g，当归12g，香附10g，延胡索15g，赤芍10g，川芎10g，制乳香10g，丹参10g，青皮10g，生地黄10g。

3. 脾肾亏虚证

【证候】**主症**：小便无力排出，尿流渐细，尿等待，夜尿多。**次症**：神疲怯弱，腰膝酸软，畏寒肢冷，喜温喜按，大便溏泄。**舌脉**：舌体胖大，边有齿痕，舌淡，苔水滑，脉沉细。

【治法】健脾补肾，渗湿散结。

【代表方】真武汤加减。

【推荐方药】茯苓15g，白芍10g，枸杞子15g，制附子6g（先煎），白术15g，杜仲15g，菟丝子30g，龙葵15g，白英15g。

4. 气阴两虚证

【证候】**主症**：尿流变细、分叉，排出无力，小便灼热，五心烦热。**次症**：倦怠乏力，食欲减退，午后潮热，腰背疼痛，自汗盗汗，大便干结如羊粪。**舌脉**：舌体瘦小，舌红，苔少或无苔，脉细数。

【治法】益气养阴，健脾和胃。

【代表方】生脉散加减。

【推荐方药】人参10g，麦冬15g，制何首乌15g，五味子10g，黄芪30g，枸杞子10g，鳖甲30g（先煎），龟甲30g（先煎），白英10g，蛇莓10g。

四、良方举隅

1. 贾英杰（天津中医药大学第一附属医院）良方——健脾利湿化瘀方

黄芪30g，刺五加15g，补骨脂15g，王不留行30g，北柴胡10g，白芍15g，郁金10g，姜黄15g，熟大黄6g，蛇六谷15g，白英15g，石见穿15g，石韦15g，萹蓄30g，苍术15g。

功用：疏肝健脾，利湿化瘀。用于前列腺癌肝郁脾虚、湿瘀互结者。

2. 彭培初（上海中医药大学附属岳阳中西医结合医院）良方——南北方

南沙参15g，北沙参15g，天冬15g，麦冬15g，半枝莲15g，蜀羊泉15g，白花蛇舌草15g，玄参15g，浙贝母9g，牡蛎12g（先煎），桂枝9g，黄芩9g，垂盆草15g。

功用：滋养肺肾，清热利湿，化瘀解毒。用于前列腺癌肺肾阴虚、湿热瘀毒证者。

五、其他疗法

1. 大葱白矾散

药用葱白9cm，白矾15g，两味共捣烂如膏状，贴肚脐上，每日换1次，贴至尿通为度。此方能软坚通尿，适用于前列腺癌小便不通、点滴难下者。

2. 蚯蚓田螺散

白颈蚯蚓5条，小田螺5个，荜澄茄15g，以上三味共捣烂，拌米饭为丸，敷脐上，此药能温肾散寒，行气利水，对前列腺癌癃闭、尿塞不通、少腹胀痛难忍者有效。

3. 甘遂

甘遂2g，研为细末，用醋调膏，纱布包裹，外敷脐部，以通为度。

4. 取嚏

取皂角末0.5g，吹鼻取嚏，具有开肺气、举中气而通下焦的功效，是一种简单有效的通利小便的方法。

六、预防调摄

1. 预防

节欲养身，避免性生活过度以及不洁性关系；调整饮食习惯和饮食结构，戒烟限酒，忌过食肥甘厚腻及辛辣炙煿食物，增加富含维生素E和硒食物的摄入。养成良好、规律的生活习惯，加强锻炼，劳逸结合，禁憋尿、久坐。注意前列腺部位保暖。

2. 调摄

保持健康的生活方式，积极锻炼身体，养成良好作息。早期接受手术治疗的患者，应定期进行MRI等检查，追踪PSA，预防复发，恢复排尿和生殖功能，晚期患者，应积极综合治疗，保持乐观的心态。

第十二节　甲状腺癌

甲状腺癌是指发生在甲状腺滤泡上皮、滤泡细胞及间质的恶性肿瘤，是内分泌系统和头颈部最常见的恶性肿瘤。甲状腺癌的发病率在不同地区有所不同，女性比男性患病率高，多发生于中老年人群。流行病学调查显示，甲状腺癌的发病与碘缺乏、放射线损伤、遗传等因素有关，但具体病因尚不完全明确。在过去的30年中，全球范围内甲状腺癌发病率大幅增加，成为十大恶性肿瘤之一。国家癌症中心数据显示，甲状腺癌发病位列所有恶性肿瘤第七位，位列女性肿瘤的第四位。

临床根据病理类型分为滤泡细胞源性甲状腺癌，包括甲状腺乳头状癌（占所有甲状腺癌的80%～85%）、甲状腺滤泡状癌（10%～15%）、低分化型甲状腺癌和甲状腺未分化癌（占比小于2%）。滤泡旁细胞源性甲状腺癌即甲状腺髓样癌，占甲状腺恶性病变的1%～5%。

本病属于中医学"石瘿""瘿瘤"等范畴。

一、诊断标准

1. 症状

大多数甲状腺癌没有明显的临床症状。合并甲状腺功能异常时可有相应的临床表现，如甲状腺功能亢进或减退。部分患者多因颈淋巴结肿大而就诊。

（1）颈部胀满疼痛：大多数早期无明显不适，部分由于结节压迫周围组织，出现声音嘶哑、压迫感、呼吸或吞咽困难等症状；中晚期随瘤体增大，压迫局部，侵犯邻近组织，可出现颈部疼痛。

（2）压迫症状：压迫气管可引起呼吸困难、咳嗽；压迫或侵犯食管可导致吞咽困难；压迫声带或喉返神经可引起声音嘶哑；压迫颈交感神经节，可产生霍纳综合征，主要表现为患侧眼睑下垂、患侧瞳孔缩小以及患侧面部少汗。

（3）全身消瘦：多见于中晚期患者，因饮食减少、营养摄入不足、肿瘤慢性消耗，出现形体消瘦、神疲乏力。

2. 体征

甲状腺癌患者体征主要为甲状腺肿大或结节，结节形状不规则、与周围组织粘连固定，并逐渐增大，质地硬，边界不清，初期可随吞咽运动上下移动，后期多不能移动。若伴颈部淋巴结转移，可触诊颈部淋巴结肿大。

3. 辅助检查

（1）病理及分子检测：病理检查方法主要包括手术前或复发性肿瘤/淋巴结超声引导下细针抽吸活检（fine-needle aspiration biopsy，FNAB）、粗针穿刺、术中快速冰冻切片和术后常规病理，病理是甲状腺癌诊断的金标准。经 FNAB 仍不能确定良恶性的甲状腺结节，可检测穿刺标本的分子标记物，如 BRAF 突变、Ras 突变、RET/PTC 重排、PAX8/PPAP γ 基因重排及基因联合检测等，能提高确诊率。

（2）影像学检查：超声、X 线、CT、MRI 有助于甲状腺癌的诊断。高分辨率超声具有操作简便、无创、价廉的特点，是评估甲状腺癌的首选方法。

（3）实验室检查：甲状腺激素、甲状腺自身抗体及肿瘤标志物检查，可作为动态监测的基线评估，不推荐用于甲状腺癌的良恶性判别及鉴别诊断。

4. 鉴别诊断

（1）甲状腺腺瘤：多为生长缓慢的颈前结节，质地中等或囊性，表面光滑，边界清楚，活动度好，无淋巴结转移。影像学检查提示形状规则、边界清楚的实性均质或囊性占位，无周边侵犯及不规则血流。

（2）亚急性甲状腺炎：多由病毒感染引起，发病前常伴呼吸道感染病史及轻度发热症状，一般经数周或数月的病程可自愈。

（3）桥本甲状腺炎：多见慢性进行性双侧甲状腺肿大，羊皮样硬实，表面有结节，不粘连，可固定于甲状腺周围组织；临床上易与甲状腺乳头状癌混淆。甲状腺功能检查可有甲状腺免疫指标异常。B 超检查显示甲状腺肿大，内部回声降低或欠均匀，但无不规则不均质结节，无不规则血流。

（4）结节性甲状腺肿：病变累及双侧甲状腺，检查多见甲状腺弥漫性肿大，结节感，质地软或中等，结节表面光滑，大小不一，可随吞咽上下移动，病程较长且常无自觉症状。B 超提示甲状腺弥漫性增生，可见大小不等的囊性或实质不均质结节，边界清楚，无异常不规则血流。

二、病因病机

本病多因情志内伤、肝气郁结及饮食、水土失宜，久病则气滞血瘀，脾失健运，水湿凝聚而生痰浊，痰浊、气滞、瘀血交结于颈部发为本病。本病病位在颈，与肝、脾、心、肾密切相关。早期病性多为实证；中晚期气血亏虚，脏腑功能失调，多为虚实夹杂之证。本病的基本病机为气滞、痰凝、血瘀壅结颈前，三者合而为患，则生癭瘤。

1. 痰湿蕴结

饮食不当，影响脾胃功能，使脾失健运，不能运化水湿，聚湿生痰，或忧思恼怒，肝气不舒，肝脾不和，气机升降运行不利，水谷、津液运化失职，聚而成饮；饮随肝气上逆于项，再受肝火凝炼成痰；痰气凝结于颈，故成癭病。

2. 肝郁气滞

长期情志不畅，肝气不舒，肝脾不和，气机升降失调，津液不行，留聚一处，化而为痰；痰气郁结日久，瘀血功能失职，痰、气、血交结于颈，故生癭瘤。

3. 肝肾阴虚

患者因久病亏耗，瘀毒互结，或素体阴虚，久病累及肝肾，肾精亏虚，水火失济，阴虚则火旺，痰气郁滞之后易于化火，火灼阴津，发为癭病。

三、辨证论治

本病中医调治应贯穿治疗全程，以辨证论治为要，临床配合手术、化疗、放疗，减轻化疗、放疗及术后的负荷，减轻不良反应，提高体力，改善食欲，抑制肿瘤发展，控制病情等方面起到辅助治疗及终末期支持治疗作用。临床以复合证型多见，首先需要分清虚实，区分病理因素气滞、血瘀和痰浊的轻重主次，权衡攻补，注意固护人体正气。

1. 肝气郁结证

【证候】**主症**：颈部胀满不适，精神抑郁，烦躁易怒，胸闷喜太息，胁肋胀满。**次症**：食欲缺乏，脘痞腹满。**舌脉**：舌淡，苔薄白，脉弦。

【治法】疏肝解郁，理气散结。

【代表方】逍遥散加减。

【推荐方药】柴胡12g，白芍15g，枳实10g，甘草6g，川楝子10g，延胡索15g，川芎10g，香附10g，陈皮10g。

2. 气滞血瘀证

【证候】**主症**：颈部胀刺痛，面暗不泽，急躁易怒，胸闷气憋，可伴走窜疼痛。**次症**：口唇、爪甲青紫，肌肤甲错，妇女可见月经闭止、痛经、经色紫暗有血块。**舌脉**：舌色紫暗，可见瘀斑，苔薄或少，脉弦涩。

【治法】行气活血，化瘀散结。

【代表方】逍遥散合桃红四物汤加减。

【推荐方药】桃仁10g，红花10g，熟地黄10g，当归10g，柴胡12g，白芍15g，枳实10g，甘草6g，川楝子10g，延胡索15g，川芎10g，香附10g，陈皮10g。

3.痰瘀互结证

【证候】主症：颈前结块，或伴有颈部两侧瘰疬，坚硬难消。次症：咽中梗死，痰多质黏，声音嘶哑，胸闷，食欲缺乏。舌脉：舌紫暗，或有瘀斑，苔腻，脉弦滑。

【治法】化痰活血，祛瘀散结。

【代表方】贝母瓜蒌散合消瘰丸加减。

【推荐方药】浙贝母15g，瓜蒌10g，天花粉10g，茯苓10g，橘红10g，桔梗10g，煅牡蛎15g（先煎），玄参10g，夏枯草20g。

4.肝肾阴虚证

【证候】主症：颈部隐痛或伴肿块，消瘦乏力。次症：头晕目眩，口干盗汗，五心烦热，腰膝酸软，耳鸣耳聋。舌脉：舌淡红，少苔，脉细或细数。

【治法】滋阴清热，解毒散结。

【代表方】知柏地黄丸加减。

【推荐方药】知母10g，黄柏10g，熟地黄15g，山药10g，山茱萸10g，牡丹皮10g，泽泻10g，茯苓10g，龟甲10g（先煎）。

四、良方举隅

1.孙光荣（国医大师）良方——扶正抑癌汤加减

西洋参12g，生黄芪10g，紫丹参10g，制何首乌15g，明天麻12g，天葵子10g，半枝莲15g，白花蛇舌草15g，山慈菇10g，延胡索10g，田三七6g，补骨脂10g，骨碎补10g，川牛膝10g，川杜仲12g，正锁阳10g，阿胶珠10g，生甘草5g。

功用：补益肝肾，益精填髓，化痰散结，活血通络。用于甲状腺癌多发骨转移，属肾虚乏源、癌毒流注者。

2.许芝银（江苏省中医院）良方——六君子汤合生脉散加减

党参30g，白术15g，茯苓15g，制半夏15g，陈皮9g，生黄芪30g，天冬10g，麦冬10g，五味子5g，地黄15g，怀山药15g，甘草6g。

功用：益气养阴，平衡阴阳。用于甲状腺癌，或甲状腺癌术后，证属气阴两虚者。

五、其他疗法

1.针刺疗法

选取外关、合谷、太冲、足三里、丰隆等穴。除足三里穴用捻转平补平泻法外，其他穴位均施用捻转泻法。每日针刺治疗1次。

2.外敷疗法

鲜独角莲100g去皮，捣成糊状，敷于肿瘤部位，上盖玻璃纸，并固定，24小时更换一次。若为干独角莲，则研细末，温水调敷。

六、预防调摄

1.预防

尽量避免头颈部放射线接触。保持精神愉快，防止情志内伤。注意饮食均衡，勿摄碘过量及饮食缺碘。积极治疗甲状腺良性肿瘤。

2. 调摄

饮食中应以清淡易消化的食物为主,如新鲜蔬菜、水果、杂粮等,避免过食辛辣刺激性食物。建议患者保持情绪稳定,远离情绪波动大的环境,参与轻松愉快的活动,有助于提升免疫力和加快康复速度。提倡适量运动,保持体内气血运行畅通,促进身体的新陈代谢和康复。手术后患者可根据病情予以扶正与祛邪兼顾的中西医治疗以巩固疗效。

主要参考文献

［1］陈晔.广东县级中医院中医专科建设的调查研究［D］.广州：广州中医药大学，2009.

［2］牛倩倩，李秀惠，童光东.中医优势病种评价实践及思考［J］.中华中医药杂志，2024，39（08）：3885-3888.

［3］刘应科，孙光荣.中医优势病种的认识及发展建议［J］.湖南中医药大学学报，2022，42（3）：498-503.

［4］王宝才，马新换.新型中药饮片的发展与问题分析［J］.新疆中医药，2024，42（5）：122-125.

［5］张筱霞，江照云.中药饮片定量小包装利与弊的分析［J］.中国中药杂志，2005，2005（6）：479-480.

［6］徐琴，孙敦尧.散装中药饮片、中药配方颗粒、小包装中药饮片的优缺点探讨［J］.中医药管理杂志，2024，32（20）：67-69.

［7］王丽.中药传承视角下分析中药饮片与中药配方颗粒的应用［J］.内蒙古中医药，2024，43（7）：133-135.

［8］朱佩佩，李耿，杨洪军.中药配方颗粒趋势分析与监管策略的思考［J］.中国中药杂志，2024，49（15）：4249-4260.

［9］中华医学会，中华医学会临床药学分会，中华医学会杂志社，等.急性上呼吸道感染基层合理用药指南［J］.中华全科医师杂志，2020，19（8）：689-697.

［10］方邦江，崔应麟，李志军，等.急性上呼吸道感染中成药应用专家共识［J］.中国中西医结合急救杂志，2019（2）：129-138.

［11］中华医学会，中华医学会临床药学分会，中华医学会杂志社，等.急性气管-支气管炎基层合理用药指南［J］.中华全科医师杂志，2020，19（10）：882-890.

［12］中华中医药学会肺系病分会，中国民族医药学会肺病分会.急性气管-支气管炎中医诊疗指南［J］.中国循证医学杂志，2021，21（12）：1365-1372.

［13］中华医学会呼吸病学分会哮喘学组.支气管哮喘防治指南（2020年版）［J］.中华结核和呼吸杂志，2020，43（12）：1023-1048.

［14］支气管扩张症专家共识撰写协作组，中华医学会呼吸病学分会感染学组.中国成人支气管扩张症诊断与治疗专家共识［J］.中华结核和呼吸杂志，2021，44（4）：311-321.

［15］世界中医药学会联合会呼吸病专业委员会.支气管扩张症中西医结合诊疗专家共识［J］.中医杂志，2022，63（22）：2196-2200.

［16］慢性阻塞性肺疾病中西医结合管理专家共识写作组，何权瀛，冯淬灵.慢性阻塞性肺疾病中西医结合管理专家共识（2023版）［J］.中国全科医学，2023，26（35）：4359-4371.

［17］世界中医药学会联合会内科专业委员会.慢性阻塞性肺疾病中西医结合诊疗指南（2022版）［J］.中国循证医学杂志，2023，23（10）：1117-1128.

［18］吴蕾，许银姬，林琳 . 慢性阻塞性肺疾病中医肺康复临床应用指南［J］. 中医杂志，2021，62（22）：2018-2024.

［19］张瑞芬，苏和，黄新生，等 . 不稳定型心绞痛中医诊疗专家共识［J］. 中医杂志，2022，63（7）：695-700.

［20］王阶，陈光 . 冠心病稳定型心绞痛中医诊疗专家共识［J］. 中医杂志，2018，59（5）：447-450.

［21］中华中医药学会心血管病分会 . 高血压中医诊疗专家共识［J］. 中国实验方剂学杂志，2019，25（15）：217-221.

［22］中国高血压防治指南修订委员会，高血压联盟（中国），中华医学会心血管病学分会，等 . 中国高血压防治指南（2018 年修订版）［J］. 中国心血管杂志，2019，24（1）：24-56.

［23］中国医师协会中西医结合分会心血管专业委员会，中华中医药学会心血管病分会，安冬青，等 . 动脉粥样硬化中西医防治专家共识（2021 年）［J］. 中国中西医结合杂志，2022，42（3）：287-293.

［24］王增武，郭远林 . 中国血脂管理指南（基层版 2024 年）［J］. 中国循环杂志，2024，39（4）：313-321.

［25］王吉耀，葛均波，邹和建 . 实用内科学［M］.16 版 . 北京：人民卫生出版社，2022.

［26］吴勉华，石岩 . 中医内科学［M］.5 版 . 郑州：中原农民出版社，2022.

［27］ARBELO E.，PROTONOTARIOS A.，GIMENO J.R.，et al.2023 ESC Guidelines for the management of cardiomyopathies［J］.Eur Heart J，2023，44（37）：3503-3626.

［28］陈志强，杨文明 . 中西医结合内科学［M］.4 版 . 北京：中国中医药出版社，2021.

［29］中华医学会心血管病学分会，中国医师协会心血管内科医师分会，中国医师协会心力衰竭专业委员会，等 . 中国心力衰竭诊断和治疗指南 2024［J］. 中华心血管病杂志，2024，52（3）：235-275.

［30］中华中医药学会慢性心力衰竭中医诊疗指南项目组 . 慢性心力衰竭中医诊疗指南（2022 年）［J］. 中医杂志，2023，64（7）：743-756.

［31］张北华，周秉舵，唐旭东 . 胃食管反流病中医诊疗专家共识（2023）［J］. 中医杂志，2023，64（18）：1935-1944.

［32］陈旻湖，李延青，肖英莲，等 . 中国胃食管反流病诊疗规范［J］. 胃肠病学，2023，28（10）：597-607.

［33］李晓彤，曹志群，李玲玲，等 . 曹志群教授论治消化性溃疡［J］. 辽宁中医杂志，2024，10（5）：1-5.

［34］钟爽 . 唐梅文教授治疗消化性溃疡的临证经验与用药规律研究［D］. 南宁：广西中医药大学，2023.

［35］于晓枫，问明 . 消化性溃疡的西医治疗进展［J］. 农家参谋，2018（6）：275.

［36］闻新丽 . 师从名老中医张振中治疗消化性溃疡之体会［J］. 陕西中医，2011，32（5）：583-584.

［37］中国中西医结合学会消化内镜学专业委员会非静脉曲张性消化道出血专家委员会 . 急性非静脉曲张性上消化道出血中西医结合诊治共识（2019 年）［J］. 中国中西医结合杂志，2019，39（11）：1296-1302.

［38］刘爱茹，李昕，张晓岚 .《2021 年欧洲胃肠内镜学会非静脉曲张性上消化道出血的内镜诊断和管理指南》解读［J］. 中华消化内镜杂志，2022，39（3）：174-179.

［39］黄晓燕，陈雅璐，刘礼剑，等.功能性腹泻中医诊疗专家共识（2023）［J］.中国中西医结合消化杂志，2023，31（12）：909-914.

［40］中国中西医结合学会儿科专业委员会消化学组，肖和印，崔红.中西医结合防治小儿腹泻专家共识［J］.世界中医药，2022，17（21）：2979-2984.

［41］田欣欣，张超，马磊，等.老年慢性便秘的中医治疗研究进展［J］.世界最新医学信息文摘，2019，19（98）：54-55.

［42］中华医学会消化病学分会胃肠动力学组，功能性胃肠病协作组.中国慢性便秘专家共识意见（2019，广州）［J］.中华消化杂志，2019，39（9）：577-598.

［43］张声生，李乾构，时昭红.慢性便秘中医诊疗共识意见［J］.北京中医药，2011，30（1）：3-7.

［44］李彦楠，杨丽旋，赵钟辉，等.《2020年中国肠易激综合征专家共识意见》解读［J］.中国临床医生杂志，2021，49（10）：1151-1155.

［45］中华医学会消化病学分会胃肠功能性疾病协作组，中华医学会消化病学分会胃肠动力学组.2020年中国肠易激综合征专家共识意见［J］.中华消化杂志，2020，40（12）：803-818.

［46］李军祥，陈誩，唐旭东，等.肠易激综合征中西医结合诊疗共识意见（2017年）［J］.中国中西医结合消化杂志，2018，26（3）：227-232.

［47］张声生，魏玮，杨俭勤.肠易激综合征中医诊疗专家共识意见（2017）［J］.中医杂志，2017，58（18）：1614-1620.

［48］中华医学会健康管理学分会，中华医学会肝病学分会，中华医学会检验医学分会.病毒性肝炎健康管理专家共识（2021年）［J］.中华健康管理学杂志，2021，15（4）：323-331.

［49］施军平，范建高.脂肪性肝病诊疗规范化的专家建议（2019年修订版）［J］.实用肝脏病杂志，2019，22（6）：787-792.

［50］童光东，邢宇锋，周晓玲，等.肝癖（非酒精性脂肪性肝炎）诊疗方案［J］.中国肝脏病杂志（电子版），2021，13（1）：1-9.

［51］中国中西医结合学会血液学专业委员会.缺铁性贫血（萎黄病）中西医诊疗专家共识［J］.中国中西医结合杂志，2023，43（7）：773-780.

［52］郎海燕，陈信义，杨文华.缺铁性贫血中医药防治康复一体化专家共识［J］.中华中医药杂志，2018，33（8）：3487-3492.

［53］朱文伟，陈信义，周永明.成人原发免疫性血小板减少症中医诊治专家共识［J］.中华中医药杂志，2022，37（4）：2129-2133.

［54］敬承旺，古育玲，周晓露.成人原发免疫性血小板减少症患者血液管理专家共识（2024版）［J］.中国实用内科杂志，2024，44（10）：827-833.

［55］蓝海，侯丽，郎海燕，等.常见血液病的中医分类与命名［J］.中医杂志，2019，60（9）：750-753，778.

［56］王茂生，周振环.河北省急性髓系白血病中西医结合诊疗专家共识（2024版）［J］.中国中医急症，2024，33（11）：1881-1886，1894.

［57］王迎.《中国成人急性淋巴细胞白血病诊断与治疗指南（2024年版）》解读［J］.临床血液学杂志，2024，37（7）：453-456.

［58］王小琴，邵朝弟，巴元明.急性肾小球肾炎诊疗指南［J］.中国中医药现代远程教育，2011，

9（9）：128-129.

［59］赵沛东，翟文生.肾病综合征国内外指南或共识治疗方案分析［J］.中华中医药学刊，2025，43（1）：108-116.

［60］王树声，李源，邹乾明，等.上尿路结石中西医结合排石治疗中国专家共识［J］.中国中西医结合外科杂志，2022，28（2）：158-161.

［61］王树声，李源，古炽明.尿石症围手术期中西医结合诊疗专家共识［J］.中国中西医结合外科杂志，2022，28（4）：447-450.

［62］曾嵘，姚可盈，黄佳，等.急性肾损伤临床指南和共识的方法学质量评价［J］.兰州大学学报（医学版），2024，50（1）：67-75.

［63］冯哲，陈香美.慢性肾衰竭中西医结合诊疗指南［S/OL］.https：//www.cacm.org.cn/wp-content/uploads/2023/06/%E6%85%A2%E6%80%A7%E8%82%BE%E8%A1%B0%E7%AB%AD%E4%B8%AD%E8%A5%BF%E5%8C%BB%E7%BB%93%E5%90%88%E8%AF%8A%E7%96%97%E6%8C%87%E5%8D%97.pdf，2023-5-31.

［64］中华医学会糖尿病学分会.中国2型糖尿病防治指南（2020年版）［J］.中华糖尿病杂志，2021，13（4）：315-409.

［65］中国医师协会中西结合医师分会内分泌与代谢病专业委员会，北京中西结合学会内分泌专业委员会，倪青.2型糖尿病中医防治指南［J］.环球中医药，2024，17（5）：973-982.

［66］中华医学会内分泌学分会，中国医师协会内分泌代谢科医师分会，中华医学会核医学分会，等.中国甲状腺功能亢进症和其他原因所致甲状腺毒症诊治指南［J］.国际内分泌代谢杂志，2022，42（5）：401-450.

［67］吴勉华，石岩.中医内科学［M］.5版.北京：中国中医药出版社，2021.

［68］倪青.甲状腺功能亢进症病证结合诊疗指南［J］.世界中医药，2021，16（2）：193-196.

［69］中华医学会内分泌学分会.成人甲状腺功能减退症诊治指南［J］.中华内分泌代谢杂志，2017，33（2）：167-180.

［70］中华医学会，中华医学会杂志社，中华医学会全科医学分会，等.甲状腺功能减退症基层诊疗指南（2019年）［J］.中华全科医师杂志，2019，18（11）：1022-1028.

［71］王吉耀，葛均波，邹和建，等.实用内科学（下）［M］.16版.北京：人民卫生出版社，2022.

［72］高云逸，韦茂英，李会敏，等.基于辨体—辨病—辨证诊疗模式防治桥本甲状腺炎经验［J］.中华中医药杂志，2023，38（3）：1143-1146.

［73］中华医学会内分泌学分会.中国甲状腺疾病诊治指南——甲状腺炎［J］.中华内科杂志，2008，47（9）：784-788.

［74］中国医师协会中西医结合医师分会内分泌与代谢病学专业委员会，《桥本甲状腺炎病证结合诊疗指南》编写组，倪青.桥本甲状腺炎病证结合诊疗指南［J］.中华全科医学，2024，22（3）：361-367.

［75］北京中西医结合学会甲状腺病专业委员会.桥本甲状腺炎中西医结合诊疗北京专家共识（2021，北京）［J］.中国医药导报，2022，19（34）：4-7.

［76］中华中医药学会《中医体重管理临床指南》专家组，广东省针灸学会肥胖专病联盟.肥胖症中医诊疗方案专家共识［J］.北京中医药大学学报，2022，45（8）：786-794.

［77］中华医学会内分泌学分会 . 肥胖患者的长期体重管理及药物临床应用指南（2024 版）［J］. 中华内分泌代谢杂志，2024，40（7）：545-564.

［78］中华人民共和国国家卫生健康委员会 . 成人肥胖食养指南［J］. 全科医学临床与教育，2024，22（4）：292-294，306.

［79］倪青 . 高尿酸血症和痛风病证结合诊疗指南［J］. 世界中医药，2021，16（2）：183-189.

［80］赵东峰，唐德志 . 骨质疏松症中西医结合诊疗专家共识［J］. 世界中医药，2023，18（7）：887-894.

［81］葛继荣，王和鸣，郑洪新，等 . 中医药防治原发性骨质疏松症专家共识（2020）［J］. 中国骨质疏松杂志，2020，26（12）：1717-1725.

［82］黄传兵，范海霞 . 风湿病中医临床实践［M］. 合肥：安徽科学技术出版社，2013.

［83］中国医师协会中西医结合医师分会内分泌与代谢病学专业委员会，倪青，李惠林 . 代谢综合征病证结合诊疗指南［J］. 世界中医药，2023，18（22）：3157-3166.

［84］高长玉，吴成翰，赵建国，等 . 中国脑梗死中西医结合诊治指南（2017）［J］. 中国中西医结合杂志，2018，38（2）：136-144.

［85］《中国脑卒中防治报告 2021》编写组 .《中国脑卒中防治报告 2021》概要［J］. 中国脑血管病杂志，2023，20（11）：783-793.

［86］中华医学会神经病学分会帕金森病及运动障碍学组，中国医师协会神经内科医师分会帕金森病及运动障碍专业委员会 . 中国帕金森病的诊断标准（2016 版）［J］. 中华神经科杂志，2016，49（4）：268-271.

［87］雒晓东，李哲，朱美玲，等 . 帕金森病（颤肌病）中医临床诊疗专家共识［J］. 中医杂志，2021，62（23）：2109-2116.

［88］袁灿兴，刘振国 . 中西医结合治疗早期帕金森病专家共识（2021）［J］. 上海中医药杂志，2022，56（1）：1-6.

［89］卜云芸，陈琳，戴宜武，等 . 中国特发性面神经麻痹神经修复治疗临床指南（2022 版）［J］. 神经损伤与功能重建，2023，18（1）：1-12.

［90］陈芸梅，刘艳，黄秋雨，等 . 周围性面瘫患者的面神经功能训练专家共识［J］. 华西口腔医学杂志，2023，41（6）：613-621.

［91］杨万章，吴芳，张敏 . 周围性面神经麻痹的中西医结合评定及疗效标准（草案）［J］. 中西医结合心脑血管病杂志，2005（9）：786-787.

［92］侯锐，翟新利，方剑乔，等 . 原发性三叉神经痛中西医非手术诊疗方法的专家共识［J］. 实用口腔医学杂志，2022，38（2）：149-161.

［93］中华医学会神经外科学分会功能神经外科学组，中国医师协会神经外科医师，分会功能神经外科专家委员会，等 . 三叉神经痛诊疗中国专家共识［J］. 中华外科杂志，2015，53（9）：657-664.

［94］中国中西医结合学会神经科专业委员会 . 抑郁症中西医结合诊疗专家共识［J］. 中国中西医结合杂志，2020，40（2）：141-148.

［95］中国带状疱疹诊疗专家共识（2022 版）［J］. 中华皮肤科杂志，2022，55（12）：1033-1040.

［96］周冬梅，陈维文 . 蛇串疮中医诊疗指南（2014 年修订版）［J］. 中医杂志，2015，56（13）：1163-1168.

［97］中华医学会皮肤性病学分会免疫学组.中国特应性皮炎诊疗指南（2020版）［J］.中华皮肤科杂志，2020，53（2）：81-88.

［98］中华医学会皮肤性病学分会荨麻疹研究中心.中国荨麻疹诊疗指南（2022版）［J］.中华皮肤科杂志，2022，55（12）：1041-1049.

［99］中华中医药学会皮肤科分会.瘾疹（荨麻疹）中医治疗专家共识［J］.中国中西医结合皮肤性病学杂志，2017，16（3）：274-275.

［100］中华医学会医学美容分会美容中医学组.粉刺（痤疮）中医诊治专家共识［J］.中华医学美学美容杂志，2017，23（5）：289-291.

［101］中华医学会，中华医学会杂志社，中华医学会皮肤性病学分会，等.寻常痤疮基层诊疗指南（2023年）［J］.中华全科医师杂志，2023，22（2）：138-145.

［102］中华中医药学会皮肤科分会，中国医师协会皮肤科医师分会中西医结合专业委员会.黄褐斑中医治疗专家共识［J］.中国中西医结合皮肤性病学杂志，2019（4）：372-374.

［103］中国中西医结合学会皮肤性病专业委员会色素病学组，中华医学会皮肤性病学分会白癜风研究中心，中国医师协会皮肤科医师分会色素病工作组.中国黄褐斑诊疗专家共识（2021版）［J］.中华皮肤科杂志，2021，54（2）：6.

［104］王颀，宁平，马祥君.中国哺乳期乳腺炎诊治指南［J］.中华乳腺病杂志（电子版），2020，14（1）：10-14.

［105］向泓雨，刘倩，刘荫华.2021版《中华医学会乳腺外科临床实践指南》重点内容解读［J］.中国实用外科杂志，2021，41（11）：1257-1261.

［106］Blackmon M.M., Nguyen H., Vadakekut E.S., et al. Acute Mastitis［M/OL］.Treasure Island（FL）: StatPearls Publishing, 2025.https://www.ncbi.nlm.nih.gov/books/NBK557782/https://www.ncbi.nlm.nih.gov/books/NBK557782/.

［107］何清湖.中西医结合外科学［M］.北京：中国中医药出版社，2021.

［108］《中成药治疗优势病种临床应用指南》标准化项目组.中成药治疗乳腺增生症临床应用指南（2021年）［J］.中国中西医结合杂志，2022，42（5）：517-524.

［109］刘胜，王怡，吴春宇，等.中西医结合临床诊疗乳腺增生专家共识［J］.中华中医药杂志，2023，38（3）：1159-1164.

［110］马薇，金泉秀，吴云飞，等.乳腺增生症诊治专家共识［J］.中国实用外科杂志，2016，36（7）：759-762.

［111］Ma W, Jin ZN, Wang X, et al. Chinese Society of Breast Surgery. Clinical practice guideline for diagnosis and treatment of hyperplasia of the mammary glands: Chinese Society of Breast Surgery（CSBrS）practice guideline 2021［J］. Chin Med J（Engl）.2021, 134（16）: 1891-1893.

［112］汤敬东.血栓闭塞性脉管炎中西医结合专家共识［J］.血管与腔内血管外科杂志，2019，5（6）：471-479.

［113］脱疽的诊断依据、证候分类、疗效评定——中华人民共和国中医药行业标准《中医内科病证诊断疗效标准》（ZY/T001.1-94）［J］.辽宁中医药大学学报，2018，20（6）：215.

［114］中华医学会外科学分会血管外科学组.下肢动脉硬化闭塞症诊治指南［J］.中华普通外科学文献（电子版），2016，10（1）：1-18.

［115］沈晨阳，李伟浩.《美国血管外科学会无症状性和间歇性跛行下肢动脉硬化闭塞症诊治指南》解读［J］.浙江医学，2016，38（5）：311-312.

［116］谷涌泉.中国糖尿病足诊治指南［J］.中国临床医生杂志，2020，48（1）：19-27.

［117］中华医学会糖尿病学分会，中华医学会感染病学分会，中华医学会组织修复与再生分会.中国糖尿病足防治指南（2019 版）［J］.中华糖尿病杂志，2019，11（6）：387-397.

［118］陆灏，倪青，柳国斌，等.糖尿病足病中医病证结合诊疗指南［J］.中医杂志，2021，62（12）：1099-1104.

［119］杨博华，鞠上.中西医结合防治糖尿病足中国专家共识［J］.血管与腔内血管外科杂志，2019，5（5）：379-402.

［120］陈希琳，冯六泉，姜国丹等.肛瘘的诊治专家共识（2020 版）［J］.实用临床医药杂志，2020.24（17）：1-7.

［121］高峰，李凡，李海等.肛瘘诊治中国专家共识（2020 版）［J］.中华胃肠外科杂志，2020.23（12）：1123-1130.

［122］McNevin M.S.. Evaluation and Management of Rectal Prolapse. Surg Clin North Am. 2024，104（3）：557-564.

［123］中国中西医结合学会妇产科专业委员会.排卵障碍性异常子宫出血中西医结合诊疗指南［J］.中国中西医结合杂志，2020，40（4）：391-400.

［124］中华医学会妇产科学分会内分泌学组.闭经诊断与治疗指南（2023）［J］.中华妇产科杂志，2024，59（1）：5-13.

［125］梁潇，宋亚静.中医病证诊断疗效标准：原发性痛经（修订）［J］.中华中医药杂志，2024，39（4）：1884-1887.

［126］中国中西医结合学会妇产科专业委员会.多囊卵巢综合征中西医结合诊治指南［J］.中国中西医结合杂志，2024，44（1）：5-18.

［127］中华医学会妇产科学分会绝经学组.围绝经期异常子宫出血诊断和治疗专家共识［J］.中华妇产科杂志，2018，53：396-401.

［128］中华医学会妇产科学分会感染性疾病协作组.盆腔炎症性疾病诊治规范（2019 修订版）［J］.中华妇产科杂志，2019，54（7）：433-437.

［129］秦朗，高睿《自然流产诊治中国专家共识（2020 年版）》评述［J］.西部医学，2021,33(5)：625-631.

［130］杜惠兰.中西医结合妇产科学［M］.4 版.北京：中国中医药出版社，2021.

［131］马堃，韩梅，杨思红，等.排卵障碍性不孕症中西医结合诊疗指南［J］.中医杂志，2024，65（9）：976-984.

［132］冯晓玲，李力，曲凡，等.早发性卵巢功能不全中西医结合诊疗指南［J］.中医杂志，2022，63（12）：1193-1198.

［133］李海松，王彬，赵冰.慢性前列腺炎中医诊治专家共识［J］.北京中医药，2015，34（5）：412-415.

［134］张敏建，宾彬，商学军，等.慢性前列腺炎中西医结合诊疗专家共识［J］.中国中西医结合杂志，2015，35（8）：933-941.

［135］孙自学，宋春生，邢俊平，等 . 良性前列腺增生中西医结合诊疗指南（试行版）［J］. 中华男科学杂志，2017，23（3）：280-285.

［136］于文晓 . 良性前列腺增生症中西医结合多学科诊疗指南（2022 版）［J］. 中国男科学杂志，2022，36（2）：96-102.

［137］Mc Mahon C.G.，Althof S.E.，Waldinger M.D.，et al.An evidence based definition of lifelong premature ejaculation：Report of the International Society for Sexual Medicine（ISSM）ad hoc committee for the definition of premature ejaculation［J］.J Sex Med，2008，5（7）：1590-1606.

［138］中华医学会男科学分会，勃起功能障碍诊断与治疗指南编写组，孙祥宙 . 勃起功能障碍诊断与治疗指南［J］. 中华男科学杂志，2022，28（8）：722-755.

［139］晏斌，郭博达，赵明，等 .ED-PE 共病中西医结合多学科诊疗指南（2024 版）［J］. 中国男科学杂志，2024，38（5）：3-12.

［140］中国性学会中医性学分会专家共识编写组，王权胜 . 勃起功能障碍和早泄共病中西医结合诊治中国专家共识［J］. 中国实验方剂学杂志，2024，30（7）：147-153.

［141］张继伟，晏斌，郭博达 . 男性不育症中西医结合多学科诊疗指南（2023 版）［J］. 中国男科学杂志，2023，37（2）：13-19.

［142］张敏建，郭军，陈磊，等 . 男性不育症中西医结合诊疗指南（试行版）［J］. 中国中西医结合杂志，2015，35（9）：1034-1038.

［143］《中成药治疗优势病种临床应用指南》标准化项目组 . 中成药治疗特发性少、弱精子男性不育症临床应用指南（2021 年）［J］. 中国中西医结合杂志，2022，42（6）：645-652.

［144］李海松，王继升 . 少弱精子症中西医融合药物治疗共识［J］. 中国男科学杂志，2021，35（5）：80-82，86.

［145］游旭军，周骏 . 慢性附睾炎中西医结合诊疗与健康管理中国专家共识［J］. 中华男科学杂志，2024，30（9）：848-853.

［146］赵霞，秦艳虹，王有鹏，等 . 儿童哮喘中医诊疗指南（修订）［J］. 南京中医药大学学报，2022，38（6）：476-482.

［147］儿童社区获得性肺炎诊疗规范（2019 年版）编写审定专家组 . 儿童社区获得性肺炎诊疗规范（2019 年版）［J］. 全科医学临床与教育，2019，17（9）：771-777.

［148］刘瀚旻，马融 . 儿童肺炎支原体肺炎中西医结合诊治专家共识（2023 年）［J］. 中国实用儿科杂志，2024，39（3）：161-167，222.

［149］薛征，林洁，胡思源，等 . 儿童厌食中医临床诊疗指南（修订）［J］. 上海中医药大学学报，2024，38（1）：1-7，17.

［150］中国中西医结合学会儿科专业委员会消化学组，肖和印，崔红 . 中西医结合防治小儿腹泻专家共识［J］. 世界中医药，2022，17（21）：2979-2984，2991.

［151］中国医师协会眼科医师分会眼感染学组 . 中国单纯疱疹病毒性角膜炎诊疗专家共识（2023 年）［J］. 中华眼科杂志，2023，59（12）：988-994.

［152］中华医学会眼科学分会青光眼学组 . 中国原发性闭角型青光眼诊治方案专家共识（2019 年）［J］. 中华眼科杂志，2019，55（5）：325-328.

［153］谢立科，郝晓凤，彭清华，等 . 国际中医临床实践指南视网膜静脉阻塞［J］. 世界中医药，

2022，17（16）：2240-2244.

［154］中华耳鼻咽喉头颈外科杂志编辑委员会鼻科组，中华医学会耳鼻咽喉头颈外科学分会鼻科学组.中国慢性鼻窦炎诊断和治疗指南（2018）［J］.中华耳鼻咽喉头颈外科杂志，2019，54（2）：81-100.

［155］朱镇华.中医耳鼻咽喉科学［M］.北京：科学出版社，2023.

［156］梁倩倩，张霆.肩周炎中西医结合诊疗专家共识［J］.世界中医药，2023，18（7）：911-917.

［157］崔学军，姚敏.颈椎病中西医结合诊疗专家共识［J］.世界中医药，2023，18（7）：918-922.

［158］莫文，袁文.脊髓型颈椎病中西医结合诊疗专家共识［J］.中国骨伤，2022，35（8）：790-798.

［159］王鹤玮，贾杰.全周期康复视角下的颈椎病康复相关指南及专家共识解读［J］.中国医刊，2021，56（8）：825-829.

［160］章薇，李金香，娄必丹，等.中医康复临床实践指南：项痹（颈椎病）［J］.康复学报，2020，30（5）：337-342.

［161］王晓阳，袁普卫，秦晓宽，等.关注经典名方和中成药，重视辨证治疗腰椎间盘突出症——《腰椎间盘突出症中医循证实践指南》解读［J］.西部中医药，2024，37（6）：1-6.

［162］石瑛，杜国庆，庞坚，等.腰椎间盘突出症上海中医骨伤流派临床诊疗专家共识［J］.上海中医药杂志，2024，58（S1）：6-9.

［163］崔学军，梁倩倩.腰椎间盘突出症中西医结合诊疗专家共识［J］.世界中医药，2023，18（7）：945-952.

［164］中华中医药学会.膝骨关节炎中西医结合诊疗指南（2023年版）［J］.中医正骨，2023，35（6）：1-10.

［165］中华医学会骨科学分会关节外科学组，中国医师协会骨科医师分会骨关节炎学组，国家老年疾病临床医学研究中心（湘雅医院），等.中国骨关节炎诊疗指南（2021年版）［J］.中华骨科杂志，2021，41（18）：1291-1314.

［166］康敏.中国鼻咽癌放射治疗指南（2022版）［J］.中华肿瘤防治杂志，2022，29（9）：611-622.

［167］Zhu H，Wang Z，Deng B，et al. Epidemiological landscape of esophageal cancer in Asia：Results from GLOBOCAN 2020［J］.Thoracic cancer，2023，14（11），992-1003.

［168］《肺癌中西医结合诊疗指南》标准化项目组，侯炜，林丽珠，等.肺癌中西医结合诊疗指南［J］.中医肿瘤学杂志，2024，6（6）：1-25.

［169］林丽珠，王思愚，黄学武.肺癌中西医结合诊疗专家共识［J］.中医肿瘤学杂志，2021，3（6）：1-17.

［170］《胃癌中西医结合诊疗指南》标准化项目组.胃癌中西医结合诊疗指南（2023年）［J］.中国中西医结合杂志，2024，44（3）：261-272.

［171］国家卫生健康委员会医政司，中华医学会肿瘤学分会.国家卫生健康委员会中国结直肠癌诊疗规范（2023版）［J］.中华胃肠外科杂志，2023，26（6）：505-528.

［172］中华人民共和国国家卫生健康委员会医政医管局.甲状腺癌诊疗指南（2022年版）［J］.中国实用外科杂志，2022，42（12）：1343-1357，1363.